急危重症医学进展：2017

主　编　李春盛

副主编　秦　俭　谢苗荣　丁　宁　张国强　郑亚安
　　　　赵　斌　何新华

编　委（按姓氏笔画排序）
　　　　丁　宁　于东明　马剡芳　王　真　王　晶
　　　　王国兴　付　研　米玉红　花　嵘　李凤杰
　　　　李春盛　李俊红　杨立沛　何新华　张　红
　　　　张　静　张国强　张海燕　郑亚安　赵　丽
　　　　赵　斌　姚丹林　秦　俭　聂绍平　高恒妙
　　　　郭　伟　诸晓雯　曹秋梅　曾　红　谢苗荣

秘　书　齐志江　张　强　安　乐　邵　欢

人民卫生出版社

图书在版编目（CIP）数据

急危重症医学进展. 2017/李春盛主编. —北京：
人民卫生出版社，2017

ISBN 978-7-117-24899-0

Ⅰ.①急…　Ⅱ.①李…　Ⅲ.①急性病-诊疗②险症-
诊疗　Ⅳ.①R459.7

中国版本图书馆 CIP 数据核字（2017）第 182468 号

人卫智网	www. ipmph. com	医学教育、学术、考试、健康，
		购书智慧智能综合服务平台
人卫官网	www. pmph. com	人卫官方资讯发布平台

急危重症医学进展：2017

主　　编：李春盛
出版发行：人民卫生出版社（中继线 010-59780011）
地　　址：北京市朝阳区潘家园南里 19 号
邮　　编：100021
E - mail：pmph @ pmph. com
购书热线：010-59787592　010-59787584　010-65264830
印　　刷：北京机工印刷厂
经　　销：新华书店
开　　本：787×1092　1/16　　印张：29　　插页：5
字　　数：724 千字
版　　次：2017 年 8 月第 1 版　2017 年 8 月第 1 版第 1 次印刷
标准书号：ISBN 978-7-117-24899-0/R · 24900
定　　价：85.00 元
打击盗版举报电话：010-59787491　E -mail：WQ @ pmph. com
（凡属印装质量问题请与本社市场营销中心联系退换）

参 编 人 员

（按姓氏汉语拼音排序）

安　乐　　　　　首都医科大学附属北京朝阳医院急诊科
蔡　笑　　　　　首都医科大学附属北京地坛医院急诊科
曹秋梅　　　　　首都医科大学附属北京同仁医院急诊科
常宇飞　　　　　首都医科大学附属北京地坛医院急诊科
成娜娜　　　　　首都医科大学附属北京石景山教学医院急诊科
褚晓雯　　　　　首都医科大学附属北京电力教学医院急诊科
丛鲁红　　　　　中日友好医院教育处
崔立建　　　　　首都医科大学附属北京朝阳医院京西院区急诊科
代丽丽　　　　　首都医科大学附属北京电力教学医院急诊科
邓彦俊　　　　　首都医科大学附属北京友谊医院急诊科
丁　宁　　　　　首都医科大学附属北京同仁医院急诊科
杜　婧　　　　　首都医科大学附属北京友谊医院放射科
杜兰芳　　　　　北京大学第三医院急诊科
杜庆霞　　　　　首都医科大学附属北京同仁医院急诊科
段　军　　　　　中日友好医院外科 ICU
段建刚　　　　　首都医科大学宣武医院急诊科
付　研　　　　　首都医科大学附属北京同仁医院急诊科
付源伟　　　　　北京大学第三医院急诊科
高恒妙　　　　　首都医科大学附属北京儿童医院急诊 ICU
公　威　　　　　首都医科大学附属北京安贞医院急诊危重症中心
关　岚　　　　　北京大学积水潭医院急诊科
郭　伟　　　　　首都医科大学附属北京天坛医院急诊科
郭立志　　　　　北京市朝阳中西医结合急诊抢救中心急诊科
郭治国　　　　　北京大学第三医院急诊科
韩英娜　　　　　首都医科大学宣武医院急诊科
何婧瑜　　　　　首都医科大学宣武医院急诊科
何新华　　　　　首都医科大学附属北京朝阳医院急诊科
花　嵘　　　　　徐州医科大学附属医院急救中心
吉庆伟　　　　　首都医科大学附属北京安贞医院急诊危重症中心
贾鑫磊　　　　　首都医科大学附属北京儿童医院急诊 ICU
蒋那彬　　　　　北京市朝阳中西医结合急诊抢救中心急诊科
蒋志锋　　　　　首都医科大学附属北京潞河医院急诊科
李　杰　　　　　首都医科大学附属北京复兴医院急诊科
李　渊　　　　　首都医科大学附属北京丰台区教学医院急诊科

李春盛	首都医科大学附属北京朝阳医院急诊科
李凤杰	首都医科大学附属北京潞河医院急诊科
李俊红	首都医科大学附属北京佑安医院急诊科
李力卓	首都医科大学宣武医院急诊科
李振华	首都医科大学附属北京友谊医院急诊科
练 睿	中日友好医院急诊科
刘 肖	北京大学积水潭医院急诊科
刘禹赓	首都医科大学附属北京朝阳医院京西院区急诊科
马青变	北京大学第三医院急诊科
马素霞	首都医科大学附属北京石景山教学医院急诊科
马剡芳	首都医科大学附属北京地坛医院急诊科
毛月然	首都医科大学附属北京电力教学医院急诊科
牟红梅	首都医科大学附属北京丰台区教学医院急诊科
穆 洪	首都医科大学附属北京天坛医院急诊科
聂绍平	首都医科大学附属北京安贞医院急诊危重症中心
牛红霞	首都医科大学附属北京电力教学医院急诊科
彭丽滢	北京大学积水潭医院急诊科
钱素云	首都医科大学附属北京儿童医院急诊 ICU
邵峥谊	首都医科大学附属北京同仁医院急诊科
苏文亭	北京大学第三医院急诊科
陶永康	中日友好医院急诊科
田 耕	首都医科大学宣武医院急诊科
田 甜	首都医科大学附属北京朝阳医院京西院区急诊科
田轶伦	首都医科大学附属北京安贞医院急诊危重症中心
涂家红	北京大学积水潭医院急诊科
王 建	首都医科大学附属北京同仁医院急诊科
王 晶	首都医科大学宣武医院急诊科
王 乾	首都医科大学附属北京复兴医院急诊科
王 荃	首都医科大学附属北京儿童医院急诊 ICU
王 真	首都医科大学附属北京世纪坛医院急诊科
王春梅	首都医科大学附属北京安贞医院急诊危重症中心
王丹丹	首都医科大学附属北京安贞医院急诊危重症中心
王国兴	首都医科大学附属北京友谊医院急诊科
王海英	北京大学积水潭医院急诊科
王斯佳	首都医科大学附属北京友谊医院急诊科
王喜福	首都医科大学附属北京安贞医院急诊危重症中心
王振常	首都医科大学附属北京友谊医院放射科
魏 兵	首都医科大学附属北京朝阳医院京西院区急诊科
吴 兰	首都医科大学附属北京友谊医院急诊科
谢苗荣	首都医科大学附属北京友谊医院急诊科

邢　令	首都医科大学附属北京同仁医院急诊科
宣靖超	首都医科大学附属北京朝阳医院京西院区急诊科
闫圣涛	中日友好医院急诊科
杨建坤	首都医科大学附属北京复兴医院急诊科
杨正汉	首都医科大学附属北京友谊医院放射科
姚丹林	首都医科大学附属北京丰台区教学医院急诊科
于东明	北京市朝阳中西医结合急诊抢救中心急诊科
曾　红	首都医科大学附属北京朝阳医院京西院区急诊科
张　红	首都医科大学附属北京石景山教学医院急诊科
张　敬	首都医科大学附属北京同仁医院急诊科
张　磊	首都医科大学附属北京潞河医院急诊科
张　蕴	首都医科大学附属北京同仁医院急诊科
张国强	中日友好医院急诊科
张海燕	北京市顺义区医院急诊科
张明清	北京大学积水潭医院急诊科
张晓东	北京市顺义区医院急诊科
张晓峰	北京大学积水潭医院急诊科
赵　斌	北京大学积水潭医院急诊科
赵　红	首都医科大学附属北京同仁医院急诊科
赵　丽	首都医科大学附属北京复兴医院急诊科
赵海峰	首都医科大学附属北京大兴区教学医院急诊科
赵学城	中日友好医院急诊科
郑亚安	北京大学第三医院急诊科

主 编 简 介

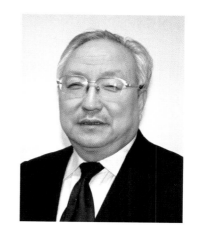

　　李春盛，主任医师，教授，博士研究生导师，享受国务院政府特殊津贴，曾任北京朝阳医院急诊科主任。担任中华医学会急诊医学分会第 6、7 届主任委员，第 8 届前任主任委员；海峡两岸医药卫生交流协会急诊专业委员会主任委员，北京医学会急诊医学专业委员会主任委员，北京医师协会急诊医师分会会长，北京市住院医师培训委员会急诊专业委员会主任委员，美国急诊医学会会员，国际急诊医学联合会理事。中国医师协会急诊分会常务理事，中国毒理学会中毒救治专业委员会副主任委员。《中华急诊医学杂志》常务编委，《中华危重病急救医学》《健康世界》等多本期刊编委。长期从事急诊医学的临床、科研、教学及管理工作，积累了丰富的经验。主要研究方向为心肺复苏的基础与临床，脓毒症发病机制及早期治疗，急性中毒救治。承担包括国家自然科学基金项目在内的各项科研课题 10 余项；以第一作者和通讯作者发表科研论文 460 余篇，其中核心期刊论文 350 余篇，SCI 论文 95 篇，在报刊发表科普文章 80 余篇；主编专著 20 部，副主编 4 部，参编 10 余部，主编科普读物 2 部，主译 6 部。获得北京市科技进步奖 10 项（其中二等奖 2 项），第三届中国医师奖，2008 年首都五一劳动奖章，北京市"十百千"人才工程"十"层面资助。

前　言

　　首都急危重症医学高峰论坛已走过十年历程,通过 10 年的砥砺前行和实践,我们深感学术交流是面对面的探讨,而随着时间的推移,可能成为一个似有似无的学术轮廓。在第六届急危重症医学高峰论坛上,我们推出了《急危重症医学进展:2014》。配合学术交流聘请学有所长的专家,将一年来在该领域的诸多进展按照专题分类编写成一本书,与高峰会议形成姐妹篇,使与会者从更深层次地了解这一年的急危重症医学进展情况,随时更新知识,紧跟时代步伐。实践证明,这种做法很受欢迎,使我们喜出望外。为了坚持这一传统,将最好、最新的知识传递给读者和急危重症医学同道,于是就有了《急危重症医学进展:2017》的面世。

　　2017 年适逢医改之年,急危重症医学的诊疗、救治是医改的重中之重,急危重症医学科是医改的主战场。我们相信,第十届急危重症医学高峰论坛的召开和《急危重症医学进展:2017》的出版,会为医改做出有益的贡献。

李春盛

首都医科大学急诊医学系

2017 年 6 月 20 日

目　　录

网络增值服务

人卫临床助手

中国临床决策辅助系统

Chinese Clinical Decision Assistant System

扫描二维码，
免费下载

第一篇

心肺复苏、脓毒症与中毒

第一章　心肺复苏成功后患者下丘脑-垂体-肾上腺轴功能改变的研究进展

心搏骤停（cardiac arrest, CA）是临床常见的急危重症,根据国内的数据,仅北京每年发生的院内心搏骤停达 582 242 人[1]。心搏骤停导致全身范围的缺血再灌注损伤,造成了机体最大的应激反应,继而出现了一系列病理生理变化[2]。下丘脑-垂体-肾上腺（hypothalamic-pituitary-adrenal, HPA）轴作为人体内分泌系统的重要组成部分,其功能即为参与应激刺激下的内环境调整[3]。本文将对心肺复苏后患者的 HPA 轴功能改变的研究进行综述。

一、HPA 轴的功能

下丘脑-垂体-肾上腺（HPA）轴参与人体的应激反应,调节应激刺激时的内环境。HPA 轴的激活会导致糖皮质激素（Glucocorticoid, GC）的分泌,糖皮质激素作用于多个器官系统,使能量重新定向以满足实际或预期的需求[3]。应激是机体与环境交互的结果,是刺激事件打破机体内稳态、超出机体的负荷和控制所引起的综合性反应[4]。

HPA 轴的应激反应主要是通过神经机制的驱动,下丘脑室旁核（paraventricular nucleus, PVN）神经元释放促肾上腺皮质激素释放激素（corticotropin-releasing hormone, CRH）和血管加压素（vasopressin, AVP）。CRH 经过垂体门脉系统进入垂体前叶,刺激其释放促肾上腺皮质激素（adrenocorticotrophic hormone, ACTH）。AVP 可以协同 CRH 刺激垂体释放 ACTH,在生理状态下不能单独起到刺激 ACTH 释放的作用[5,6]。ACTH 作用于肾上腺皮质,通过类固醇激素合成急性调节蛋白（steroidogenic acute regulatory, StAR）,以胆固醇为原料,在肾上腺皮质细胞的线粒体内合成糖皮质激素。糖皮质激素一旦合成立即释放入血,在肾上腺中并没有糖皮质激素的储存[7]。

糖皮质激素随循环进入中枢系统,在人脑颞叶海马回（hippocampus）参与抑制 CRH 的释放,形成 HPA 轴的负反馈结构。近来研究认为,激活 PVN 的物质同时刺激局部神经细胞,通过旁分泌机制,产生局部释放的内源性大麻酚类物质（Endogenous cannabinoids）直接抑制 CRH 的释放[8]。生理性的糖皮质激素释放具有明显的日夜节律,不仅在基础状态,而且在应激状态下依旧保持这种节律。有研究认为,在日夜节律的上升阶段发生的应激刺激会造成更多的糖皮质激素的释放[9]。随着近来的研究,越来越多的实验证据表明,存在与 ACTH 无关的糖皮质激素分泌,如手术后的患者,存在由循环炎症因子刺激造成的长期的糖皮质激素分泌增加的现象[10]。

二、心搏骤停后综合征

通过心肺复苏（cardiopulmonary resuscitation, CPR）,人体在经过了长时间的、彻底的、全身缺血过程后,达到自主循环恢复(resumption of spontaneous circulation,ROSC)。在 20 世纪 70 年代早期,Vladimir Negovsky 博士提出命名这个阶段为"复苏后疾病"。近年来,对"复苏"这个词的应用越来越广泛,包含了对于循环没有停止的疾病的治疗。而且,ROSC 后人体开始了更加复杂的病理生理过程[11-13]。2008 年,由国际复苏联络委员会制定的专家共识,正式将这一病理生理过程命名为"心搏骤停后综合征"(post cardiac arrest syndrome,PCAS)。心脏骤停综合征是一种独特且复杂的病理生理过程,包括:①心脏骤停后脑损伤;②心脏停搏后心肌功能障碍;③全身缺血/再灌注反应;④未解决的导致心脏骤停的病理过程[14]。现分述如下:

(一) 心脏骤停后脑损伤

脑组织因为对缺血及再灌注的耐受能力不同,在心搏骤停后将序贯发生损伤。心搏骤停后,脑组织会出现动态并转移性的无复流及血管内血栓形成[14]。由此造成脑细胞的代谢障碍,甚至引起脑细胞的坏死。脑损伤的机制复杂,综合目前研究认为包括由心搏骤停和心肺复苏引起的兴奋性毒性、钙稳态的破坏,自由基的形成,病理性蛋白酶级联反应,与细胞死亡信号通路的激活,脑血管阻力增加,脑血流量减少和线粒体的损伤,使得脑组织出现持续较长时间的级联式损伤和组织学变化[15-18]。

(二) 心脏停搏后心肌功能障碍

其主要表现为左室功能障碍,左室射血分数下降,左室舒张末压升高。这种心功能下降是可逆的,使用正性肌力药物可明显改善[14]。在 ROSC 后,心搏骤停后的心肌功能障碍可造成血流动力学不稳定,同时激活了交感肾上腺系统和 HPA 轴,使内源性的肾上腺皮质激素及儿茶酚胺大量释放,引发全身的血管内皮系统损伤[19]。

(三) 全身缺血/再灌注反应

最初的全身各器官的缺血造成了缺血部位组织细胞的损伤,但随后的再灌注促使大量炎性介质入血,对机体造成继发损伤。全身缺血再灌注损伤激活了全身炎症反应,使心搏骤停后综合征呈现出"类脓毒症"的病理生理特点[20],最终导致多器官功能衰竭的发生。全身炎症反应作为强烈的应激刺激,对 HPA 轴产生了明显的影响。

(四) 未解决的导致心脏骤停的病理过程

心搏骤停综合征是叠加在造成 CA 的疾病或损伤以及潜在的合并症之上的。导致心搏骤停发生的病理过程,在心搏骤停发生前已经对机体造成了严重的应激刺激,在自主循环恢复后仍有可能继续其病理过程[14]。

三、心搏骤停后 HPA 轴的功能变化

心搏骤停后综合征患者 HPA 轴功能变化的机制复杂,影响因素多,目前研究认为有以下几方面:①肾上腺缺血缺氧;②炎症反应增加;③氧化应激;④缺血/再灌注损伤;⑤细胞凋亡与程序性细胞死亡;⑥下丘脑-垂体-肾上腺轴功能障碍;⑦肾上腺细胞膜受体的下调;⑧肾上腺髓质激素的分泌;⑨一氧化氮生成异常;⑩心肺复苏中的药物管理;⑪皮质醇结合蛋白

水平低;⑫低蛋白血症[2]。

心搏骤停后综合征存在"类脓毒症"的病理生理状态,其 HPA 轴功能亦与脓毒症等危重症患者的表现类似或相同。根据 Vermes 等人的研究,在最初的 3 天中,脓毒症患者 ACTH 水平明显高于对照组患者。在第 4 天脓毒症患者血浆 ACTH 水平开始下降,与对照组并没有显著不同。然而,在第 5 天脓毒症患者平均血浆 ACTH 水平较对照组明显下降,并在持续 8 天的研究期间保持低水平。与对照组相比,脓毒症患者在整个观察期间血浆皮质醇浓度显著增加[21]。据此推测,其他因素如肾上腺素能系统、免疫介质和细胞因子如:巨噬细胞移动抑制因子,白细胞介素(IL-1,IL-6),肿瘤坏死因子 α(TNFα),从脂肪组织释放的细胞因子和内皮细胞神经肽,可能在低 ACTH 水平的时候负责持续激活 HPA 轴[22]。目前研究证明,在所有危重患者,不论类型,严重程度,病程,预后,都会表现出皮质醇的分解代谢减少[23]。这个现象是通过抑制在肝脏和肾脏的皮质醇代谢酶的表达和活性介导的,并可能是低 ACTH 水平下,血清皮质醇浓度增加的一个主要因素[24]。

Rothwell 等人第一次提出相对肾上腺皮质功能不全(relative adrenal insufficiency,RAI)的概念,并将其与感染性休克患者死亡率增加联系起来[25]。2008 年,由美国危重病医学院制定的专家共识中,重新定义这种情况为危重症相关的肾上腺功能不全(critical illness-related corticosteroid insufficiency,CIRCI)[26]。CIRCI 的定义是相对于疾病的严重程度而言,细胞水平的激素活性不足,包括肾上腺激素产生减少和组织出现糖皮质激素抵抗。CIRCI 可能发生于 HPA 轴任何位点的结构和功能障碍,是由促炎介质引起的可逆状态。CIRCI 影响促炎因子与抗炎因子的平衡,进而影响免疫、代谢、血管和器官功能障碍[27-29]。

四、心搏骤停后患者 HPA 轴功能的评价方法

危重症患者的皮质醇分泌失去了昼夜变化。因此,随机皮质醇浓度是 HPA 轴活性的一个很好的生物指标,通常与应激程度呈正比[30]。大多数研究依靠测量随机血清皮质醇水平和促肾上腺皮质激素刺激实验(cosyntropin stimulation test,CST)来评价危重症患者的肾上腺功能[31]。

许多因素可能造成重症患者皮质醇浓度的显著差异,这些因素包括性别、潜在疾病的异质性、病程和患者的容量状态、皮质醇测定的实验方法,皮质激素结合蛋白(corticosteroid binding globulin,CBG)水平差异,糖皮质激素的多态性,不同的促肾上腺皮质激素受体,促肾上腺皮质激素释放激素受体的活性和 11 羟类固醇脱氢酶酶(11-beta-hydroxysteroid dehydrogenase,11β-HSD)亚型[32-35]。目前认为只有循环中的游离皮质醇可以发挥生理作用,但其仅占总皮质醇水平的 10% 左右,其余部分 70% 与 CBG 紧密结合,10% ~ 20% 与血清白蛋白松散结合。当危重症患者同时罹患低蛋白血症时,即血清白蛋白小于 2.5g/dl,则处于游离状态的皮质醇水平可以升高[36,37]。

对于皮质醇测定的实验方法,主要有化学发光法、免疫比浊法和酶联免疫吸附法(enzyme linked immunosorbent assay,ELISA)。使用化学发光法测量皮质醇,将造成比免疫比浊法或 ELISA 高 20% ~ 30% 的结果,因为它同时测量了皮质酮和其他循环类固醇。在 corticus 的一份调查报告中指出,根据同一样品在不同的实验室检测的结果,27% 的患者可以进行不同的分类[38]。

目前没有关于诊断危重症患者肾上腺功能不全的血清皮质醇水平界限值的共识,也没

有关于血清皮质醇水平降低至多少即需启动糖皮质激素治疗的共识。随机血清皮质醇水平10μg/dl 至 36μg/dl 已被提议作为正常肾上腺功能的标准[39,40]。随机总皮质醇<10g/dl 或促肾上腺皮质激素刺激试验(CST),即注射 250μg 促肾上腺皮质激素(cosyntropin)后皮质醇增加<9g/dl 即可诊断 CIRCI[26]。目前临床研究发现,CST 本身存在很多缺陷,其中一个主要缺陷是 CST 实验是基于健康人群的反应制定的。从生理学的角度,危重患者的 HPA 轴受到了最大刺激,对促肾上腺皮质激素的反应将是迟钝的[41]。CST 的另一个限制是缺乏可重复性,在对危重症患者间隔 24 小时重复 CST 研究中,其结果有明显的变化[42]。除此之外,有研究提出使用直接测定游离皮质醇,或计算游离皮质醇(Coolens 法)和游离皮质醇指数(即血清皮质醇与 CBG 的浓度比)[43,44]。亦有实验通过检测唾液皮质醇来评价肾上腺功能水平。这些实验方法都还需要临床实验进一步证实[45]。

五、展　　望

综上所述,通过目前的临床研究,心搏骤停后患者 HPA 轴功能将受到严重损伤,表现出危重症相关肾上腺功能不全。对于 HPA 轴功能的评价,以及对于 CIRCI 的治疗,在危重症的集束化治疗中占有非常重要的地位,需要临床及基础医学研究者们进一步研究和探索。

(安乐　李春盛)

参 考 文 献

1. Shao F, Li CS, Liang LR, et al. Incidence and outcome of adult in-hospital cardiac arrest in Beijing, China. Resuscitation, 2016, 102:51-56.
2. Chalkias A, Xanthos T. Post-cardiac arrest syndrome: Mechanisms and evaluation of adrenal insufficiency. World J Crit Care Med, 2012, 1(1):4-9.
3. Herman JP, McKlveen JM, Ghosal S, et al. Regulation of the Hypothalamic Pituitary Adrenocortical Stress Response. Compr Physiol, 2016, 6(2):603-621.
4. 罗跃嘉, 林婉君, 吴健辉, 等. 应激的认知神经科学研究. 生理科学进展, 2013, 44(5):345-353.
5. Gillies GE, Linton EA, Lowry PJ. Corticotropin releasing activity of the new CRF is potentiated several times by vasopressin. Nature, 1982, 299(5881):355-357.
6. Muglia LJ, Jacobson L, Weninger SC, et al. The physiology of corticotropin-releasing hormone deficiency in mice. Peptides, 2001, 22(5):725-731.
7. Hanukoglu I. Steroidogenic enzymes: structure, function, and role in regulation of steroid hormone biosynthesis. J Steroid Biochem Mol Biol, 1992, 43(8):779-804.
8. Di S, Popescu IR, Tasker JG. Glial control of endocannabinoid heterosynaptic modulation in hypothalamic magnocellular neuroendocrine cells. J Neurosci, 2013, 33(46):18331-18342.
9. Lightman SL, Wiles CC, Atkinson HC, et al. The significance of glucocorticoid pulsatility. Eur J Pharmacol, 2008, 583(2-3):255-262.
10. Gibbison B, Spiga F, Walker JJ, et al. Dynamic pituitary-adrenal interactions in response to cardiac surgery. Crit Care Med, 2015, 43(4):791-800.
11. Negovsky VA. Postresuscitation disease. 1988, 16(10):942-946.
12. Negovsky VA, Gurvitch AM. Post-resuscitation disease—a new nosological entity. Its reality and significance.

Resuscitation,1995,30(1):23-27.

13. Negovsky VA. Reprint of:The second step in resuscitation—the treatment of the post-resuscitation disease. Resuscitation,2012,83(10):1187-1190.

14. Nolan JP,Neumar RW,Adrie C,et al. Post-cardiac arrest syndrome:epidemiology,pathophysiology,treatment, and prognostication. A Scientific Statement from the International Liaison Committee on Resuscitation;the American Heart Association Emergency Cardiovascular Care Committee;the Council on Cardiovascular Surgery and Anesthesia;the Council on Cardiopulmonary,Perioperative,and Critical Care;the Council on Clinical Cardiology;the Council on Stroke. Resuscitation,2008,79(3):350-379.

15. Uchino H,Ogihara Y,Fukui H,et al. Brain injury following cardiac arrest:pathophysiology for neurocritical care. J Intensive Care,2016,4:31.

16. Neumar RW. Molecular mechanisms of ischemic neuronal injury. Ann Emerg Med,2000,36(5):483-506.

17. Lipton P. Ischemic cell death in brain neurons. Physiol Rev,1999,79(4):1431-1568.

18. Bano D,Nicotera P. Ca^{2+} signals and neuronal death in brain ischemia. Stroke,2007,38(2 Suppl):674-676.

19. Johansson P,Stensballe J,Ostrowski S. Shock induced endotheliopathy(SHINE)in acute criticalillness -a unifying pathophysiologic mechanism. Crit Care,2017,21(1):25.

20. Adrie C,Adib-Conquy M,Laurent I,et al. Successful cardiopulmonary resuscitation after cardiac arrest as a "sepsis-like" syndrome. Circulation,2002,106(5):562-568.

21. Vermes I,Beishuizen A,Hampsink RM,et al. Dissociation of plasma adrenocorticotropin and cortisol levels in critically ill patients:possible role of endothelin and atrial natriuretic hormone. J Clin Endocrinol Metab,1995, 80(4):1238-1242.

22. Boonen E,Bornstein SR,Van den Berghe G. New insights into the controversy of adrenal function during critical illness. Lancet Diabetes Endocrinol,2015,3(10):805-815.

23. Marik PE,Annane D. Reduced cortisol metabolism during critical illness. N Engl J Med,2013,369(5): 480-481.

24. Venkatesh B,Cohen J,Hickman I,et al. Evidence of altered cortisol metabolism in critically ill patients:a prospective study. Intensive Care Med,2007,33(10):1746-1753.

25. Rothwell PM,Udwadia ZF,Lawler PG. Cortisol response to corticotropin and survival in septic shock. Lancet, 1991,337:582-583.

26. Marik PE,Pastores SM,Annane D,et al. Recommendations for the diagnosis and management of corticosteroid insufficiency in critically ill adult patients:consensus statements from an international task force by the American College of Critical Care Medicine. Crit Care Med,2008,36(6):1937-1949.

27. Meyer NJ,Hall JB. Relative adrenal insufficiency in the ICU:can we at least make the diagnosis?. Am J Respir Crit Care Med,2006,174(12):1282-1284.

28. Marik PE. Adrenal-exhaustion syndrome in patients with liver disease. Intensive Care Med,2006,32(2): 275-280.

29. Beishuizen A,Vermes I,Hylkema BS,et al. Relative eosinophilia and functional adrenal insufficiency in critically ill patients. Lancet,1999,353(9165):1675-1676.

30. Chrousos GP. The hypothalamic-pituitary-adrenal axis and immune-mediated inflammation. N Engl J Med,1995, 332(20):1351-1362.

31. Hamrahian AH,Fleseriu M,AACE Adrenal Scientific Committee. Evaluation and management of adrenalin sufficiency in critically patients disease state review. Endocr Pract,2017,doi:10. 4158/EP161720. RA. [Epub ahead of print].

32. Arafah BM. Hypothalamic pituitary adrenal function during critical illness:limitations of current assessment methods. J Clin Endocrinol Metab,2006,91(10):3725-3745.

33. Venkatesh B, Mortimer RH, Couchman B, et al. Evaluation of random plasma cortisol and the low dose cortico-tropin test as indicators of adrenal secretory capacity in critically ill patients: a prospective study. Anaesth Intensive Care, 2005, 33(2): 201-209.

34. Cohen J, Ward G, Prins J, et al. Variability of cortisol assays can confound the diagnosis of adrenal insufficiency in the critically ill population. Intensive Care Med, 2006, 32(11): 1901-1905.

35. Chrousos GP, Charmandari E, Kino T. Glucocorticoid action networks—an introduction to systems biology. J Clin Endocrinol Metab, 2004, 89(2): 563-564.

36. Ho JT, Al-Musalhi H, Chapman MJ, et al. Septic shock and sepsis: a comparison of total and free plasma cortisol levels. J Clin Endocrinol Metab, 2006, 91(1): 105-114.

37. Molenaar N, Johan GA, Dijstelbloem HM, et al. Assessing adrenal insufficiency of corticosteroid secretion using free versus total cortisol levels in critical illness. Intensive Care Med, 2011, 37(12): 1986-1993.

38. Briegel J, Sprung CL, Annane D, et al. Multicenter comparison of cortisol as measured by different methods in samples of patients with septic shock. 2009, 35(12): 2151-2156.

39. Cooper MS, Stewart PM. Corticosteroid insufficiency in acutely ill patients. N Engl J Med, 2003, 348: 727-734.

40. Marik PE, Zaloga GP. Adrenal insufficiency in the critically ill: a new look at an old problem. Chest, 2002, 122(5): 1784-1796.

41. Loriaux DL, Fleseriu M. Relative adrenal insufficiency. Current opinion in endocrinology, diabetes, and obesity, 2009, 16(5): 392-400.

42. Arlt W, Allolio B. Adrenal insufficiency. 2003, 361(9372): 1881-1893.

43. Coolens JL, Van Baelen H, Heyns W. Clinical use of unbound plasma cortisol as calculated from total cortisol and corticosteroid-binding globulin. J Steroid Biochem, 1987, 26(2): 197-202.

44. le Roux CW, Chapman GA, Kong WM, et al. Free cortisol index is better than serum total cortisol in determining hypothalamic-pituitary-adrenal status in patients undergoing surgery. J Clin Endocrinol Metab, 2003, 88(5): 2045-2048.

45. Arafah BM, Nishiyama FJ, Tlaygeh H, et al. Measurement of salivary cortisol concentration in the assessment of adrenal function in critically ill subjects: a surrogate marker of the circulating free cortisol. J Clin Endocrinol Metab, 2007, 92(8): 2965-2971.

第二章 体外膜肺与急诊（一）

心肺复苏是心脏骤停初始治疗的基石，但传统心肺复苏（conventional cardiopulmonary resuscitation，CCPR）仅能为心脏和脑提供10%～30%和30%～40%的正常血液供应，成功率为20%～30%，神经系统预后良好的生存率不足10%。应用体外膜肺氧合（extracorporeal membrane oxygenation，ECMO）辅助心肺复苏也称为体外心肺复苏（extracorporeal cardiopulmonary resuscitation，ECPR），作为心脏骤停后的治疗措施越来越受到人们的关注。与传统心肺复苏相比，体外心肺复苏可以提高生存率，更好的保护神经系统功能，因此成为研究的热点并逐渐进入临床领域，本文将体外心肺复苏在心脏骤停中应用进展进行综述。

一、ECPR 的历史及国内外应用现状

心脏骤停患者进行体外心肺复苏可以恢复血流，特别是对于心肺复苏时间延长的患者，这一认识是在1966年确立的[1]。此后，ECPR先后用于儿科和成人患者。为了更好地普及体外支持系统（extracorporeal life support，ECLS）知识和建立登记体外支持患者的数据库，1989年美国成立了体外生命支持组织（Extracorporeal Life Support Organization，ELSO），到2012年注册使用ECLS的患者达53 190例。依据ELSO的定义，体外生命支持是为组织持续提供氧供的改良的心肺旁路，而体外心肺复苏则是将体外生命支持系统应用于传统心肺复苏失败的心脏骤停患者。可见，依据这一定义，ECPR所指的是在传统心肺复苏当中，或者在传统心肺复苏10分钟以上仍未恢复自主心律的心脏骤停患者应用体外生命支持。而心肺复苏后，已经恢复自主心律但处在低心排状态的患者应用ECMO治疗，并不符合体外心肺复苏的定义。

目前ECPR的应用仍处于研究探索中，尚无随机对照临床试验，但有一些有价值的研究提示ECPR在特定人群的获益。ECPR对于难治性院内心脏骤停患者是有效的[2-6]，其中较有影响的一项研究入选18～75岁有目击者的院内心脏骤停并复苏10分钟以上的患者，共入选172例，ECPR组59例，CCPR组113例。该研究得出30天累计生存率为34%[3]。与传统心肺复苏相比，ECPR能够提高除颤成功率并延长复苏时间，减少认知损伤的发生。在30分钟内开始ECPR治疗的患者出院存活率为50%，但随心肺复苏至ECPR开始的时间延长，生存率相应降低。

Shin及其团队回顾性分析了自2003—2009年18～75岁的院内心脏骤停的患者共406例，CCPR组321例，难治性心脏骤停心肺复苏10分钟后进行ECPR 85例。最终得出ECPR组出院生存率及6个月神经功能预后良好的生存率均高于CCPR组。多变量回归分析得出，ECPR是出院生存率及6个月生存率的独立预测因素[7]。其他ECPR治疗院内心脏骤停的研究所得生存率与此相似，为34%[8]和53%[4]。这些研究均表明，从心肺复苏开始至ECPR，相隔时间越长，预后则越差。因此，ECRP在院内心脏骤停患者中是较有价值的选择，

特别是对于病因可逆的患者，一旦对 CCPR 治疗无效，应尽快实施 ECPR。我国关于 ECPR 的研究较少，集中于院内心脏骤停[9]及心脏术后心脏骤停[10]的救治，出院生存率约 21% ~ 35%[11,12]，与国外研究结果接近。

与院内心脏骤停相比，院外心脏骤停由于心肺复苏不及时，质量无法保证，转运至医院的时间长，以至于 ECPR 开始时间更晚，但 ECPR 对于院外心脏骤停的救治仍有积极的意义。台湾团队的一项前瞻性研究在 5 年内入选 230 例 ECPR 患者，并将院外心脏骤停（31例）与院内心脏骤停（199 例）的数据进行对比，得出两组的出院存活率基本相近（OHCA 38.7 vs IHCA 31.2%），两组较好的预后比率也相近（OHCA 25.5% vs IHCA 25.1%），两组内缺血时间小于 75 分钟的患者生存率接近，约为 33%。该研究提示，在院外心搏骤停患者中延长复苏时间并有选择的进行 ECPR 可以提高生存率并改善神经系统预后。因此，院内和院外心脏骤停预后的差异主要在于心脏骤停持续的时间，而不是地点的不同[13]。日本团队于 2013 年进行一项前瞻性研究，入选 162 例院外心脏骤停患者，进行体外心肺复苏或传统心肺复苏治疗。初级终点为 3 个月神经系统预后良好的生存率，结果得出 ECPR 组较 CCPR 组有更好的生存率（29.2% vs 8.3%）。这项研究直接比较了 ECPR 和 CCPR 治疗院外心脏骤停的预后，且 ECPR 组得到较好的结果，但是这项研究并非随机试验。另外一项由日本团队完成的研究包括 46 个医疗中心，共有 454 名初始心律为室性心动过速或心室颤动的院外心脏骤停患者入选（ECPR 组 n=260，CCPR 组 n=194）。每个参加研究的医疗中心均可进行经皮冠状动脉介入治疗及亚低温治疗。结果显示 ECPR 组的 1 个月生存率和 6 个月生存率均显著高于 CCPR 组（12.3% vs.1.5%，11.2% vs.2.6%）[14]。但该研究也有一定局限之处，如每个中心仅进行 ECPR 或 CCPR，这是统计学方法无法校正的偏倚，另外 ECPR 组较 CCPR 组进行了更多的包括亚低温、主动脉内球囊反搏（intra-aortic balloon pump，IABP）等积极治疗。可见，ECPR 的综合获益不仅源于其对心肺功能的支持，更源于其为后续的有效治疗提供了可行的平台。

二、ECPR 的适应证

2010 年的心肺复苏指南并未推荐将 ECPR 常规应用于成人心肺复苏，然而在 ECPR 可用的条件下，如果血流停止时间短暂，且引起心脏骤停的原因是可逆的，如意外低体温、药物中毒等；有条件进行心脏移植、再血管化治疗，则可以考虑应用[15]。而 2015 年的美国心肺复苏指南提出对于发生心脏骤停且怀疑心脏骤停的病因可逆的患者，可以考虑体外心肺复苏替代传统心肺复苏。由于 ECPR 是一个复杂的过程，需要训练有素的团队、专业的设备以及当地医疗系统的跨学科支持，而目前没有关于 ECPR 的大规模临床试验，此前发表的大部分研究纳入的患者为年龄 18 ~ 75 岁，合并症较少，推测为心源性的心脏骤停，并在接受了 10 分钟传统心肺复苏后未恢复自主循环，因此医护人员在选择潜在 ECPR 候选患者时，应该考虑以上的纳入标准[16]。

三、ECPR 提高心肺复苏成功率的病理生理机制

ECMO 的基本构件包括血管内插管、连接管、动力泵、氧合器、供氧管、热交换水箱及监

测系统。患者行深静脉及动脉置管,深静脉血液经过 ECMO 气体交换,排除二氧化碳,吸收氧气,变成氧浓度高的血液,在离心泵的驱动下返回到静脉(V-V 通路,呼吸支持),也可经过血泵返回动脉(V-A 通路,心肺支持)(图 1-2-1)。ECPR 开始后,血流动力学迅速改善,为缺血缺氧的组织提供更多氧合血液,减轻酸中毒,促进其他代谢产物的清除,因此可以促进自主循环恢复,减轻认知功能的损害。对于患者时常合并的心肌顿抑和肺水肿等心肺复苏后的常见并发症,ECMO 可以支持、替代直到心肺功能恢复,从而阻止了器官损伤以及后续的多脏器功能不全。

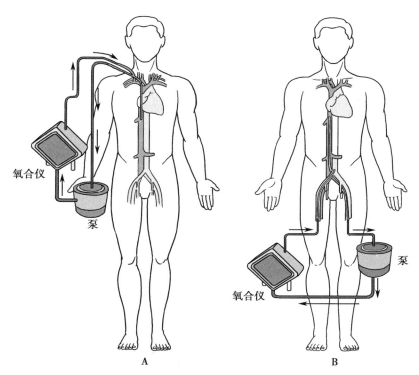

图 1-2-1　ECMO 工作模式图
A. 静脉-静脉-体外膜肺;B. 静脉-动脉-体外膜肺

四、ECPR 的缺点和局限性

　　ECPR 的医疗费用昂贵,且对人力资源需求密集。由于技术要求较高,仅能在综合水平高的医学中心进行,团队需要经过专业的训练,并随时待命,且 ECPR 有其机械和运行所致相关并发症(表 1-2-1)。中空纤维膜氧合和离心泵的出现有望减少机械引起的并发症,改善患者的预后。随着置管技术、纳米技术、生物人工膜技术以及其他工程技术的不断发展,人们对 ECPR 认识的逐渐深入,操作技术的日趋娴熟,ECPR 并发症将越来越少。

表 1-2-1　ECPR 并发症

机械并发症	患者机体并发症
设备故障	出血
氧合器功能异常	其他脏器功能损伤
气体栓塞	感染
管道故障	溶血
	插管侧肢体循环障碍
	动静脉瘘

五、ECPR 应用前景及展望

选择适合的治疗群体,是提高 ECPR 预后的关键。较为理想的情况是有目击者的心脏骤停,尽快由目击者或专业团队进行心肺复苏,迅速通知医院的 ECMO 团队,同时给予高质量的心肺复苏直至 ECMO 运行。随着 ECPR 技术的发展,设备功能的完善和体积的缩小,ECPR 有望在院外急救现场进行,进一步缩短心肺复苏时间,改善患者的生存率。

ECPR 为寻找心脏骤停的潜在病因及治疗提供了机会,由于急性心肌梗死所致心脏骤停比例较高,ECPR 联合冠状动脉再血管化治疗显著改善了患者的预后[17]。部分患者可在 ECPR 支持下等待心脏移植。脑保护和复苏后综合征的预防是另外一个前沿的问题。ECPR 可以通过温度控制进行复苏后治疗性低温,与保护性机械通气同时进行,限制多种氧自由基的生成和预防缺血再灌注损伤,提高脑和其他器官保护效果。另外,出现急性肾损伤的病人可在 ECPR 支持下联合持续性肾脏替代治疗,减轻体内液体潴留和代谢产物蓄积。

随着 ECPR 的应用,心脏骤停后死亡的判定,成为一个重要的伦理学问题。一些患者ECPR 后,始终未恢复心脏活动,同时判定为脑死亡,可自愿选择是否进行器官捐献。ECPR可以改善器官缺血,增加器官捐献的可能。Megarbane 等仅报道了 1 例 ECPR 存活者,但有 6例被判定为脑死亡,其中 3 例成为器官捐献者[18]。Fagnoul 等[19]认为器官捐献的增加应作为 ECPR 的重要终点事件,因此该团队报道了包括存活率和器官捐献率的高达 40% 的复合终点事件。

六、结　　论

体外心肺复苏对于传统复苏失败的心脏骤停是重要并且临床可行的治疗措施。在院内心脏骤停的患者中 40% ~50% 可达到神经系统预后良好,而在院外心搏骤停患者中该比例也可达到 15% ~30%。心脏骤停至 ECPR 开始之间的时间,是 ECPR 预后的决定性因素。对于神经系统预后极差的患者,ECPR 可以保证其他重要器官供血,从而增加器官捐献的可能。但 ECPR 的广泛应用仍需要大规模随机对照研究提供更多依据。

（苏文亭　马青变）

参 考 文 献

1. Kennedy J. The role of assisted circulation in cardiac resuscitation. JAMA,1966,197(8):615-618.

2. Chen YS,Chao A,Yu HY,et al. Analysis and results of prolonged resuscitation in cardiac arrest patients rescued by extracorporeal membrane oxygenation. J Am Coll Cardiol,2003,41(2):197-203.

3. Chen YS,Lin JW,Yu HY,et al. Cardiopulmonary resuscitation with assisted extracorporeal life-support versus conventional cardiopulmonary resuscitation in adults with in-hospital cardiac arrest:an observational study and propensity analysis. Lancet,2008,372(9638):554-561.

4. Haneya A,Philipp A,Diez C,et al. A 5-year experience with cardiopulmonary resuscitation using extracorporeal life support in non-postcardiotomy patients with cardiac arrest. Resuscitation,2012,83(11):1331-1337.

5. Attana P,Lazzeri C,Chiostri M,et al. Dynamic behavior of lactate values in venous-arterial extracorporeal membrane oxygenation for refractory cardiac arrest. Resuscitation,2013,84(12):e145-146.

6. Guenther S,Theiss HD,Fischer M,et al. Percutaneous extracorporeal life support for patients in therapy refractory cardiogenic shock:initial results of an interdisciplinary team. Interactive cardiovascular and thoracic surgery,2014,18(3):283-291.

7. Shin TG,Jo IJ,Sim MS,et al. Two-year survival and neurological outcome of in-hospital cardiac arrest patients rescued by extracorporeal cardiopulmonary resuscitation. InterJ cardiol,2013,168(4):3424-3430.

8. Maekawa K,Tanno K,Hase M,et al. Extracorporeal cardiopulmonary resuscitation for patients with out-of-hospital cardiac arrest of cardiac origin:a propensity-matched study and predictor analysis. CritCare Med,2013,41(5):1186-1196.

9. 罗新锦,王巍,孙寒松,等.体外心肺复苏技术在成人心搏骤停抢救中的应用.中国危重病急救医学,2010,22(2):82-84.

10. 赵岩岩,邢家林,杜中涛,等.体外循环心肺复苏技术在成人心脏术后心搏骤停抢救中的应用.中国体外循环杂志,2013,11(3):145-149.

11. 赵举,黑飞龙,李斌飞,等.中国体外生命支持临床汇总报告.中国体外循环杂志,2011,09(1):1-5.

12. 丘俊涛,罗新锦,王巍,等.体外心肺复苏救治成人心脏骤停的效果分析.中国循环杂志,2015,(z1):79-80.

13. Wang CH,Chou NK,Becker LB,et al. Improved outcome of extracorporeal cardiopulmonary resuscitation for out-of-hospital cardiac arrest—a comparison with that for extracorporeal rescue for in-hospital cardiac arrest. Resuscitation,2014,85(9):1219-1224.

14. Sakamoto T,Morimura N,Nagao K,et al. Extracorporeal cardiopulmonary resuscitation versus conventional cardiopulmonary resuscitation in adults with out-of-hospital cardiac arrest:a prospective observational study. Resuscitation,2014,85(6):762-768.

15. Soar J,Perkins G,Abbas G,et al. European Resuscitation Council Guidelines for Resuscitation 2010 Section 8. Cardiac arrest in special circumstances:Electrolyte abnormalities,poisoning,drowning,accidental hypothermia,hyperthermia,asthma,anaphylaxis,cardiac surgery,trauma,pregnancy,electrocution. Resuscitation,2010,81(10):1400-1433.

16. Link M,Berkow L,Kudenchuk P,et al. Part 7:Adult Advanced Cardiovascular Life Support:2015 American Heart Association Guidelines Update for Cardiopulmonary Resuscitation and Emergency Cardiovascular Care. Circulation,2015,132(18 Suppl 2):S444-464.

17. Kagawa E,Dote K,Kato M,et al. Should we emergently revascularize occluded coronaries for cardiac arrest?:

rapid-response extracorporeal membrane oxygenation and intra-arrest percutaneous coronary intervention. Circulation,2012,126(13):1605-1613.

18. Megarbane B,Deye N,Aout M,et al. Usefulness of routine laboratory parameters in the decision to treat refractory cardiac arrest with extracorporeal life support. Resuscitation,2011,82(9):1154-1161.

19. Fagnoul D,Taccone FS,Belhaj A,et al. Extracorporeal life support associated with hypothermia and normoxemia in refractory cardiac arrest. Resuscitation,2013,84(11):1519-1524.

第三章 体外膜肺与急诊（二）

近年来,随着医疗技术的不断进步,心脏骤停患者的心肺复苏(CPR)成功率也在不断提高,自主循环恢复(ROSC)率可达40%～60%,但出院生存率仍较低,在美国登记注册的院内心脏骤停(IHCA)患者的出院生存率为22.3%[1],院外心脏骤停(OHCA)患者仅为9%[2]。有资料显示,当心脏骤停时,即使可进行高质量的CPR,产生的心排量也仅为正常的25%～30%,颈动脉平均压很少能超过5.3kPa,心肌血量仅为正常的20%,同时随着CPR的进行,心肌缺血的时间逐渐延长,使其反应性下降,最终失去对各种治疗措施的反应性,从而导致CPR失败[3],另外CPR前的全身性缺血缺氧,以及复苏后全身缺血-再灌注损伤,进一步导致包括心脏骤停后脑损伤、心肌功能不全,甚至出现全身性炎症反应综合征等复杂的病理生理学过程,引起所谓的"复苏后多器官功能障碍综合征",直接影响CPR患者的预后及生存率[4]。因此,寻求一种高效、安全、有效的CPR治疗方法对提高生存率至关重要。

体外膜肺氧合(extracorporeal membrane oxygenation,ECMO)是在体外循环装置基础上发展而来的一种新型呼吸循环支持技术,其工作原理是将静脉血引出体外,在血泵驱动下,经过膜式氧合器氧合,再将血液回输到病患体内。离心泵产生循环动力,替代了心脏功能,血液的转流减轻了心脏负荷、增加了脏器的灌注,膜式氧合器替代了肺的功能,提高了血液的氧合,提供全身氧供,使用ECMO后即使病患没有自主循环与呼吸,主动脉和冠脉中的血液经过氧合后,机体的氧分压与血氧饱和度仍能维持基本的生物学生命,使心肺得到充分休息,为治疗原发病赢得时间。动物研究模型已经证实[5,6]ECMO在心肺复苏应用方面可行、有效,可增加ROSC恢复率,显著提高CPR的存活率,但临床方面的研究较少,且多为单中心回顾性研究,因此,本人对ECMO的研究进展及在CPR的临床应用方面做一综述。

一、ECMO 类型

ECMO是采用体外循环设备进行循环、呼吸支持的一种辅助技术,能够快速改善呼吸衰竭患者的低氧血症及失代偿期的心功能不全。根据管路回流形式,ECMO主要分为VV(venovenous)-ECMO和VA(venoarteria)-ECMO(图1-2-1)。VV-ECMO可部分或全部替代肺功能,主要用于成人急性肺损伤、急性呼吸窘迫综合征、急性呼吸衰竭及肺移植手术的患者,而VA-ECMO主要用于循环衰竭、心脏骤停及心外科术后的辅助支持,也可用于呼吸衰竭患者。

二、ECMO 的作用机制

（一）增加冠脉血流

提高主动脉的压力和恢复冠状动脉血流是CPR复苏成功的基础,国内外研究已证明[6-8]CPR 联合 ECMO 在提高主动脉压力和冠脉血流方面均优于单一 CPR,ECMO 建立后,即使自主循环与自主呼吸未恢复,但主动脉与冠脉内的血流仍为氧合的动脉血,PaO$_2$ 和 SaO$_2$ 仍可达到基本的生理要求,同时可降低心脏前后负荷,有助于自主心跳恢复,增加组织器官灌注。

（二）保护脑细胞

有效自主循环的建立以及脑复苏成功是挽救生命的前提,心脏骤停期间的体温变化及低氧血症引起脑血管收缩、氧离曲线左移以及脑血流灌注异常,导致脑组织缺血缺氧,糖代谢紊乱,引起脑氧耗/脑糖耗（CMRO$_2$/CMR$_{Glu}$）比值下降,与复苏后神经功能障碍密切相关[7],国内有研究显示[8]CPR 后脑氧供相对增加,无氧糖酵解减少,使 CMRO$_2$/CMR$_{Glu}$ 升高,而 ECMO 组 CMRO$_2$/CMR$_{Glu}$ 比值升高明显高于常规 CPR 组,提示 ECMO 更能有效改善脑氧代谢及能量代谢,减轻脑损伤,同时 ECMO 还可酌情进行亚低温治疗,减少组织器官的缺血-再灌注损伤,有助于器官功能恢复。

三、ECMO 在 CPR 的临床应用

（一）ECMO 治疗前的病人选择

尽管多项观察性研究显示,对非心外科术后院外或院内心脏骤停,ECMO 复苏成功率显著优于传统的 CPR[9-13],但对于应用 ECMO 的病人选择仍需慎重,以期获得最大风险效益比,因此,美国心脏病协会（AHA）指南推荐,对于循环时间较短、病因可逆或符合心脏移植指征的患者,可考虑应用 ECMO 治疗（Ⅱb,C 类证据）[14],具体的入选及排除标准详见表 1-3-1[15]。

表 1-3-1　心脏骤停应用 ECMO 的入选标准与排除标准

入选标准
年龄<75 岁;CPR 时心脏节律最好为室性心律失常;发病至复苏时间间隔≤15 分钟;可推测的心脏骤停病因（如心源性、肺栓塞、意外性低温、药物中毒等）;尽管 10～20 分钟的 CPR 仍未能恢复自主循环
排除标准
疾病的终末期;之前存在严重的神经损伤;新近颅内出血;创伤引起的心搏骤停伴无法控制的出血;脓毒性心脏骤停;最佳治疗后仍无法获益的不可逆的心脏骤停（如肝衰竭、ARDS 终末阶段等）;急性主动脉夹层;严重的外周血管疾病置管困难

（二）ECMO 的应用时机

复苏后应用 ECMO 的最佳时间目前尚无统一意见。国内丘俊涛等[16]研究认为经 CPR15 分钟未恢复稳定的自主循环,排除严重的脏器损伤及明确的不可逆转的病因,即有进行 ECMO 的指征。研究表明,CPR 时间长短与 ECMO 抢救的成功率密切相关,随着 CPR 时间的延长,患者病死率及神经系统的并发症风险显著增加,CPR 超过 30 分钟,生存率下降 5%[17],但亦有 CPR 时间超过 176 分钟,仍有良好的神经系统预后的报道[18]。目前,大多数研究比较认同 CPR 时间超过 10 分钟仍无法建立 ROSC 作为应用

ECMO 的时机[19-21]。

（三）应用 ECMO 后的预后因素

复苏后应用 ECMO 后多种指标可预测患者的预后。有研究发现 ECMO 前的乳酸水平及乳酸恢复正常的时间与预后密切相关[16,22]，乳酸为反映全身微循环灌注的重要指标，乳酸水平的下降表明脏器微循环灌注好转，心功能改善，江春景等[21]使用多因素 Logistics 回归分析发现应用 ECMO 后 12h 乳酸值为影响预后的独立危险因素，国外研究也获得了同样的结果，认为使用 ECMO 后最初 24 小时内的乳酸峰值可预测 30d 病死率[23]，另国内黄雷[24]等在 ECMO 联合急诊 PCI 在急性心梗后心脏骤停的研究中发现，与存活组相比，死亡组的 ECMO 辅助后 48h 平均动脉压更低，动脉乳酸水平较高，提示应用 ECMO 后 48h 的平均动脉压及乳酸水平是反映预后的重要指标。国外亦有文献报道复苏后平均动脉压>60mmHg[25]、年龄≤66 岁、可电复律节律、低灌注时间≤38 分钟、脉压差>24mmHg、SOFA 评分≤14 分[26]、复苏后的乳酸清除率[27]、入院时的瞳孔直径[28]是存活出院或改善神经系统结局的独立预测因素。此外，应用 ECMO 前的急性生理评分、低体温[29]、血肌酐峰值[16]、最初 24 小时内少尿[30]、低肾小球滤过率[31]、低血红蛋白血症、心脏骤停至应用 ECMO 间隔时间较长[32]均可独立预测病死率或神经系统的不良结局，而短时间的应用低流量 ECMO、动脉血高 pH 值、入院时的低乳酸水平[33]、休克型心脏节律[33,34]和 INR≤2.4[34]提示着具有较高的出院存活率。

（四）ECMO 的撤机指征

在应用 ECMO 过程中维持平均动脉压（MAP）>60mmHg 即可，应用 ECMO 后患者血流动力学稳定、心脏超声示左室射血时间>200ms、无酸碱失衡及电解质紊乱、无致命性心律失常、左室射血分数（LVEF）>40%、辅助流量能减少至正常心排量的 10%～20%可考虑撤机[35]。

（五）ECMO 治疗的并发症

ECMO 是一种有创的心肺辅助手段，辅助期间可能出现各种并发症，直接影响患者预后。Cheng 等[36]一项包括 12 个研究 1866 例在心源性休克及心脏骤停患者中应用 ECMO 的荟萃分析显示累积存活率为 20.8%～65.4%，研究发现的并发症为下肢缺血、筋膜切开术或筋膜室综合征、下肢截肢、中风、中枢神经系统并发症、急性肾损伤、需肾脏替代治疗、大出血、出血再开胸、心脏术后心脏压塞及重症感染等，其中主要并发症为急性肾损伤（35.5%～74.0%）、需肾脏替代治疗（36.7%～55.5%）；其次为大出血（26.8%～56.6%）及重症感染，大出血尤以颅内出血最为严重，可能与长期应用肝素、血小板减少、凝血因子消耗有关，长时间置管应用 ECMO、机械通气及院内感染是重症感染的主要原因[15]。另外，空气栓塞、血小板减少、获得性血管性血友病综合征、DIC、溶血也是应用 ECMO 过程中的少见并发症[15]。

四、前景与展望

虽然国内外研究已经证实 ECMO 在抢救心脏骤停患者其存活率及神经系统结局均优于传统的 CPR，但建立优秀的 ECMO 团队缩短置管时间、严格掌握适应证、缩短 CPR 时间、减少并发症仍是 ECMO 成功的关键,将来随着 ECMO 技术的日趋成熟,ECMO 将会更多应用于危重症医学,特别在 CPR 方面的心肺保护作用使这一技术有着广阔的应用前景,有望成为 CPR 治疗的新方法与发展方向。

（刘波　曾红）

参 考 文 献

1. Girotra S,Nallamothu BK,Spertus JA,et al. Trends in survival after in-hospital cardiac arrest. N Engl J Med, 2012,15. 367(20):1912-1920.

2. Abrams HC,McNally B,Ong M,et al. A composite model of survival from out-of-hospital cardiac arrest using the Cardiac Arrest Registry to Enhance Survival(CARES). Resuscitation,2013,84(8):1093-1098.

3. Morimura N,Sakamoto T,Nagao K,et al. Extracorporeal cardiopulmonary resuscitation for out-of-hospital cardiac arrest:A review of the Japanese literature. Resuscitation,2011,82(1):10-14.

4. Nolan JP,Neumar RW,Adrie C,et al. Post-cardiac arrest syndrome:epidemiology,pathophysiology,treatment, and prognostication. A Scientific Statement from the International Liaison Committee on Resuscitation;the American Heart Association Emergency Cardiovascular Care Committee;the Council on Cardiovascular Surgery and Anesthesia;the Council on Cardiopulmonary,Perioperative,and Critical Care;the Council on Clinical Cardiology; the Council on Stroke. Resuscitation,2008,79(3):350-379.

5. Pretto E,Safar P,Saito R,et al. Cardiopulmonary bypass after prolonged cardiac arrest in dogs. Ann Emerg Med, 1987,16(6):611-619.

6. Stub D,Byrne M,Pellegrino V,et al. Extracorporeal membrane oxygenation to support cardiopulmonary resuscitation in a sheep model of refractory ischemic cardiac arrest. Heart Lung Circ,2013,22(6):421-427.

7. Massimo M,Marine T,Olivier LP,et al. Back from irreversibility:extracorporeal life support for prolonged cardiac arrest. Ann ThoracSurg,2005,79:178-184.

8. 蒋崇慧,黄子通,谢钢,等. 经股动-静脉体外膜肺氧合在心肺复苏中的实验研究. 南方医科大学学报, 2008,4:521-523.

9. Kagawa E,Inoue I,Kawagoe T,et al. Assessment of outcomes and differences between in-and out-of-hospital cardiac arrest patients treated with cardiopulmonary resuscitation using extracorporeal life support. Resuscitation, 2010,81(8):968-973.

10. Chen YS,Lin JW,Yu HY,et al. Cardiopulmonary resuscitation with assisted extracorporeal life-support versus conventional cardiopulmonary resuscitation in adults with in-hospital cardiac arrest:an observational study and propensity analysis. Lancet,2008,372(9638):554-561.

11. Lin JW,Wang MJ,Yu HY,et al. Comparing the survival between extracorporeal rescue and conventional resuscitation in adult in-hospital cardiac arrests:propensity analysis of three-year data. Resuscitation,2010,81(7): 796-803.

12. Shin TG,Choi JH,Jo IJ,et al. Extracorporeal cardiopulmonary resuscitation in patients with inhospital cardiac arrest:A comparison with conventional cardiopulmonary resuscitation. Crit Care Med,2011,39(1):1-7.

13. Fagnoul D,Taccone FS,Belhaj A,et al. Extracorporeal life support associated with hypothermia and normoxemia in refractory cardiac arrest. Resuscitation,2013,84(11):1519-1524.

14. Cave DM,Gazmuri RJ,Otto CW,et al. Part 7:CPR techniques and devices:2010 American Heart Association Guidelines for Cardiopulmonary Resuscitation and Emergency Cardiovascular Care. Circulation,2010,122(18 Suppl 3):S720-728.

15. Patel JK, Schoenfeld E, ParniaS, et al. Venoarterial Extracorporeal Membrane Oxygenation in Adults With Cardiac Arrest. J Intensive Care Med, 2016, 31(6):359-368.

16. 丘俊涛, 罗新锦, 王巍, 等. ECMO 技术在成人体外心肺复苏中的效果分析. 中华胸心血管外科杂志, 2016, 32(5):265-268.

17. deMos N, van Litsenburg RR, et al. Pediatric in-intensive-care-unit cardiac arrest: incidence, survival, and predictive factors. Crit Care Med, 2006, 34(4):1209-1215.

18. Kelly RB, Porter PA, Meier AH, et al. Duration of cardiopulmonary resuscitation before extracorporeal rescue: how long is not long enough? ASAIO J, 2005, 51(5):665-667.

19. Goldberger ZD, Chan PS, Berg RA, et al. Duration of resuscitation efforts and survival after in-hospital cardiac arrest: an observational study. Lancet, 2012, 380(9852):1473-1481.

20. Reynolds JC, Frisch A, Rittenberger JC, et al. Duration of resuscitation efforts and functional outcome after out-of-hospital cardiac arrest: when should we change to novel therapies? Circulation, 2013, 128(23):2488-2494.

21. 江春景, 杨峰, 郝星, 等. 体外膜肺氧合辅助院内难治性心脏骤停患者转归的预测指标. 心肺血管病杂志, 2015, 34(12):899-903.

22. Sherwin ED, Gauvreau K, Scheurer MA, et al. Extracorporeal membrane oxygenation after stage 1 palliation for hypoplastic left heart syndrome. J ThoracCardiovascSurg, 2012, 144(6):1337-1343.

23. Rigamonti F, Montecucco F, Boroli F, et al. The peak of blood lactate during the first 24h predicts mortality in acute coronary syndrome patients under extracorporeal membrane oxygenation. Int J Cardiol, 2016, 221:741-745.

24. 黄雷, 刘迎午, 李彤, 等. 体外膜肺氧合联合急诊经皮冠状动脉介入治疗抢救急性心肌梗死后心脏骤停的效果. 中华心血管病杂志, 2016, 44(7):570-576.

25. Shin TG, Jo IJ, Sim MS, et al. Two-year survival and neurological outcome of in-hospital cardiac arrest patients rescued by extracorporeal cardiopulmonary resuscitation. Int J Cardiol, 2013, 168(4):3424-3430.

26. Park SB, Yang JH, Park TK, et al. Developing a risk prediction model for survival to discharge in cardiac arrest patients who undergo extracorporeal membrane oxygenation. Int J Cardiol, 2014, 177(3):1031-1035.

27. Bednarczyk JM, White CW, Ducas RA, et al. Resuscitative extracorporeal membrane oxygenation for in hospital cardiac arrest: a Canadian observational experience. Resuscitation, 2014, 85(12):1713-1719.

28. Maekawa K, Tanno K, Hase M, et al. Extracorporeal cardiopulmonary resuscitation for patients with out-of-hospital cardiac arrest of cardiac origin: a propensity-matched study and predictor analysis. Crit Care Med, 2013, 41(5):1186-1196.

29. Anselmi A, Flécher E, Corbineau H, et al. Survival and quality of life after extracorporeal life support for refractory cardiac arrest: A case series. J ThoracCardiovascSurg, 2015, 150(4):947-954.

30. Lee JJ, Han SJ, Kim HS, et al. Out-of-hospital cardiac arrest patients treated with cardiopulmonary resuscitation using extracorporeal membrane oxygenation: focus on survival rate and neurologic outcome. Scand J Trauma ResuscEmerg Med, 2016, 24:74.

31. Kuroki N, Abe D, Iwama T, et al. Prognostic effect of estimated glomerular filtration rate in patients with cardiogenic shock or cardiac arrest undergoing percutaneous veno-arterial extracorporeal membrane oxygenation. J Cardiol, 2016, 68(5):439-446.

32. Ryu JA, Cho YH, Sung K, et al. Predictors of neurological outcomes after successful extracorporeal cardiopulmonary resuscitation. BMC Anesthesiol, 2015, 15:26.

33. Debaty G, Babaz V, Durand M, et al. Prognostic factors for extracorporeal cardiopulmonary resuscitation recipients following out-of-hospital refractory cardiac arrest. A systematic review and meta-analysis. Resuscitation, 2017, 112:1-10.

34. deChambrun MP, Bréchot N, Lebreton G, et al. Venoarterial extracorporeal membrane oxygenation for refractory

cardiogenic shock post-cardiac arrest. Intensive Care Med,2016,42(12):1999-2007.

35. 于洁,乔叶蒿,马金辉,等. 基于德尔菲法构建体外膜肺氧合辅助心肺复苏临床治疗专家共识. 中国体外循环杂志,2016,14(4):193-196.

36. Cheng R,Hachamovitch R,Kittleson M,et al. Complications of extracorporeal membrane oxygenation for treatment of cardiogenic shock and cardiac arrest:a meta-analysis of 1,866 adult patients. Ann ThoracSurg,2014,97(2):610-616.

第四章 体外膜肺与急诊（三）

　　ECMO 是体外膜肺氧合（extracorporeal membrane oxygenation，ECMO）的英文缩写，是体外循环—心肺转流技术（cardiopulmonary bypass，CPB）范围的扩大和延伸。它是以体外循环系统为其基本设备，将静脉血从体内引流到体外，经膜式氧合器氧合后，再通过血泵将血液灌流入体内。顾名思义，ECMO 代替心脏和肺的功能，使二者得到充分休息的同时，提供全身的血液灌注与组织氧合。但是二者之间也有很多的不同（表 1-4-1）[1]，这是由其应用的目的不同而决定的。体外循环的目的主要是在心脏手术中为患者提供有效的呼吸、循环支持，ECMO 的目的是为常规治疗不佳，心肺功能极差的患者提供一定的循环和呼吸支持。因此后者通常是在手术室外、紧急状态下进行，应用时间比较长，需要团队的紧密配合。同时对器材的要求更简单，甚至可以随身携带，质量要求更高，膜肺需要具备长时间的气体交换能力，还要有很强的抗凝和血浆渗透能力。

表 1-4-1 ECMO 与 CPB 的区别

项目	CPB	ECMO
设备	传统体外循环机，>3 个泵 滚压泵，热交换水箱	生命支持系统，1 个泵 离心泵，恒温水箱
氧合器	开放式，PVC	密闭式，表面有涂层
抗凝	常规肝素化，要求 ACT>400 秒	少或不用，要求 ACT<200 秒
时间	短，一般为 1~4 小时	长，数天至数周
建立途径	开胸心脏插管	经皮股或颈动、静脉插管
更换	不需要，为一次性	视具体情况更换氧合器或系统部件
目的	用于心脏手术或短暂心肺辅助	暂时支持至恢复心肺功能，等待接受心室辅助或脏器移植
费用	低	高
人员	1 人	团队
成功率	高	低
并发症	少	多
地点	手术室	急诊或 ICU 病房
温度	低温	常温
血液稀释	有	无

　　体外循环技术始于 20 世纪 30 年代。早在 1937 年 Gibbon 等人就开始考虑用体外循环的方法代替心脏和肺的功能，首先在动物的身上得到证实[2]。20~30 年后，逐渐开始应用

于患者并开创了心脏外科手术[3,4]。直至 1972 年，Hill 和他的团队第一次真正将 ECMO 引入临床[5]，对 1 例 24 岁外伤后呼吸窘迫综合征的年轻男性患者实施了长达 75 个小时的成功救治。随着 ECMO 插管技术、应用过程中管理能力的不断提高，以及 ECMO 器材的改进，从最初主要应用于婴幼儿呼吸功能不全，到成人 ECMO 呼吸支持、循环支持的临床疗效明显提高，原来的 ECMO 应用禁区在不断被突破，治疗地点也从手术室、导管室越来越向 ICU、急诊甚至院外延伸。

一、体外心肺复苏（extracorporeal cardiopulmonary resuscitation，ECPR）

传统心肺复苏（conventional cardiopulmonary resuscitation，CCPR）始于 20 世纪 60 年代，目的是在威胁生命的问题得到纠正或逆转之前维持基本的循环和通气。然而经过几十年 CCPR 技术的不断改进，结果仍然是不尽如人意。即便是高质量的胸外按压，所产生的心排量也仅相当于正常的 25%～30%[6]，同时文献报道，美国近 20 年的成人院内心脏骤停（cardiac arrest，CA）抢救存活率仅仅维持在 22% 左右[7,8]。于是，人们开始探索是否可以用其他的辅助治疗手段提高 CA 患者的抢救成功率，尤其是在促进自主循环恢复以及神经功能改善方面。

自 1976 年开始，由于心肺转流 CPB 便携式电源的引入，ECMO 开始应用于 CA 患者[9]。然而在很多年内，这项技术的使用一直限制于特定的病人群，比如开放性心脏手术后[10]、意外低温[11]以及药物过量[12]的 CA 患者。1990 年开始 Hartz R 等人陆续报道将体外循环技术代替徒手胸外按压，即 ECMO 用于心肺复苏（ECPR），但初始成功者寥寥无几[13]。随着人们对 ECPR 技术的深入了解，越来越多的成功报道燃起了急诊人对其极大的热情[7,8,13,14]。特别是随着 ECMO 装置的小型化，肝素涂层管路以及经皮穿刺置管技术的发展[15-17]，使得这项生命支持技术在急诊临床中的应用越来越广泛[18]。根据体外循环生命支持组织（Extracorporeal Life Support Organization，ELSO）的数据库资料显示，截止 2016 年对难治性 CA 患者实施 ECPR 的病例数达到 7000 多例，较 2004 年（565 例）增加了 10 余倍[19,20]，占到体外循环总体病例数的 9%，总体存活率新生儿和儿童是 41%，成人 30%[21,22]。

二、ECPR 与 CA 患者预后

受到伦理学因素的限制，人们很难在 CA 患者中对 CCPR 和 ECPR 的有效性进行前瞻性、随机对照临床试验。但仍有很多倾向评分为基础以及多中心的回顾性研究提示，将体外循环技术整合入标准的心肺复苏策略中极大可能改善 CA 患者的预后。

同时多项观察性研究显示，对非心脏外科术后院外或院内 CA，ECPR 复苏成功率均显著高于 CCPR[18,23-28]，获得良好神经功能的复苏时间窗得到扩展[23,29-32]。比较受到瞩目的是，近年两个关于 CCPR 和 ECPR 对成人难治性 CA 患者生存率影响的 Meta 分析[33,34]。均提示虽然在院外 CA 患者中两者之间差异没有统计学意义，但院内 CA 患者实施 ECPR 较 CCPR 能明显提高整体生存率，并且改善 3～6 个月的神经功能预后。这些 ECPR 改善 CA 患者预后的大量证据，促使美国心脏病协会在 2015AHA 心肺复苏指南中进行了相应的更改，推荐在难治的、并且具有潜在可逆病因的 CA 患者中尽早考虑用 ECPR[20]。

三、CA 患者实施 ECPR 影响预后的因素

目前关于在 CA 患者中实施 ECPR 的统一流程尚没有一致的意见。这主要是由于 ECMO 所需器材的昂贵,同时医生需要在面临患者生死抉择的前提下,极短的时间内做出抉择,并且取得家属的认同,这对于急诊临床工作来说确实是极大的挑战。我们既要避免犹豫而错过最佳治疗时间,又要保证这样昂贵医疗资源的合理使用。因此,充分评估 CA 患者实施 ECPR 是否获益以及患者预后是目前研究的焦点。这样的预后包括两个层面的含义:长期生存率与神经功能的恢复,主要与几方面因素密切相关:

（一）快速反应的 ECMO 团队

需要一批热情、具有献身精神、技术高超的团队成员,通常包括经过培训的急诊、ICU 医师和护士、心胸外科医师、体外循环师、麻醉师等,能够熟练而迅速的进行置管、负责 ECMO 运行中的管理、并处理常见并发症。医疗机构应该保证这支团队的定期培训,一周 24 小时随叫随到。为了缩短运行 ECMO 前准备时间,在美国很多医院采取了管路提前"干备"(管道、膜肺与泵连接好)或湿备(对连接好的设备进行预冲),并放置在 ICU 或急诊,甚至是急救车上。这样的"干备"管路最长可静置 30 天,而连接并预冲的"湿备"管路一般不会成为感染的来源[35],并且膜肺可以保持氧合功能达到 2 周[36]。

（二）CA 患者的年龄

针对纳入标准,我们首先考虑的是患者的年龄。在 Cardarelli et al[37] 的 Meta-分析中发现,应用 ECMO 治疗的 18 ~ 83 岁患者中,与 17 ~ 41 岁病人群相比,41 ~ 56 岁患者以及大于 67 岁患者死亡率 OR 值均明显增高(OR2. 9,95% 置信区间 1. 6 ~ 8. 2;OR3. 4,95% 置信区间 1. 2 ~ 9. 7)。很多研究认为年龄是院内 CA 患者接受 ECMO 治疗死亡率的独立预测因子[23,38],但是随着社会的老龄化以及应用 ECMO 治疗生存满意度提高,有的研究中心将纳入患者的年龄扩展到 80 岁以上[23],甚至在纳入标准中并未涉及年龄[12,39,40]。

（三）CA 患者的病因

虽然在急诊状态下,我们很难全面、详尽收集患者的病史,但是很多研究认为 CA 患者的病因与其实施 ECPR 的预后是密切相关的。目前在排除标准上基本达成一致意见:既往有严重神经功能损害,近日颅内出血,恶性肿瘤终末期或已经存在不可逆的器官功能障碍、严重的外周动脉血管疾病,CA 的原因是由于外伤性大出血无法得到控制、主动脉夹层,以及病人已经签署"放弃抢救"等[23,26,38,41]。

关于 CA 患者的初始心律是否应作为实施 ECPR 需要考虑的方面,在很多研究中结论不一致。Kagawa[18] 和 Avalli[40] 的研究认为可电击心律应该作为 ECPR 纳入标准,但另外一些研究则认为 CA 患者实施 ECPR 与其初始心律无关[41]。这种研究的不均一性可能是由很多因素所造成:①较早研究中纳入病人群的异质性[42-44],即 CA 患者有不同的病因:急性冠脉综合征、心肌炎、心脏外科术后等等;②很多研究是回顾性的,所采用的纳入标准不同,多与各个研究选择的病人群相关;③各地区卫生管理机构对 CA 病人的管理不同。总之,在临床工作实际中,各研究机构应用 ECPR 的 CA 病人具有选择偏倚性,这与其研究中心专家的临

床经验、病人群的疾病谱等密切相关。

无论初始心律如何，CA 患者的病因依然是选择 ECPR 需要考虑的重要因素之一。原发于心功能衰竭的 CA 患者存活率是没有潜在心脏疾患的 4 倍[45,46]。这些研究虽然并未探究在不同病因的 CA 患者中 ECPR 预后不同的原因，但推测，有单一基础心脏疾患的 CA 患者较无心脏疾患的 CA 患者对 ECPR 可能有更好的治疗反应。ELSO 注册的研究中发现，682 例儿科 ECPR 患者[31]，具有潜在心脏疾患是改善存活率的独立预测因子；同样 295 例成人心脏骤停 ECPR 患者中[32]，有心脏基础疾病的较没有心脏疾患的生存率明显提高。

严重威胁生命的脓毒症，曾经一直被视为体外生命支持（extracorporeal life support，ECLS）的禁忌证。但由于在新生儿脓毒症中应用 ECLS 获得成功，生存率高达 72%[22]，因而被越来越多的临床医生所接受。目前在新生儿和儿童顽固性脓毒症休克患者中，美国危重症医学会指南将 ECLS 纳入治疗原则，以维持血流动力学的稳定[47]。近来在一项针对儿童应用体外循环技术治疗难治性脓毒症休克伴发多脏器功能不全的研究中[48]，观察到 40% 的患者在应用 ECLS 之前均出现了心脏骤停，并实施了 ECPR，存活率达到 47%，高度提示 ECPR 可能在由于严重脓毒症而导致血流动力学不稳定和心脏骤停的病人群中获益。

ECMO 还被用在具有心脏毒性的化学物或药物中毒而导致的心肺功能衰竭的患者中。这些药物通常包括 β-受体拮抗剂、钙通道阻滞剂、三环抗抑郁剂等[49]。ECMO 被用来支持心肺功能，直到毒性成分被代谢或进行有效的药物治疗。在一项药物所致的难治、延长的心脏骤停的研究中[50]，10 例患者采用 ECPR，86% 获得生存，而采用 CCPR 患者仅有 48% 存活率。

严重的低温和淹溺所致的心脏节律改变和心脏骤停，ECMO 同样有良好的疗效。在丹麦的一项研究中[51]，冷水淹溺的受害者由于严重低温所致心脏骤停，采用 ECMO 治疗后全部存活。另外一项 ECPR 报道[52]，15 名低温所致的 CA 患者 33% 存活，这些存活的患者虽然经历了延长的 CCPR 和 ECPR，但仅除一位患者外均在长期随访中观察到神经功能的完整。根据 ELSO 的注册数据，溺水所致 CA 患者实施 ECPR 存活率 23.4%[53]。

（四）CA 患者实施 ECPR 之前 CCPR 持续的时间

转换至 ECPR 之前 CCPR 最长持续多长时间，便可导致不可逆的神经功能障碍和不良的预后，截止目前尚未有定论。AHA 注册的 CPR 回顾性研究并未将 CPR 时间作为 CA 患者死亡的独立危险因素[54]，但却在近来一个较大的单中心的研究中提示[55]，CPR 持续时间是 CA 患者存活的强有力的预测因子（存活患者 15 分钟，未存活患者 40 分钟，$P = 0.009$）。虽然目前很多研究的数据提示[56,57]，延长的 CCPR 时间与增加的 CA 患者死亡率成正相关，但是也有个别成功的病例报道，在转换至 ECPR 之前 CCPR 持续时间达到 90~250 分钟[58,59]。因此，目前的有效数据并不支持将 CA 患者延长的 CCPR 时间作为实施 ECPR 的禁忌证，建议更短的 CCPR 时间（≤30 分钟）与患者良好的预后相关[55,60]。但是 CA 患者在实施 ECPR 之前，究竟可以忍受多长的低灌注时间，依然可以从 ECPR 中获益，取得良好的预后，对于这样的研究，还是一个挑战。因此对于 CA 患者从倒地到开始 ECPR 的时间进行详尽、全球统一标准的记录，将是决定研究一致性的关键。从而测量和研究复苏期间患者重要脏器的灌注，来决定何时提示患者对 CCPR 效果欠佳，何时需要转换至 ECPR。

（五）CA 患者接受 ECPR 的地点

在比较院内与院外 CA 患者存活率的研究中显示，院内 CA 接受 ECPR 较院外有更好的预后[18]。Jaski et al. 等[61]进行了更加详细的研究，在导管室进行的 ECPR 较在医院中其他任何地方都具有更加良好的生存率(50%，15% 长期生存率，$P \leqslant 0.001$)，迅速可得的 ECMO 设备和技术熟练的医生是明显提高生存率的关键。有报道提示[62]CA 患者 CCPR 持续时间每延长 1 分钟，生存率下降 5%。院外 CA 患者应用 ECPR 的临床报告提示[63]，ECPR 开始时间的长短与患者神经功能障碍和心肌缺氧存在负相关。

　　总之，ECPR 不同于 CCPR，是体外循环支持下的自主心跳恢复，前者是在解除心室负荷和体循环压力后恢复心跳，类似于心外科术中心脏停搏后复跳，对心功能储备要求不高，因此自主心跳恢复率更高。应用 ECMO 治疗难治性心脏骤停和心源性休克，通过体外循环、气体交换支持，使心肌得到休息、终末脏器得到充分灌注同时，避免儿茶酚胺类药物的过量使用以及呼吸机参数的过高设置。目前 ECMO 技术已经走入急诊抢救的临床，但它的建立与管理是一个非常复杂的过程，需要具有良好协作精神、富有经验的团队共同完成，是极其危重患者进行心肺功能替代的终极脏器支持技术。在急诊的应用中仍有未能统一的实施流程以及许多未知的领域，尚有待于进一步研究与推广。

(张蕴　丁宁)

参 考 文 献

1. 龙村，侯晓彤. 体外膜肺氧合 ECMO. 第二版. 北京：人民卫生出版社，2016 年.

2. Gibbon JH Jr. Artificial maintenance of circulation during experimental occlusion of pulmonary artery. Arch Surg，1937，34：1105-1131.

3. Kennedy JH. The role of assisted circulation in cardiac resuscitation. JAMA，1966，197：615-618.

4. Gibbon JH Jr. Application of a mechanical heart and lung apparatus to cardiac surgery. Minn Med，1954，37：171-185.

5. Hill JD，Brien TG，Murray JJ，et al. Prolonged extracorporeal oxygenation for acute post-traumatic respiratory failure(shock-lung syndrome). Use of the Bramson membrane lung. N Engl JMed，1972，286：629-634.

6. Morimura N，Sakamoto T，Nagao K，et al. Extracorporeal cardiopulmonary resuscitation for out-of-hospital cardiac arrest：A review of the Japanese literature. Resuscitation，2011，82(1)：10-14.

7. Goldberger ZD，Chan PS，Berg RA，et al. Duration of resuscitation efforts and survival after in-hospital cardiac arrest：an observational study. Lancet，2012，380：1473-1481.

8. Meaney PA，Nadkarni VM，Kern KB，et al. Rhythms and outcomes of adult in-hospital cardiac arrest. Crit Care Med，2010，38：101-108.

9. Mattox KL and Beall AC. Resuscitation of the moribund patient using a portable cardiopulmonary bypass. Ann Thorac Surg，1976，22：436-442.

10. Rousou JA，Engelman RM，Flack JE 3rd，et al. Emergency cardiopulmonary bypass in the cardiac surgical unit can be a lifesaving measure in postoperative cardiac arrest. Circulation，1994，90：11280-11284.

11. Walpoth BH，Locher T，Leupi F，et al. Accidental deep hypothermia with cardiopulmonary arrest：Extracorporeal blood rewarming in 11 patients. Eur J Cardiothorac Surg，1990，4：390-393.

12. Mègarbane B，Leprince P，Deye N，et al. Emergency feasibil-ity in medical intensive careunit of extracorporeal life sup-port for refractory cardiac arrest. Intensive Care Med，2007，33：758-764.

13. Hartz R，LoCicero J 3rd，Sanders JH Jr，Frederiksen JW，Joob AW，Michaelis LL. Clinical experience with porta-ble cardiopulmonary bypass in cardiac arrest patients. Ann Thorac Surg. 1990，Sep，50(3)：437-441.

14. Hill JG, Bruhn PS, Cohen SE, et al. Emergent applications of cardiopulmonary support: a multiinstitutional experience. Ann Thorac Surg, 1992, 54:699-704.

15. Nichol G, Karmy-Jones R, Salerno C, et al. Systematic review of percutaneous cardiopulmonary bypass for cardiac arrest or cardiogenic shock states. Resuscitation, 2006, 70:381-394.

16. Grasselli G, Pesenti A, Marcolin R, et al. Percutaneous vas-cular cannulation for extracorporeal life support (ECLS): A modified technique. Int J Artif Organs, 2010, 33:553-557.

17. Avalli L, Maggioni E, Sangalli F, et al. Percutaneous left-heart decompression during extracorporeal membrane oxygenation: An alternative to surgical and transeptal venting in adult patients. ASAIO J, 2011, 57:38-40.

18. Kagawa E, Inoue I, Kawagoe T, et al. Assessment of out-comes and differences between in-and out-of-hospital cardiac arrest patients treated with cardiopulmonary resusci-tation using extracorporeal life support. Resuscitation, 2010, 81:968-973.

19. Conrad SA, Rycus PT, Dalton H. Extracorporeal Life Support Registry Report 2004. ASAIO J, 2005, 51:4-10.

20. Extracorporeal Life Support Organization Registry Report: International Summary. Extracorporeal Life Support Organization(ELSO), 2016, Available online: https://www. elso. org/Registry/Statistics/Reports. aspx.

21. Thiagarajan RR, Laussen PC, Rycus PT, et al. Extracorporeal membrane oxygenation to aid cardiopulmonary re-suscitation in infants and children. Circulation, 2007, 116:1693-1700.

22. Thiagarajan RR, Brogan TV, Scheurer MA, et al. Extracorporeal membrane oxygenation to support cardiopulmo-nary resuscitation in adults. Ann Thorac Surg, 2009, 87:778-785.

23. Mooney MR, Arom KV, Joyce LD, et al. Emergency cardiopulmonary bypass support in patients with cardiac ar-rest. J Thorac Cardiovasc Surg, 1991, 101:450-454.

24. Del Nido PJ, Dalton HJ, Thompson AE, et al. Extracorporeal membrane oxygenator rescue in children during car-diac arrest after cardiac surgery. Circulation, 1992, 86, II300-304.

25. Chen YS, Lin JW, Yu HY, et al. cardiopulmonary resuscitation with assisted extracorporeal life-support versus conventional cardiopulmonary resuscitation in adults with in-hospital cardiac arrest: an observational study and propensity analysis. Lancet, 2008, 372(9638):554-561.

26. Sung K, Lee YT, Park PW, et al. Improved survival after cardiac arrest using emergent autopriming percutaneous cardiopulmonary support. Ann Thorac surg, 2006, 82(2):651-656.

27. Lin JW, Wang MJ, Yu HY, et al. comparing the survival between extracorporeal rescue and conventional resuscitation in adult in-hospital cardiac arrests: propensity analysis of three-year data. Resuscitation, 2010, 81(7):796-803.

28. Shin TG, Choi JH, Jo IJ, et al. Extracorporeal cardiopulmonary resuscitation in patients with inhospital cardiac arrest: A comparison with conventional cardiopulmonary resuscitation. Crit Care Med, 2011, 39(1):1-7.

29. Liu Y, Cheng YT, Chang Jc, et al. Extracorporeal membrane oxygenation to support prolonged conventional car-diopulmonary resuscitation in adults with cardiac arrest from acute myocardial infarction at a very low-volume centre. Interact Cardiovasc Thorac Surg, 2011, 12(3):389-393.

30. Fagnoul D, Taccone FS, Belhaj A, et al. Extracorporeal life support associated with hypothemia and normoxemia in refractory cardiac arrest. Resuscitation, 2013, 84(11):1519-1524.

31. Cave DM, Gazmuri RJ, Otto CW, et al. Part7: CPR techniques and devices: 2010 American Heart Association Guidelines for Cardiopulmonary Resuscitation and Emergency Cardiovascular care. circulation, 2010, 122(18 suppl 3):S720-728.

32. Wallmüller C, Sterz F, Testori C, et al. Emergency cardiopulmonary bypass in cardiac arrest: seventeen years of experience. Resuscitation, 2013, 84(3):326-330.

33. Ahn C, Kim W, Cho Y, et al. Efficacy of extracorporeal cardiopulmonary resuscitation compared to conventional cardiopulmonary resuscitation for adult cardiac arrest patients: a systematic review and meta-analysis. Sci Rep,

2016,6:34208.

34. Kim SJ,Kim HJ,Lee HY,et al. Comparing extracorporeal cardiopulmonary resuscitation with conventional cardiopulmonary resuscitation:A meta-analysis. Resuscitation,2016,103:106-116.

35. Bistrussu S,Beeton A,Castaldo G,et al. Are extracorporeal membrane oxygenation circuits that are primed with Plasmalyte and stored a likely source of infection? J Clin Microbiol,2004,42:3906.

36. Karimova A,Robertson A,Cross N,et al. A wet-primed extracorporeal membrane oxygenation circuit with hollow-fiber membrane oxygenator maintains adequate function for use during cardiopulmonary resuscitation after 2 weeks on standby. Crit Care Med,2005,33:1572-1576.

37. Cardarelli MG,Young AJ and Griffith B. Use of extracor-poreal membrane oxygenation for adults in cardiac arrest(E-CPR):A meta-analysis of observational studies. ASAIO J,2009,55:581-586.

38. Chen YS,Yu HY,Huang SC,et al. Extracorporeal membrane oxygenation support can extend the duration of cardiopulmo-nary resuscitation. Crit Care Med,2008,36:2529-2535.

39. Mégarbane B,Deye N,Aout M,et al. Usefulness of rou-tine laboratory parameters in thedecision to treat refractory cardiac arrest with extracorporeal life support. Resuscitation,2011,82:1154-1161.

40. Sakamoto S,Taniguchi N,Nakajima S,et al. Extracorporeal life support for cardiogenic shock or car-diac arrest due to acute coronary syndrome. Ann Thorac Surg,2012,94:1-7.

41. Le Guen M,Nicolas-Robin A,Carreira S,et al. Extracorporeal life support following out-of-hospital refractory cardiac arrest. Crit Care,2011,Available at:http://ccforum. com/con-tent/15/1/R29.

42. Raithel SC,Swartz MT,Braun PR,et al. Experience with an emergency resuscitation system. ASAIO Trans,1989,35:475-477.

43. Reedy JE,Swartz MT,Raithel SC,et al. Mechanical cardio-pulmonary support for refractory cardiogenic shock. Heart Lung,1990,19:514-523.

44. Younger JG,Schreiner RJ,Swaniker F,et al. Extracorporeal resuscitation of cardiac arrest. Acad Emerg Med,1999,6:700-707.

45. Alsoufi B,Al-Radi OO,Nazer RI,et al. Survival outcomes after rescue extracorporeal cardiopulmonary resuscitation in pediatric patients with refractory cardiac arrest. J Thorac Cardiovasc Surg,2007,134:952-959. e2.

46. Morris MC,Wernovsky G,Nadkarni VM. Survival outcomes after extracorporeal cardiopulmonary resuscitation instituted during active chest compressions following refractory in-hospital pediatric cardiac arrest. Pediatr Crit Care Med,2004,5:440-446.

47. Brierley J,Carcillo JA,Choong K,et al. Clinical practice parameters for hemodynamic support of pediatric and neonatal septic shock:2007 update from the American College of Critical Care Medicine. Crit Care Med,2009,37:666-688.

48. Maclaren G,Butt W,Best D,et al. Extracorporeal membrane oxygenation for refractory septic shock in children:one institution's experience. Pediatr Crit Care Med,2007,8:447-451.

49. De Lange DW,Sikma MA,Meulenbelt J. Extracorporeal membrane oxygenation in the treatment of poisoned patients. Clin Toxicol(Phila),2013,51:385-393.

50. Masson R,Colas V,Parienti JJ,et al. A comparison of survival with and without extracorporeal life support treatment for severe poisoning due to drug intoxication. Resuscitation,2012,83:1413-1417.

51. Wanscher M,Agersnap L,Ravn J,et al. Outcome of accidental hypothermia with or without circulatory arrest:experience from the Danish Præstø Fjord boating accident. Resuscitation,2012,83:1078-1084.

52. Walpoth BH,Walpoth-Aslan BN,Mattle HP,et al. Outcome of survivors of accidental deep hypothermia and circulatory arrest treated with extracorporeal blood warming. N Engl J Med,1997,337:1500-1505.

53. Burke CR,Chan T,Brogan TV,et al. Extracorporeal life support for victims of drowning. Resuscitation,2016,104:19-23.

54. Raymond TT, Cunnyngham CB, Thompson MT, et al. Outcomes among neonates, infants, and children after extra-corporeal cardiopulmonary resuscitation for refractory inhospital pediatric cardiac arrest: a report from the National Registry of Cardiopulmonary Resuscitation. Pediatr Crit Care Med, 2010, 11:362-371.

55. Sivarajan VB, Best D, Brizard CP, et al. Duration of resuscitation prior to rescue extracorporeal membrane oxygenation impacts outcome in children with heart disease. Intensive Care Med, 2011, 37:853-860.

56. Peberdy MA, Kaye W, Ornato JP, et al. Cardiopulmonary resuscitation of adults in the hospital: A report of 14720 cardiac arrests from the National Registry of Cardiopulmonary Resuscitation. Resuscitation, 2003, 58:297-308.

57. Krittayaphong R, Saengsung P, Chawaruechai T, et al. Factors predicting outcome of cardiopulmonary resuscitation in a developing country: The Siriraj cardiopulmonary resuscitation registry. J Med Assoc Thai, 2009, 92:618-623.

58. Chiu CW, Yen, HH. Prolonged cardiac arrest: Successful resuscitation with extracorporeal membrane oxygenation. Amer J Emerg Med, 2013, 1627. e5-1627e6.

59. Cohen DO, Shubjeet K. Duration of CPR: How long is too long? A positive outcome after 90 minutes of CPR. Department of Anesthesiology at the University of Massachusetts Medical School. Presented at the Annual Meeting of the American Society of Anesthesiologists, Washington, DC, October 2012.

60. Alsoufi B, Awan A, Manlhiot C, et al. Does single ventricle physiology affect survival of children requiring extra-corporeal membrane oxygenation support following cardiac surgery? World J Pediatr Congenit Heart Surg, 2014, 5:7-15.

61. Jaski BE, Ortiz B, Alla KR, et al. A 20-year experience with urgent percutaneous cardiopulmonary bypass for salvage of potential survivors of refractory cardiovascular collapse. J Thorac Cardiovasc Surg, 2010, 139:753-7. e1-2.

62. Reis AG, Nadkarni V, Perondi MB, et al. A prospective investigation into the epidemiology of in-hospital pediatric cardiopulmonary resuscitation using the international Utstein reporting style. Pediatrics, 2002, 109:200-209.

63. Fagnoul D, Combes A, De Backer D. Extracorporeal cardiopulmonary resuscitation. Curr Opin Crit Care, 2014, 20:259-265.

第五章　2016 年 ILCOR/AHA 心脏骤停后体温管理建议解读

2016 年 1 月,国际复苏联盟和美国心脏病学会联合首次发布了心脏骤停后体温管理建议[1]。该建议纳入了近年来众多的临床研究的结果及该领域的最新发展情况,给临床工作提供重要的参考依据。本文就心脏骤停后体温管理建议进行阐述和解读。

一、心脏骤停后温度管理的概述

心脏骤停是心血管疾病患者死亡的主要原因之一,其严重威胁着人类健康;尽管心肺复苏(CPR)技术在不断进步,但心脏骤停患者出院存活率依然很低,发达国家出院存活率不到 10%[2],我国仅有 1.3%。

心脏骤停患者经心肺复苏恢复自主循环后,机体由于全身的缺血再灌注损伤会出现脑损伤、心脏损伤及其他脏器损伤,统称为心脏骤停后综合征(PCAS)。脑损伤的严重程度直接决定着患者的存活情况和远期神经功能预后。

治疗性低温是将全身体温诱导降至 32~34℃,可以有效地保护心脏骤停后患者的神经功能,改善神经功能预后。在心脏骤停导致的神经系统缺血缺氧性损伤发生的早期,治疗性低温可使人体核心温度降低,体温每降低 1℃,能够使脑代谢率降低 6% 左右,从而降低氧耗、减少 ATP 等能量物质的消耗、预防乳酸等代谢产物的堆积而导致的酸中毒。在低温状态下,脑血管存在自我调节功能,脑血流量随着脑组织耗氧量的降低而下降并呈线性相关,减轻再灌注后的脑组织充血。同时还能通过减少兴奋性氨基酸的释放,下调细胞膜谷氨酸盐受体的数量和抑制其磷酸化从而起到神经保护作用。在损伤发生的后期,低温治疗通过减轻缺血—再灌注后的氧化应激反应,使过氧化氢的浓度降低约 50%。减轻神经胶质细胞和星形细胞的活化,抑制促炎细胞因子的产生和释放。虽然低温治疗还会使抗炎细胞因子(例如 IL-10,TGF-β 等)的水平降低,但其总的趋势是使炎症反应减轻。低温治疗能够减少以 Bcl-2 为代表的多种促凋亡因子的表达和释放,同时通过增加 p53 等抗凋亡因子的表达和释放来减少细胞凋亡的发生并促进修复。更为重要的是低温治疗通过抑制金属蛋白酶的活化、促进内源性金属蛋白酶抑制剂的表达来减轻细胞外基质的降解;通过抑制神经元性一氧化氮合成酶的活性来减少一氧化氮的释放,抑制水通道蛋白 4 的表达,从而减轻其引发的大脑内皮细胞通透性的增加,低温还可以通过多种不同的机制来维持血脑屏障的完整性,有效减轻脑水肿,减轻损伤后颅内压升高的程度。总之,低温可以通过降低脑代谢、抑制脑温过高后的脑损害、减轻细胞膜通透性和脑细胞内酸中毒、降低血管渗透性和减轻水肿形成、抗氧自由基、抗细胞凋亡,稳定离子泵和抑制神经兴奋性级联反应等途径减轻脑缺血再灌注损伤,从而达到神经保护作用。

对心脏骤停患者进行低温治疗的报道最早出现于 1958 年。Williams 和 Spencer 报道了

4 位患者,心脏骤停后 5 分钟左右接受开胸心肺复苏,并在复苏后 24 到 72 小时接受了体表亚低温治疗。作者当时指出,心脏骤停后患者应降温至 32 ~ 34℃ 以减轻神经系统损害,并在进行低温治疗的同时注意寒战、血容量、电解质平衡及肾功能等问题。著名的"现代心肺复苏之父"Peter Safar 也曾经提出心脏骤停患者应用低温治疗的观点。但当时认为必须降温至中度低温(30℃)才能获益,而这个温度在随后的若干临床研究中被证实会造成心律失常、感染、代谢性酸中毒、凝血功能异常等一系列并发症,而冰水浴等低温诱导方法还可能造成皮肤冻伤。所以低温治疗当时并未受到人们的重视,并且因为其存在诸多并发症而在一段时期内淡出了大家的视线。直到 20 世纪 80 年代末,动物实验证实轻度低温(32 ~ 34℃)治疗能够保护心脏骤停患者的神经功能,同时显著减少并发症的出现。低温治疗的神经功能保护作用引起了科学家的兴趣,在这一领域不断研究而获得了突破性的进展。2002 年在《新英格兰医学杂志》上发表的两个里程碑式的随机对照临床研究首次证实了亚低温治疗的有益作用。两个研究的结果均显示心脏骤停复苏后持续昏迷的患者,治疗性低温可以改善生存率及神经系统功能预后。自此,治疗性低温成为近 10 年来治疗心脏骤停后综合征的一个重要基石。

二、心脏骤停后体温管理的临床实践策略

治疗性低温主要包括三个阶段:诱导降温期、低温维持期和复温期。诱导降温期是通过各种降温手段(如静脉输注冰盐水,使用体表降温系统或血管内降温系统)使患者的核心温度降至目标温度。目标温度通常设置在 32 ~ 34℃,通常这一阶段应使体温尽快下降到目标温度,采用具备反馈调节系统的降温设备通常能够使体温下降的速度达到 1.5℃/小时。体温的快速下降伴随着多种生理和病理生理的变化,如快速和缓慢的心律失常、血压的波动、尿量的增加、电解质紊乱等,是亚低温治疗过程中的第一个"高风险"阶段。加强监护和对症支持治疗是保证这一阶段患者安全的重要措施。此外寒战是临床中常见的情况,充分的镇静和必要时肌肉松弛剂的使用是非常重要的。低温维持期是达到目标温度后的维持阶段。目前低温维持期的持续时间尚无统一的意见,但大多数学者认为这一阶段应维持 24 ~ 72 小时。在这一阶段,患者的各项生理指标在达到一个新的稳定状态。低温维持期最重要的是保持患者的体温维持在目标温度,尽可能减少体温的波动。相比静脉输注冰盐水、冰袋等降温手段的不可控性,具备反馈调节系统的降温设备的优势则凸显出来,有研究显示使用这种系统的患者体温波动范围不超过 ±0.3℃。复温期是在低温维持期结束后,使全身温度缓慢回升至 36 ~ 37℃。这是亚低温治疗过程中的另一个"高风险"阶段,同样对于血流动力学、电解质等的严密监测和及时的针对性处理是保证患者安全的核心。通常要求缓慢复温,温度上升的速度通常控制在 0.1 ~ 0.3℃/h。仅对于出现低温导致的严重并发症的患者,才考虑以最快的速度"急速复温",而这往往要求实施更加严密的监护。在体温达到 36 ~ 37℃ 后,一部分患者会出现体温的继续升高,出现发热,甚至达到 39 ~ 40℃,称为"反跳性高热"。这一现象的出现往往提示中枢神经系统的功能受损严重。针对这一情况往往建议继续目标体温管理治疗,将体温控制在 36 ~ 37℃,直到患者不再出现体温升高为止。低温治疗的每个阶段都有许多存在争议而且尚未解决的问题,比如低温开始的时间、最佳的目标温度、低温持续时间、最佳复温速率、低温结束后温度的管理等,都需要进一步的研究。

在临床实践中,能够诱导低温的技术包括体表低温技术及体外循环技术、输注冰盐水及新型的血管内低温技术等核心降温技术,见图 1-5-1[3]。

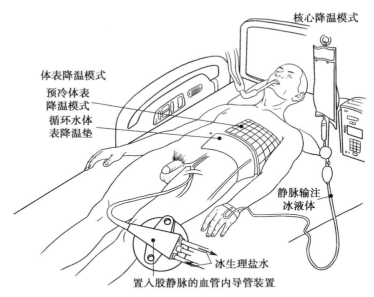

图 1-5-1 临床常用降温方式
体表降温方式包括预冷体表降温垫和循环水体表降温垫。核心降温方式包括输注冰生理盐水和使用血管内导管装置

(1) 体表亚低温技术方法简便易行、但冷却速度慢、温度很难精确控制、温度波动较大、容易出现体温过低等并发症。这些技术包括使用冰毯、冰袋、风扇及冰帽等。近年来,新型的体表反馈降温装置问世,为体表降温技术在临床应用提供了广阔的前景,反馈性降温装置可以实现精确控制体温的目标。

(2) 体外循环热交换器技术能满意地控制和维持脑深部温度从 37.5℃降至 34℃,是快速有效的脑部低温方法。但体外循环的应用由于价格昂贵、技术要求高及血管通道建立相对费时而使其应用受到限制。

(3) 输注冰盐水:心脏骤停后患者可以快速注入大量(30ml/kg)冰冷(4℃)的液体(林格乳酸盐溶液或生理盐水),能显著降低患者的体核温度,通过腹膜、胸膜的灌洗,也可达到冷却目的。输注冰盐水后 1 小时可以达到最大降温效果,但是降温效果很难维持,因此输注冰盐水适用于诱导降温,在心功能不全的患者中应用时是适当控制输注的速度和量,以防心功能不全加重。

(4) 血管内低温技术是一种新的低温技术,需要在股静脉或颈内静脉置入热交换导管,通过血液循环流经冷却的热交换导管球囊达到降温目的,可以精确控制体温,降低体温波动幅度,减少体温过低等并发症,这种技术与传统的体表低温技术相比,可以更快更准确进行温度调节,见表 1-5-1[4]。

在低温治疗过程中,可能出现一些并发症,主要包括寒战、感染、心律失常、高血糖症、电解质紊乱、凝血功能障碍、肝酶升高、淀粉酶升高、胃肠道动力障碍等,必须严密监测。有些并发症需要早预防、早发现和早处理,有些并发症危险系数低,严密观察即可,无需处理。低温并发症和处理措施包括:

表 1-5-1　不同降温方式的控制体温效能参数比较

	冰盐水输注	冰毯	体表凝胶垫	血管内降温
诱导降温				
简单性				
院前	○	×	×	×
到医院后	○	△	△	△
		专用设备	专用设备	专用设备、导管
无创性	○	○	○	×
降温速率	×	○	○	○
℃/h	0.32±0.24	1.33±0.63	0.18±0.20	1.46±0.42
维持期				
稳定性	×	×	×	○
%	69.8±37.6	50.5±35.9	44.2±33.7	3.2±4.8
方便性	×	△	○	○
	人工控制	人工控制	自动控制	自动控制
价格便宜	○	△		×

（1）在诱导降温阶段,寒战的发生率高,寒战可影响降温效率,需积极处理。可给予镇痛镇静类药物（芬太尼、丙泊酚、苯二氮䓬类）将患者深度镇静,如最大剂量仍不能控制的寒战,可给予哌替啶或阿片类药物静脉推注,或者加用肌松药。手、脚和面部皮肤保暖也有助于控制寒战。多尿及电解质紊乱也是治疗过程中常见的并发症之一。

（2）低温可使心房利钠肽活性增加,抗利尿激素减少,导致患者多尿,可能诱发低血容量,后者需积极预防,迅速纠正。冷利尿导致电解质丢失,容易引起电解质紊乱,包括低钾、低镁和低磷酸盐,低温诱导期发生率最高,需严密监测,复温时细胞内钾转入细胞外可能导致高钾血症,过多补钾及过快复温都有可能导致高钾血症。

（3）低温不仅减少了胰岛素的分泌,还降低了胰岛素的敏感性,从而导致高血糖症,影响预后,需积极控制。但血糖控制目标目前尚有争议,大多数研究倾向于 4 ~ 8mmol/L。复温时胰岛素敏感性增加,要缓慢复温警惕出现低血糖症。

（4）低温时温度每下降 1℃,代谢率下降 8% 左右,氧耗减少,二氧化碳产生减少,低温诱导期需调整呼吸机参数、密切监测血气避免过度通气。血气分析仪测定的假定温度为37℃,在低温治疗过程中,如果不校正温度,氧分压和二氧化碳分压被高估,pH 值被低估。低温时脂肪代谢增加,游离脂肪酸、酮体和乳酸产生增加,轻度代谢性酸中毒常见,但 pH 很少降至 7.25 以下,一般不需要处理。

（5）24 小时以上的低温治疗显著增加感染风险,肺炎的发生率最高,其次是血行感染和导管相关的感染。

可能的机制包括：

（1）低温抑制了致炎因子的释放,抑制了白细胞的迁移和吞噬功能。

（2）低温容易发生高血糖症,使得感染的风险增加。

（3）皮肤血管收缩使得褥疮风险增加。

（4）胃肠动力障碍导致反流增加吸入性肺炎风险。

（5）深度镇静、镇痛后机械通气增加肺炎风险。

（6）尿管和深静脉置管等增加感染的风险。尽管感染是否增加死亡率、是否影响预后尚存在争议，但感染延长了 ICU 住院时间、增加了住院费用是毋庸置疑的。应该对患者进行精心细致的护理，尽量减少感染的发生。包括患者床头需抬高 30°~45°，每日 4 次口腔护理，每 2 小时翻身、叩背，注意观察有无胃潴留，及时清理气道和呕吐物，保持穿刺部位干燥等。有研究认为预防性使用抗生素能够减少感染的发生。

（7）心血管系统可以出现血压波动、心律失常、心电图异常。低温治疗会导致外周血管收缩、外周循环阻力增加，回心血量增多，CVP 升高，平均动脉压上升 10mmHg 左右，一般不需要使用血管扩张药物。复温后由于血管扩张，可出现外周阻力降低而导致低血压，快速补液多可以纠正。低温对心脏收缩力的影响与心率有关，如心率随温度降低而减慢，心脏收缩功能增加，舒张功能减退，但如果应用药物或起搏器人为地提升心率，心脏收缩力反而明显下降。因此，低温导致的心动过缓不宜过多干预，只需预防"冷利尿"导致的低血容量。心率随温度的变化而变化。诱导低温初期，由于外周血管收缩，回心血量增加，心率反射性增快，体温降至 35.5℃后，会出现窦性心动过缓，温度越低心率越慢，核心体温 32℃ 左右时心率 40~45bpm，甚至更慢。一般不需要干预，极少数情况如需增加心率，建议使用异丙肾上腺素、多巴胺或临时起搏器，或将温度轻度升高，此时阿托品无效。相反，如果随温度降低心率并未下降，需要检查患者是否得到良好镇静。心率下降后，ECG 会表现出 PR 间期和 QT 间期延长，QRS 波群增宽，这些不需要处理。对个体来说，心率或者更准确地说心输出量是否足够，可根据乳酸水平来判断。正常情况下低温诱导期乳酸水平会逐渐增加，最高可达 5~6mmol/L，到达目标温度后乳酸水平应该稳定，如此时乳酸水平仍持续升高出现代谢性酸中毒，需考虑存在循环障碍，需要补液甚至使用血管活性药物。28~30℃ 以下的深度低温可能导致房颤、室颤等心律失常的发生，如果不存在电解质紊乱，30℃ 以上的亚低温能够增加细胞膜的稳定性，减少心律失常的发生，动物实验甚至证实亚低温能够增加除颤的成功率。

（8）消化系统可能出现呃逆、胃肠动力障碍、急性肝损伤、AMY 升高、急性胃黏膜病变伴消化道出血上述表现可能与低温以及心肺复苏后脏器缺血再灌注损伤有关。多数情况下对症治疗即可，对胃肠动力障碍的患者可采取部分肠内营养和全胃肠外营养，消化道出血时可予质子泵抑制剂治疗。

（9）血液系统可能会出现血小板减少，凝血功能障碍，偶有白细胞减少。低温能抑制凝血因子活性，从而导致凝血时间延长，特别是同时合并有代谢性酸中毒时。低温也可以造成血小板激活、血栓形成和血小板减少。但出血事件的发生概率很低。需严密监测血小板和凝血功能，必要时输入血小板及血浆以维持相对正常的凝血功能。

（10）复温过程复温过快还会导致高颅压，有试验研究发现，复温时间较短（<16h）时，会有颅内压反跳性增高的危险，这是复温期间死亡的主要原因，3~5 小时升温 1℃ 以上并发症的风险增加，需将复温速度控制在每小时上升 0.2~0.3℃。

三、心脏骤停后体温管理在心肺复苏指南中的变迁

2003 年 ILCOR 高级生命支持工作组推荐，对于院外发生心脏骤停并昏迷的成年患者，若初始心律为室颤，应接受诱导性低温治疗。2010 年 AHA/ILCOR 的心肺复苏指南中再次强调了低温治疗的重要性，认为院外室颤性心脏骤停恢复自主循环的成人昏迷患者，应立即进入 ICU 接受综合评估，并将体温降至 32~34℃，维持 12~24 小时；对于任何初始心律的院

内心脏骤停,或初始心律为无脉性电活动或心搏停止的院外心脏骤停,之后恢复自主循环的成人昏迷患者,也可以考虑诱导性低温治疗。2015 年 AHA 心肺复苏指南进一步扩大了温度管理的人群,推荐对所有心脏骤停后恢复自主循环的成年昏迷患者都应采用目标温度管理(TTM),目标温度 32～36℃之间,并至少维持 24 小时[5]。

2015 年温度管理的目标由 32～34℃扩大到 32～36℃是基于一项最近的高质量研究,该研究对比了 33℃和 36℃两种目标温度管理,发现两者的死亡率和神经功能预后结果相近[6]。但是目标温度管理仍然是有益的,因此指南建议选定一个单一的目标温度,实施目标温度管理,临床医师可以从一个较宽的范围内选择目标温度,可以根据临床因素来决定选择何种温度。

该项 RCT 研究之后,学术领域对于 TTM 的目标温度、TTM 的起始时间、TTM 的持续时间等等问题存在许多争议,因此 ILCOR 回顾所有的相关证据来阐述 PCAS 的患者温度管理的三个主要问题:①心脏骤停复苏后昏迷的患者是否应该进行 TTM? ②如果进行 TTM,最佳的起始时机? ③如果进行 TTM,最佳的持续时间?

四、2016 年 ILCOR/AHA 心脏骤停后体温管理的新建议

(一) 诱导性低温(32～34℃)与非目标温度管理比较对心脏骤停患者的预后影响及推荐建议

2016 年 ILCOR 高级生命支持工作组回顾了 5045 项研究,其中 6 项 RCT、5 项对照研究,并对其进行荟萃分析,推荐以下建议:

1. 院外发生心脏骤停恢复自主循环后昏迷的成年患者,若初始心律为可电击,应接受目标温度管理(强推荐)。

2. 院外发生心脏骤停恢复自主循环后昏迷的成年患者,若初始心律为非可电击心律,应接受目标温度管理(弱推荐)。

3. 院内发生心脏骤停恢复自主循环后昏迷的成年患者,无论初始心律是否为可电击心律,都推荐目标温度管理(弱推荐)。

4. 建议实行 TTM 时,选择并维持目标温度在 32～36℃之间。低于 32～34°或高于 36℃是否会获益目前没有证据,需要进一步的研究。

总体来讲,该建议推荐对于心脏骤停恢复自主循环后仍然昏迷的患者进行目标温度管理,不论心脏骤停发生在院内还是院外,也无论初始心律是否为可电击心律,最佳的目标目前推荐 32～36℃之间。该建议对于临床实践的指导意义在于肯定了目标温度管理对于心脏骤停患者的重要性和必要性。尽管国内目前仅有少数医院在进行规范的温度管理,但是未来温度管理应在心脏骤停后昏迷的患者中广泛推广并应用。

(二) 早期或者院前启动低温对恢复自主循环的心脏骤停患者预后的影响和推荐建议

2016 年 ILCOR 高级生命支持工作组回顾了 2286 项临床研究,7 项研究共纳入 2237 位患者,其中有 5 项是应用冰盐水在心脏骤停患者恢复自主循环后开始诱导低温,一项是在复苏过程中用冰盐水诱导低温,还有一项是在复苏过程中应用鼻部降温法诱导低温,综合分析

上述 7 项 RCT 研究得出的结论是院前给予冰盐水诱导降温不能降低死亡率,还可能会增加肺水肿和心脏再次停搏的风险。因此该建议推荐:对于成人心脏骤停经复苏恢复自主循环后,不建议在院前常规应用快速冰盐水输注来诱导低温(强推荐)。心肺复苏期间进行诱导降温的研究证据不足,仍需进一步研究。

(三) 目标温度管理的持续时间对恢复自主循环的心脏骤停患者预后的影响和推荐建议

2016 年 ILCOR 高级生命支持工作组目前为止并未发现人体的目标温度管理持续时间的相关干预研究,仅有几项观察性研究,一项研究比较了 TTM 持续 24 小时和 72 小时相比并未改善生存率和神经功能预后,因缺乏对照研究,无法得出相关结论。因此该建议推荐如进行目标温度管理,至少应该在 24 小时以上(弱推荐)。

五、新建议对我国临床实践工作的意义

新建议中特别强调温度管理对于心脏骤停的患者的重要性和必要性,这是基于既往多项临床研究及荟萃分析得出的结果和建议,其依据充分。然而目前我国的心脏骤停后体温管理理念还尚未普及,开展规范的体温管理技术的医院更是寥寥无几,治疗效果也大相径庭,因此有必要在今后的临床工作中,应不断加强医务人员心脏骤停后体温管理的理念,并对有条件开展低温技术单位的医务人员进行技术培训,以大幅度改善心脏骤停患者的预后,缩小与国际之间的差距。

新建议中基于安全性和对预后的影响,不推荐在院前常规应用快速冰盐水输注来诱导低温,但是结合心脏骤停后综合征的缺血再灌注损伤机制,我们大胆推测诱导低温越早,神经系统的损伤就越小,因此在未来的温度管理领域,我们应该不断尝试开发出新的、安全且有效的降温措施,必将使更多的心脏骤停患者受益。

(马青变　郑亚安)

参 考 文 献

1. Donnino MW, Andersen LW, Berg KM, et al. Temperature Management After Cardiac ArrestAn Advisory Statement by the Advanced Life Support Task Force of the International Liaison Committee on Resuscitation and the AmericanHeart Association Emergency Cardiovascular Care Committee and the Council on Cardiopulmonary, Critical Care,Perioperative and Resuscitation. Resuscitation,2016,98:97-104.

2. Mozaffarian D,Benjamin EJ,Go AS,et al. Heartdisease and stroke statistics—2015 update:a report from the American Heart Association [published correction appears in Circulation. 2015;131:e535]. Circulation,2015, 131:e29-322.

3. Holzer M. Targeted temperature management for comatose survivors of cardiac arrest. N Engl J Med,2010,363 (13):1256-1264.

4. Tatsuma Fukuda. Targeted temperature management foradult out-of-hospital cardiac arrest:currentconcepts and

clinical applications. J Intensive Care,2016,4:30.

5. Callaway CW,Donnino MW,Fink EL,et al. Part 8:Post-Cardiac Arrest Care:2015 American Heart Association Guidelines Update for Cardiopulmonary Resuscitation and Emergency Cardiovascular Care. Circulation,2015, 132(18Suppl 2):S465-482.

6. Nielsen N,Wetterslev J,Cronberg T,et al. Targeted temperature management at 33℃ versus 36℃ after cardiac arrest. N Engl J Med,2013,369:2197-2206.

第六章 尿源性脓毒症的诊治进展

脓毒症(sepsis)是临床上较为常见的由感染所致的危重症之一,病死率根据感染的来源不同而有变化,但总的死亡率达55.2%。尿脓毒症的预后相对要好一些,重症尿脓毒症的死亡率在20%~40%。男性的发病比女性更高[1-3]。近年来,随着对脓毒症的诊断和治疗水平的提高及脓毒症指南的应用,病死率显著下降,美国的报道死亡率从1994年的27.6%下降到2000年的17.9%。但脓毒症的发病率逐年增加每年的平均增加为8.7%。由脓毒症带来的经济负担是巨大的,在德国的花费为每年10.77亿欧元[4]。为更好地对脓毒症进行诊治,美国医学会在2016年对脓毒症及脓毒症休克的概念进行了重新修订。本文拟结合新的脓毒症概念及尿脓毒症的诊断及治疗进行综述。

一、定义及诊断标准

(一) 定义

尿脓毒症即由尿路感染引起的脓毒症。根据最新的脓毒症的定义,尿脓毒症是指机体对尿路感染的调节失调所致的威胁到生命的器官功能不全。

(二) 诊断指标及分期

新的脓毒症的病理发展过程划分为脓毒症和脓毒症休克两个过程,将原来的全身炎症反应综合征(systemic inflammatory response syndrome)强调机体对感染的炎症过程及严重脓毒症(server sepsis)与目前的脓毒症(sepsis)有重叠被剔除(表1-6-1~表1-6-4,图1-6-1)[5]。

表1-6-1 新的名称及定义

脓毒症是指机体对抗感染的调节失调所致的威胁生命的器官功能不全
器官功能不全是指感染致SOFA评分≥2的急性变化
在未知患者存在器官功能不全的SOFA评分设定为0
SOFA评分≥2反映可疑感染的住院患者的总死亡率约10%。即使患者表现为轻度器官功能不全,也可能进一步恶化,强调这种状况的严重性,如果患者不在医疗机构,患者需要立即、适宜的介入治疗
在专业术语中,脓毒症是一种危及生命的状况,它由机体对感染的反应,该反应导致自身组织和器官的损害
在医院可疑感染的患者可能在ICU时间延长或死亡,在床边通过qSOFA可以很快识别患者。例如:意识状态改变,收缩压≤100mmHg,或呼吸频率≥22/min
脓毒症休克是脓毒症经历循环、细胞及代谢异常的病理过程,其死亡率显著增加
脓毒症休克患者是指持续低血压的临床状况,尽管充足的体液复苏,但仍需要使用血管升压药维持MAP≥65mmHg,且血清乳酸水平>2mmol/L(18mg/dl)。具备这些标准的患者,其医院死亡率超过40%

缩写:MAP:mean arterial pressure;qSOFA:quick SOFA;SOFA:Sequential(Sepsis-related)Organ Failure Assessment

表 1-6-2　qSOFA(quick SOFA)标准

呼吸频率≥22/min
意识状态改变
收缩压≤100mmHg

表 1-6-3　脓毒症相关序贯器官衰竭评分

表3　序贯器官衰竭评分[a]					
系统	**分　数**				
	0	1	2	3	4
呼吸					
PaO_2/FiO_2，　mmHg（kPa）	≥400(53.3)	<400(53.3)	<300(40)	<200(26.7)同时呼吸支持	<100(13.3)同时呼吸支持
凝血					
血小板,×10^3/μl	≥150	<150	<100	<50	<20
肝脏					
胆红素,mg/dl（μmol/L）	<1.2(20)	1.2~1.9(20~32)	2.0~5.9(33~101)	6.0~11.9(102~204)	>12.0(204)
心血管					
	MAP≥70mmHg	MAP<70mmHg	多巴胺<5或多巴酚丁胺（任何剂量)b	多巴胺5.1~15或肾上腺素≤0.1或去甲肾上腺素≤0.1	多巴胺>15或肾上腺素>0.1或去甲肾上腺素>0.1
中枢神经系统					
Glasgow 昏迷评分	15	13~14	10~12	6~9	<6
肾脏					
肌酐,mg/dl（μmol/l）尿量,ml/d	<1.2(110)	1.2~1.9(110~170)	2.0~3.4(171~299) <500	3.5~4.9(300~440) <500	>5(440) <200

PaO_2, partial pressure of oxygen; FiO_2, fraction of inspired oxygen; MAP, mean arterial pressure. 儿茶酚胺剂量为 μg/(kg·min)持续至少 1 小时. Glasgow 昏迷评分 3-15 分;评分越高显示神经系统功能越好

表 1-6-4　尿脓毒症的分期及不同分期的病死率

分期	标准	病死率
尿脓毒症	SOFA 评分≥2	10%
尿脓毒症休克	持续低血压的临床状况,尽管充足的体液复苏,但仍需要使用血管升压药维持 MAP≥65mmHg,且血清乳酸水平>2mmol/L（18mg/dl）	50%~80%

　　尿脓毒症的诊断除具备 SOFA 评分≥2,同时存在泌尿系感染的临床症状和体征如:腰部疼痛及压痛(可伴放射),排尿困难/尿频,尿潴留,阴囊和(或)前列腺痛,在男性,体检还应该包括手指直肠检查和触诊试验。导尿管留置也是感染的原因。同时结合实验室检查及

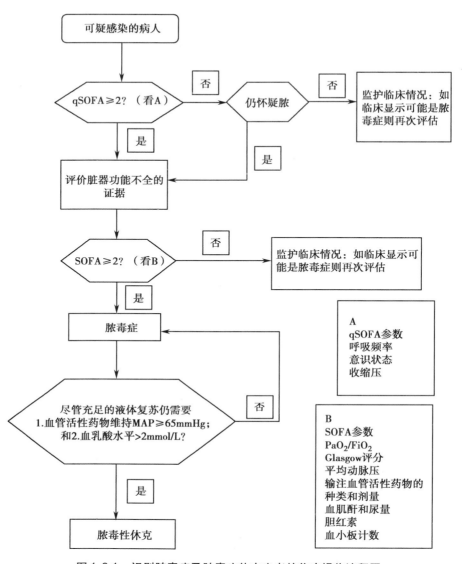

图 1-6-1 识别脓毒症及脓毒症休克患者的临床操作流程图

影像学可作出诊断。

（三） 实验室检查及影像学特征

经验性使用抗生素必须抽取血培养（至少 2~3 套）、尿培养及尿液分析,有报道可疑尿脓毒症患者血培养的阳性率约 30%。而对于梗阻性肾盂肾炎中段尿培养的结果的意义是有限的,由于高感染的细菌量应在梗阻之上（敏感性 30.2%,特异性 73%）[6]。

（四） 炎症指标

尿脓毒症的诊断不能仅依靠炎症标志物。但在所有的炎症标志物中 PCT 研究最多,它常推荐用来排除脓毒症。PCT 较急性时相蛋白 CRP 更可靠,它能够将细菌感染与其他类型的感染相鉴别。PCT 水平低于 0.5ng/ml 常可排除脓毒症及脓毒症休克;PCT 水平大于 2ng/

ml 常使脓毒症和脓毒症休克更易于发生。在一项回顾性多中心、队列研究,PCT 的临界值为 0.25ng/ml,确定发现泌尿系感染患者发生菌血症的敏感率为 95%(95% 的置信区间为 0.89~0.98),特异性为 50%(95% 的置信区间为 0.46~0.55)[7]。有两项研究显示,在脓毒症的患者使用 PCT 指导抗生素使用,可以缩短抗生素的使用时间,但并没有增加死亡率。也有研究显示,虽然该项策略减少了抗生素的使用,但不能完全排除增加了 7% 的死亡率[8]。

CRP 也是反映细菌感染炎症开始的急性时相蛋白。研究显示,CRP 基线水平的增高与发生脓毒症的风险高度相关。日本的一项多中心研究表明,与 WBC 及 Plt 相比,高 CRP 水平是脓毒症患者发生脓毒症休克的独立危险因子[9]。

细胞因子 IL-6,sTREM1(soluble triggering receptor expressed on myeloid cell 1)、Scd163 与脓毒症 SOFA 评分相关[10]。但与临床的关联关系仍需进一步研究。

(五) 影像学检查

超声影像学是发现肾盂积水、肾脓肿及前列腺脓肿的最快捷、便利的方法。且超声还能够引导脓肿的穿刺。若超声不清楚,可选择 CT 发现尿脓毒症恶化的解剖学异常。

二、病因及危险因素

患者泌尿系感染后出现菌血症具有发生脓毒血症的风险。梗阻性泌尿系疾病约占尿脓毒症的 78%。泌尿系梗阻被认为是导致尿脓毒症的重要原因,而且常迅速发展为严重脓毒症。一项 205 例尿脓毒症的研究发现,43% 由泌尿系结石引起,25% 源于前列腺腺癌,18% 为泌尿系肿瘤,14% 为其他泌尿系疾病[11]。

院内获得性泌尿系感染也是导致尿脓毒症发病的重要因素。医院获得性泌尿系感染的致病菌多高度耐药,且致病菌的种类也在不断发生变化。Johansen 等报道医院获得性泌尿系感染中约 12% 的患者最终进展为尿脓毒症[12];欧洲一项关于医院获得性泌尿系感染的前瞻性研究发现,其发生率 3.55/1000,其中 31.9% 的患者进展为脓毒症,2% 的患者进展为严重脓毒症,0.3% 的患者进展为感染性休克,1.7% 的患者进展为多器官功能衰竭[13]。

医院的介入性操作也是导致泌尿系感染,甚至发生尿脓毒症的重要因素。最为常见的导管相关性泌尿系感染,由于体内长期留置引流管增加了尿脓毒症发病的风险。Richards 等报道医院获得性脓毒症中 23% 来源于泌尿系感染,而其中多数为留置导尿管的患者[14]。经皮肾镜取石术与传统的开放取石术相比,在手术相关的出血量、结石清除率、对肾功能的远期影响、住院时间、经济花费等方面具有极大的优越性,其创伤小、恢复快、取石术成功率高,逐渐成为上尿路取石的首选方法。但随着 PCNL 技术的开展,PCNL 相关的尿源性尿毒症也成为其严重的术后并发症之一。其产生的原因是多方面的。如患者的免疫状态、手术时间及创伤程度、灌注的液量、肾盂压力、结石感染情况、造瘘通道及抗生素的使用等因素都与尿源性尿毒症的发生密切相关。但结石内病原菌的存在是重要的因素之一[15]。

三、常见的致病菌及其耐药性的发展

尿脓毒症由泌尿系感染所致,肠杆菌科细菌是其最常见的致病菌。其致病菌的大致分布为大肠埃希菌(52%)、变形杆菌、肠杆菌及克雷伯杆菌、铜绿假单胞菌及革兰阳性菌如肠球菌[16]。病毒很少引起尿脓毒症;如果机体免疫受损,假丝酵母菌也可成为尿脓毒症的致病菌,且病死率较高。原发性尿脓毒症的致病菌主要是肠杆菌科细菌如:大肠埃希菌、克雷伯杆菌等。但目前社区获得性肠杆菌科细菌中产 ESBL 的细菌越来越常见,对喹诺酮类药物的耐药也越来越多[17]。因此,对疑似泌尿系感染的重症患者,在使用抗生素前进行血、尿培养是重要的。同时结合本地区常见致病菌及其药敏的情况使用抗生素。对于医院获得性泌尿系感染或介入性操作继发的尿脓毒症常需要覆盖产 ESBL 肠杆菌甚至碳青霉烯耐药的致病菌。因此结合本医院常见致病菌的耐药状况使用抗生素是重要的。对于假丝酵母菌引起的尿脓毒症需要抗真菌治疗。待细菌学及药敏结果回报后,依据药敏结果调整抗生素使用。

四、治　疗

研究显示,EGDT(Eearly-goal-directed therapy)联合目标变量的快速纠正能够降低脓毒症及脓毒症休克的死亡率从 46.5% 到 30.5%(表 1-6-5)。Kumar 等证实时间是决定预后的重要因素,在诊断低血压患者,初始第一小时内经验性使用抗生素治疗与 80% 的生存率相关。抗生素使用延误 1 小时,患者平均生存率下降 7.6%[18]。

表 1-6-5　EGDT 联合目标变量

变量	目标	变量	目标
中心静脉压(CVP)	8 ~ 12mmHg*	混合静脉氧饱和度(S_NO_2)	≥65%
平均动脉压(MAP)	65 ~ 90mmHg	红细胞压积(Hct)	>30%
中心静脉压氧饱和度($S_{cn}O_2$)	≥70%	尿量	>40ml/h

* CVP>12mmHg 气管插管患者

(一) 控制感染

控制原发感染灶,解除导致感染的因素是挽救尿脓毒症患者生命的关键。主要包括抗菌药物的使用及有效的外科干预。由于泌尿系内外引流管、瘢痕组织、结石、前列腺炎等易引起生物膜感染,生物膜感染抗感染治疗的最小抑菌浓度要增加数十至数百倍,因此对不能排除生物膜形成的患者可依据患者状况增加抗菌药的剂量。另外移除生物膜(导管、结石)是根治感染的最佳途径。外科引流是治疗泌尿系梗阻引起的尿脓毒症的关键措施之一,梗阻引起的肾盂肾炎可以快速进展至尿脓毒症甚至脓毒症休克,导致较高的死亡率,需尽快解除梗阻,因此怀疑尿脓毒症的患者影像学发现泌尿系积水征象即应行外科引流治疗。主要引流的方法包括经皮肾造瘘引流、输尿管内支架管引流及外科手术治疗[19]。

(二) 支持治疗

根据 EGDT 治疗目标(表 1-6-5),血流动力学稳定能够促进组织充足的氧供应。只要疑似尿脓毒症诊断,应在 15 分钟内立即静脉给予等渗晶体液,在 1 小时内给予至少 30ml/kg。胶体液不再推荐治疗脓毒症及脓毒症休克。人血白蛋白可考虑使用。尽管使用液体复苏,但平均动脉压仍低于 65mmHg,去甲肾上腺素是血管加压药的首选。经过容量治疗,心输出量仍低,多巴酚丁胺[20μg/（kg·min）],组织灌注正常后,无冠心病患者,当血红蛋白低于70g/dl,应予以浓缩红细胞。小剂量多巴胺[5μg/（kg·min）]不推荐肾保护使用[20]。

（三）辅助治疗

辅助治疗与支持治疗同时进行。糖皮质激素的使用存在争议,仅在脓毒症休克时,给予血管加压药及容量复苏后,仍存在顽固低血压,可考虑使用氢化可的松200mg/d。血糖的目标值控制在110mg/dl 到180mg/dl,常规每1~2 小时监测一次血糖。德国（DSG）指南推荐在治疗脓毒症及脓毒性休克时,可静脉给予硒[11]。

五、小结与展望

尿脓毒症是危及生命的泌尿系感染的严重并发症。通过患者的临床症状及体征,同时尽快留取血、尿病原学培养,结合实验室及影像学的检查明确诊断,尽快给予抗菌药物,同时进行支持治疗及辅助治疗,降低尿脓毒症患者的死亡率。若存在梗阻或脓肿时,需尽快外科手术介入治疗。新的脓毒症和脓毒症休克的标准对更快识别泌尿系感染后尿脓毒症及尿脓毒症休克是否更有效,仍需进一步研究。

（田耕　王晶）

参 考 文 献

1. Engel C,Brunkhorst FM,Bone HG,et al. Epidemiology of sepsis in Germany：results from a national prospective multicenter study. Intensive Care Med,2007,33:606-618.

2. Martin GS,Mannino DM,Eaton S,et al. The epidemiology of sepsis in the United States from 1979 through 2000. N Engl J Med,2003,348:1546-1554.

3. Wagenlehner FM,Lichtenstern C,Rolfes C,et al. Diagnosis and management for urosepsis. Int J Urol,2013,20:963-970.

4. Brunkhorst FM. Epidemiology economy and practice-results of the German study on prevalence by the competence network sepsis. Anasthesiol Intensivmed Notfallmed Schmerzther,2006,41:43-44.

5. Singer M,Deutschman CS,Seymour CW,et al. The third international consensus definitions for sepsis and septic shock. JAMA,2016,315(8):801-810.

6. Mariappan P,Loong CW. Midstream urine culture and sensitivity test is a poor predictor of infected urine proximal to the obstructing ureteral stone or infected stones：a prospective clinical study. J Urol,2004. 171:2142-2145.

7. vanNieuwkoop C,Bonten TN,van'tWout JW,et al. Procalcitonin reflects bacteremia and bacterial load in urosepsis syndrome：a prospective observational study. Crit Care,2010. 14:R206.

8. Heyland DK,Johnson AP,Reynolds SC,Muscedere J;Procalcitonin for reduced antibiotic exposure in the critical care setting：a sys tematic review and an economic evaluation. Crit Care Med,2011,39:1792-1799.

9. Yamamichi F,Shigemura K,Kitagawa K,et al. Shock due to urosepsis：A multicentre study. Can Urol Assoc J,2017,11(3-4):E105-E109.

10. Ríos-Toro JJ,Márquez-Coello M,García-Álvarez JM,et al. Soluble membranereceptors,interleukin 6,procalcitonin and C reactive protein as prognosticmarkers in patients with severe sepsis and septic shock. PLoS One,2017,12(4):e0175254.

11. Dreger NM, Degener S, Ahmad-Nejad P, et al. Urosepsis-Etiology, Diagnosis, and Treatment. Dtsch Arztebl Int, 2015 Dec 4. 112(49):837-847.

12. Bouza E, San Juan R, Mu oz P, et al. A European perspective on nosocomial urinary tract infections II Report on incidence, clinical characteristics and outcome(ESGNI-004 study). European Study Group off Nosocomial Infection. Clin Microbiol Infect, 2001, 7(10):532-542.

13. Bjerklund Johansen TE, Cek M, Naber K, et al. Prevalence of hospital-acquired urinary tract infections in urology departments. Eur Urol, 2007, 51(4):1100-1111.

14. Richards MJ, Edwards JR, Culver DH, et al. Nosocomial infections in combined medical surgical intensive care units in the United States. Infect Control Hosp Epidemiol, 2000, 21(8):510-515.

15. 贾灵华,王金根. 经皮肾镜取石术相关尿源性脓毒症的研究进展. 中华泌尿外科杂志,2012,4(33):312-315.

16. Ohansen TE, Cek M, Naber KG, et al. Hospital acquired urinary tract infections in urology departments: pathogens, susceptibility and use of antibiotics Data from the PEP and PEAP-studies. Int J Antimierob Agents, 2006, 28 Suppl 1:91-107.

17. Yoshikawa K, Moritake J, Suzuki K, et al. Prevalence and drug-susceptibilities of extended-spectrum β-lactamase producing Escherichia coli strains isolated from urine. Jpn J Chemother, 2014, 62:198-203.

18. Kumar A, Roberts D, Wood KE, et al.: Duration of hypotension before initiation of effective antimicrobial therapy is the critical determinant of survival in human septic shock. Crit Care Med, 2006, 34:1589-1596.

19. 关升,唐结,田洪雨,等. 尿脓毒症的诊治进展. 中华临床感染病杂志,2012,4(2):118-123.

20. Perner A, Haase N, Guttormsen AB, et al. Hydroxyethyl starch 130/0.42 versus Ringer's acetate in severe sepsis. N Engl J Med, 2012, 367:124-134.

第七章　脓毒症致急性心肌损害进展

既往定义脓毒症是指由感染引起的全身炎症反应。2016 国际脓毒症和脓毒性休克管理指南修订采用了新的脓毒症定义，即脓毒症是因感染引起宿主反应失调进而导致危及生命的器官功能障碍。脓毒症、严重脓毒症、脓毒性休克、多脏器功能不全是本疾病发展的连续过程。心功能障碍是严重脓毒症的常见并发症。统计数据显示，脓毒症患者中 40%～50% 可发生心肌抑制，7% 发生心力衰竭，而且并发心肌损害后死亡率急剧增高。近年来，脓毒症心脏损害越来越受到了临床医生及研究者们的重视，并进行了一系列研究，取得了一定的进展。

一、脓毒症心功能障碍

（一）左心室收缩功能障碍

Parker[1]等早在 1984 年就利用放射性核素血管荧光照相技术发现，在 20 例脓毒症休克患者中，有超过 10 例的患者出现左心室射血分数（LVEF）下降（低于 40%），发生率为 65%。大部分 LVEF 下降患者心肌功能在 10 以内逐渐恢复正常，但奇怪的是患者的存活率与射血分数降低呈反比关系，而且这种 LVEF 下降不能通过补液扩容来纠正。Castill JR[2]推断，这种 LV 扩大及 EF 下降可能是一种适应性反应或保护机制。脓毒症休克患者中，适应性差者预后就差。

值得注意的是在脓毒症时 LVEF 值并不能真正反映心脏受损的程度。心肌收缩力严重受损时，如果后负荷非常低，则 LVEF 可能高达 60% 以上，这尤其在脓毒性休克液体复苏前是比较常见的。此时的 LVEF 值实际上主要反映的是左室后负荷而不是心肌收缩力。

（二）左室舒张功能障碍

左室舒张功能目前临床上主要通过超声心动图测量参数进行评估，包括二尖瓣早期与晚期舒张血流流速比值（E/A），等容舒张时间（IVRT），E 波减速时间（EDT）、A 波持续时间（Ad），坡度及传播速率。Nduka[3]通过对脓毒症患者进行超声心动图检测发现，在 25 例脓毒性休克患者中，有 32% 患者存在正常的左室舒张及收缩功能，有 44% 只有舒张功能障碍，24% 同时伴有左室收缩及舒张功能障碍。但由于样本量较少，尚不清楚是脓毒症本身导致的左室舒张功能障碍还是干预所致。

（三）右室功能障碍

脓毒症通常会引起急性肺损伤并产生心肌抑制，从而引起急性肺动脉高压及右室功能障碍。此时的右室功能障碍也可能是一种保护性改变，一方面可以保护肺循环，另一方面能避免左室压力过度升高。

（四）脓毒症时循环障碍

脓毒症时一般要经历两个不同的临床时期。起初是"高排"的暖休克时期，这个时期心排量正常或增加，外周循环阻力降低；随着病情发展转到"低排"的冷休克时期，这个时期心排量减少，外周血管阻力因细胞因子、过量一氧化氮（NO）等因素进一步降低，预示预后较差。

二、脓毒症时导致心肌损伤的可能机制

（一）细胞因子对心肌的损伤

细胞因子（cytokine）是指由免疫细胞和某些非免疫细胞经刺激合成、分泌的一类具有广泛生物学活性的小分子蛋白质或多肽，主要调节免疫应答，参与免疫细胞分化发育，介导炎症反应，刺激造血功能并参与组织修复等。

肿瘤坏死因子-α（TNF-α）是一种具有多种生物学效应的促炎因子，其重要作用是在炎症反应中分泌最早并激活细胞因子级联反应。白细胞介素（IL）也是脓毒症病程发展中起到核心作用的介质，IL-1β 可由内毒素直接刺激产生，也可由 TNF-α 诱导产生，是一种强有力的内源性致热原。IL-1β 可以下调极低密度脂蛋白（VLDL）受体表达，影响脓毒症时心脏脂质和能量代谢，从而影响心功能。IL-1β 升高后能与 TNF-α 协同作用共同刺激 IL-6 产生。这些细胞因子相互作用，可形成许多正反馈环，导致炎症反应持续加重，不仅可直接抑制心肌收缩功能，还参与心肌组织结构破坏，可增加心脏前负荷，破坏心肌钙稳态。IL-10 是主要抗炎细胞因子之一，对炎症免疫应答主要起抑制作用，可能是通过抑制内毒素或脂多糖诱导激活单核细胞、巨噬细胞等释放炎性细胞因子来实现的。补体 C5a 与脓毒症免疫麻痹、多器官功能衰竭及淋巴细胞凋亡密切相关。近来证实，C5a 在脓毒症心肌抑制中也扮演重要角色，应用抗 C5a 抗体可逆转脓毒症导致的左心室压力减低及心肌收缩力减低。白细胞释放溶酶体，可抑制心肌收缩，被认为是另外一种心肌抑制物。

（二）Toll 样受体及 CD14

Toll 样受体（Toll like receptors，TLRs）是介导先天免疫的主要受体，可识别大量不同病原体相关分子模式（PAMP）并快速激发机体免疫应答[4]。心脏主要涉及 TLR2、TLR4 以及 TLR6。有研究发现[5]，实验小鼠在 LPS 刺激下 TNF-α 大量表达，随后 TNF-α 及 IL-1 的 mRNA 及蛋白表达也显著增加，抑制心肌功能，而在 TLR4 及其下游信号组分 IRAK1（IL-1 receptor associated kinase 1）基因缺陷小鼠心肌细胞 TNF-α 及 IL-1 表达下调并延迟，同时超声心动图检测并未出现心肌功能障碍。研究证实，TLR4 信号通路在内毒素血症中至少部分参与心肌促炎介质诱导。

CD14，即革兰阴性（G^-）细菌的脂多糖（lipopolysaccharides，LPS）受体，其化学结构是糖蛋白，生物学功能是识别、结合 LPS 或 LPS/LBP（lipopolysaccharide binding protein）复合物，可传递 LPS 所致的细胞反应，在炎症反应、内毒素所致的脓毒症休克等病理过程中有重要作用[6]。研究发现 CD14 在冠心病、心肌梗死患者中高水平表达，参与了心肌、血管内皮细胞的病理损害过程。脓毒症大鼠动物实验证明[7]，CD14 参与了脓毒症心肌损伤的发生发展过程，并且其表达水平的高低与心肌损伤的程度一致。

（三）线粒体功能障碍

线粒体是心肌能量代谢主要场所,线粒体生成腺苷三磷酸(adenosine triphosphate,ATP)为细胞供能。在脓毒症患者和动物模型中,心肌细胞均出现线粒体超微结构异常,出现线粒体减少和自噬现象。

脓毒症晚期,细胞氧耗降低提示线粒体呼吸功能受损。组织持续缺血 5～7min,呼吸链即发生不可逆改变。内毒素可激活中性粒细胞和巨噬细胞产生"呼吸爆发",胞内钙稳态失衡,激活钙依赖性蛋白激酶、黄嘌呤氧化酶形成、诱导性 NO 合酶大量合成等途径产生大量氧自由基。研究证实[8],活性氧也有可能通过激活线粒体生物发生而促进线粒体功能恢复。此外,细菌毒素也能通过直接损害及免疫损害使线粒体的结构和功能发生改变。在脓毒症诱导的心肌抑制中,抑制线粒体功能失调可以改善心功能并减少病死率,改善心肌能量代谢可能是脓毒症心肌抑制治疗新方向。

（四）氧化应激

氧化应激是指活性氧(ROS)产生过多或代谢障碍并超过内源性抗氧化系统对其的清除能力时,过剩的 ROS 参与生物大分子氧化的过程,导致脂质过氧化、蛋白质变性,核酸受损及线粒体、内质网等细胞器损伤。机体在正常情况下,可通过自由基清除系统清除氧自由基。但脓毒症时,由于组织缺血缺氧等因素,氧自由基清除系统功能下降甚至丧失,出现氧自由基的急剧堆积,这些氧自由基通过攻击细胞膜磷脂多聚不饱和脂肪酸侧链上的氢原子等激发自由基连锁增殖反应,引起细胞膜流动性降低、钙离子通透性增加,导致心肌细胞收缩功能下降,造成心肌急性或慢性损伤[9]。正常生理条件下,线粒体电子传递链是细胞内产生 ROS 的主要部位,尤其是线粒体复合体Ⅰ和复合体Ⅲ,脓毒症的发病过程中由于心肌线粒体通透性转换、线粒体膜损伤及细胞色素复合体功能受损均导致线粒体氧化磷酸化功能障碍,使电子由复合体Ⅲ等复合酶直接与氧分子结合形成大量氧自由基(O_2^-)。同时,线粒体内抗氧化酶如过氧化氢酶等活性下降,引起 H_2O_2 在细胞内清除减少而大量堆积。线粒体内过度堆积的 ROS 一方面可直接损伤线粒体,加重氧化磷酸化障碍,产生更多 ROS;另一方面可通过线粒体通透性转运孔进入细胞质,达到一定阈值后可激活线粒体周围的细胞质膜上的氧化酶,产生更多的 ROS,进一步加重线粒体损伤,形成线粒体损伤-ROS-线粒体损伤的恶性循环[10]。

（五）心肌细胞内 Ca^{2+} 超载

Ca^{2+} 是心肌收缩重要的第二信使,参与心肌兴奋收缩耦联,心肌细胞膜内外 Ca^{2+} 浓度稳定是维持心肌功能的基础。脓毒症时,炎症因子等释放损伤心肌肌质网,导致 Ca^{2+} 渗漏,产生氧自由基损伤线粒体膜上钙转运系统。内毒素心肌细胞内 Ca^{2+} 浓度早期升高,一定程度上可增强心肌收缩力。随病情进展,线粒体内 Ca^{2+} 积聚或摄取过量,超过 Ca^{2+} 的承受范围,形成"钙超载"使线粒体发生不可逆损伤或细胞死亡[11]。

（六）细胞凋亡

目前,在脓毒症研究中,细胞凋亡是脓毒症免疫功能和器官功能不全的重要进展之一。有研究证实[12],脓毒症时心功能失调细胞凋亡增加。脓毒症中细胞凋亡引起多种物质释放增加,如 Caspase 和细胞色素 C。细胞凋亡途径主要有两种:Caspase-8 介导的细胞膜死亡受体途径和 Caspase-9 介导线粒体途径。脓毒症动物模型研究报道,脓毒症中两种凋亡途径均可被激活,激活 Caspase 瀑布,导致凋亡发生。这两种途径均活化 Caspase-3,Caspase-3 是凋亡过程中最后共同途径。内毒素活化 Caspase-3 也可能与肌原纤维 Ca^{2+} 反应性改变,收缩蛋白断裂及肌原纤维结构破坏有关。但近年来部分学者研究发现,细胞凋亡并不是脓毒症时心功能障碍的重要特征,并且对脓毒症心肌抑制的意义并不大。

(七)NO 的影响

一氧化氮合酶(NOS)活化产生 NO,结构型 NOS(cNOS)源性 NO 可以调节冠脉血流,调整血管的紧张性,抑制血小板聚集等正常生理效应。诱生型 NOS(iNOS)源性 NO 可以抑制线粒体呼吸相关酶,促进促炎性因子释放,这种双相作用取决于它在细胞内的含量。在脓毒症时,由于炎性因子等的刺激,诱生性一氧化氮所产生的 NO 是组织性一氧化氮的 100 倍[13]。生理性 NO 水平降低,过量产生的 iNOS 源性 NO 就会处于失控状态,进而产生毒性作用,如其产生的亚硝酸盐可抑制心肌能量产生,诱导心肌收缩功能障碍。

(八)肾素-血管紧张素系统(RAS)的改变

脓毒症时,心肌局部 RAS 高度激活,心肌组织血管紧张素转换酶(ACE)活性增高,造成肾素及血管紧张素合成增多,进一步加重心肌缺血、缺氧及缺血-再灌注损伤。其中血管紧张素 Ⅱ(Ang Ⅱ)作为重要的炎性介质,参与脓毒症相关微循环和内皮功能障碍[14,15]。在动物试验中[16],通过诱发脓毒症大鼠的全身炎症反应,激活了 RAS 系统,导致 Ang Ⅱ 增高,导致大鼠心肌发生损伤,且 Ang Ⅱ 的增高和心肌损伤之间存在着联系。

三、脓毒症心肌损害治疗进展

(一)液体复苏

液体复苏对脓毒症和脓毒性休克治疗十分关键,早期液体复苏可维持正常心排血量。临床上提出早期目标指导性治疗的概念,标准化治疗脓毒症,即入院 6 小时内合理的救治措施可显著影响预后。有研究表示早期应用胶体液复苏可以改善脓毒症心脏灌注、心排血量和收缩功能。液体种类主要包括晶体液及胶体液:

1. 晶体液 临床最常用的两种晶体液是 0.9% 生理盐水和乳酸钠林格液,临床医师普遍认为二者可以等价互换,但目前大量数据显示,生理盐水应用过多易导致高氯酸中毒。此外,晶体液含一定浓度的钠和钾,对于肾衰竭的患者有应用限制[17]。

2. 胶体液 胶体是高分子量物质,有天然胶体(白蛋白)和人工胶体(淀粉类、明胶类),成分上包括淀粉类、羟乙基淀粉、喷他淀粉类、人血白蛋白、明胶和葡聚糖,胶体能在平衡液或生理盐水中溶解。胶体能提高血浆胶体渗透压,更加快速地达到血流动力学稳态,其相对分子质量较大,滞留在血管间隙的时间远远长于晶体液,例如白蛋白在血管内的半衰期为 16h,而晶体液在血管内的半衰期为 30~60min[18]。因此要达到相同的肺动脉闭塞压和组织灌注压,晶体液用量是胶体的 2~4 倍。

3. 晶胶体之争 近年来包括 SSC 指南及 VISEP 等临床试验提示胶体液对肾功能和预后方面可能存在不良影响。最近一次前瞻性多中心临床随机对照实验提示,在严重脓毒症最初 4 天复苏阶段,羟乙基淀粉组和生理盐水组患者的液体总入量、ICU 及院内平均住院时间及 SOFA 评分无明显差异,同时羟乙基淀粉组在肾功能损伤、凝血功能等方面与生理盐水组并无差异[19]。另一项随机对照实验提示,羟乙基淀粉与醋酸林格液相比,会增加 30d 病死率和使用肾替代治疗的风险[20]。两项大型临床试验得出不同的结果,因此脓毒症时复苏液体种类如何选择仍然没有定论。

（二）血管活性药

目前治疗脓毒性休克最常用的方法是联用去甲肾上腺素升压和多巴胺,以增加心肌收缩力,纠正患者持续性低射血分数。去甲肾上腺素已被证实可阻止炎症发展,激活凝血系统和增强抗炎功能,而多巴胺没有相似免疫调理和抗凝作用。异丙肾上腺素已被成功用于脓毒性休克、非低氧血症和贫血所致静脉氧分压异常患者。

对于脓毒性休克患者来说,如果单纯液体复苏不能恢复适当的血压和器官灌注,应尽早使用血管活性药物。不同的血管活性药物往往产生不同的生理效应。多巴胺可提高 HR 和射血分数,从而增加心排血量和 MAP;而去甲肾上腺素则通过收缩血管提高 MAP,对 HR 和射血分数影响较小。一直以来,去甲肾上腺素和多巴胺被推荐为脓毒性休克患者治疗的一线药物。2010 年,在两个大型的 RCT 研究报道中[21],直接比较了应用多巴胺和去甲肾上腺素治疗感染性休克对患者预后的影响,结果表明二者虽然对患者 28d 病死率没有显著影响,但接受去甲肾上腺素治疗患者的心律失常事件少于接受多巴胺治疗患者。研究表明[22],与多巴胺比较,去甲肾上腺素可以降低脓毒性休克患者的病死率。在应用过程中,去甲肾上腺素可降低患者的 HR 和 CI,增加 SVRI,改善脓毒性休克患者的血流动力学。研究进一步证实[23]:多巴胺及去甲肾上腺素均能改善脓毒症休克患者的血流动力学。但是多巴胺组较去甲肾上腺素组更容易发生心脏不良事件,并且对于那些低心输出量的患者的近期死亡率可能更高。

（三）β 受体拮抗剂

β 受体拮抗剂对脓毒症患者有心脏保护和抗炎作用,其主要机制是阻止儿茶酚胺介导的心脏毒性,使心肌免于直接损伤,阻止儿茶酚胺介导的 β 受体下调,使 β 受体密度上调后对儿茶酚胺的敏感增强;减慢心率,延长舒张期充盈时间,增加冠状动脉充盈及负性肌力作用,减少心肌耗氧量;防止交感神经系统兴奋所致的心律失常。

（四）新型钙增敏剂

左西孟旦为一种新型钙增敏剂类,作为正性肌力药物用于急性心脏代偿失调的心力衰竭患者的短期治疗。左西孟旦选择性与心肌肌钙蛋白 C 的 N 末端结合,稳定心肌钙键,增强心脏肌钙蛋白 C（心脏肌原纤维细丝）对离子的敏感性,增强心肌收缩力,增加心脏输出,改善心肌舒张功能,增加冠脉血流。在改善心脏泵功能的同时也能改善舒张功能[24]。

（五）他汀类药物

他汀类药物是羟甲基戊二酸辅酶 A（HMG-CoA）还原酶抑制剂,主要作用是干扰胆固醇代谢,是目前广泛应用的降脂药物,临床上主要用于高脂血症、冠心病等。在脓毒症时他汀类药物通过抑制 iNOS 激活,促进 eNOS 激活,调整二者之间的平衡,保护血管内皮细胞,同时也通过诱导血红素氧合酶系统而发挥保护作用。越来越多研究显示,他汀类药物表现出多效性,通过稳定血管粥样斑块、抗炎、改善血管内皮功能、抗氧化、改善心肌重构等多重作用改善脓毒症预后[25]。用脓毒症大鼠模型研究不同他汀类药物的作用,发现除氟伐他汀外,阿托伐他汀、普伐他汀和辛伐他汀治疗组大鼠生存时间分别比对照组延长了70%、74%和61%[26],证实使用他汀类药物后可明显降低脓毒症患者的病死率[27]。

(六) 胰岛素强化治疗

脓毒症时机体出现以应激性高血糖及蛋白质、脂肪代谢紊乱为特征的高分解代谢反应,应激性高血糖最为突出。血糖持续高水平与患者病情严重程度呈正相关。高血糖对感染的机体还有较强的促炎作用,使机体炎症介质增加,从而加重脓毒症的发生发展。脓毒症时对心肌细胞的损害多为细胞亚微结构改变,心肌内肌钙蛋白裂解为较小片段,心肌细胞膜通透性增加,从而导致血浆肌钙蛋白水平升高,对心肌功能造成严重影响[28]。早期给予药物干预可明显降低肌钙蛋白水平,从而改善心肌损伤。有研究表明[29],肌钙蛋白对脓毒症并发心肌抑制的预测价值明显高于CK-MB。给予外源性胰岛素能影响感染与创伤后机体炎症反应水平和免疫状态,对脓毒症的治疗具有潜在价值。胰岛素强化治疗在达到目标血糖控制后可以有效改善患者心肌抑制及促进心功能的恢复,其可能机制为胰岛素具有多种非降糖作用,包括抗炎、保护血管内皮、扩张血管、抗血小板聚集、抗动脉粥样硬化及心脏保护作用。

(七) 糖皮质激素

相关动物实验[30]表明,不同剂量的氢化可的松对严重脓毒症大鼠血液循环及心肌炎症介质的影响不尽相同,小剂量可明显降低大鼠血液中炎症介质水平,对心肌细胞一氧化氮合成酶表达的抑制也最显著。2016年《国际脓毒症和脓毒性休克管理指南》解读[31]建议,若经过充分的液体复苏和升压药物治疗能够维持血流动力学稳定者,建议不使用氢化可的松;但如果对液体复苏及血管活性药效果不好的患者,可使用氢化可的松200mg/d。

(八) ARB 及 ACEI

RAS系统在脓毒症心肌损伤中起重要作用,研究显示[32],血管紧张素受体拮抗剂(ARB)类药物可通过拮抗血管紧张素 I 受体(AT I R)抑制RAS过度激活。同时也能抑制一氧化氮(NO)、自由基介导的组织损伤而改善脓毒症心肌损伤。在动物试验中[16]应用ACEI组的脓毒症大鼠其 TNT、LVPP、LVEDP、±dp/dt 等指标明显改善,且病理学检查亦明显减轻。

(九) 中药治疗

血必净注射液主要成分为红花、赤芍、川芎、丹参、当归等,具有活血化淤、疏通经络、溃散毒邪的作用[33]。有研究表明其具有拮抗内毒素、下调促炎介质水平、调节免疫反应、保护内皮细胞、改善微循环及纠正凝血功能紊乱等作用[34]。

芪参活血颗粒由黄芪、丹参和川芎等6味中药组成,主要功用为活血化瘀、疏风止痛、理气作用。近年研究发现,芪参活血颗粒具有抗氧化,减轻心肌损伤作用。芪参活血颗粒因其良好抗氧化作用,也越来越多地被应用到危重症患者研究中来。芪参活血颗粒可降低 TNF-α、Ang Ⅱ 等心肌损害因子浓度,保护心脏功能[35]。在脓毒症状态下,TNT 明显升高,提示心肌损伤明显,同时伴有 LVPP、LVEDP、±dp/dt 等心功能指标的恶化,而应用芪参活血颗粒干预治疗后 TNT 浓度明显下降,心功能显著改善[36]。

中药 861 合剂是以丹参、黄芪为主药的固定方剂,丹参作为传统的活血化瘀药物,具有改善微循环、抗脂质过氧化及抗纤维化作用。动物实验研究表明[37],脓毒症早期存在心肌间质改变即心肌间质纤维化,中药 861 合剂能减轻心脏肥厚、抑制脓毒症心肌纤维化进展。

中医学认为,大黄苦寒,有清热解毒、利湿凉血及逐瘀通经的功效[38],可抑制炎症因子的表达,减轻炎症反应,达到减少炎症递质、防治内毒素血症、调节机体免疫功能的目的。在治疗脓毒症心肌损伤患者的临床研究中[39],应用大黄联合乌司他丁具有协同作用,可以保护心肌,减轻脓毒症心肌损伤,改善了患者的预后。

四、总　　结

综上所述,脓毒症心肌损害发生机制错综复杂,各机制间相互影响。目前虽然在脓毒症心肌损害的临床表现、机制及治疗方面进行了大量的研究,但在很多问题上尚未达到共识。其治疗依然是针对脓毒症的综合治疗,尚无有效的特异性治疗方法。由于脓毒症并发心肌损害后预后明显恶化,故应引起我们的高度重视,从基础和临床开展更加广泛地研究,以期有突破性进展,切实改善脓毒症患者的临床预后。

（邓彦俊　吴兰　谢苗荣）

参 考 文 献

1. Parker MM, McCarthy KE, Ognibene FP, et al. Right ventricular dysfunction and dilatation, similar to leftventricular changes, characterize the cardiac depression of septic shock in humans. Chest, 1990, 97(1): 126-131.

2. Castill JR, Zagler A, Carrillo-Jimenez R, et al. Brain natriuretic peptide: a potential marker for mortality in septic shock. Int J Infect Dis, 2004, 8(5): 271-274.

3. Nduka OO, Parrillo JE. The pathophysiology of septic shock. Crit Care Clin, 2009, 21(8): 488-491.

4. Kaczorowski DJ, Nakao A, McCurry KR, et al. Toll-like receptors and myocardial ischemia/reperfusion, inflammation and injury. Curr Cardiol Rev, 2009, 5(3): 196-202.

5. Crouser ED. Mitochondrial dysfunction in septic shock and multiple organ dysfunction syndrome. Mitoch, 2004, 4(5-6): 729-741.

6. 龚建平,徐明清,王小丽,等. 内毒素血症时肝组织中脂多糖受 CD14 的表达及其意义. 中华肝胆外科杂志. 2002, 8(3): 175-177.

7. 孙琪青. CD14 和 VCAM--1 在脓毒症大鼠心肌中的变化及抗感染对其的影响. 河南:郑州大学, 2012: 1-46.

8. Andrads ME, Ritter C, Dal-Pizzol F. The role of free radicals in sepsis development. Front Biosci(Elite ED), 2009, 1: 277-287.

9. Galley HF. Oxidatine stress and mitochondrial dysfunction in sepsis. Br J Anesth, 2011, 107(1): 57-64.

10. Azevedo LC. Mitochondrial dysfunction during sepsis. Endocr Metab Immune Disord Drug Targets, 2010, 10(3): 214-223.

11. Wesche-Soldato DE, Lomsa-Neira JL, Perl M, et al. The role and regulation of apoptosis in sepsis. J Endotoxin Res, 2005, 11(60): 375-382.

12. De Cruz SJ, Kenyon NJ, Sandrock CE. Bench-to-bedside rebiew: the role of nitric oxide in sepsis. Expert Rev Respir Med, 2009, 3(5): 1559-1563.

13. Barrels K, Thiele RH, Gan TJ. Rational fluid management in today's ICU practice. Crit Care, 2013, 17 Suppl 1:S6.

14. Salgado DR, Rocco JR, Silva E, et al. Modulation of the renin-angiotensin—aldosterone system in sepsis: a new therapeutic approach? Expert Opin Ther Targets, 2010, 14(1):11-20.

15. MacKenzie A. Endothelium-derived vasoactive agents, ATl receptors and inflammation. Pharmacol Ther, 2011, 131(2):187-203.

16. 王国兴, 沈潞华, 谢苗荣, 等. 脓毒症时大鼠心脏的变化及血管紧张素转化酶抑制剂的保护作用. 中华急诊医学杂志, 2007, 16(2):138-142.

17. Vincent JL, Gerlach H. Fluid resuscitation in severe sepsis and septic shock: an evidence·based review. Crit Care Med, 2004, 32(11 Suppl):S451-S454.

18. Guidet B, Martinet O, Boulain T, et al. Assessment of hemodynamic-efficacy and safety of 6% hydroxyethylstarch 130/0.4 vs. 0.9% NaCl fluid replacement in patients with severe sepsis: The CRYSTMAS study. Crit Care, 2012, 16(3):R94.

19. Patel GP, Grahe JS, Sperry M, et al. Efficacy and safety of dopamine versus norepinephrine in the management of septic shock. Shock, 2010, 33:375-380.

20. HoUenberg SM. Inotrope and vasopressor therapy of septic shock. Crit Care Clin, 2009, 25:781-802.

21. 贺慧为, 陈志曾, 卫华, 等. 多巴胺和去甲肾上腺素治疗脓毒症休克的疗效比较. 江西医药, 2012, 47(7):565-568.

22. Shibata S, Okamoto Y, Endo S, et al. Direct efects of esmolol and landiolol on cardiac function, coronary vasoactivaty, and ventricular electrophysiology in guine apig hearts. J Pharmacol Sci, 2012, 118(2):255-265.

23. Dellinger P, Levy MM, Rhodes A. Surviving Sepsis Campaign: International Guidelines for Management of Severe Sepsis and Septic Shock: 2012. Crit Care Med, 2013, (02):582-637.

24. 孟繁甡, 郭应军. 左西孟旦对脓毒症休克患者心功能影响的研究. 甘肃医药. 2013, 32(12):562-568.

25. Donnino MW, Coocohi MN, Howell M, et al. Statin in therapy is associated with decreased mortality in patients with infection. Acat Emerq Med, 2009, 16(3):230-234.

26. 陈泓颖. 辛伐他汀对急性心肌梗死大鼠血红素加氧酶-1 的影响. Chinese Pharmacological Bullentin, 2009, 25(4):535.

27. Dobesh PP, Oepser DG, McGuire TR, et al. Reduction in mortality associated with statin therapy in patients with sepsis. Pharmacotherapy, 2009, 29(6):621-630.

28. 张震, 董士民, 刘涛. 胰岛素强化治疗对严重脓毒症患者心功能的影响. 中国危重病急救医学. 2011, 23(2).

29. 卞晓华, 董士民, 秦延军, 等. 强化胰岛素治疗对脓毒症患者心肌肌钙蛋白I和炎症因子的影响. 中国急救医学, 2010, 30(6):18-20.

30. 王永清, 樊寻梅, 周涛, 等. 氢化可的松对严重脓毒症伴心肌损伤大鼠循环及心肌炎症介质的影响. 中华儿科杂志, 2006, 44(2):131.

31. 张铁凝, 刘春峰. 2016 国际脓毒症和脓毒性休克管理指南解读. 中国小儿急救医学, 2017, 24(3):186-194.

32. 庄海舟, 沈潞华, 段美丽, 等. 缬沙坦对脓毒症大鼠心肌损伤保护的实验研究. 中华老年多器官疾病杂志, 2007, 6(5):342.

33. 刘雪峰, 李文放, 赵良, 等. 血必净注射液对重症监护病房严重脓毒症患者器官功能保护作用的临床研究. 中国中西医结合急救杂志, 2010, 17(1):84-86.

34. 邢静, 王娜, 张彧. 血必净注射液对脓毒性多器官功能障碍综合征患者心功能及预后的影响. 中国中西医结合急救杂志, 2011, 18(6).

35. 李昂, 张淑文, 张丽霞, 等. 急性重症感染时血流动力学、氧传输的变化及中药912液防治作用的研究. 中国中医药科技,1999,6(1):7-9.

36. 庄海舟,张淑文,李昂,等.中药912液对脓毒症大鼠心肌损伤保护的实验研究,2008,15(1):16-19.

37. 葛旭,谢苗荣,王国兴.中药861合剂对脓毒症大鼠心肌纤维化的干预.临床和实验医学杂志,2016,15(7):617-621.

38. 张东霞.浅谈大黄炮制方法及药性研究.健康必读,2012,11(6):89-90.

39. 葛旭,谢苗荣,王国兴.乌司他丁联合大黄对脓毒症心肌损伤的保护作用.临床和实验医学杂志,2016,15(16):1601-1604.

第八章　钙离子增敏剂在脓毒症/脓毒症休克作用评价

脓毒症 3.0 定义为机体受到感染侵袭后宿主反应下调,出现危及生命的脏器功能不全,是导致死亡的主要原因[1]。脓毒症休克是脓毒症发展的一种严重状况,出现了循环和代谢异常[2]。即使积极液体复苏,但由于严重的血管扩张、对儿茶酚胺的低反应性和心肌抑制的综合作用,出现持续低血压[3]并危及生命。儿茶酚胺作为脓毒症休克的一线推荐药物[4,5],大剂量的儿茶酚胺,可导致循环水平儿茶酚胺的高浓度,后者可导致差的预后以及严重副作用,比如心肌损伤和外周缺血[6-8]。

左西孟旦是一种钙离子增敏剂,具有正性肌力和血管扩张作用,已经在欧洲许多国家上市用于治疗失代偿性心力衰竭(decompensated heart failure,DHF)[9]。与儿茶酚胺比较,左西孟旦可以增加心肌收缩,仅仅少许增加心肌氧需求,并且,心肌舒张期松弛没有削弱[10]。一些小样本的研究已经证实,在脓毒症休克患者,与多巴酚丁胺相比,使用左西孟旦可以改善血流动力学指标[11]、微循环血流[12]、肾功能和肝功能[13]。另外还观察到左西孟旦的一些重要的非正性肌力作用,比如抗炎[14]、抗氧化[15]、抗凋亡以及对缺血再灌注损伤的保护作用[16,17]。本文对钙离子增敏剂左西孟旦的特性以及对脓毒症/脓毒症休克的治疗作用作一评价,供读者参考。

一、左西孟旦作用机制

(一) 钙离子增敏

左西孟旦直接与肌动蛋白上的肌钙蛋白 C(TnC)的氨基酸氨基末端结合,使 TnC 与 Ca^{2+} 复合物的构象稳定,促进横桥与肌动蛋白的结合,增加心肌收缩力[18]。尽管左西孟旦能抑制磷脂酶Ⅲ,但是,它的正性肌力作用似乎完全依赖于对钙离子的敏感性[19]。与此同时,与其他正性肌力药物相比,左西孟旦不增加钙离子流入细胞内,这就是为什么左西孟旦不加重心肌舒张功能不全,而实际上改善舒张功能的原因[20]。非常有意思地是,左西孟旦不但改善了心肌顺应性,没有增加心肌氧消耗,而且还通过冠脉血管扩张增加了心肌氧供[21,22]。

(二) 血管扩张

左西孟旦打开钾离子通道导致血管平滑肌膜超极化,从而抑制钙离子通道和促进血管扩张[23]。然而,左西孟旦的血管扩张作用是通过血浆高浓度时才发现,而这个浓度远超过了发挥正性肌力作用的浓度,因此,它准确的临床意义还不十分清楚[24]。左西孟旦还可以引起其他器官的血管扩张,包括心肌、胃黏膜[25]、肺[26]、小肠、肝和肾髓质[27]。其结果是,虽然 MAP 轻度下降,但这些器官灌注却得到了改善[22]。不幸的是,左西孟旦血管扩张作用的临床意义在危重病患者中没有得到很好的重视。因为,临床研究多考虑到左西孟旦的安全性,那些严重低血压患者常常不入选(比如收缩压<90mmHg者就常不被入选)。

(三) 其他作用

除了正性肌力作用和血管扩张作用外,左西孟旦还具有其他一些重要作用,包括抗炎作用[16,28]和抗凋亡作用[16]。左西孟旦通过清除转录因子 TGF-β3 和 Smad1、Smad2 和 Smad3 表达从而降低前炎症因子的产生[29]。另外,左西孟旦下调 NF-kB 依赖的转录作用和降低 iNOS 起始活动、iNOS 表达和 NO 产生[30]。

二、左西孟旦属性

(一) 药代动力学

在健康志愿者研究中发现,左西孟旦的药代动力学呈现剂量线性关系即血浆浓度-时间曲线(AUC)下面积呈现线性增加并且与剂量相关[31]。左西孟旦进入血液后97%~98%与血浆蛋白(主要是白蛋白)结合,仅有少量其他分布。从血浆清除速度快,其半衰期为1h[32]。在肝脏,左西孟旦与谷胱甘肽结合后形成 N-乙酰半胱氨酸或半胱氨酸甘氨酸。N-乙酰半胱氨酸通过胆道排泄到肠道,然后清除;还有很少部分通过肾脏清除[33]。一小部分左西孟旦以原型通过弥散进入肠道,经肠道细菌转化成 OR-1855[34]而清除。OR-1855 亦可被吸收并通过 N-乙酰基转移酶(NAT2)乙酰化成为 OR-1896,后者具有母体样的属性,半衰期长达60~80h[35]。50%的 OR-1896 以原型从尿液被清除,其余部分通过其他代谢途径而清除,比如可再次转化成 OR-1855[36]。

左西孟旦的药代动力学属性,受血清白蛋白水平、胃肠功能和肠道菌群、肝功能、NAT2 活性和肾脏功能的变化而受到影响。

(二) 剂量

左西孟旦广泛用于危重病患者治疗,剂量差异比较大[负荷剂量 0~24μg/kg,维持剂量 0.05~0.2μg/(kg·min)]。左西孟旦的血流动力学作用与剂量相关[37],同时也受心脏功能衰竭严重程度的影响。巴西一项多中心(35家)开放性观察研究中,182 名 DHF 且左室射血分数(EF值)<35%患者入选,观察终点是接受左西孟旦泵入治疗后,患者离院无需再接受正性肌力治疗。139 名(76.4%)患者达到观察终点标准,死亡 27 名,病死率 14.8%。在该研究中,30 名患者接受 β 受体拮抗剂,其中 25 名对左西孟旦反应良好。与此相反,在亚组分析中,71 名接受 β-激动剂达48h 的患者,只有 39 名反应良好(56%)。研究者认为,越是心脏功能衰竭严重的患者,对左西孟旦的反应性越差[38]。

(三) 安全性

有多项研究评价了左西孟旦在急性心力衰竭和失代偿性慢性心力衰竭中使用的安全性问题。在 RUSSLAN 研究,随机对照控制(RCT)方法入选 504 名急性心肌梗死后并发左室功能衰竭患者,分别接受不同剂量的左西孟旦[负荷剂量 6、12、24μg/kg,持续泵入 0.1~0.2μg/(kg·h),连续6h]治疗并与安慰剂组比较。左西孟旦最大剂量组低血压和缺血表现最为显著[39]。

大多数发表的研究评价了左西孟旦持续治疗24h能够快速改善血流动力学并且在停用之后还能继续维持[40]。在一项前瞻性研究中,70位失代偿性慢性心力衰竭患者单纯延长左西孟旦泵入时间(持续72h)而没有负荷剂量,能够显著降低48h和72h的BNP水平,而且没有明显的并发症[41]。相似的研究,一项前瞻性非随机的研究中,24名NYHA分级为Ⅲ～Ⅳ心力衰竭患者,12名以0.05μg/(kg·min)持续泵入7天,另12位为0.1μg/(kg·min)。均显示有很好的耐受性,副作用明显,包括心率增快和轻度血压降低[42]。不难发现,除心室率和血压的影响外,使用左西孟旦没有其他明显的副作用。

三、左西孟旦与脓毒症/脓毒症休克

脓毒症/脓毒症休克病理生理过程复杂,其中就包括以心血管功能不全为特征的分布性休克和以左右双室心脏收缩功能削弱及舒张功能衰竭为特征的脓毒症心肌病[5]。有证据表明,脓毒症/脓毒症休克合并的心力衰竭常常不能被血管活性药物、正性肌力药物或者液体复苏等治疗得到改善[43]。

循证证据显示,左西孟旦是脓毒症相关心肌功能不全辅助儿茶酚胺治疗的有效手段,但是却没有在指南中得到推荐。在一项前瞻性RCT研究中,35名脓毒症休克并ARDS且没有右心功能衰竭征象患者,接受左西孟旦0.2μg/(kg·min)连续24h泵入治疗后,与安慰剂组相比,降低了肺血管阻力,改善了右室功能(降低了跨肺舒张期容积和增加来EF值)[44]。

对脓毒症相关的心肌功能不全且对多巴酚丁胺无反应的患者,左西孟旦也具有一定作用。一项RCT研究,涉及28名脓毒症休克并发左室功能不全的患者,即使对多巴酚丁胺治疗没有反应,接受左西孟旦0.2μg/(kg·min)后仍然能改善患者血流动力学[11]。该研究提示,对于脓毒症/脓毒症休克患者,当多巴酚丁胺治疗无效时,左西孟旦是合适的选择。

Zangrillo A等[45]对脓毒症/脓毒症休克患者随机使用左西孟旦或者标准正性肌力药物治疗(如多巴酚丁胺)的文章进行了Meta分析,7篇RCT文章符合标准,246名患者进入分析中。与标准正性肌力药物治疗组相比,左西孟旦组能显著降低病死率[47%(59/125)vs 61%(74/121),$P=0.03$]。血乳酸显著降低,心脏指数以及总的液体复苏量也是明显增加。但两组MAP和去甲肾上腺素使用没有差异。作者认为,与标准正性肌力药物相比,在脓毒症/脓毒症休克患者使用左西孟旦能显著降低病死率。鉴于样本总量的限制,期待大样本多中心RCT研究证实。

Gordon AC团队[46]通过随机双盲多中心研究(LeoPARDS)来调查左西孟旦能否减轻成人脓毒症患者脏器功能不全的严重程度,这是迄今最大样本量的一次RCT试验研究。左西孟旦组接受左西孟旦持续泵入24h,剂量从0.05～0.2μg/(kg·min)。对照组在同等标准治疗的前提下接受安慰剂治疗。主要观察终点是日平均SOFA评分,次要观察终点为28天病死率、机械通气时间和副作用事件发生率。516名患者入选本研究,左西孟旦组259例,安慰剂组257例。结果发现,左西孟旦组与安慰剂组日平均SOFA评分没有差异(6.68±3.96 vs 6.06±3.89,95%CI −0.07～1.29,$P=0.053$)。28天病死率无差别(34.5% vs 30.9%,95% CI −4.5～11.7,$P=0.43$)。在那些起始即需要机械通气的患者中,与安慰剂组相比,左西孟旦组在28天观察时间内不太容易成功的撤离呼吸机(危险比0.77,95%CI 0.6～0.97,$P=0.03$)。左西孟旦组有更多的患者出现室上性心动过速(3.1% vs 0.4%,95%CI 0.1～5.3;$P=0.04$)。由此得出结论:在成人脓毒症患者接受标准治疗前提下,使用左西孟旦治疗,没有减轻患者脏器功能不全的损伤程度。而且,左西孟旦组患者在28天观察期内,不太容易成功脱机,并且有较高的室上性心动过速副作用发生。试验结果发布之后,立即在业界内引起激烈讨论。

德国 GroesdonkHV 等[47]认为 LeoPARDS 试验入选的合并心脏功能不全的患者比率相对较低(仅仅30%左右),在试验研究过程中没有心脏超声检查和血流动力学监测。对于脓毒症合并有外周血管阻力下降而没有心脏功能不全征象的患者,该试验没有提供更多的关于接受正性血管扩张药物带来好处的信息。该试验设计过于简单,难以回答"使用或者不使用"左西孟旦对脓毒症心肌病血流动力学的影响。

瑞典 Putzu A 等[47]认为 LeoPARDS 试验入选确诊脓毒症休克相对晚期的低危患者,没有证实伴随心脏功能不全,并且接受大剂量左西孟旦治疗[最高达 $0.2\mu g/(kg\cdot min)$],没有改善病死率,并且带来室上性心动过速和低血压。该结果有必要等待即将揭晓的两个大型、多中心、随机试验结果比较[48,49]。

法国 Hamzaoui O 等[47]作者认为左西孟旦作为钙离子增敏剂,对具有明显心脏功能不全体征的脓毒症患者作用明显,而 LeoPARDS 试验中入选病例没有接受心脏超声检查的评估而且心功能受累比例偏低,结果自然可能会阴性。

意大利 Morelli A 等[47]认为 LeoPARDS 试验入选的脓毒症/脓毒症休克患者病情相对较轻,没有有效的容量复苏,最终导致相对低血压,从而引起心动过速、室上性心动过速甚至器官灌注降低。该试验实际上证实了在接受左西孟旦治疗之前,充分的容量复苏的重要性,接受左西孟旦治疗后可以改善全身血流动力学、组织灌注以及潜在的其他组织功能。

四、展　　望

脓毒症/脓毒症休克发病率居高不下,发病过程复杂,病理生理多样性,没有有效的针对性治疗方法,因而病死率高,一直困扰临床医师[5]。针对脓毒症/脓毒症休克合并心肌损害的患者,针对性选择改善心肌的药物,可能是不错的选择。钙离子增敏剂左西孟旦在现有循证证据中表现出一定的作用,值得期待。

(何新华　李春盛)

参 考 文 献

1. Singer M,Deutschman CS,Seymour CW,et al. The Third International Consensus Definitions for Sepsis and Septic Shock(Sepsis-3). JAMA,2016,315:801-810.

2. Shankar-Hari M,Phillips GS,Levy ML,et al. Developing a new definition and assessing new clinical criteria for septic shock:for the Third International Consensus Definitions for Sepsis and Septic Shock(Sepsis-3). JAMA,2016,315:775-787.

3. Vieillard-Baron A,Caille V,Charron C,et al. Actual incidence of global left ventricular hypokinesia in adult septic shock. Crit Care Med,2008,36:1701-1706.

4. Dellinger RP,Levy MM,Rhodes A,et al. Surviving Sepsis Campaign:international guidelines for management of severe sepsis and septic shock:2012. Crit Care Med,2013,41:580-637.

5. Rhodes A,Evans LE,Alhazzani W,et al. Surviving Sepsis Campaign:International Guidelines for Management of

Sepsis and Septic Shock:2016. Crit Care Med,2017,45(3):486-552.

6. Dunser MW,Ruokonen E,Pettila V,et al. Association of arterial blood pressure and vasopressor load with septic shock mortality:a post hoc analysis of a multicenter trial. Crit Care,2009,13:R181.

7. Boldt J,Menges T,Kuhn D,et al. Alterations in circulating vasoactive substances in the critically ill — a comparison between survivors and non-survivors. Intensive Care Med,1995,21:218-225.

8. Schmittinger CA,Torgersen C,Luckner G,et al. Adverse cardiac events during catecholamine vasopressor therapy:a prospective observational study. Intensive Care Med,2012,38:950-958.

9. Nieminen MS,Fruhwald S,Heunks LM,et al. Levosimendan:current data,clinical use and future development. Heart Lung Vessel,2013,5:227-245.

10. Ukkonen H,Saraste M,Akkila J,et al. Myocardial efficiency during calcium sensitization with levosimendan:a noninvasive study with positron emission tomography and echocardiography in healthy volunteers. ClinPharmacolTher,1997,61:596-607.

11. Morelli A,De Castro S,Teboul JL,et al. Effects of levosimendan on systemic and regional hemodynamics in septic myocardial depression. Intensive Care Med,2005,31:638-644.

12. Morelli A,Donati A,Ertmer C,et al. Levosimendan for resuscitating the microcirculation in patients with septic shock:a randomized controlled study. Crit Care,2010,14:R232.

13. Memiş D,Inal MT,Sut N. The effects of levosimendanvsdobutamine added to dopamine on liver functions assessed with noninvasive liver function monitoring in patients with septic shock. J Crit Care,2012,27(3):318.e1-6.

14. Wang Q,Yokoo H,Takashina M,et al. Anti-inflammatory profile of levosimendan in cecal ligation-induced septic mice and in lipopolysaccharide-stimulated macrophages. Crit Care Med,2015,43(11):e508-e520.

15. Hasslacher J,Bijuklic K,Bertocchi C,et al. Levosimendan inhibits release of reactive oxygen species in polymorphonuclear leukocytes in vitro and in patients with acute heart failure andseptic shock:a prospective observational study. Crit Care,2011,15:R166.

16. Parissis JT,Adamopoulos S,Antoniades C,et al. Effects of levosimendan on circulating pro-inflammatory cytokines and soluble apoptosis mediators in patients with decompensated advanced heart failure. Am J Cardiol,2004,93:1309-1312.

17. DuToit EF,Genis A,Opie LH,et al. A role for the RISK pathway and K(ATP)channels in pre-and post-conditioning induced by levosimendan in the isolated guinea pig heart. Br J Pharmacol,2008,154:41-50.

18. Givertz MM,Andreou C,Conrad CH,et al. Direct myocardial effects of levosimendan in humans with left ventricular dysfunction:alteration of force-frequency and relaxation-frequency relationships. Circulation,2007,115(10):1218-1224.

19. Deschodt-Arsac V,Calmettes G,Raffard G,et al. Absence of mitochondrial activation during levosimendan inotropic action in perfused paced guinea pig hearts as demonstrated by modular control analysis. Am J Physiol RegulIntegr Comp Physiol,2010,299(3):R786-792.

20. Haikala H,Nissinen E,Etemadzadeh E,et al. Troponin C-mediated calcium sensitization induced by levosimendan does not impair relaxation. J Cardiovasc Pharmacol,1995,25(5):794-801.

21. Ikonomidis I,Parissis JT,Paraskevaidis I,et al. Effects of levosimendan on coronary artery flow and cardiac performance in patients with advanced heart failure. Eur J Heart Fail,2007,9(12):1172-1177.

22. Michaels AD,McKeown B,Kostal M,et al. Effects of intravenous levosimendan on human coronary vasomotor regulation,left ventricular wall stress,and myocardial oxygen uptake. Circulation,2005,111(12):1504-1509.

23. Yokoshiki H,Katsube Y,Sunagawa M,et al. Levosimendan,a novel Ca2+ sensitizer,activates the glibenclamide-sensitive K+ channel in rat arterial myocytes. Eur J Pharmacol,1997,333(2-3):249-259.

24. Yildiz O. Vasodilating mechanisms of levosimendan:involvement of K+ channels. J Pharmacol Sci,2007,104

（1）:1-5.

25. Schwarte LA, Picker O, Bornstein SR, et al. Levosimendan is superior to milrinone and dobutamine in selectively increasing microvascular gastric mucosal oxygenation in dogs. Crit Care Med, 2005, 33 (1): 135-142; discussion 246-137.

26. De Witt BJ, Ibrahim IN, Bayer E, et al. An analysis of responses to levosimendan in the pulmonary vascular bed of the cat. Anesth Analg, 2002, 94 (6): 1427-1433, table of contents.

27. Pagel PS, Hettrick DA, Warltier DC. Influence of levosimendan, pimobendan, and milrinone on the regional distribution of cardiac output in anaesthetized dogs. Br J Pharmacol, 1996, 119 (3): 609-615.

28. Latva-Hirvela J, Kyto V, Saraste A, et al. Effects of levosimendan in experimental acute coxsackievirus myocarditis. Eur J Clin Invest, 2009, 39 (10): 876-882.

29. Erbuyun K, Tok D, Vatansever S, et al. Levosimendan up-regulates transforming growthfactor-beta and smad signaling in the aorta in the early stage of sepsis. Ulus Travma Acil Cerrahi Derg, 2010, 16 (4): 293-299.

30. Sareila O, Korhonen R, Auvinen H, et al. Effects of levo-and dextrosimendan on NF-kappaB-mediated transcription, iNOS expression and NO production in response to inflammatory stimuli. Br J Pharmacol, 2008, 155 (6): 884-895.

31. Lilleberg J, Antila S, Karlsson M, et al. Pharmacokinetics and pharmacodynamics of simendan, a novel calcium sensitizer, in healthy volunteers. Clin Pharmacol Ther, 1994, 56 (5): 554-563.

32. Sandell EP, Hayha M, Antila S, et al. Pharmacokinetics of levosimendan in healthy volunteers and patients with congestive heart failure. J Cardiovasc Pharmacol, 1995, 26 (Suppl 1): S57-62.

33. Antila S, Pesonen U, Lehtonen L, et al. Pharmacokinetics of levosimendan and its active metabolite OR-1896 in rapid and slow acetylators. Eur J Pharm Sci, 2004, 23 (3): 213-222.

34. Antila S, Huuskonen H, Nevalainen T, et al. Site dependent bioavailability and metabolism of levosimendan in dogs. Eur J Pharm Sci, 1999, 9 (1): 85-91.

35. Kivikko M, Antila S, Eha J, et al. Pharmacokinetics of levosimendan and its metabolites during and after a 24-hour continuous infusion in patients with severe heart failure. Int J Clin Pharmacol Ther, 2002, 40 (10): 465-471.

36. Puttonen J, Laine T, Ramela M, et al. Pharmacokinetics and excretion balance of OR-1896, a pharmacologically active metabolite of levosimendan, in healthy men. Eur J Pharm Sci, 2007, 32 (4-5): 271-277.

37. Slawsky MT, Colucci WS, Gottlieb SS, et al. Acute hemodynamic and clinical effects of levosimendan in patients with severe heart failure. Study Investigators. Circulation, 2000, 102 (18): 2222-2227.

38. Bocchi EA, Vilas-Boas F, Moreira Mda C, et al. Levosimendan in decompensated heart failure patients: efficacy in a Brazilian cohort. Results of the BELIEF study. Arq Bras Cardiol, 2008, 90 (3): 182-190.

39. Moiseyev VS, Poder P, Andrejevs N, et al. Safety and efficacy of a novel calcium sensitizer, levosimendan, in patients with left ventricular failure due to an acute myocardial infarction. A randomized, placebo-controlled, double-blind study (RUSSLAN). Eur Heart J, 2002, 23 (18): 1422-1432.

40. Lilleberg J, Laine M, Palkama T, et al. Duration of the haemodynamic action of a 24-h infusion of levosimendan in patients with congestive heart failure. Eur J Heart Fail, 2007, 9 (1): 75-82.

41. Aidonidis G, Kanonidis I, Koutsimanis V, et al. Efficiency and safety of prolonged levosimendan infusion in patients with acute heart failure. Cardiol Res Pract, 2011: 342302.

42. Kivikko M, Antila S, Eha J, et al. Pharmacodynamics and safety of a new calcium sensitizer, levosimendan, and its metabolites during an extended infusion in patients with severe heart failure. J Clin Pharmacol, 2002, 42 (1): 43-51.

43. Dellinger RP, Carlet JM, Masur H, et al. Surviving Sepsis Campaign guidelines for management of severe sepsis and septic shock. Intensive Care Med, 2004, 30 (4): 536-555.

44. Morelli A,Teboul JL,Maggiore SM,et al. Effects of levosimendan on right ventricular afterload in patients with acute respiratory distress syndrome:a pilot study. Crit Care Med,2006,34(9):2287-2293.

45. Zangrillo A,Putzu A,Monaco F,et al. Levosimendan reduce smortality in patients with severe sepsisand septic shock:Ameta-analysisofrandomizedtrials. J Crit Care,2015,30(5):908-913.

46. Gordon AC,Perkins GD,Singer M,et al. Levosimendan for the Prevention of AcuteOrgan Dysfunction in Sepsis. N Engl J Med,2016,375:1638-1648.

47. Gordon AC,Orme RML,Singer M. Levosimendan in Sepsis. N Engl J Med,2017,376(8):800.

48. Mehta RH,Van Diepen S,Meza J,et al. Levosimendan inpatients with left ventricular systolic dysfunction undergoingcardiac surgery on cardiopulmonary bypass:rationale and studydesign of the Levosimendan in Patients with Left VentricularSystolic Dysfunction Undergoing Cardiac Surgery Requiring Cardiopulmonary Bypass(LEVO-CTS)trial. Am Heart J,2016,182:62-71.

49. Zangrillo A,Alvaro G,Pisano A,et al. A randomized controlledtrial of levosimendan to reduce mortality in high-riskcardiac surgery patients(CHEETAH):rationale and design. AmHeart J,2016,177:66-73.

第九章　脓毒症免疫调理治疗新进展

随着老龄化人口增多,免疫衰老问题越来越常见,预计在以后的数十年内脓毒症的总体死亡率仍然居高不下[1]。免疫调节治疗一直是脓毒症研究的热点之一,不少临床试验证实,给予严重脓毒症免疫增强剂可通过改变其免疫抑制状态而改善预后。然而,大多数免疫调节治疗的临床疗效缺乏大样本循证医学支持,免疫调节在脓毒症治疗中的地位和价值值得关注。

一、脓毒症的免疫反应特点

脓毒症的炎症反应具有双相性反应特点,一方面机体产生失控的过度全身炎症,即全身炎症反应综合征(systemic inflammatory response syndrome,SIRS)为特点。另一方面,启动代偿性抗炎反应(Compensatory anti-inflammatory response syndrome,CARS)。IL-10、IL-4、TGF-β、IL-1RA(IL-1R 的拮抗物)和 IL-13 等抗炎细胞因子大量产生以拮抗过度产生的炎症细胞因子,同时炎症细胞因子因合成减少或消耗降解而降低,导致不适当免疫抑制状态。脓毒症发生、发展过程中免疫过激和抑制构成了矛盾的两方面,它们相互依赖,相互斗争,互相消长,并贯穿脓毒症炎症反应的全过程。

(一) 全身炎症反应综合征

SIRS 指在各种严重感染、创伤、烧伤、缺氧及再灌流损伤等感染与非感染性因素刺激下机体过度释放促炎细胞因子如 TNF-α、IL-1、IL-8,并激活补体和凝集的级联反应,以对抗入侵的外源性致病菌。

固有免疫(天然免疫或非特异性免疫)。SIRS 最常见的始动因子是革兰阴性菌释放的内毒素/脂多糖(LPS)。感染发生后,细菌 LPS 进入血循环,首先与脂多糖结合蛋白(LBP)发生特异结合。LPS 的主要受体是巨噬细胞表面的 CD14 分子,LPS 通过 LBP 与 CD14 发生结合,形成 LPS-LBP-CD14 三体复合物形式,活化 Toll 样受体,发生信号传导。Toll 样受体-跨膜信号转导在全身炎症反应的发病机制中占据核心地位。脓毒症患者抗原提呈细胞等免疫细胞高表达 TLR2、TLR4 及其信号传导分子,肿瘤坏死因子-α(TNF-α)、白细胞介素(IL)-1β等前炎症细胞因子表达水平与 TLR 信号途径传导分子表达相一致,表明 TLR 信号途径异常活化参与脓毒症的发生发展[2],对脓毒症炎症级联反应的放大具有重要作用。大量异常产生的 TNF-α、IL-1β、IL-6 等炎症细胞因子和趋化因子,可诱导血管内皮细胞高表达细胞黏附因子(ICAM)等黏附分子及一氧化氮(NO),并募集中性粒细胞到黏附分子表达部位,造成血管内皮损伤,激活凝血/纤溶系统,导致组织细胞损伤。组织细胞破坏释放的内源性配体又进一步活化 TLR,诱发炎症细胞因子级联反应,严重者可导致脓毒性休克或 MODS。

适应性免疫(获得性免疫)也参与脓毒症炎症反应,但其发挥作用较前者迟,致炎作用也相对较弱,而抗炎作用相对较强。适应性免疫反应由 T、B 淋巴细胞介导,对于特异性持久清除病原微生物具有重要作用。抗原提呈细胞(如 DC 或 MC 等)在消化处理抗原并提呈给 T 细胞同时,经 TLR 信号途径活化产生的 B7-1 等共刺激分子和细胞因子可诱导初始 T 细胞分化为 CD4+辅助性 T 细胞(Th),包括 Th1、Th2、Th17 及 CD4+CD25+FOXP3 调节性 T 细胞(Treg)[3]。Th 细胞及其分泌的细胞因子具有多重功能,除辅助 B 细胞生成抗体及增强 CD8+细胞毒性 T 淋巴细胞(CTL)活性外,尚可调节(抑制)免疫反应和诱导炎症反应。在脓毒症炎症反应中,Th1 和 Th17 参与炎症免疫反应。Th1 主要由 IL-12 或 IFN-γ 诱导,分泌促炎症因子 IFN-γ 和 IL-2,诱导细胞免疫反应,并可进一步活化巨噬细胞,促进炎症细胞因子产生。Th17 主要由 IL-6 诱导,通过分泌 IL-17 诱导巨噬细胞、内皮细胞等细胞产生 TNF-α、IL-1β、IL-6 等多种炎性因子,触发全身炎症反应。

(二) 代偿性抗炎反应综合征

随脓毒症炎症反应发生,机体启动 CARS,IL-10、IL-4、TGF-β、IL-1RA(IL-1R 的拮抗物)和 IL-13 等抗炎细胞因子大量产生以拮抗过度产生的炎症细胞因子,同时炎症细胞因子因合成减少或消耗降解而降低,CD4+T 淋巴细胞分化成抑制性 T 淋巴细胞,这种抑制效应又称 Th2 型应答,从而导致不适当免疫抑制状态。在脓毒症患者中,当患者 CRAS 占优势时,因免疫力低下,会因持续、严重的感染而死亡;在另一些存活的患者中,抗炎机制控制了炎症,此种抗炎反应是一种代偿。这种 CRAS 的免疫抑制又被称为"免疫麻痹"。

目前认为 PGE2 持续释放是导致 CARS 的主要原因。CARS 发生的机制可能为严重创伤或感染早期,单核细胞等炎症细胞可释放大 PGE2,并持续升高长达 21 天。免疫抑制可表现为:

(1) 通过主要 MHC Ⅱ类抗原表达抑制,IL-10 和转化生长因子抑制了抗原诱导的特异性 T 淋巴细胞的增生并减少细胞因子介导的巨噬细胞激活。人类白细胞抗原-DR(HLA)持续减少,出现 HLA-DQ 抗原表达,因此活性氧和促炎的细胞因子形成能力降低[4]。

(2) 诱导 TH2 细胞及单核吞噬细胞释放 IL-4、IL-10、IL-13 等抗炎介质。

(3) 通过主要 MHC Ⅱ类抗原表达抑制,IL-10 和转化生长因子抑制了抗原诱导的特异性 T 淋巴细胞的增生并减少细胞因子介导的巨噬细胞激活。

(4) 由于应激引起的糖皮质激素和儿茶酚胺的释放,也可能与血管加压素、外源性儿茶酚胺的应用循环的淋巴细胞大量凋亡,包括淋巴组织中的 T 淋巴细胞。感染、创伤时 TH1 向 TH2 漂移,说明机体普遍存在着细胞免疫功能低下,提示 CARS 占优势[5]。

在 CARS 过程中免疫抑制有自我限制的作用,如 IL-10 可抑制自我分泌,因此持续的免疫抑制又可激发代偿性促炎反应。抗炎反应的目的是下调促炎因子的合成,调节它们的效应,从而恢复体内的自稳态。IL-4 是一种抗炎细胞因子,在下调 IL-2 和 γ 干扰素(IFN-γ)过程中其浓度可增加 16 倍左右,IL-4 可作为"TH1-TH2 转换"标记物,而 TH1-TH2 转换是损伤时 CARS 反应的主要特征之一。许多参加 SIRS 的促炎介质,特别是 IL-4,通过降低单核细胞和(或)巨噬细胞、B 细胞、T 细胞的功能来抑制免疫功能,促炎介质能抑制自身合成及增强拮抗剂的合成。这些都是机体试图恢复自稳态的反应,其结果导致了对感染的无反应性和易感性。

二、免疫调节治疗的方法

炎症介质过度释放是 SIRS 的重要病理生理学基础控制、阻断或干扰机体过度的炎症反应,从而减轻对机体的损伤作用,对阻断 SIRS 恶化及改善病人预后有重要意义。

(一) 免疫增强治疗

免疫增强剂:脓毒症免疫抑制占优势时,可考虑应用免疫增强剂,目前研究的主要有免疫球蛋白、巨噬细胞粒细胞集落刺激因子(GM-CSF)、胸腺肽和 IL-7 等。

胸腺肽 a1:胸腺肽 a1 是人工合成的 28 个氨基酸多肽,具有促进淋巴细胞增殖、分化、激活树突状细胞、增强机体免疫的功能,提高总 T 细胞、CD4$^+$T 细胞亚群和 CD4$^+$/CD8$^+$T 细胞比值。国内学者一项 RCT 研究发现胸腺肽 a1 能够降低严重脓毒症患者的病死率,患者免疫抑制状态也得到一定程度的改善,治疗组患者第 3 天和第 7 天外周血单核细胞 HLA-DR 的表达明显高于对照组[6]。国内另一项 RCT 研究发现:乌司他丁与胸腺肽 a1 联合使用可促进成人脓毒症患者促炎/抗感染反应平衡,调理免疫失衡,还可降低 28 天和 90 天病死率[7]。

GM-CSF 对骨髓细胞:临床观察发现,对于免疫麻痹的脓毒症患者给予 GM-CSF 治疗,可取得较好的疗效。两项随机对照的临床试验表明重组 G-CSF 可增加中心粒细胞的数量和功能,可增加血液中总白细胞数量,但对 28 天病死率无明显影响[8-9]。BoL 等运用 Meta 分析对 12 项随机对照试验(RCT)研究 2380 例脓毒症患者进行了分析,发现虽然 GM-CSF 明显增加了脓毒症患者感染灶的清除,但对 28 天病死率无明显影响。可能与各研究所设定的入选标准有别、入组时患病时间不一、疾病程度不同、免疫状态也不相同有关[10]。

IL-7 可通过多种途径促使 T 淋巴细胞活化、改变 T 淋巴细胞低反应或耗竭状态、恢复 T 淋巴细胞功能、促进 T 淋巴细胞受体分化、增加细胞黏附分子表达,提升机体免疫功能,从而减少病原微生物侵袭[11]。临床研究发现 IL-7 治疗后循环中 CD4 和 CD8 细胞数量增加 2 倍,脾脏和外周淋巴结中 T 淋巴细胞增加了 50%。人类免疫缺陷病毒(HIV)感染 CD4 细胞持续低下患者,予 IL-7 干预后 CD4 和 CD8 细胞生成细胞因子的能力提升了 2 ~ 3 倍。IL-7 提升 T 淋巴细胞功能的作用,为脓毒症免疫调节治疗提供了新的靶点[12]。

(二) 阻断炎症级联效应

经过多年的研究,人们已知内毒素是全身性炎症级联反应的始动因子,可针对内毒素进行治疗。在抗核心多糖和类脂 A 的单克隆抗体方面 HA-IA(人单克隆抗体)和 E5(鼠单克隆抗体)为针对大肠杆菌内毒素脂多糖(LPS)中脂质 A 部分的抗体,动物实验证实用于治疗大肠杆菌败血症有效,但临床疗效尚不肯定。另外,细菌通透性增强蛋白(BPI)具有强大的杀灭 G-细菌及中和 LPS 活性的作用。动物实验发现,BPI 治疗可显著提高大肠杆菌败血症大鼠生存率,但由于其血浆半衰期较短,用量较大,成本高,难于在临床推广应用。

瘤坏死因子(TNF)-α 和白介素(IL)-1 被认为是脓毒症中最重要的关键因子,因此,抗 TNF-α 和 IL-1 治疗具有潜在的临床应用价值。在抑制或减少炎症介质的合成与释放方面,己酮可可碱(PTX)可通过降低肿瘤坏死因子(TNF-α)的转录水平抑制单核细胞产生 TNF-α;而 TNF-α 基因抗体、抗 IL-1 抗体,可与相应的细胞因子结合,阻断其作用,从而达到削弱或阻断炎性介质作用。动物实验发现,TNF-α 的单克隆抗体能降低菌血症动物的病死率[13];可溶性 TNF 受体可有效逆转实验动物的休克状态,并显著降低其病死率[14];IL-1 受体拮抗剂可减少感染性休克动物的病死率[15];但在临床观察中发现,TNF 单克隆抗体对 SIRS 病人 28 天病死率无显著降低作用[16]。一些药物可抑制或减少炎性介质的合成与释放:如己酮可可碱、氨吡酮、某些 β 受体拮抗剂(包括多巴酚丁胺)等,它们均可通过抑制降低肿瘤坏死因子（TNF-α）的转录水平抑制单核细胞产生 TNF-α；某些抗炎介质如 PGE2、IL-4、IL-10、IL-13 均可通过抑制 IL-1、IL-6、IL-8 和 TNF-α 释放，从而缓解过度炎性反应。

颗粒蛋白前体是一种多向性生长因子，可调节巨噬细胞募集和控制内源性免疫和炎症[17]；颗粒蛋白前体基因敲除的小鼠，在感染时相对于野生型小鼠脾脏的巨噬细胞数量减少，对细菌的清除能力下降[18]。颗粒蛋白前体可通过抑制巨噬细胞产生促炎因子如 IL-10，还可以通过竞争与 TNF-α 受体结合和阻断识别细菌 DNA 的 TLR-9 信号通路，而产生抗炎效应[19]。宋等通过动物实验证明 PGRN 能降低实验性脓毒症的死亡率，因此，PGRN 在脓毒症的免疫调节中将具有一定的潜力[20]。

由于众多炎症介质（包括尚未发现的炎症介质）构成的复杂网络及炎症介质过度释放时形成的瀑布效应，应用多种抗体、拮抗剂、抑制剂的联合搭配使用，可能提高疗效，尚需进一步研究证实。

（三）清除炎性因子

连续血液净化治疗可直接清除炎性因子的报道逐年增多。在脓毒症早期使用连续血液净化能排除促炎症介质，有利于病情改善。连续血液净化既能排除炎症介质，又能调节机体免疫状态，重建免疫系统的稳态。但有其局限性：各种细胞因子具有不同的清除率、蛋白结合率和带电荷量，筛选系数均不同，无法指令定量清除某种递质；滤膜面积和孔径对细胞因子清除的效果也不明确；机体合成和释放细胞因子处于动态变化中，血液净化如何维持免疫平衡状态，尚需进一步研究。

（四）基因治疗

基因技术的发展为许多疾病的诊治提供了新的途径。针对 SIRS 的基因治疗研究主要有两类：①采用转基因技术，促进抗炎基因的表达；②采用反义核酸（RNA 或 DNA）技术，阻断促炎基因的转录或翻译。目前研究较多的是转录因子 NF-κB，它是多种信号转导途径的汇聚点，是极具有吸引力的新型抗炎靶点，具有基因转录调节作用的蛋白质因子，参与许多炎症因子的调控（如 TNF-α、IL-6、IL-8 等），而炎症因子基因的表达又受到 NF-κB 的调控，因此，抑制 NF-κB 的激活，即可减少促炎基因的表达，从而减轻组织损伤和炎症反应，以改善脓毒症患者的预后[21]。相应的治疗手段有：①抗氧化治疗：抗氧化剂吡咯烷二硫氨基甲酸（PDTC）可抑制 NF-κB 活性，从而减少促炎因子的表达抗氧；②NF-κB 抑制蛋白激酶生成：应用 NF-κB 抑制蛋白激酶的腺病毒表达载体，使 NF-κB 抑制蛋白激酶过量表达，可抑制 NF-κB 的核移位；③最近发现 IL-10 可抑制 NF-κB 活化。另外有人利用反义寡核苷酸与 TNF mRNA 或 IL-1 mRNA 结合，以封闭基因表达，减少细胞因子的产生。

三、展　　望

脓毒症的发生同时存在促炎反应和抗炎反应两种病理生理机制，涉及炎症反应系统、抗炎免疫系统、凝血/纤溶系统等全身防御反应系统，虽然其免疫分子机制尚未完全阐明，目前临床上尚缺乏特异、有效的免疫治疗方法，包括促炎介质的相应抗体、血液净化、基因治疗等。随着人们对脓毒症的病理生理学过程及其分子机制的研究不断取得进展，对脓毒症的免疫紊乱状态有了深刻的认识,相应的免疫治疗不断逐一问世,为探寻有效的免疫治疗带来了希望。

（杜庆霞　丁宁）

参 考 文 献

1. Coopersmith CM,Wunsch H,Fink MP,et al. A comparison of critical care research funding and the financial burden of critical illness in the United States. Critical Care Medicine,2012,40（4）:1072-1079.

2. Härter L,Mica L,Stocker R,et al. Increased expression of toll-like receptor-2 and -4 on leukocytes from patients with sepsis. SHOCK,2004,22（5）:403-409.

3. Schmidt-Weber CB,Akdis M,Akdis CA. Th17 cells in the big picture of immunology. J Allergy Clin Immunol,2007,120（2）:247-254.

4. Roth G,Moser B,Krenn C,et al. Susceptibility to programmed cell death in T-lymphocytes from septic patients:A mechanism for lymphopenia and Th2 predominance. Biochem Biophys Res Commun,2003,308:840-846.

5. Hotchkiss RS,Osmon SB,Chang KC,et al. Accelerated lymphocyte death in sepsis occurs by both the death receptor and mitochondrial pathways. J Immunol,2005,174:5110-5118.

6. Wu J,Zhou L,Liu J,et al. The efficacy of thymosin alpha 1 for severe sepsis（ETASS）:a muhicenter,single—blind,randomized and controlled trial. Crit Care,2013,17（1）:R8.

7. 脓毒症免疫调理治疗临床研究协作组,林洪远,管向东,等. 乌司他丁、α1 胸腺肽（迈普新）联合治疗严重脓毒症——一种新的免疫调理治疗方法的临床研究// 2011 军队重症医学论坛. 2011.

8. Nelson S,Belknap SM,Carlson RW,et al. A randomized controlled trial of filgrastim as an adjunct to antibiotics for treatment of hospitalized patients with community-acquired pneumonia. J Infect Dis. 1998,178（4）:1075-1080.

9. Root RK,Lodato RF,Patrick W. Multicenter,double-blind,placebo controlled study of the use of filgrastim in patients hospitalized with pneumonia and severe sepsis. Crit Care Med. 2003,31（2）:367-373.

10. Bo L,Wang F,Zhu J,et al. Granulocyte-colony stimulating factor（GCSF）And granulocyte-macrophage colony stimulating factor（GMCSF）for sepsis:a meta analysis. Crit Care,2011,15（1）:R58.

11. Mackall CL,Fry TJ,Gress RE,et al. Harnessing the biology of IL-7 for therapeutic application. Nature Reviews Immunology,2011,11（5）:330-342.

12. Venet F,Foray AP,Villars—M6chin A,et al. m-7 restores lymphocyte functions in septic patients. J Immunol,2012,189（10）:5073-5081.

13. Mohler KM,Torrance DS,Smith CA,et al. Soluble tumor necrosis factor receptors are effective therapeutic agents in lethal endotoxemia and function simultaneouslyas both TNF carriers and TNF antagonists. J Immunol,1993,151（3）:1548-1615.

14. Reinhart K,Weigand-Lohnert C,Grimminger,et al. Assessment of the safety and efficacy of the monoclonal anti-tumor necrosis factor antibody-fragment,MAK195F,inpatients with sepsis and septicshock:amulti-center,randomized,placebo-controlled,dose-ranging study. Crit Care Med,1996,24（5）:733-742.

15. Aiura K,Gelfand JA,Burke JF,et al. Interleukin-1（IL-1）receptor antagonist prevents Staphylococcal epidermit-induced hypotension and reduce circulating levels of tumor necrosis factor and IL-1 beta in rabbits. Infect Immun,1993,61（8）:3342-3350.

16. Reinhart K,Wiegand-Löhnert C,Grimminger F,et al. Assessment of the safety and efficacy of the monoclonal anti-tumor necrosis factor antibody-fragment,MAK 195F,in patients with sepsis and septic shock:a multicenter,

randomized, placebo-controlled, dose-ranging study. Crit Care Med, 1996, 24(5):733-742.

17. Zhu J, Nathan C, Jin W, et al. Conversion of proepithelin to epithelins: roles of SLPI and elastase in host defense and wound repair. Cell, 2002, 111:867-878.

18. Yin F, Banerjee R, Thomas B, et al. Exaggerated inflammation, impaired host defense, and neuropathology in progranulin-deficient mice. J Exp Med, 2010, 207:117-128.

19. Song Z, Zhang X, Zhang L, et al. Progranulin plays a central role in host defense during sepsis by promoting macrophage recruitment. Am J Respir Crit Care Med, 2016, 194:12.

20. Christman JW, Lancaster LH, Blackwell TS. Nuclear factor κB: a pivotal role in the systemic inflammatory response syncdrome and new target for therapy. German medical, 1999, 16(5):262-264.

21. Kaplan J, Nowell M, Chima RS, et al. Pioglitazone reduces inflammation through inhibition of NF-κB in polymicrobial sepsis. Innate Immunity, 2014, 20(5):519-528.

第十章 内质网应激在脓毒症中的研究进展

脓毒症是由于机体对感染的反应失控引起的致命性器官功能障碍,近年来,液体复苏、集束化治疗及生命支持技术广泛应用于临床,抗感染治疗和器官功能支持取得了长足的进步,但脓毒症的病死率仍高达30%~70%。脓毒症治疗花费高,医疗资源消耗大,已严重威胁人类健康和生命安全[1]。脓毒症涉及全身多个器官,深入研究脓毒症的病理生理过程及发病机制,是治疗脓毒症的基础。内质网应激是内质网对环境刺激的基本反应,影响细胞凋亡过程,是脓毒症中一个重要的病理生理过程。

一、内质网应激

内质网(endoplasmic reticulum,ER)是细胞内重要的细胞器,是调节蛋白质合成及合成后折叠、聚集的场所,也是胆固醇、类固醇及许多脂质合成的场所。多种生理或病理条件例如蛋白质糖基化的抑制、钙离子的流失、蛋白质不能形成正常的二硫键结合、突变蛋白表达以及氧化还原状态的改变等会引起未折叠蛋白或错误折叠蛋白在内质网聚集,损伤内质网的正常生理功能,称为内质网应激(ER stress,ERS)[2,3]。内质网可通过激活未折叠蛋白反应(unfolded protein response,UPR)以保护由内质网所引起的细胞损伤,恢复细胞功能,包括暂停早期蛋白质合成、内质网分子伴侣和折叠酶的转录激活、内质网相关性降解的诱导[4-6]。内质网膜镶嵌有三种跨膜蛋白 IRE1α(inositol-requiring 1α)、PERK[double-stranded RNA-dependent protein kinase(PKR)-like ER kinase]、ATF6(activating transcription factor 6),在正常生理状态下,这些蛋白位于内质网腔内的N末端与内质网分子伴侣GRP78(glucose-regulated protein,78kDa)结合,当内质网内聚集的未折叠蛋白与GRP78结合后,将激活这些跨膜蛋白,启动内质网应激下游信号转到过程,分别对应IRE1通路、PERK通路、ATF6通路(图1-10-1)。内质网应激可以促

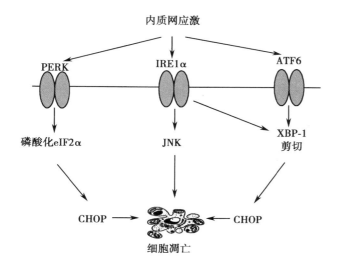

图 1-10-1 内质网应激信号传导通路
PERK(double-stranded RNA-dependent protein kinase(PKR)-like ER kinase,双链RNA依赖的蛋白激酶样内质网激酶);IRE1α(inositol-requiring enzyme 1α,肌醇依赖性酶1α);ATF6(activating transcription factor 6,转录激活因子6);eIF2α(eukaryotic initiation factor 2α,真核起始因子2α);JNK(c-Jun N-terminal kinase,c-Jun氨基末端激酶);XBP-1(X box binding protein-1,X box结合蛋白-1);CHOP(C/EBP-homologous protein)

进内质网对蓄积的错误折叠或未折叠蛋白质的处理,有利于维持细胞的正常功能并使之存活,这些作用既能为受损细胞提供修复机会,又能最大限度清除过度损伤的细胞,为维护机体的生理平衡和内环境的稳定起到重要作用[7]。但是如果损伤太过严重,内环境稳定不能及时恢复,ERS 可以引起细胞凋亡,信号由促生存向促凋亡转换。

二、脓毒症诱发内质网应激

在各种不利因素如感染的刺激下,机体处于严重的应激状态,内环境失衡,蛋白合成/降解紊乱,可诱发未折叠蛋白反应/内质网应激反应。轻度适当的内质网应激可清除未折叠蛋白/错误折叠蛋白,提高内质网处理未折叠蛋白/错误折叠蛋白能力,促进内环境稳定,有效抵抗感染危害;而在严重感染,过度的有害刺激可导致未折叠蛋白/错误折叠蛋白不能及时清除,细胞稳态不能及时恢复,内质网应激将激活一系列信号传导途径诱导细胞凋亡,影响机体功能。近期研究提示内质网应激信号转导通路可能在脓毒症的病理生理过程中发挥重要作用。

Diao 等[8]发现内毒素可加重小鼠烧伤模型中肝脏的内质网应激,上调炎性小体 NLPR3(NOD-like receptor,pyrin domain containing 3)表达,加重肝脏损伤;其机制可能与内毒素诱导内质网应激,影响 PGC-1α(peroxisome proliferator-activated receptor γ-coactivator 1α),AMPKα(AMP-activated protein kinaseα)等能量代谢相关因子,扰乱能量代谢途径有关。脓毒症多器官损伤可影响心功能,脓毒症引起心肌细胞凋亡,是影响心功能的重要因素。Zhang 等[9]发现,脓毒症小鼠中,心脏内质网应激的相关因子(GRP94,CHOP,caspase-12)明显增高,并伴有心肌细胞凋亡增加,而 Cortistatin 可以明显抑制内质网应激。Hiramatsu 等[10]发现静脉注射脂多糖引起内毒素血症的小鼠,脾、肺、肾、肝、心脏等器官的 GRP78 明显升高,说明脓毒症可引起系统性的内质网应激反应。Schildberg 等[11]利用脂多糖处理人脐静脉内皮细胞,发现磷酸化 PERK 水平升高,caspase12、caspase9、caspase3 等激活,也说明脂多糖可触发内质网应激并引起细胞凋亡。Ma 等[12]发现脓毒症小鼠中 GRP78(glucose regulated protein 78kD)、CHOP(C/EBP-homologous protein,即 GADD153,growth arrest and DNA damage inducible gene 153)和 XBP1 mRNA 升高,并发现伴有大量的淋巴细胞凋亡,说明脓毒症可激活未折叠蛋白反应及内质网应激,并引起淋巴细胞凋亡。

三、脓毒症激活内质网应激引起细胞凋亡

在脓毒症模型中,内质网应激可以引起脓毒症小鼠淋巴细胞的异常凋亡,调控内质网应激介导的细胞凋亡可能是治疗脓毒症的新的切入点。CHOP 在内质网应激中扮演重要角色,被视为内质网应激介导细胞凋亡最重要的因子之一。CHOP 可作用于以下多个靶点,包括 GADD34,caspase 激活的细胞表面死亡受体和 Ero1α(endoplasmic reticulum oxidoreductase1),超氧化内质网,促进细胞凋亡[13]。Ferlito 等[14]报道,在脓毒症小鼠模型中,多个器官的 CHOP 水平明显增高;CHOP 敲除可抑制脾脏 caspase3 的激活,减轻巨噬细胞凋亡,促进病原菌清除,增加脓毒症小鼠的存活率;而 H_2S 可以降低 CHOP 水平,减轻脓毒症小鼠的炎症反应,减少巨噬细胞凋亡,增加脓毒症小鼠的存活率;故推测 H_2S 可通过抑制内质网应激,对脓毒症起到保护作用。Endo 等[15]研究表明,在脂多糖诱导的小鼠肺损伤中,转

录激活因子(ATF)4 及 XBP1 及 CHOP 的表达均有上调,而 CHOP 基因敲除则可以抑制脂多糖引起的细胞凋亡,说明脂多糖引起脓毒症可以激活内质网应激,上调 CHOP。Li 等[16]报道 Ero1α 可以激活 inositol triphosphate 受体(IP3R)诱导的钙运输(从内质网到线粒体),启动巨噬细胞的凋亡,而小干扰 RNA(siRNA)敲低 ERO1α 则可以抑制细胞凋亡,揭示了 CHOP 可通过 ERO1α-IP3R 通路触发钙依赖的细胞凋亡。Zinszner 等[17]发现,在 CHOP 敲除的小鼠,在药物诱发内质网应激时,其胚胎成纤维细胞程序性死亡明显减少,且 C/EBP beta(CHOP 的组成部分)缺乏也可减少细胞的程序性死亡;通过腹腔注射衣霉素,引起肾脏灌注不足,可引起 CHOP+/+ 及 CHOP+/−小鼠近段肾小管提前表达 CHOP,并产生类似于人类急性肾小管坏死的组织学表现;而在 CHOP−/−的小鼠中,肾小管坏死显现明显减轻。

Gupta 等[18]研究发现 Hsp72 可增强 XBP1 mRNA 信号途径,减轻内质网应激引起的细胞凋亡,提高细胞存活率;而抑制 XBP1 mRNA 或 IRE1α 则可阻滞 Hsp72 的保护作用。Kim 等[19]报道注射 LPS 可诱导内质网应激,上调 UPR 相关的标志物包括 ATF6,XBP1,磷酸化 eIF2α,ATF4,及 Bip,CHOP,并发现使用特异性内质网应激阻滞剂 4-phenylbutyrate(PBA)可减轻 LPS 诱导的 NF-κB 和 HIF-1α 活性增加。Toltl 等[20]通过活化蛋白 C 抑制内质网应激,从而抑制人类血单核细胞的炎症和细胞凋亡,这可部分解释活化蛋白 C 对严重脓毒症的治疗作用。

脓毒症并发多器官功能障碍是危重症患者主要死亡原因之一,其病理生理机制较为复杂,目前尚缺乏针对性的预防及治疗措施。随着对内质网应激的深入研究,进一步证实内质网应激及其介导的细胞凋亡在脓毒症的发生发展中起到重要作用。探索内质网应激在脓毒症中的具体机制,尝试对内质网应激通路各环节进行干预,将有望为脓毒症的治疗带来新的途径。

(陶永康 张国强)

参 考 文 献

1. Rhodes A,Evans LE,Alhazzani W,et al. Surviving Sepsis Campaign:international guidelines for management of severe sepsis and septic shock,2016. Intensive Care Med,2017,doi:10. 1007/s00134-017-4683-6.[Epub ahead of print].

2. Dicks N,Gutierrez K,Michalak M,et al. Endoplasmic reticulum stress,genome damage,and cancer. Front Oncol,2015,5:11.

3. Brodsky JL. The protective and destructive roles played by molecular chaperones during ERAD(endoplasmic-reticulum-associated degradation). Biochem J,2007,404(3):353-363.

4. Zhu G,Lee AS. Role of the Unfolded Protein Response,GRP78 and GRP94 in Organ Homeostasis. J Cell Physiol,2015,230(7):1413-1420.

5. Thuerauf DJ,Marcinko M,Gude N,et al. Activation of the unfolded protein response in infarcted mouse heart and hypoxic cultured cardiac myocytes. Circ Res,2006,99(3):275-278.

6. Belmont PJ,Chen WJ,Glembotski CC,et al. Roles for endoplasmic reticulum-associated degradation and the novel endoplasmic reticulum stress response gene Derlin-3 in the ischemic heart. Circ Res,2010,106(2):307-316.

7. Glembotski CC. Endoplasmic reticulum stress in the heart. Circ Res,2007,101(10):975-984.

8. Diao L, Marshall AH, Dai X, et al. Burn plus lipopolysaccharide augments endoplasmic reticulum stress and NL-RP3 inflammasome activation and reduces PGC-1alpha in liver. Shock, 2014, 41(2):138-144.

9. Zhang B, Liu Y, Zhang JS, et al. Cortistatin protects myocardium from endoplasmic reticulum stress induced apoptosis during sepsis. Mol Cell Endocrinol, 2015, 406:40-48.

10. Hiramatsu N, Kasai A, Hayakawa K, et al. Real-time detection and continuous monitoring of ER stress in vitro and in vivo by ES-TRAP: evidence for systemic, transient ER stress during endotoxemia. Nucleic Acids Res, 2006, 34(13):e93.

11. Sano R, Reed JC. ER stress-induced cell death mechanisms. Biochim Biophys Acta, 2013, 1833(12): 3460-3470.

12. Ma T, Han L, Gao Y, et al. The endoplasmic reticulum stress-mediated apoptosis signal pathway is involved in sepsis-induced abnormal lymphocyte apoptosis. Eur Surg Res, 2008, 41(2):219-225.

13. Ferlito M, Wang Q, Fulton WB, et al. Hydrogen sulfide [corrected] increases survival during sepsis: protective effect of CHOP inhibition. J Immunol, 2014, 192(4):1806-1814.

14. Schildberg FA, Schulz S, Dombrowski F, et al. Cyclic AMP alleviates endoplasmic stress and programmed cell death induced by lipopolysaccharides in human endothelial cells. Cell Tissue Res, 2005, 320(1):91-98.

15. Endo M, Oyadomari S, Suga M, et al. The ER stress pathway involving CHOP is activated in the lungs of LPS-treated mice. J Biochem, 2005, 138(4):501-507.

16. Li G, Mongillo M, Chin KT, et al. Role of ERO1-alpha-mediated stimulation of inositol 1, 4, 5-triphosphate receptor activity in endoplasmic reticulum stress-induced apoptosis. J Cell Biol, 2009, 186(6):783-792.

17. Zinszner H, Kuroda M, Wang X, et al. CHOP is implicated in programmed cell death in response to impaired function of the endoplasmic reticulum. Genes Dev, 1998, 12(7):982-995.

18. Gupta S, Deepti A, Deegan S, et al. HSP72 protects cells from ER stress-induced apoptosis via enhancement of IRE1alpha-XBP1 signaling through a physical interaction. PLoSBiol, 2010, 8(7):e1000410.

19. Kim HJ, Jeong JS, Kim SR, et al. Inhibition of endoplasmic reticulum stress alleviates lipopolysaccharide-induced lung inflammation through modulation of NF-kappaB/HIF-1alpha signaling pathway. Sci Rep, 2013, 3:1142.

20. Toltl LJ, Austin RC, Liaw PC. Activated protein C modulates inflammation, apoptosis and tissue factor procoagulant activity by regulating endoplasmic reticulum calcium depletion in blood monocytes. J Thromb Haemost, 2011, 9(3):582-592.

第十一章　预测脓毒症及脓毒性休克
预后的生物标记物研究进展

脓毒症是威胁人类健康的重要疾病之一,流行病学研究显示,每年脓毒症的发病率估计为 300 人/10 万人[1],脓毒症已成为美国人的主要死因,脓毒症患者约有 1/4 在住院期间死亡,而脓毒性休克有着更高的病死率,接近 50%[2]。在中国,一项多中心研究表明,我国 ICU 患者脓毒性休克的病死率高达 70.2%[3],其治疗消耗了大量的医疗资源,极大加重患者家庭的经济负担,且病死率高,预后差,如何准确评估脓毒症患者病情严重程度、预测预后和指导治疗,对于有效降低脓毒症患者病死率具有重要意义。本综述重点讲述判断脓毒症和脓毒性休克预后的相关指标。

一、脓毒症及脓毒性休克的定义

根据 2016 年《第三版脓毒症及脓毒性休克定义国际共识》,脓毒症定义为宿主对感染的反应失调而导致的危及生命的器官功能障碍,对于基础器官功能障碍状态未知的患者,基线 SOFA 评分设为 0 分,将感染后 SOFA 评分快速增加 ≥2 作为脓毒症器官功能障碍的临床判断标准;脓毒性休克定义为脓毒症患者经过充分液体复苏后仍存在持续性低血压,需血管活性药物维持平均动脉压(MAP)≥65mmHg,且血乳酸水平>2mmol/L,根据这一标准,脓毒性休克院内病死率超过 40%[4]。由于脓毒症的新定义已包含"器官功能障碍",因此"严重脓毒症"的概念就显得多余而被废弃。

二、评估脓毒症及脓毒性休克预后的标记物

(一) N 末端脑钠肽前体(N-terminal pro-brain natriuretic peptide,NT-proBNP)和心房利钠肽(Atrial natriuretic peptide,ANP)

NT-proBNP 是氨基酸前体蛋白(pro-BNP)裂解而来,由 76 个氨基酸构成的多肽。心室压力增高以及容量负荷过重会促进 NT-proBNP 的合成和释放。NT-proBNP 的半衰期约为 120 分钟,要长于 BNP 的 22 分钟[5],因此在临床上被广泛使用。有证据表明,脓毒症时 NT-proBNP 升高与感染导致的心肌抑制及心肌功能不全相关[5,6]。此外,血浆 NT-proBNP 水平与肾功能直接相关,脓毒症时炎症因子可导致肾脏缺氧缺血,出现急性肾损伤使肾功能受损,肌酐清除率明显下降,使得肾脏清除 NT-proBNP 减少,血循环中 NT-proBNP 水平增高[7]。Varpula M 等[5]分析了 ICU 254 例脓毒性休克病人,发现其 NT-proBNP 普遍升高,且 72 小时的 NT-proBNP 数值是院内病死率的独立预测因素($P = 0.014$),最佳临界值为入院时 7090pg/ml,72 小时 8499pg/ml。另一方面,NT-proBNP 正常的患者存活率则达到 81% ~ 85%。Brueckmann M 等[8]对 57 例脓毒症患者入院第 2 日的 NT-proBNP 进行检测,发现感染的患者 NT-proBNP 值大于 1400pmol/L(约为 4828pg/ml)时,其 28 天病死率为小于

1400pmol/L 患者的 3.9 倍($P<0.01$),此临界值的敏感度为 50.0%,特异度高达 90.2%。同样,Charpentier J 等[9]也发现,在脓毒症早期,由于感染导致心肌功能不全,血浆中 BNP 水平升高,死亡组在入 ICU 第 2 天和第 3 天 BNP 水平明显高于存活组($P<0.05$)。多个研究显示,在脓毒症及脓毒性休克早期,NT-proBNP 可作为评估患者预后的指标。但以上研究受样本量及病人多样化影响,且 NT-proBNP 受心功能、肾功能及凝血功能等影响大,有一定限制。

ANP 由心房肌细胞产生,它是由 28 个氨基酸组成的多肽,半衰期只有 3~4 分钟。而 proANP 由 126 个氨基酸组成,半衰期为 60~120 分钟,比 ANP 更加稳定[10]。Lipinska-Gediga M 等[11]分析了 50 例脓毒症或脓毒性休克患者,结果显示,在入院第 1、2、3、5 天,存活组血液中 pro-ANP 的水平都显著低于死亡组,差异有统计学意义,但其无法区分脓毒症和脓毒性休克。Vazquez M 等[11]的随机对照研究纳入了 1359 例下呼吸道感染患者,检测入院第 3、5、7 天的 pro-ANP 值,结果显示 pro-ANP 与感染的严重程度密切相关,是预测 30 天和 180 天病死率的重要指标,且被认为是评估预后的独立预测因素。

(二) 超敏肌钙蛋白 T(highly sensitive cardiac troponin T,hs-TnT)

cTnT 和 cTnI 是心肌细胞收缩的组成部分,肌钙蛋白的测定通常是用于急性冠脉综合征心肌细胞坏死的诊断,是目前临床上常用的反映心肌损伤的生化标记物。脓毒症和脓毒性休克通常会并发心肌功能不全,甚至既往没有冠状动脉疾病的病人也会出现这种情况,而由此导致的收缩性及舒张性全心衰竭,可能是患者致死的原因[12,13]。有研究表明,在预测脓毒症和脓毒性休克患者预后方面,cTnT 和 cTnI 在 1、3、7 天的 ROC 曲线下面积均小于 BNP[14]。然而,一种新型的超敏方法检测肌钙蛋白 T(超敏肌钙蛋白 T)能够显著提高检测敏感性[15]。Rosjo H 等[15]对 207 例脓毒症患者分别检测 hs-cTnT 和 cTnT 后发现,死亡组患者 hs-cTnT 的中位数值要高于存活组($P=0.047$),而 cTnT 值在两组间无明显差别。在此研究中,脓毒性休克患者的 hs-cTnT 水平明显高于不伴休克的患者($P=0.03$),而 hs-TnT 预测脓毒性休克的最佳临界值是 0.014μg/L(敏感度 86%,特异度 33%)。hs-TnT 与脓毒症及脓毒性休克患者病情严重程度相关,在评估脓毒症进展为脓毒性休克风险方面有很大潜力,但其不是院内病死率的独立预测因素。

(三) 降钙素原(Procalcitonin,PCT)和 C 反应蛋白(C-reactive protein,CRP)

PCT 是一种功能蛋白,由 114~116 个氨基酸组成,生理情况下由甲状腺细胞产生,PCT 由降钙蛋白、降钙素和 N 端残基片组成[16]。健康人 PCT 浓度极低(0.1~0.5ng/ml),定植菌,局部感染,病毒感染时 PCT 水平仍在 2ng/ml 以下,而在脓毒症时 PCT 经常升至 3ng/ml 以上,脓毒性休克时甚至更高[17]。目前 PCT 已明确用于诊断全身细菌感染,而真菌和病毒感染不会伴有 PCT 的明显升高。近年来的研究结果表明,PCT 在预测脓毒症和脓毒性休克患者预后方面有一定临床价值。Azevedo JR 等[17]的研究纳入 28 名脓毒症患者,显示发病初的 PCT 浓度在存活组和死亡组间没有显著差异,而 24 小时($P=0.003$)和 48 小时($P=0.003$)的 PCT 浓度在两组间的差异有统计学意义,且 24 小时的 PCT 清除率在存活组明显高于死亡组($P=0.028$)。Pettila V 等[18]对 ICU 61 例脓毒症患者进行分析后发现,入院第 1 天和第 2 天 PCT 数值在存活组和死亡组间的差异有统计学意义,而以第 2 天 PCT 数值来预测院内病死率是合理的(AUC>0.75)。Ruiz-Rodriguez 等[19]入组了 27 名脓毒性休克患者,在经过 24、48 和 72 小时的治疗后,存活组 PCT 清除率明显高于死亡组,而 48 小时 PCT 清除率在预测脓毒性休克患者病情演变方面有一定价值,48 小时 PCT 清除率超过 50% 提示预后良好,其阴性预测价值达到 91%。相反,如果患者入院 48 小时后 PCT 水平无明显下降则提示预后较差。因此,PCT 水平持续升高患者的死亡风险明显高于 PCT 水平正常或仅轻度升高的患者,动态监测 PCT 水平可预测脓毒症和脓毒性休克预后。

CRP 是一种在感染和其他不同的炎症过程中,由肝脏合成的急性期蛋白。CRP 目前被广泛应用于临床,以区分是否存在感染所致全身炎症,有研究表明,当患者血 CRP 浓度超过 10mg/dl,有 80%～85% 存在细菌感染[20,21]。但 CRP 诊断细菌感染的特异性差,在非感染性疾病中也可见升高,如自身免疫性疾病、多种应激如创伤、手术等。CRP 诊断脓毒症和脓毒性休克敏感度和特异度都明显低于 PCT,并不是好的预测脓毒性休克病死率的指标[22,23]。

(四) 乳酸 (lactate,Lac)

乳酸是无氧酵解的终产物,由于脓毒症患者体内存在全身或局部灌注不良,尤其是发生脓毒性休克时,全身组织灌注不良,组织脏器氧供需失衡,丙酮酸无法进入线粒体进行有氧代谢,而进行无氧酵解产生乳酸,导致血液中乳酸积累[24]。2016 年国际脓毒症和脓毒性休克治疗指南建议使用乳酸来指导复苏,使其恢复正常水平。患者血乳酸水平与脓毒症进展及预后相关,有研究表明,老年脓毒症患者高乳酸水平提示病情严重,发生休克、MODS 甚至病死概率高[25]。但血乳酸值受多种因素影响,如肝、肾功能不全等,单纯通过当前时间点血乳酸水平判断预后存在不足。

乳酸清除率的定义是患者乳酸水平从进入急诊科的基线值到 6 小时后变化的百分比。许多研究表明,乳酸清除率高的患者比乳酸清除率低的患者临床预后要好[26-28]。Nguyen 等[29]入组了 222 名重症感染患者,研究表明乳酸清除率的高低与患者脓毒性休克的发生密切相关,乳酸清除率最低的患者组发生脓毒性休克的比例最高。该研究也表明,乳酸清除率与脓毒症和脓毒性休克所致 MODS 及病死率相关,乳酸清除率更高的患者院内 28 天、60 天病死率显著降低,甚至有超过 12 个月的存活获益。脓毒性休克早期目标导向治疗能够在最初 6 小时内显著降低乳酸水平,从而改善器官功能不全,降低病死率[30]。Nguyen 等[31]关于 556 例脓毒症患者的研究显示,经过早期集束化治疗后,乳酸降低的患者病死率为 20.5%,而乳酸持续升高的患者病死率达到 43.6%($P<0.01$)。乳酸清除率可用于评估脓毒症和脓毒性休克患者早期液体复苏效果,可以评估组织灌注和缺氧的改善。Marty 等[32]研究了 94 例脓毒症及脓毒性休克患者,结果显示入院时和 6 小时、12 小时、24 小时血乳酸浓度在存活组比死亡组都要低($P<0.05$),且 24 小时血乳酸值($AUC=0.773$)和 24 小时乳酸清除率($AUC=0.791$)预测 28 天病死率有最佳的 ROC 曲线下面积。Walker 等[33]回顾性分析了 78 例脓毒症及脓毒性休克患者,指出入院时的初始乳酸值和 6 小时的乳酸清除率都与 30 天病死率相关,其预测脓毒症预后的最佳临界值为初始乳酸值 4.2mmol/L,6 小时乳酸清除率 36%,而早期乳酸清除率预测 30 天病死率的敏感度和特异度更好($AUC=0.79$)。该研究还提出,乳酸清除率是脓毒症患者预后的独立预测因素。

(五) 前肾上腺髓质素 (pro-adrenomedullin,pro-ADM)、血浆可溶性髓样细胞触发受体-1 (Soluble triggering receptor expressed on myeloid cells-1,sTREM-1) 和可溶性尿激酶型纤溶酶原激活物受体 (Soluble urokinase plasminogen activator receptor,suPAR)

1. Pro-ADM　肾上腺髓质素(adrenomedullin,ADM)主要来源于血管内皮细胞和血管平滑肌细胞,由 52 个氨基酸肽链组成,其具有调节免疫、代谢和血管活性作用,有助于保持器官的血液供应[34]。然而,ADM 的测定十分困难,因为其进入循环后被迅速代谢掉,近年来更稳定的前肾上腺髓质素(pro-adrenomedullin,pro-ADM)逐渐被用于脓毒症中。脓毒症时循环中 pro-ADM 和 ADM 升高可能有两种机制。首先,作为降钙素基因家族的成员之一,在脓毒症期间,由于细菌内毒素和促炎因子的调节,使 pro-ADM 大量合成和广泛表达;其次,可能是由于肾脏和肺脏对 pro-ADM 清除的减少[35]。Christ-Crain M 等[36]的研究纳入了 101 名重症感染患者,并以健康志愿者血标本作为对照,结果显示随着脓毒症患者病情进展,血 pro-ADM 水平也逐渐升高,脓毒症患者 pro-ADM 中位数为 2.3nmol/L,而脓毒性休克患者 pro-ADM 中位数为 4.5nmol/L。此外,死亡组患者入院时的 pro-ADM 中位数值比存活组显著增高($P<0.001$),其预测患者病情预后的最佳临界值为 3.9nmol/L,敏感度为 83.3%,特异度为 87.8%。Pro-ADM 预测脓毒症患者预后的敏感度及特异度显著高于 APACHEII 评分,也优于 PCT 和 CRP[35,36]。然而,另外一些研究有不同的结果,一项 137 例患者的单中心研究显示 pro-ADM 预测脓毒性休克患者院内病死率的准确性虽优于 CPR 和 PCT,但仍比 APA-CHEII 评分和 SOFA 评分要差[37]。Suberviola B 等[38]对 49 例社区获得性肺炎所致脓毒症和脓毒性休克的研究指出,在死亡组 pro-ADM 中位数值为 5.0nmol/L,高于存活组的 1.7nmol/L,其预测院内死亡的最佳临界值为 4.86nmol/L,入 ICU 时 pro-ADM 值超过 4.86nmol/L 的患者院内病死率明显升高($P=0.02$)。但需要注意的是,在接受去甲肾上腺素治疗的患者血 pro-ADM 值比未接受去甲肾上腺素治疗的患者显著增高($P<0.001$)[36]。

2. sTREM-1 血浆可溶性髓样细胞触发受体-1 作为免疫球蛋白超家族成员之一,选择性表达于中性粒细胞及部分单核细胞亚型,在多种炎症反应中表达上调。机体在细菌或真菌感染时,中性粒细胞和单核/巨噬细胞被激活,其表面 TREM-1 表达显著增强,脱落入血即为 sTREM-1[39]。sTREM-1 可存在于患者的血浆、胸水、支气管肺泡灌洗液、尿液和脑脊液中。一项纳入 1795 例的大型的 meta 分析结果显示 sTREM-1 诊断脓毒症的敏感度和特异度分别为 79%(95% 置信区间:65% ~89%)和 80%(95% 置信区间:69% ~88%),其 ROC 曲线下面积为 0.87(95% 置信区间:0.84 ~0.89),表明血浆 sTREM-1 对早期诊断脓毒症具有一定意义[40],此外,早期 sTREM-1 水平升高与预后不良相关[41,42]。在经过早期目标导向复苏的脓毒症患者中,非存活组 sTREM-1 浓度显著高于存活组,而 PCT 和 CRP 水平在两组中无明显差异。在多因素回归分析中,sTREM-1 水平与患者不良预后独立相关[43]。

3. suPAR 可溶性尿激酶型纤溶酶原激活物受体是尿激酶型纤溶酶原激活物受体(uPAR)的可溶形式。uPAR 是一个相对分子质量为 55 000 ~60 000 的糖蛋白,它通过一个糖基化磷脂酰肌醇(GPI)锚连接于细胞膜的磷脂双分子层表面。在炎症刺激下,uPAR 可经多种蛋白酶作用而从细胞表面脱落成为一种可溶性形式-suPAR[44]。有研究表明脓毒症患者的 suPAR 水平可评估病情的严重程度。一项纳入 17 项临床研究的 meta 分析结果显示,感染患者血浆 suPAR 水平升高,患者死亡风险增加,合并后 RR 值为 3.37(95% 置信区间:2.60 ~4.38),提示血浆 suPAR 水平与感染患者预后相关。suPAR 预测感染患者死亡概率的敏感度和特异度分别为 0.70(95% 置信区间:0.60 ~0.78)和 0.72(95% 置信区间:0.62 ~0.80),AUC 为 0.77(95% 置信区间:0.73 ~0.80),血浆 suPAR 可作为评估细菌感染患者预后的生物标记物[45]。2014 年的一项前瞻性研究纳入了 258 例患者监测入 ICU 后的 suPAR 水平,结果显示入院时脓毒症患者 suPAR 水平显著高于非脓毒症患者(8.9[5.9-12.7] vs 3.7[2.7-5.4]ng/ml),且非存活组 suPAR 水平高于存活组(8.6[5.4-12.4] vs 4.6[2.9-7.7]ng/ml),入院时 suPAR 升高是患者 ICU 死亡和 28 天死亡的独立预测因素。对于所有纳入的患者,suPAR 预测 ICU 死亡的 ROC 曲线下面积为 0.726,cut-off 值为 6.15ng/ml,对于脓毒症患者,cut-off 值为 10.2ng/ml。血浆 suPAR 水平与患者器官功能衰竭程度相关,对于脓毒症和非脓毒症患者预后都有良好的预测价值[46]。

（六）白细胞分化抗原 14（cluster of differentiation 14，CD14）

CD14 是主要表达于外周血单核-巨噬细胞表面的一类白细胞分化抗原，为细胞壁成分脂多糖和脂多糖结合蛋白的高亲和力受体，作为细菌识别以及宿主反应的认知受体和关键分子。CD14 共有两种亚型，膜 CD14（mCD14）和可溶性 CD14（sCD14）。细菌感染时，血浆蛋白酶激活后裂解 sCD14，产生 sCD14 亚型（sCD14-ST），即为 presepsin[47]。一项多中心研究纳入脓毒症或脓毒性休克患者 106 名，以 83 名非感染型 SIRS 患者作为对照组，结果显示 presepsin 诊断脓毒症的 cut-off 值为 600pg/ml，此时的敏感度为 78.95%，特异度为 61.90%。此外，presepsin 表现出良好的预测价值，脓毒症患者入院时的 presepsin 水平与其院内病死概率显著相关[48]。类似的研究结果表明，对于脓毒症患者，死亡组 presepsin 水平显著高于存活组，且 presepsin 是患者 28 天病死率的独立预测因素[49,50]。总之，presepsin 可能是预测脓毒症预后的生物标记物。

（七）促炎因子和抗炎因子

在脓毒症的过程中，炎症介质的触发、增强和放大效应是其病理变化的核心之一。根据炎症细胞因子具体作用不同可分为促炎因子和抗炎因子，促炎因子主要有肿瘤坏死因子（tumor necrosis factor，TNF）、白细胞介素-1（interleukin-1，IL-1）、IL-6、IL-8 等，抗炎因子主要有 IL-4、IL-10、IL-13 等[51]。Bozza 等[52] 的研究对 60 例脓毒症患者同时进行 17 种细胞因子的检测，结果表明 IL-1β、IL-6、IL-7、IL-8、IL-10、IL-13、干扰素-γ（interferon-γ，IFN-γ）、粒细胞集落刺激因子（granulocyte colony-stimulating factor，G-CSF）、单核细胞趋化蛋白（monocyte chemoattractant protein，MCP-1）、肿瘤坏死因子-α（tumour necrosis factor-α，TNF-α）在脓毒性休克患者显著高于脓毒症患者。IL-1β、IL-4、IL-6、IL-8、MCP-1 和 G-CSF 在预测早期病死率（<48 小时）有较高的准确性，而 IL-8 和 MCP-1 在预测 28 天病死率方面准确性较高。此研究还指出只有 MCP-1 与脓毒症病情预后独立相关。Nakamura T 等[53] 以 15 名脓毒性休克患者与 15 名健康志愿者进行对照研究，结果显示脓毒性休克患者血清内毒素，IL-6，高迁移率族蛋白（High-mobility group box 1，HMGB1），可溶性晚期糖基化终末产物受体（soluble receptor for advanced glycation end-products，sRAGE）与健康志愿者相比显著升高（$P<0.01$）。Wunder 等[54] 分析了 33 名脓毒症患者前 3 天血浆 IL-6，IL-10 在存活组和死亡组的差别，发现死亡组血浆 IL-10 浓度在第 1 天和第 2 天比存活组显著升高。而 IL-6 浓度虽然在死亡组比存活组升高，但两组间差异无统计学意义。Heper 等[55] 分析了 39 例社区获得性脓毒症患者，结果表明在最初 72 小时 IL-10 水平和最初 24 小时 TNF-α 水平更高的患者预后更差，TNF-α 和 IL-10 水平有利于预测脓毒症的严重程度。Lekkou 等[56] 选取了 30 名社区获得性重症感染患者，以 12 名健康人作为对照，分析外周血炎症因子及单核细胞表面人类白细胞抗原 DR 位点（human leukocyte antigen DR，HLA-DR），结果表明脓毒症患者外周血单核细胞 HLA-DR 表达水平与健康对照组相比显著降低。而在入院后的 17 天里，存活组脓毒症患者血 HLA-DR 表达水平比死亡组明显升高，说明外周血单核细胞 HLA-DR 表达水平可能是预测脓毒症病死率的早期标记物，而 IL-10 可能是评估疾病远期预后的良好标记物。外周血高水平 IL-10 常伴随低水平单核细胞 HLA-DR 表达[57,58]。

三、总　　结

综上所述，针对脓毒症及脓毒症休克的临床研究显示，早期测定相关脓毒症生物标记物可预测重症感染患者的预后。但由于目前受限于小样本,加之采样时间不同,各研究所得临界值及相应敏感度、特异度差异较大,且存在各研究结果间相互矛盾等。未来仍需要多中心、大样本的临床研究,寻找预测重症感染预后的敏感性和特异性都较好的生物标记物。单一生物标志物的临床应用价值有限,多种生物标志物的组合或者生物标记物联合危重症评分可能更有助于脓毒症的预后评估。

(郑亚安　付源伟)

参 考 文 献

1. Angus DC,Linde-Zwirble WT,Lidicker J,et al. Epidemiology of severe sepsis in the United States:analysis of incidence,outcome,and associated costs of care. Crit Care Med,2001,29:1303-1310.

2. Mayr FB,Yende S,Angus DC. Epidemiology of severe sepsis. Virulence,2014,5(1):4-11.

3. 董磊,张辉,段美丽,等. 脓毒性休克的临床流行病学调查-1087 例全国多中心临床研究. 中国临床医学,2010,17(3):436-438.

4. Singer M,Deutschman CS,Seymour CW,et al. The Third International Consensus Defnitions for Sepsis and Septic Shock(Sepsis-3). JAMA,2016,315(8):801-810.

5. Varpula M,Pulkki K,Karlsson S,et al. Predictive value of N-terminal pro-brain natriuretic peptide in severe sepsis and septic shock. Crit Care Med,2007,35(5):1277-1283.

6. Charpentier J,Luyt CE,Fulla Y,et al. Brain natriuretic peptide:A marker of myocardial dysfunction and prognosis during severe sepsis. Crit Care Med,2004,32(3):660-665.

7. Chireop R,Jelinek GA. B-type natriuretic peptide in the diagnosis of heart failure in the emergency department. Emerg Med Australas,2006,18(2):170-179.

8. Brueckmann M,Huhle G,Lang S,et al. Prognostic value of plasma N-terminal pro-brain natriuretic peptide in patients with severe sepsis. Circulation,2005,112(4):527-534.

9. Charpentier J,Luyt CE,Fulla Y,et al. Brain natriuretic peptide:a marker of myocardial dysfunction and prognosis during severe sepsis. Crit Care Med,2004,32(3):660-665.

10. Lipinska-Gediga M,Mierzchala M,Durek G. Pro-atrial natriuretic peptide(pro-ANP)level in patients with severe sepsis and septic shock:prognostic and diagnostic significance. Infection,2012,40(3):303-309.

11. Vazquez M,Jockers K,Christ-Crain M et al. MR-pro-atrial natriuretic peptide(MR-proANP)predicts short-and long-term outcomes in respiratory tract infections:a prospective validation study. Int J Cardiol,2012,156(1):16-23.

12. Maeder M,Fehr T,Rickli H,et al. Sepsis-associated myocardial dysfunction:diagnostic and prognostic impact of cardiac troponins and natriuretic peptides. Chest,2006,129(5):1349-1366.

13. Antonuci E,Fiaccadori E,Donadello K,et al. Myocardial depression in sepsis:from pathogenesis to clinical manifestations and treatment. Journal of critical care,2014,29(4),500-511.

14. 李振华,董磊,王国兴,等. 脑利钠肽、肌钙蛋白 T 和 I 监测对重症脓毒症和脓毒症休克预后的意义. 中华急诊医学杂志,2012,21(9):1016-1021.

15. Rosjo H,Varpula M,Hagve TA,et al. Circulating high sensitivity troponin T in severe sepsis and septic shock:distribution,associated factors,and relation to outcome. Intensive Care Med,2011,37(1):77-85.

16. Snider RH Jr,Nylen ES,Becker KL. Procalcitonin and its component peptides in systemic inflammation:immunochemical characterization. J Investid Med,1997,45(9):552-560.

17. Azevedo JR,Torres OJ,Czeczko NG,et al. Procalcitonin as a prognostic biomarker of severe sepsis and septic shock. Rev Col Bras Cir,2012,39(6):456-461.

18. Pettila V,Hynninen M,Takkunen O,et al. Predictive value of procalcitonin and interleukin 6 in critically ill pa-

tients with suspected sepsis. Intensive Care Med,2002,28(9):1220-1225.

19. Ruiz-Rodríguez JC,Caballero J,Ruiz-Sanmartin A,et al. Usefulness of procalcitonin clearance as a prognostic biomarker in septic shock. A prospective pilot study. Med Intensiva,2012,36(7):475-480.

20. GabayC,Kushner I. Acute-phase proteins and other systemic responses to inflammation. New Eng J Med,1999,340(6):448-454.

21. Suprin E,Camus C,Gacouin A,et al. Procalcitonin:a valuable indicator of infection in a medical ICU?. Intensive Care Med,2000,26(9):1232-1238.

22. 李丽娟,陈炜,古旭云,等. 血浆 PCT 和 CRP 水平的动态变化对脓毒症严重程度的评估及其相关性研究. 中国实验诊断学,2013,17(6):1010-1013.

23. Cicarelli DD,Vieira JE,Bensenor FE. Comparison of C-reactive protein and serum amyloid a protein in septic shock patients. Mediators of inflammation,2008,631414.

24. Zhang Z,Xu X,Chen K. Lactate clearance as a useful biomarker for the prediction of all-cause mortality in critically ill patients:a systematic review study protocol. BMJ Open,2014,4(5):e004752.

25. lee SW,Hong YS,Park DW,et al. Lactic acidosis not hyperlactatemia as predictor of in hospital mortality in septic emergency patients. Emergency Med J,2008,25(10):659-665.

26. Nguyen HB,Rivers EP,Knoblich BP,et al. Early lactate clearance is associated with improved outcome in severe sepsis and septic shock. Crit Care Med,2004,32(8):1637-1642.

27. Jansen TC,van Bommel J,Schoonderbeek FJ,et al. Early lactate-guided therapy in intensive care unit patients:a multicenter,open-label,randomized controlled trial. Am J Respir Crit Care Med,2010,182(6):752-761.

28. Arnold RC,Shapiro NI,Jones AE,et al. Multi-center study of early lactate clearance as a determinant of survival in patients with presumed sepsis. Shock,2009,32(1):35-39.

29. Nguyen HB,Loomba M,Yang JJ,et al. Early lactate clearance is associated with biomarkers of inflammation,coagulation,apoptosis,organ,dysfunction and mortality in severe sepsis and septic shock. J Inflammation,2010,7:6.

30. Rivers,Emanuel,Nguyen,et al. Early goal-directed therapy in the treatment of severe sepsis and septic shock. New England Journal of Medicine,2001,345(19):1368-1377.

31. Nguyen HB,Kuan WS,Batech M,et al. Outcome effectiveness of the severe sepsis resuscitation bundle with addition of lactate clearance as a bundle item:a multi-national evaluation. Crit Care,2011,15(5):R229.

32. Marty P,Roquilly A,Vall EF,et al. Lactate clearance for death prediction in severe sepsis or septic shock patients during the first 24 hours in Intensive Care Unit:an observational study. Ann Inten Care,2013,3:3.

33. Walker CA,Griffith DM,Gray AJ,et al. Early lactate clearance in septic patients with elevated lactate levels admitted from the emergency department to intensive care:Time to aim higher? J Crit Care,2013,28(5):832-837.

34. Linscheid P,Seboek D,Zulewski H,et al. Autocrine/paracrine role of inflammation-mediated calcitonin generelated peptide and adrenomedullin expression in human adipose tissue. Endocrinology,2005,146(6):2699-2708.

35. 康福新,Wang Rui-lan,俞康龙等.前肾上腺髓质素作为脓毒症危险分层新标志物的探讨.中国危重病急救医学,2008,20(8):452-455.

36. Christ-Crain M,Morgenthaler NG,Struck J,et al. Mid-regional pro-adrenomedullinas a prognostic marker in sepsis:an observational study. Crit Care,2005,9(6):R816-R824.

37. Suberviola B,Castellanos-Ortega A,Ruiz Ruiz A,et al. Hospital mortality prognostication in sepsis using the new biomarkers suPAR and proADM in a single determination on ICU admission. Inten Care Med,2013,39(11):1945-1952.

38. Suberviola B,Castellanos-Ortega A,Llorca J,et al. Prognostic value of proadrenomedullin in severe sepsis and septic shock patients with community-acquired pneumonia. Swiss Medical Weekly,2012,142:w13542.

39. Bouchon A,Facchetti F,Weigand M A,et al. TREM-1 amplifies inflammation and is a crucial mediator of septic

shock. Nature,2001,410(6832):1103-1107.

40. Wu Y,Wang F,Fan X,et al. Accuracy of plasma sTREM-1 for sepsis diagnosis in systemic inflammatory patients:a systematic review and meta-analysis. Crit Care,2012,16(6):1-11.

41. 孙洁,宋诗铎,赵华杰,等. 脓毒症患者血清可溶性髓系细胞表达的触发受体-1 水平及与预后的关系. 中华危重病急救医学,2011,23(5):305-308.

42. 王洪霞,陈兵. 血浆可溶性髓样细胞触发受体-1 对脓毒症早期诊断的价值及预后意义. 中华急诊医学杂志,2011,20(8):803-806.

43. Jeong SJ,Song Y G,Kim CO,et al. Measurement of plasma sTREM-1 in patients with severe sepsis receiving early goal-directed therapy and evaluation of its usefulness. 2012,37(6):574-578.

44. 曾勉,常敏婵,何婉媚等. 可溶性尿激酶型纤溶酶原激活物受体在脓毒症的诊断价值. 中华急诊医学杂志,2015,24(7):772-778.

45. Ni W,Han Y,Zhao J,et al. Serum soluble urokinase-type plasminogen activator receptor as a biological marker of bacterial infection in adults:a systematic review and meta-analysis. Scientific Reports,2016,6:39481.

46. Donadello K,Scolletta S,Taccone FS,et al. Soluble urokinase-type plasminogen activator receptor as a prognostic biomarker in critically ill patients. Journal of Critical Care,2014,29(1):144-149.

47. Endo S,Suzuki Y,Takahashi G,et al. Usefulness of presepsin in the diagnosis of sepsis in a multicenter prospective study. J Infect Chemoth,2012,18(6):891.

48. Ulla M,Pizzolato E,Lucchiari M,et al. Diagnostic and prognostic value of presepsin in the management of sepsis in the emergency department:a multicenter prospective study. Crit Care,2013,17(4):R168.

49. Liu B,Chen YX,Yin Q,et al. Diagnostic value and prognostic evaluation of Presepsin for sepsis in an emergency department. Crit Care,2013,17(5):R244.

50. Masson S,Caironi P,Spanuth E,et al. Presepsin(soluble CD14 subtype)and procalcitonin levels for mortality prediction in sepsis:data from the Albumin Italian Outcome Sepsis trial. Crit Care,2014,18(1):R6.

51. Kluth DC,Rees AJ. Inhibiting inflammatory cytokines. Semin Nephrol,1996,16(6):576-582.

52. Bozza FA,Salluh JI,Japiassu AM,et al. Cytokine profiles as markers of disease severity in sepsis:a multiplex analysis. Crit Care,2007,11(2):R49.

53. Nakamura T,Sato E,Fujiwara N,et al. Suppression of high-mobility group box-1 and receptor for advanced glycation end-product axis by polymyxin B-immobilized fiber hemoperfusion in septic shock patients. J Crit Care,2011,26(6):546-549.

54. Wunder C,Eichelbronner O,Roewer N,et al. Are IL-6,IL-10 and PCT plasma concentrations reliable for outcome prediction in severe sepsis? A comparison with APACHE III and SAPS II. Inflam Res,2004,53(4):158-163.

55. Heper Y,Akalin EH,Mistik R,et al. Evaluation of serum C-reactive protein,procalcitonin,tumor necrosis factor alpha,and interleukin-10 levels as diagnostic and prognostic parameters in patients with community-acquired sepsis,severe sepsis,and septic shock. Eur J Clin Microbiol Infect Dis,2006,25(8):481-491.

56. Lekkou A,Karakantza M,Mouzaki A,et al. Cytokine production and monocyte HLA-DR expression as predictors of outcome for patients with community-acquired severe infections. Clinical and Vaccine Immunology,2004,11(1):161-167.

57. Monneret G,Finck ME,Venet F,et al. The anti-inflammatory response dominates after septic shock:association of low monocyte HLA-DR expression and high interleukin-10 concentration. Immunology letters,2004,95(2):193-198.

第十二章　血管活性药物在脓毒症
休克应用新进展

2016 年脓毒症与脓毒症休克处理国际指南于今年 1 月 17 日在 Crit Care Med 在线发表[1]，根据新的定义，脓毒症是指因感染引起宿主反应失调而导致危及生命的器官功能障碍。脓毒症休克是脓毒症的一种，存在循环、细胞/代谢功能异常，有比较高的死亡率。脓毒症与脓毒症休克是临床急症，在初始几个小时内尽快识别与恰当处理可改善脓毒症患者的预后。多方位集束化治疗是目前共识治疗理念，血管活性药物是集束化治疗的重要部分。

一、2016 年脓毒症与脓毒症休克处理国际指南血管活性药物的应用推荐

1. 推荐去甲肾上腺素作为首选的血管加压药物（强推荐，中等证据质量）。

2. 建议可以加用血管加压素（最大剂量 0.03U/min）（弱推荐，中等证据质量）或者肾上腺素（弱推荐，低证据质量）以达到目标的平均动脉压，或者加用血管加压素（最大剂量 0.03U/min）（弱推荐，中等证据质量）以减少去甲肾上腺素的剂量。

3. 建议只有针对高选择性的患者群体（例如快速型心律失常低风险、绝对和相对心动过缓的患者），才将多巴胺作为去甲肾上腺素的替代药物（弱推荐，低证据质量）。

4. 反对使用低剂量的多巴胺用于肾脏保护（强推荐，高证据质量）。

5. 在充分的液体复苏及使用血管活性药物之后，如果仍然存在持续的低灌注，建议使用多巴酚丁胺（弱推荐，低证据质量）。

6. 建议所有需要血管加压药物治疗的患者，如果资源许可，应尽快进行动脉置管（弱推荐，极低证据质量）。

我们对比 2016 年脓毒症与脓毒症休克处理国际指南与 2012 国际严重脓毒症及脓毒症休克诊疗指南发现，血管活性药物与强心药物的应用推荐意见基本一致，只是将去氧肾上腺素完全排除在外，原因为去氧肾上腺素减少 SV（每搏输出量）等[2]不利作用；过去十余年现有药物临床研究结果未有能超越去甲肾上腺素而成为更优选择。但脓毒症休克患者尽管实施包括血管活性药物、容量复苏、感染源的控制、机械通气等集束化治疗措施，死亡率仍居高不下[3,4]，这一临床顽症迫使人类不断探求治疗对策。下面对近数年公开发表的与血管活性药物有关研究方面做一概述，部分研究似乎带给我们曙光。

二、血管活性药物研究进展

（一）血管活性药物与免疫
目前关注点已经从促炎反应的破坏力方面转向不利抗炎内容方面，即脓毒症相关免

疫麻痹,是指病人不能清除初始的感染并增加二重/机会感染的易感性[5],此现象与不良预后有关。免疫麻痹促使我们去重新评估与评定当前管理脓毒症休克时是否我们无意之中损害或改变了机体的免疫反应。Roeland[6]从作为脓毒症休克治疗基石的去甲肾上腺素在脓毒症相关免疫麻痹中潜在的不利方面出发,详细阐述了去甲肾上腺素对免疫调节的作用,总结到尽管新的治疗理论力图改变免疫麻痹还在进行中,但应用去甲肾上腺素可能使脓毒症相关免疫麻痹的发生、程度、及持续时间恶化。目前在体内或动物资料上显示去甲肾上腺素治疗有产生免疫抑制及促进细菌生长的作用,可能增加感染易感性;然而人类的证据是间接的,去甲肾上腺素免疫学的作用还没有准确在人体进行过试验或临床研究;替代药物如血管加压素或 selepressin,血管紧张素-Ⅱ,去氧肾上腺素可能在免疫特性方面有超越去甲肾上腺素的固有优势,可是这些药物人类体内的免疫学资料也相当缺乏。因此,研究去甲肾上腺素及目前可及的替代药物在人类的免疫调节特点是非常必要的。下图汇总了关于去甲肾上腺素在受体及特异性细胞免疫方面来源于人体和动物研究的如何引起脓毒症相关免疫麻痹的示意图(图 1-12-1)。因此由于去甲肾上腺素的多重副作用应被宣传合理限制应用[7]。

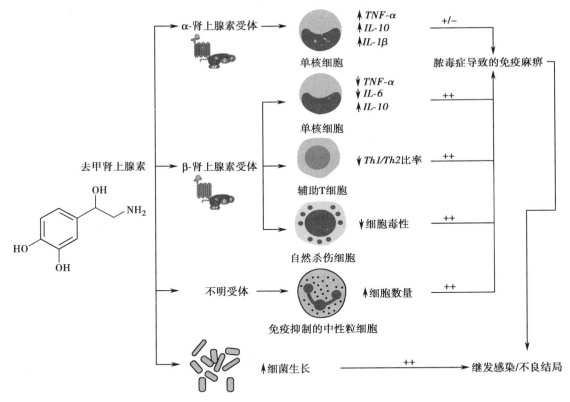

图 1-12-1　由去甲肾上腺素引起脓毒症相关免疫麻痹路径图
激活 a-AR 与促炎及抗炎作用有关;激活 b-AR 表现抗炎效果,包括减少促炎细胞因子的产生量,增加抗炎细胞因子;促使免疫反应由 Th1 向 TH2 细胞分型转化,减弱 NK 细胞毒性;另外,去甲肾上腺素诱导产生免疫抑制中性粒细胞及直接促进细菌生长

（二）血管活性药物应用药物严重副作用及与死亡率的关系

Nattachai 等[8]研究发现应用血管加压素（剂量 0.01 ~ 0.03U/min）与去甲肾上腺素（剂量 5 ~ 26.7μg/min）严重副作用发生率为（10.8% ~ 12.6%）与（19.7% ~ 10.5%）。严重副作用定义为：与应用血管加压素或去甲肾上腺素有关的、临时出现的、任何危及生命的事件，包括：急性冠脉综合征；新发生的快速心房纤颤；新发生的心率低于 50 次/分的需要快速干预的心动过缓；心搏停止、室颤、无脉电活动形式之一的心搏骤停；皮肤指趾缺血；肠系膜缺血；急性脑卒中及神经功能缺失；低钠血症（<130mmol/L）。出现严重药物副作用患者的死亡率是没有发生者的 2 倍，但有或无严重药物副作用血管加压素药物浓度曲线下面积在两组并无不同；基因检测发现患者有 AA 基因型 rs28418396 SNP（AA 基因型的 rs28418396 精氨酸加压素受体 1b 基因附近的单核苷酸多态性）与严重不良事件有关。此研究的重要意义在于：血管加压素与去甲肾上腺素严重不良药物副作用相似；应主动监测药物严重不良反应，因为它们常常与死亡率增加有关；建议血管升压药的输注应合理改变（减少剂量、换用替代的血管活性药物、重新评估容量状态，考虑容量管理至允许血管加压药逐渐停用）；如果基因 rs28418396 将来被确认标记，那么在未来病人将通过基因测量评估来改变血管加压药的选择。

（三）血管活性药物应用及脓毒症休克应更多关注微循环

脓毒症导致微循环改变在发展成器官功能障碍方面发挥着重要作用，有研究显示去甲肾上腺素治疗后动脉压增高在一些患者可以提高微血管灌注，但在另一些患者却未能提高，甚至更加恶化[9,10]。丹尼尔（Daniel）[11]等分析了 252 例严重脓毒症患者发生 24 小时内早期及发生 48 小时后晚期舌下微循环情况：结论是微循环改变在严重脓毒症经常被观察到，并对预后有极大的影响；微循环的改变与一些全身血流动力学改变轻度相关；全身复苏目标的成功不是总能提高微循环的变化；在持续性休克微血管改变的程度随时间变化而不同，早期阶段改变程度大，而晚期阶段改变程度小，尤其在存活者当中，这与既往的研究在存活者随时间微循环灌注迅速提高结果相同[12]，但有另两个额外的发现，第一，在持续性脓毒症休克微循环改变依然是重要的预后因子，即使只是很少的改变。第二，生存者与非生存者差别的重要性随时间进展而更明显，微循环改变在脓毒症晚期阶段更不明显，但很少能正常化，甚至在存活者当中；小血管灌注百分比率（PPV）可能是最好的微循环的特异变量，是最强的死亡率预测因子。

（四）需要血管加压药治疗的感染中毒性休克患者的相对心动过缓

莎拉[13]等回顾性研究了 1554 例应用血管活性药的脓毒性休克患者，其中 686 名（44%）在一段时间符合分类标准为相对心动过缓组。相对心动过缓的患者年龄稍大（65 比 60 岁；$P<0.001$），疾病严重程度略低（SOFA $P<0.004$ 和 APCHEⅡ评分 $P<0.008$）。这种相对心动过缓与 28 天死亡率显著改善有关（21% 对 34%，$P<0.001$）；即使在去除可能的治疗权重、平衡协变量后相对心动过缓与生存之间的关系仍然存在（$P<0.001$），两组没有器官衰竭天数及未用血管加压药天数与死亡率相一致。尽管心动过缓貌似是单纯疾病严重度较轻及更低的血管加压药应用剂量患者，但意向校正表明情况并非如此，即使在控制了疾病的严重性、输注的血管加压药、并存疾病和可能的心动过缓后，相对心动过缓仍与更高的生存率强相关。这种相对心动过缓与死亡率之间的关系可以用几个表面上的机制来解释：一个较

明确些的可能机制是肾上腺素的过度刺激——心动过速在扩容后持续存在是一个重要标志;此外,心动过缓可能通过减少心脏做功及增加冠脉灌流而改善结局。尽管老年患者变时性下降与死亡率增加有关,但此研究表明,这种现象与脓毒症休克无关。心动过缓的最佳阈值无法被很好的定义,此研究表明生存影响的可能性似乎在 80 次/小时以下。相似的观察结果已经激励有人[14-16]尝试(β-blocker)在脓毒症休克时应用肾上腺素拮抗剂减慢心率,这样的努力需谨慎进行,过去的研究以纠正生理学变量,如氧输送到"正常水平"为目标,但很少改善死亡率,甚至可能是有害的[17,18]。来自意大利的部分控制数据的注册资料表明:住院前应用β-blocker 可能与更好的转归有关[19],但此研究并不支持这个结果,仍需更大规模的研究明确回答这个问题。此研究的意义在于提供进一步支持在脓毒症患者临床平衡地诱导相对心动过缓。

(五) 选择性血管紧张素 V_{1A} 受体激动剂 Selepressin 的一项动物实验

Xinrong He[20]等将成年母绵羊46 只用腹腔注入粪便导致的腹膜炎性脓毒症休克模型进行晚干预及早干预及对照分组。对比 V_{1A} 受体激动剂 Selepressin、精氨酸加压素(AVP)、去甲肾上腺素(NE)的疗效。晚干预组:在绵羊 MAP 虽经充分液体复苏但 MAP 低于 70mmHg 时开始应用。示意图如图 1-12-2。

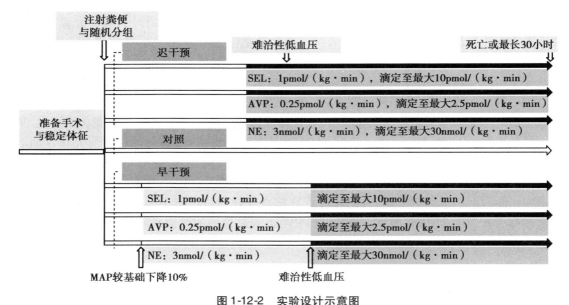

图 1-12-2 实验设计示意图
SEL:selepressin,AVP:精氨酸加压素,NE:去甲肾上腺素,MAP:平均动脉压

Selepressin 输注组(初始剂量 1pmol/(kg·min)并逐步增加剂量到最大 10pmol/(kg·min),以维持目标 MAP 70～80mmHg)。AVP 输注组(初始剂量 0.1mU/(kg·min)并逐步增加剂量到最大 1mU/(kg·min)以维持目标 MAP 70～80mmHg)。NE 输注组(初始剂量 0.5μg/(kg·min)并逐步增加剂量到最大 5μg/(kg·min)以维持目标 MAP70～80mmHg)。早干预组:在 MAP 下降基础值的 10%时,血管加压药物开始应用,初始浓度同晚干预组,仍补充液体,当 MAP 低于 70mmHg 之后,滴定药物浓度同晚干预组,维持目标 MAP 70～80mmHg。对照组:应用生理盐水。所有动物被观察至死亡或最多 30 小时。生存曲线结果

如图 1-12-3。

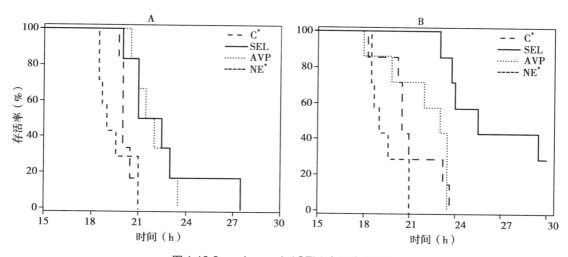

图 1-12-3　selepressin(SEL) 在迟发干预组
A. 及早干预组;B. Kaplan-Meier 生存曲线;* $P<0.05$
C=对照组;AVP=精氨酸加压素;NE=去甲肾上腺素

结果:晚干预组:Selepressin 比其他两组推迟了 MAP 下降,降低了肺湿/干重比;早干预组:Selepressin 维持 MAP 与 CI 优于 AVP 及 NE,血乳酸水平增长放缓,减少肺水,降低液体平衡,降低 IL-6 水平及亚硝酸盐/硝酸盐水平;Selepressin 治疗组动物存活时间比其他治疗组长。

结论:在这个临床相关感染性休克模型,选择性 V_{1A} 受体激动剂治疗脓毒症休克优于 AVP、NE;特别是早期应用,提高了全身及肺循环,提高了肺及肾脏功能,减轻了脓毒症相关凝血障碍和系统性炎症反应;这些结果支持 V_{1A} 受体激动剂在感染中毒性休克作为一线升压药物。

三、未来与展望

脓毒症休克目前仍是一种病死率非常高的疾病,我们应当防治结合,预防为主。重视及积极治疗每个部位及每次的感染,防患于未然;减少易患因素,如防止误吸、解除胆系、肠道梗阻,减少不必要有创操作,及时切开引流、增强机体抵抗力等为治疗上策。

回顾近 10 余年严重脓毒症的治疗策略,似乎我们遇到了瓶颈,期盼在易感基因筛选,开发预防疫苗,更加有效改善毛细血管渗漏,拮抗由临床病理生理结果相似但病原体不同的毒素因子等方面找到突破口。

在目前可及的血管加压药物的有益作用之外,研究在临床脓毒症患者中如何影响宿主免疫功能,如何减少免疫不利影响;在感染中毒性休克时应用何种控制心率的药物及用什么指标作为靶目标来治疗;在应用血管活性药物时如何调整药物应用方法,避免严重副作用等方面仍值得我们深入进行。血管加压素选择性 V_{1A} 受体激动剂 Selepressin 在动物实验改善生存率方面似乎看到了曙光,但仍需更多大规模实验及临床来验证。

（杨建坤　赵丽）

参 考 文 献

1. Rhodes A, Evans LE, Alhazzani W, et al. Surviving Sepsis Campaign: International Guidelinesfor Management of Sepsis and Septic Shock: 2016. Crit Care Med, 2017, 45(3):486-552.

2. Jian G, Singh DK. Comparison of phenylephrine and norepinephrine in the management of dopamine-resistant septic shock. Indian J Crit Care Med, 2010, 14(1):29-34.

3. Fleischmann C, Scherag A, Adhikari NK, et al. International Forum of Acute Care Trialists. Assessment of global incidence and mortality ofhospital-treated sepsis: current estimates and limitations. Am J Respir Crit Care Med, 2016, 193:259-272.

4. Singer M, Deutschman CS, Seymour CW, et al. The Third International Consensus Definitions for Sepsis and Septic Shock(Sepsis-3). JAMA, 2016, 315:801-810.

5. Leentjens J, Kox M, van der Hoeven JG, et al. Immunotherapy for the adjunctive treatment of sepsis: from immunosuppression to immunostimulation. Time for a paradigm change? Am J Respir Crit Care Med, 2013, 187: 1287-1293.

6. Stolk RF, van der Poll T, Angus DC, et al. Potentially Inadvertent Immunomodulation: Norepinephrine Use in Sepsis. Am J Respir Crit Care Med, 2016, 194(5):550-558.

7. Andreis DT, Singer M. Catecholamines for inflammatory shock: a Jekyll-and-Hyde conundrum. Intensive Care Med, 2014, 42(9):1387-1397.

8. Anantasit N, Boyd JH, Walley KR, et al. Serious Adverse Events Associated With Vasopressin and Norepinephrine Infusion in Septic Shock. Crit Care Med, 2014, 42(8):1812-1820.

9. Dubin A, Pozo MO, Casabella CA, et al. Increasing aterial blood pressure with norepinephrine does not improve microcirculatory blood flow: A prospective study. Crit Care, 2009, 13:R92.

10. Jhanji S, Stirling S, Patel N, et al. The effect of increasing doses of norepinephrine on tissue oxygenation and microvascular flow in patients with septic shock. Crit Care Med, 2009, 37:1961-1966.

11. De Backer D, Donadello K, Sakr Y, et al. Microcirculatory Alterations in Patients With Severe Sepsis: Impact of Time of Assessment and Relationship With Outcome. Crit Care Med, 2013, 41:791-799.

12. Top AP, Ince C, de Meij N, et al. Persistent low microcirculatory vessel density in nonsurvivors of sepsis in pediatric intensive care. Crit Care Med, 2011, 39:8-13.

13. Beesley SJ, Wilson EL, Lanspa MJ, et al. Relative Bradycardia in Patients With Septic Shock Requiring Vasopressor Therapy. Crit Care Med, 2017, 45:225-233.

14. Balik M, Rulisek J, Leden P, et al. Concomitant use of beta-1 adreno-receptor blocker and norepinephrine in patients with septic shock. Wien Klin Wochenschr, 2012, 124:552-556.

15. Schmittinger CA, Dünser MW, Haller M, et al. Combined milrinone and enteral metoprolol therapy in patients with septic myocardial depression. Crit Care, 2008, 12:R99.

16. Morelli A, Ertmer C, Westphal M, et al. Effect of heart rate control with esmolol on hemodynamic and clinical outcomes in patients with sep-tic shock: A randomized clinical trial. JAMA, 2013, 310:1683-1691.

17. Ackland GL, Yao ST, Rudiger A, et al. Cardioprotection, attenuated systemic inflammation, and survival benefit of beta1-adrenoceptor blockade in severe sepsis in rats. Crit Care Med, 2010, 38:388-394.

18. Alía I, Esteban A, Gordo F, et al. A randomized and controlled trial of the effect of treatment aimed at maximizing oxygen delivery in patients with severe sepsis or septic shock. Chest, 1999, 115:453-461.

19. Macchia A, Romero M, Comignani PD, et al. Previous prescription of β-blockers is associated with reduced mortality among patients hospitalized in intensive care units for sepsis. Crit Care Med, 2012, 40:2768-2772.

20. He XR, Su FH, Taccone FS, et al. A Selective V 1A Receptor Agonist, Selepressin, Is Superior to Arginine Vasopressin and to Norepinephrine in Ovine Septic Shock. Crit Care Med, 2016, 44:23-31.

第十三章　全身炎症反应综合征
标准是否需要摒弃

2016 年 2 月,美国重症医学会(SCCM)与欧洲重症医学会(ESICM)在第 45 届危重病医学年会上联合发布了脓毒症 3.0 定义及诊断标准,将运行了 15 年的脓毒症 2.0 版进行了升级。脓毒症 3.0 将脓毒症定义为机体对感染的反应失调从而导致危及生命的器官功能障碍[1],不再使用全身炎症反应综合征(systemic inflammatory response syndrome,SIRS)作为标准来甄别脓毒症,那么曾经的诊断核心 SIRS 真的要被摒弃吗? 本文将就此做一些的探讨。

一、脓毒症定义的历史变迁

1991 年美国胸科医师学会(ACCP)和美国危重病医学会(SCCM)召开联席会议[2],率先提出了 SIRS 和脓毒症的定义及诊断标准。这次会议将脓毒症定义为感染引起的 SIRS,也就是脓毒症 1.0 版本。同时还对一些相关概念做了定义:当脓毒症患者出现器官功能障碍时为严重脓毒症(severe sepsis),脓毒性休克是严重脓毒症的特殊类型,即严重感染引起的循环衰竭,经充分液体复苏后仍不能纠正的低血压和组织低灌注。脓毒症 1.0 诊断标准是在感染基础上符合 SIRS 诊断标准中的 2 条或以上者[2]。脓毒症概念被提出来之前,临床医生普遍缺乏对脓毒症的系统全面认识,该标准的出现促使临床医生对脓毒症做出及时诊断和治疗,使很多脓毒症患者受益其中,并降低了脓毒症的病死率。该标准一直沿用了十年。在此期间,人们对脓毒症的病理生理学继续深入研究,随着脓毒症概念的不断深入人心,临床医生也在实践工作中不断对脓毒症诊断标准进行验证。结果发现,脓毒症 1.0 标准存在太过宽泛、敏感性高、特异性较低的问题,使得临床上出现对脓毒症的诊断过度甚至泛滥的情况,且 SIRS 中的四个项目中并没有哪一项能真正体现病情的严重程度,而且受很多因素影响;此外,一部分存在免疫功能缺陷的脓毒症患者可能被漏诊。于是新的诊断标准呼之欲出。

2001 年 SCCM/ACCP/欧洲危重病医学会(ESICM)等举行了华盛顿联席会议[3],对脓毒症 1.0 版本进行了修订。脓毒症 2.0 版本进一步细化了脓毒症的诊断标准,提出了包括感染或可疑感染、炎症反应、器官功能障碍、血流动力学或组织灌注指标等诊断标准共 21 项具体指标。但指标过于繁琐,且无足够科学证据,即便有所改动,脓毒症 2.0 的实质并无改变,其诊断核心仍然是感染引起的 SIRS。因此很多临床工作者仍然继续沿用脓毒症 1.0。由此可见,SIRS 仍在脓毒症的诊断中占据着举足轻重的地位。

随着脓毒症 1.0 和 2.0 的出现,不少学者对其诊断效能进行了研究。最著名的研究是 Kaukonen 等进行的一项研究[4],他们搜集了 2000—2013 年澳大利亚和新西兰的 172 家重症监护病房(intensive care unit,ICU)的数据,将那些存在感染和器官功能障碍的患者分为符合 2 项或 2 项以上 SIRS 标准组(SIRS 阳性严重脓毒症组)和少于 2 项 SIRS 标准组(SIRS 阴性严重脓毒症组），并对两组患者的特点和预后进行比较，同时还评估了 2 项 SIRS 标准作为阈值是否能体现死亡风险的增加。结果显示共 109 663 名患者存在感染和器官衰竭，其中 87.9% 为 SIRS 阳性组；研究期间，两组病死率的特点和变化一致（SIRS 阳性组的病死率从 36.1% 降至 18.3%，$P<0.001$；SIRS 阴性组的病死率从 27.7% 降至 9.3%，$P<0.001$），且校正基线值后结果仍一致；但采用 SIRS 标准的结果是 8 个严重脓毒症患者中将会有 1 个被漏诊；SIRS 阴性严重脓毒症患者的病死率虽然稍低于 SIRS 阳性组，但仍有较多病人死亡，且随着时间推移，其病死率接近于 SIRS 阳性组；随着 SIRS 标准从 0 项增至 4 项时，病死率呈线性增加，但以 2 项 SIRS 标准作为阈值时，死亡风险并无任何突然增加。因此作者认为，2 个或 2 个以上 SIRS 标准作为严重脓毒症的诊断会使 ICU 中相当数量的感染和器官功能障碍患者被排除在外；2 项 SIRS 标准作为脓毒症死亡风险阈值节点的特异性不佳。该研究结果的出现，在一定程度上促使 SIRS 从脓毒症的最新诊断标准中退出历史舞台。

2014 年 1 月，来自 SCCM 与 ESICM 的 19 位专家在美国旧金山组建了脓毒症 3.0 标准工作小组。该标准制订基于专家共识模式，得到了全球 31 家相关学术组织认可，并于 2016 年 2 月正式颁布脓毒症 3.0。3.0 版将脓毒症定义为宿主对感染的反应失调，导致危及生命的器官功能障碍[1]。由此可见，脓毒症 1.0 和 2.0 均强调感染为基础，而脓毒症 3.0 的核心则以感染和器官功能障碍并重，体现了比普通感染更为复杂的病理生理状态。换言之，此时的脓毒症相当于脓毒症 1.0 中的严重脓毒症，器官功能障碍提示脓毒症患者预后不良。那些不伴有器官功能障碍、符合 2 项或 2 项以上 SIRS 标准的患者不再包含在内。

二、脓毒症 3.0 的优劣

脓毒症 3.0 的核心是机体对感染的反应失调和器官功能障碍，体现了细胞水平的病理生理及生化异常。该定义更关注机体在应对感染时所发生的复杂病理生理反应，也意味着此前的严重脓毒症概念不复存在。脓毒症 3.0 定义包含两个部分：一个是病理生理机制，即机体对感染反应失调；一个是所引起的后果，即危及生命的器官功能障碍。新定义对脓毒症病理生理机制的描述更接近体内真实的情况，体现出新定义对脓毒症的更深入理解。

新标准针对 ICU 内和 ICU 外患者做了区别对待，源自于 Seymour 等对宾夕法尼亚州西南地区 12 家医院 2010 年 1 月 1 日至 2012 年 12 月 31 日的 130 万份电子健康记录进行的筛查[5]。在初级队列中，一共 148 907 例感染或疑似感染患者，6347（4%）例死亡；在 ICU 感染或疑似感染病人的验证队列中（共 7932 例，1289 例 16% 死亡），脓毒症相关序贯器官衰竭评分 [sequential (sepsis-related) organ failure assessment，SOFA] 或逻辑器官功能障碍系统评分（Logistic organ dysfunction system score，LODS）的预测效度高于 SIRS 和床旁快速 SOFA（qSOFA）；而非 ICU 的感染或疑似感染病人中（共 66 522 例，1886 例 3% 死亡），qSOFA 的预测效度显著高于 SIRS 和 SOFA，$p<0.001$。当 SOFA>2 时，死亡风险增加 10%。qSOFA≥2 者较 qSOFA<2 者的住院病死率增加 3～14 倍。因此 SOFA 对 ICU 感染或疑似感染患者的预测效度与复杂的 LODS 不相上下，且显著高于 SIRS 和 qSOFA，可作为 ICU 患者脓毒症的临床诊断标准；而对于 ICU 外的感染或疑似感染病人而言，qSOFA 的住院病死率预测效度显著高于 SOFA 和 SIRS，可用于提示脓毒症。qSOFA 是研究者运用多元回归分析得出的简易评估方法，包括意识改变、收缩压下降和呼吸频率增快，对 ICU 外发生的脓毒症预测效度较高。在

不同的条件下,qSOFA 的预测效度较为稳定;但在 ICU 内,qSOFA 的预测效度及对脏器功能障碍的评估效度显著低于 SOFA。因此对于 ICU 的感染或疑似感染患者而言,SOFA≥2 分时,可诊断脓毒症;对于非 ICU 的感染或疑似感染患者,qSOFA 出现 2 项或 2 项以上异常(意识改变,收缩压≤100mmHg,呼吸频率≥22 次/分)时可诊断脓毒症[1]。无论是 SOFA 还是 qSOFA,都在一定程度上从病理生理和疾病的严重程度上对脓毒症进行了定义。qSOFA 的指标简单易用,为可能或已存在器官功能障碍的感染或疑似感染患者提供了快速、便捷的床旁诊断标准。但是,临床医生不应仅把 qSOFA 作为诊断标准来使用,而应熟练运用 qSOFA来早期识别感染并判定其严重程度、早期治疗以改善预后。对于那些尚未被意识到可能发生感染的 ICU 外患者而言,qSOFA 具有快速筛选脓毒症患者的优势,如果发现符合 2 项qSOFA 的诊断标准时,临床医生应尽早查找并处理感染灶,及时予以积极治疗或转入 ICU观察。

　　然而任何新生事物都会引起争议。无论脓毒症 3.0 的优势几多,仍有不足。例如qSOFA 将收缩压降低作为重要指标之一,而小儿脓毒性休克以低排高阻型为主,早期血压通常正常或升高,因此不利于儿童脓毒性休克的早期识别。此外,在 ICU 内应用的 SOFA 标准中,许多项目需要实验室检查结果来辅助诊断,使得临床快速获取完整诊断信息的时间滞后。Seymour 等[5]的研究对象均为疑似感染的患者,没有对那些存在危及生命的器官功能障碍患者如何诊断感染进行讨论;SOFA 评分的最佳时间窗也尚不明确。此外,脓毒症 3.0 没有根据病理生理进一步分类,修订后的定义是否真的可以改善脓毒症的诊治以及临床研究设计,尚需实践检验。

三、SIRS 应该被摒弃吗

　　一般情况下,SIRS 反映的是机体对感染产生的适度反应,该反应不一定具有损伤性,以SIRS 标准诊断脓毒症敏感性过高,且缺乏特异性。研究显示,根据脓毒症 1.0 诊断标准,2003—2011 年的脓毒症诊断率提高了 170%,而同期肺炎的诊断率却下降了 22%,提示脓毒症的诊断存在误诊。如前所述,Kaukonen 等的研究提示[4],以 SIRS 为标准可使 12.5% 的脓毒症患者被漏诊。按照脓毒症 1.0,脓毒症=感染+2 项或 2 项以上 SIRS,但是 SIRS 并不仅仅是由感染所诱发,创伤、重症急性胰腺炎、休克等均可诱发 SIRS。此外,当患者处于免疫功能受损时,尽管感染严重且导致器官功能障碍,但此时宿主对感染引起的炎症反应可能并不强烈,从而不能满足 SIRS 的诊断条件,导致漏诊。因此,基于 SIRS 的脓毒症标准的确缺乏特异性。脓毒症是一个由感染引起的病理生理过程,其临床表现取决于致病原及宿主的反应,宿主反应又受年龄、性别、基因等影响,除了炎症反应,还可以引起抗炎症反应综合征,并继之导致一系列心血管、凝血、神经内分泌、代谢等异常,并对宿主的预后造成很大影响。因此仅以 SIRS 来作为脓毒症的诊断标准的确不够全面,SIRS 本身也很难全面客观地反映感染导致的器官功能障碍机器严重程度的病理生理特点。

　　但是 SIRS 真的应该被摒弃吗?自脓毒症 3.0 发布以后不久,CHEST 杂志即发表读者来信[6],多个专科医生认为新标准的广泛应用可能会增加患者的死亡风险,他们不准备采用该标准;他们认为脓毒症、严重脓毒症和脓毒症休克的初始定义虽然不够严谨,但仍为临床提供了较为实用的理论框架,而且随着拯救脓毒症运动的深入开展,明确降低了脓毒症患者的病死率,因此不建议在此刻完全改变脓毒症的诊断标准,尤其是在脓毒症的病理生理学特征尚未充分阐释的时候。

脓毒症 3.0 以器官功能障碍为定义,以预测死亡为终点,以怀疑感染为诊断前提。通常临床医生会以发热、寒战、咳嗽、有痰、腹泻、皮肤感染、呼吸增快等指标作为怀疑感染的基础,而这些指标仍体现了 SIRS 的内容,这反映出 SIRS 依旧是脓毒症诊断的重要条件。纵观脓毒症概念提出的数十年里,尤其是使用 SIRS 标准的 25 年内,不可否认的是脓毒症的病死率的确降低了。拯救脓毒症运动的关键就在于早期识别、早期诊断和早期治疗,而 SIRS 标准的一大功效就在于其高度的敏感性,从客观上提高了临床医生的重视程度以及脓毒症的检出率,就筛查指标而言,SIRS 具有明显优势。在我国,医疗水平参差不齐,早期筛查尤显重要;同时,对于广大基层医院的医生而言,对 SOFA 的掌握远不如 SIRS 的深入人心,完全采用脓毒症 3.0 很可能会造成患者的大量漏诊。

虽然在 ICU 内,SOFA 的预测效度显著高于 SIRS,但在 ICU 外,二者的预测效度却基本一致。严格意义上说,SOFA 评分是良好的死亡风险预测指标,但并不提示其与感染之间的关系。此外脓毒症 3.0 并未对急性或慢性器官功能障碍进行甄别,例如本身具有意识障碍、却并无脓毒症的病人其基线 qSOFA 即可得到 1 分。器官功能异常的形式多种,究竟是对致病因素产生的病理反应,还是自身调节障碍导致的功能性应激反应尚存有争议。

SOFA 评分是反映重症患者器官功能状态重要而可靠的评分系统,但是导致 SOFA 评分增高的原因并非只有感染,SOFA 会受很多因素影响;如某些药物可致肌酐升高,如果临床医生主观认为肌酐升高是感染所致,即可诊断脓毒症。新标准也不能反映失调的宿主反应,因此对于感染本身引起的某个局部器官的功能障碍很难与脓毒症引起的器官功能障碍区别,如重症肺炎引起的呼吸衰竭[7]。此外,SOFA 评分缺乏肠道功能的评价,而肠源性感染可以是脓毒症的诱发因素,肠功能障碍也将影响患者预后。

就脓毒症 3.0 定义本身而言,"危及生命的器官功能障碍"一说,在一定程度上可能不利于对脓毒症的早期识别和早期治疗。脓毒症作为重症患者中最常见、最具威胁性的综合征,早期识别并治疗至关重要,而过分强调危及生命的器官功能障碍可能会误导临床医生等待严重器官功能障碍后才给予重视,错失治疗最佳时机,导致病死率增加[8]。脓毒症 3.0 定义的更新来自于大量电子病例数据分析,但这些数据主要取自于发达国家的成人,尤其是美国的数据,是否适用于发展中国家和地区以及儿童,也尚需验证。

四、小　　结

脓毒症始终是 ICU 大夫严阵以待的高病死率临床症候群,早期识别、早期诊断、早期治疗十分重要。无论是哪一版的脓毒症定义,其最终目的均是为了改善脓毒症预后。qSOFA 为 ICU 外的医护人员制定了一个简便的方法,以快速筛选脓毒症患者,及早转入 ICU 进行积极治疗,同时由于脓毒症 3.0 与病死率有较好相关,因此也有利于临床试验及流行病学调查。但对儿科而言,脓毒症 3.0 并不完全适合儿童,且儿童也无 qSOFA 标准。笔者认为在早期识别方面,SIRS 标准仍有其应用价值。如何同时提高脓毒症诊断的敏感性和特异性,以及脓毒症 3.0 对重症领域的影响等均值得进一步研究。

（王　荃）

参 考 文 献

1. Singer M, Deutschman CS, Seymour CW, et al. The Third International Consensus Definitions for Sepsis and Septic Shock(Sepsis-3). JAMA,2016,315(8):801-10.

2. American College of Chest Physicians/Society of Critical Care Medicine Consensus Conference:definitions for sepsis and organ failure and guidelines for the use of innovative therapies in sepsis. Crit Care Med,1992,20(6): 864-874.

3. Levy MM, Fink MP, Marshall JC, et al. 2001 SCCM/ESICM/ACCP/ATS/SIS International Sepsis Definitions Conference. Intensive Care Med,2003,29(4):530-538.

4. Kaukonen KM, Bailey M, Pilcher D, et al. Systemic inflammatory response syndrome criteria indefining severe sepsis. N Engl J Med,2015,372(17):1629-1638.

5. Seymour CW, Liu VX, Iwashyna TJ, et al. Assessment of clinical criteria for sepsis. For the Third International Consensus Definitions for Sepsis and Septic Shock(Sepsis-3). JAMA,2016,315(8):762-774.

6. Simpson SQ. New sepsis is criteria:A change we should not make. Chest,2016,149(5):117-118.

7. 刘春峰. 第三次脓毒症和脓毒性休克定义国际共识解读. 中国小儿急救医学,2016,23(3):168-171.

8. 谢志超,康焰. 全身性感染新定义:不利于早期识别和早期治疗. 中华重症医学电子杂志,2016,2(3): 180-183.

第十四章　儿童脓毒性休克液体复苏研究进展

脓毒症和脓毒性休克(septic shock)依然是影响全球的严重健康问题，并且发病率呈上升趋势。据估计全世界每年有 2000 万～3000 万人罹患。脓毒性休克为脓毒症最严重的表现形式，其突出特征为严重感染导致的血压降低和微循环障碍。近 40 年来，对脓毒性休克的治疗没有突破性进展，目前推荐的治疗措施(包括抗生素治疗、控制感染源、液体复苏和血管活性药物的使用)，自 20 世纪 70 年代以来并无实质性变化。脓毒性休克的病死率依然高达 50%。

液体复苏(fluid resuscitation)治疗休克始于 1830 年代的欧洲霍乱大流行，迄今仍是脓毒性休克最主要的推荐治疗措施，且在给予抗生素之前就要开始液体复苏。在开始使用这一疗法的最初阶段，其目标是恢复霍乱导致的循环血容量丢失。在现代临床实践中，液体复苏的目标除了纠正绝对或相对循环血容量不足外，还包括增加心输出量、恢复器官灌注压、改善组织灌注和氧运输。近来，静脉液体复苏的安全性受到质疑，部分观察性研究和前瞻性研究提示更少量的液体复苏有可能改善预后。支持继续将液体复苏作为脓毒性休克复苏措施的证据依然存有争议。

目前液体复苏的定义并不统一，不同的研究采用的标准往往不同。但液体输入不一定就是液体复苏，液体替代也不一定是容量替代。为使问题简单化，本文采用国际脓毒症和脓毒性休克治疗指南[1]的定义：即液体复苏是指静脉输入液体以纠正脓毒症导致的组织低灌注。

一、液体复苏的理论基础-脓毒性休克的病理生理学特征

脓毒性休克最重要的病理生理特征之一是组织低灌注导致组织缺氧。液体复苏的理论基础就是通过液体复苏，可以恢复脓毒性休克患者的有效循环血容量，增加心输出量，改善组织灌注和组织缺氧，从而阻断细胞功能障碍的恶化。从生理学的角度看，这一过程可分为几个步骤：首先，复苏的液体进入静脉系统，使静脉血容量增加；随后，增加的静脉血容量会使静脉回心血量增加，静脉回心血量的增加则导致心脏每搏输出量增加，最终导致心输出量增加；心输出量的增加则使组织灌注改善，从而缓解组织缺氧，改善组织代谢和器官功能。

液体复苏时，静脉系统血容量的增加使中心静脉压逐渐增高，静脉回心血量也随之增加，随着回心血量的增加，右心房的压力也会随之增高。右心房压力和静脉回心血量之间的关系可用 Guyton 静脉回流曲线表示(图 1-14-1)。液体复苏后，静脉回心血量的增加(表现为右心房压力的提高)，通过 Frank-Starling 效应增加心输出量(图 1-14-1)。由于心输出量必然等于静脉回心血量，因此，心脏的前负荷，也就是右心房压力在心脏对液体复苏的反应中

起到了扳机的作用。右心房压力增高在增加心输出量的同时,会阻碍静脉血回流。右心房压力、静脉回心血量和心输出量之间的关系可用 Guyton 静脉回流曲线和 Frank-Starling 曲线组合在一起来表示(图 1-14-1)。从图中可以看出,当进行液体复苏后,随着液体复苏量的增加,静脉回心血量和右心房压力也会增加。对于心功能正常的患者,这一增加正处在 Frank-Starling 曲线的上升斜率较高的部分,因而心输出量会有明显增加。但如果心功能降低,则这一增加处于 Frank-Starling 曲线接近水平的部分,此时,右心房压力增高引起的心输出量增加有限。因此,在脓毒性休克液体复苏时,必须关注心脏功能,并根据心脏功能适当调整液体复苏的剂量和速度。

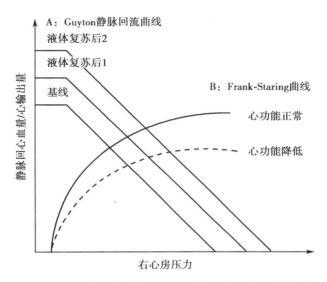

图 1-14-1　液体复苏对静脉回心血量和右心房压力的影响(A:Guyton 静脉回流曲线)、右心房压力对心输出量的影响(B:Frank-Staring 曲线)及脓毒症休克患者心功能正常和异常时液体复苏对心输出量的影响

同时,微循环障碍和周围血管阻力的改变也对有效循环血量有明显的影响,在进行液体复苏的同时,有必要根据患儿血流动力学特征选择合适的血管活性药物和正性肌力药物,并以适当剂量调整周围血管阻力,改善微循环。

总之,虽然液体复苏是脓毒性休克抢救治疗中的关键措施,但心脏功能、外周血管阻力和微循环情况对其有明显影响。因此在液体复苏过程中必须对这些问题加以考虑,应用得当,将起到相辅相成的作用,反之,则会影响液体复苏的效果,甚至带来严重的负面影响。

二、液体复苏的目标

目前,不论国际还是国内的指南或专家共识,均推荐将患儿的生理状态和生命体征作为调节液体复苏的指标[1-4],包括肢端发凉、毛细血管再充盈时间(capillary refill time,CRT)延长、脉搏减弱及意识障碍的改善等。尽管 2016 版国际指南[1]不包括儿童脓毒性休克的内容,但其关于成人的液体复苏仍沿用了这一目标体系。对于脓毒性休克的儿童,主要的具体目标包括:在第 1 个 6h 内达到 CRT≤2s,血压正常(同等年龄),脉搏正常且外周和中央搏动无差异,肢端温暖,尿量 1ml/(kg·h),意识状态正常。但实际上这些生命体征预测疾病严重程度和对治疗反应的作用有限。一项有关成人液体复苏的系统综述提示[6],液体复苏后心率下降 2 次/min,但在儿童,体格检查的困难、心血管系统对脓毒症及液体复苏的反应使这一问题更加复杂。而且,成人有明确的血压标准,儿童脓毒性休克的表现与成人有明显差异,血压并不是判断儿童休克的指标,这使得以血压作为治疗目标之一的基础存在很大的疑问。在成人脓毒性休克,血乳酸降低作为治疗目标的有效性已被验证。但在儿童,不论作为脓毒性休克的筛查指标,还是作为对治疗效果的监测指标,对血乳酸的有效性尚缺乏研究[3,7]。液体复苏所带来的危害,如肝肿大、肺水肿、脑水肿等究竟出现于液体过量的哪个阶段尚不清楚,如果这些只出现于液量过多的晚期阶段,则会导致过度复苏,并可能给患儿带来危害,那么以这些指标作为停止液体复苏的标准可能并不合适。

三、液体复苏时液体种类的选择

液体复苏使用的溶液分为晶体液和胶体液。晶体液根据其氯离子含量和主要缓冲剂(乳酸盐、醋酸盐、葡萄糖酸盐)分为生理盐水、复合乳酸钠溶液(如林格氏液、哈特曼氏液)和平衡盐溶液。胶体液主要有白蛋白和人工合成的胶体液。但胶体液不如晶体液获取方便,价格更高,而且人工合成的胶体液需在体内代谢后才能排出。已有的证据显示,不论在成人还是儿童,生理盐水和白蛋白的液体复苏效果相当[8,9]。人工合成的胶体液液体复苏的效果也与此类似,但会增加急性肾损伤的发生率[10],因此已不再推荐使用。

液体复苏对脓毒性休克的治疗作用是通过增加有效循环血容量,提高静脉回心血量和心输出量实现的。但用晶体液进行液体复苏的效果会因晶体液渗出到血管外受到影响,往往只能短暂的改善血压及组织灌注。对成人健康志愿者的研究[11]显示,输入 2L 晶体液后即刻可使血容量增加 25% ~30% ,4h 后则为 10% ~15%。脓毒性休克时,由于毛细血管通透性增加,晶体液的扩容作用明显减弱,持续时间也明显缩短。脓毒症的动物实验研究[12]显示,20 分钟后用于液体复苏的生理盐水仅 0.6% 保留在血管内。对脓毒性休克病人使用晶体液进行液体复苏的研究结果与动物实验结果类似[13]。一般认为,相比于晶体液,胶体液具有更好的容量保留作用,大约相当于晶体液的 3 倍,也就是说,如果要达到相同的血流动力学目标,所需胶体液的容量相当于晶体液的 1/3。但有临床研究[14]显示,使用胶体液进行液体复苏,所需的液量和晶体液相当。间接说明由于毛细血管通透性增加,不论晶体液和胶体液,都会有相当一部分用于液体复苏的液体会渗漏到毛细血管外,这也是二者复苏效果无明显区别的主要原因之一。因此复苏时仍然首选晶体液。

在考虑晶体液的种类时,需要注意的是,生理盐水中氯离子含量偏高,大量输入会导致高氯性代谢性酸中毒[15],导致内皮的多糖-蛋白质复合物遭受破坏,增加毛细血管通透性,引起肺部、肾脏和心脏水肿及功能障碍[16],成人的研究显示,高氯血症是 ICU 患者死亡的独立危险因素[17]。尽管近来有高渗盐水用于液体复苏的报告,认为其效果与生理盐水相似或更好,但同样存在导致高氯血症的风险。这促使人们对生理盐水和其他晶体液作为复苏液体时的复苏效果进行了研究。有观察性研究[18]显示,使用高于生理需要的含氯离子液体作为复苏液体较使用平衡液作为复苏液体者预后更差,但初期的对照研究[19]显示二者预后无明显差异。尽管尚缺乏有关儿童患者的相关研究,也没有针对儿童脓毒性休克的推荐意见,但成人的国际专家共识推荐优先选择平衡液[20]。

四、液体复苏的液量

目前尚缺乏对脓毒性休克患者液体复苏量相关的对照研究。成人大样本观察性研究显示,平均复苏液量为 3.2L 时生存率最高,这相当于 45ml/kg。美国危症监护医学学会儿童脓毒性休克指南[3]的建议为 40~60ml/kg,最高可达 200ml/kg。不论国内还是国际的儿科脓毒症和脓毒性休克指南或共识,包括最近国际复苏联合委员会的指南[21],均推荐初始复苏时每次 20ml/kg,并强调应对患儿反复评估,根据患儿对液体复苏的反应调整复苏液体的输入速度和剂量。根据生理学原理,这一推荐意见是合理的,这在前述关于脓毒性休克的病理生理学中已有描述。但不论在儿童还是成人,对液体复苏的反应包括哪些内容均没有统一的意见,也没有任何一个单一指标能够准确判断患者对液体复苏的反应。在成人,被动抬腿试验可测试患者对液体复苏的反应,具有较好的敏感性和特异性。当被动抬腿时,下肢的血液因重力作用回流增加,在存在血容量不足的情况下,增加的回流血液使心室充盈增加从而增加心输出量,患者出现心率下降等循环功能好转的迹象。但在儿童,由于体型较小,下肢的血容量有限,其敏感性和特异性受到很大影响。中心静脉压同样受多种因素的影响,特别是机械通气和心脏功能。因此,判断患者对液体复苏的反应和患者的容量状态时,必须对患者生命体征及中心静脉压、心脏超声测定下腔静脉宽度和变异率等监测结果和变化情况进行综合分析,才能得出较为可靠的判断。

液体复苏的液量最早是基于几项观察性研究的结果。近 10 余年来,液体复苏更是被作为脓毒性休克早期目标导向性治疗(early goal directed therapy,EGDT)的重要组成部分。但随着积极液体复苏的广泛应用,过度液体复苏所带来的危害受到越来越多的重视,研究显示[22,23],不论成人还是儿童,大量液体复苏和液体正平衡过多均与肾功能恶化、急性呼吸窘迫综合征、住院时间和住 ICU 时间延长及病死率增加有关。在非洲进行的 FEAST 研究[24]更是激起了对大量液体复苏有效性及安全性的质疑。这是迄今为止唯一的一项随机对照研究。该研究在非洲进行,纳入的病例为伴有灌注不良的严重感染儿童。结果显示,与接受维持输液相比,接受液体复苏的患儿 48h 病死率更高(液体复苏组 10.5%,维持输液组 7.3%),并且 87% 的死亡发生在随机分组后 24h 内。诚然,在解释这一研究结果时要考虑众多的影响因素,比如:入选病例中仅 2% 符合世界卫生组织关于休克的定义,绝大多数患儿仅有不同程度的低灌注表现;57% 的病例患有疟疾;32% 的病例血红蛋白<50g/L;51% 的病例有明显酸中毒,碱缺失>8mmol/L;部分病例纳入研究前即有液体复苏可能使病情加重的情况(比如呼吸或神经系统疾病);研究场所缺乏机械通气、利尿剂及正性肌力药物等资源。但作者至少能确定,在接受研究的人群中,没有一个亚组的人群因液体复苏而获益。对 FEAST 研究进行的亚组分析[25,26]则表明,在排除了疟疾、贫血、酸中毒等因素后,液体复苏依然是病死率增加的独立危险因素。有关脓毒性休克儿童液体复苏的病死率的系统综述和荟萃分析也显示与 FEAST 研究相似的结果[27],或至少是没有明确的证据显示液体复苏的益处[28]。

综上所述,所有的复苏液体均可导致器官的水肿和功能障碍,复苏的液量平衡可能比液体的种类更加重要。但目前尚不清楚的是,对每个具体病例适宜的复苏液量究竟是多少以及如何确定适宜的复苏液体量。因此推荐对需要液体复苏量超过 40ml/kg 的脓毒性休克患儿要特别注意液体正平衡所带来的危害。

五、血管活性药物和心脏功能对液体复苏的影响

缩血管药物可增加静脉回心血量的作用长期被忽视。在入住 ICU 的脓毒性休克患者，暂停或降低去甲肾上腺素的剂量常导致系统充盈压和心输出量的降低，这与既往观察到的缩血管药物可增加脓毒性休克患者的心脏前负荷和心输出量的结果一致。最近的研究表明，加用左西孟坦来增加心输出量并不能改善脓毒性休克的相关临床预后指标。对血管加压素和去甲肾上腺素的对照研究也得出了相似的结果[29]，提示脓毒性休克时有许多方法可以调节血流动力学指标。这些研究提示，除液体复苏外，许多其他的方法如血管收缩药物等可用于调节血流动力学指标，但其实际作用尚不得而知。

儿童脓毒性休克常有心脏功能障碍，但其发病率、具体表现及与预后的关系尚不明确。Raj 等[30]采用经胸心脏超声前瞻性研究了 30 例脓毒症休克儿童的左心室功能。16 例（53%）有左心室功能障碍，其中 11 例（37%）为左室收缩功能障碍，10 例（33%）有左室舒张功能障碍，5 例（17%）同时存在左室收缩和舒张功能障碍。其中 2 例死亡。分析显示心室收缩和（或）舒张功能障碍与肌钙蛋白 I 水平和急性肾损伤明显相关，但与机械通气时间无明显相关；左心功能障碍组和正常组之间住院时间和住 ICU 时间无明显差异。Ranjit 等[31]回顾性分析入住 ICU 后 6h 内行心脏超声检查的 37 例脓毒性休克儿童，其中 22 例液体复苏液量超过 60ml/kg、使用多巴胺或多巴酚丁胺后休克仍未纠正。22 例中 12 例为暖休克，10 例为冷休克，6 例冷休克伴有脉压差增大。床旁心脏超声检查显示 22 例中 12 例血容量不足，10 例存在左室和（或）右室功能障碍。根据超声结果调整治疗后 17 例休克缓解，16 例存活出院。最近的研究[32]则提示，左心室收缩障碍与疾病严重程度、需要使用血管活性药物相关，右心室收缩障碍则与冷休克相关。提示仅仅根据临床体征很难准确判断血容量是否已经补足及心室功能状态，心脏超声检查可为临床治疗提供指导。

综上所述，尽管尚缺乏对脓毒性休克治疗有效性和安全性的高质量证据，但液体复苏依然是脓毒性休克复苏治疗的一线选择。这似乎主要是基于历史认识和对脓毒性休克病理生理的不完全理解。目前情况下，对脓毒性休克的液体复苏治疗需在严密监测患者对液体复苏的反应，包括生命体征和中心静脉压、心输出量等监测指标的变化，反复评估治疗效果的基础上，根据病情不断调整液体复苏的速度和剂量，以求达到最佳的治疗效果，同时尽量减少大量液体复苏带来的危害。今后很长一段时间内，对液体复苏的有效性、安全性及具体实施方法的研究仍应是临床研究的重点，这些方面的研究结果对改变液体复苏的策略，提高治疗效果，降低病死率至关重要。

（高恒妙）

参 考 文 献

1. Rhodes A，Evans LE，Alhazzani W，et al. Surviving Sepsis Campaign：International Guidelines for Management of Sepsis and Septic Shock：2016. Crit Care Med，2017，45（3）：486-552.

2. Dellinger RP，Levy MM，Rhodes A，et al. Surviving Sepsis Campaign：international guidelines for management of severe sepsis and septic shock，2012. Intensive Care Med，2013，39（2）：165-228.

3. Brierley J, Carcillo JA, Choong K, et al. Clinical practice parameters for hemodynamic support of pediatric and neonatal septic shock:2007 update from the American College of Critical Care Medicine. Crit Care Med,2009,37 (2):666-688.

4. 中华医学会儿科学分会急救学组,中华医学会急诊医学分会儿科学组,中国医师协会儿童重症医师分会. 儿童脓毒性休克(感染性休克)诊治专家共识(2015 版). 中华儿科杂志,2015,53(8):576-580.

5. Scott HF, Donoghue AJ, Gaieski DF, et al. Effectiveness of physical exam signs for early detection of critical illness in pediatric systemic inflammatory response syndrome. BMC Emerg Med,2014,14:24.

6. Glassford NJ, Eastwood GM, Bellomo R. Physiological changes after fluid bolus therapy in sepsis:a systematic review of contemporary data. Crit Care,2014,18(6):696.

7. Scott HF, Donoghue AJ, Gaieski DF, et al. The utility of early lactate testing in undifferentiated pediatric systemic inflammatory response syndrome. Acad Emerg Med,2012,19(11):1276-1280.

8. Akech S, Ledermann H, Maitland K. Choice of fluids for resuscitation in children with severe infection and shock: systematic review. BMJ,2010,341:c4416.

9. Perel P, Roberts I, Ker K. Colloids versus crystalloids for fluid resuscitation in critically ill patients. Cochrane Database Syst Rev,2013,2:Cd000567.

10. Ole B, Konrad R, Matthias K, et al. Effects of fluid resuscitation with synthetic colloids or crystalloids alone on shock reversal,fluid balance,and patient outcomes in patients with severe sepsis:A prospective sequential analysis. Crit Care Med,2012,40(9):2543-2551.

11. Chowdhury AH, Cox EF, Francis ST, et al. A randomized,controlled,double-blind crossover study on the effects of 2-L infusions of 0.9% saline and plasma-lyte® 148 on renal blood flow velocity and renal cortical tissue perfusion in healthy volunteers. Ann Surg,2012,256(1):18-24.

12. Bark BP, Oberg CM, Grände PO. Plasma volume expansion by 0.9% NaCl during sepsis/systemic inflammatory response syndrome,after hemorrhage,and during a normal state. Shock,2013,40(1):59-64.

13. Nunes TSO, Ladeira RT, Bafi AT, et al. Duration of hemodynamic effects of crystalloids in patients with circulatory shock after initial resuscitation. Ann Intensive Care,2014,4:25.

14. Finfer S, Bellomo R, Boyce N, et al. A comparison of albumin and saline for fluid resuscitation in the intensive care unit. N Engl J Med,2004,350(22):2247-2256.

15. Yunos NM, Kim IB, Bellomo R, et al. The biochemical effects of restricting chloride-rich fluids in intensive care. Crit Care Med,2011,39(11):2419-2424.

16. Yunos NM, Bellomo R, Story D, et al. Bench-to-bedside review:Chloride in critical illness. Crit Care,2010,14 (4):226.

17. Boniatti MM, Cardoso PR, Castilho RK, et al. Is hyperchloremia associated with mortality in critically ill patients? A prospective cohort study. J Crit Care,2011,26(2):175-179.

18. Raghunathan K, Shaw A, Nathanson B, et al. Association between the choice of IV crystalloid and in-hospital mortality among critically ill adults with sepsis. Crit Care Med,2014,42(7):1585-1591.

19. Young P, Bailey M, Beasley R, et al. Effect of a buffered crystalloid solution vs saline on acute kidney injury among patients in the intensive care unit:the SPLIT randomized clinical trial. JAMA, 2015, 314 (16): 1701-1710.

20. Raghunathan K, Murray PT, Beattie WS, et al. Choice of fluid in acute illness:what should be given? An international consensus. Br J Anaesth,2014,113(5):772-783.

21. Maconochie IK, de Caen AR, Aickin R, et al. Part 6:pediatric basic life support and pediatric advanced life support:2015 international consensus on cardiopulmonary resuscitation and emergency cardiovascular care science with treatment recommendations. Resuscitation,2015,95:e147-168.

22. Arikan AA, Zappitelli M, Goldstein SL, et al. Fluid overload is associated with impaired oxygenation and morbid-

ity in critically ill children. Pediatr. Crit Care Med,2012,13(3):253-258.

23. Boyd JH,Forbes J,Nakada TA,et al. Fluid resuscitation in septic shock:a positive fluid balance and elevated central venous pressure are associated with increased mortality. Crit Care Med,2011,39(2):259-265.

24. Maitland K,Kiguli S,Opoka RO,et al. Mortality after fluid bolus in African children with severe infection. N Engl J Med,2011,364(26):2483-2495.

25. Myburgh J,Finfer S. Causes of death after fluid bolus resuscitation:new insights from FEAST. BMC Med,2013, 11(1):67.

26. Maitland K,George EC,Evans JA,et al. Exploring mechanisms of excess mortality with early fluid resuscitation: insights from the FEAST trial. BMC Med,2013,11(1):68.

27. Ford N,Hargreaves S,Shanks L. Mortality after fluid bolus in children with shock due to sepsis or severe infection:a systematic review and meta-analysis. PLoS One,2012,7(8):e43953.

28. Gelbart B,Glassford NJ,Bellomo R. Fluid Bolus Therapy-Based Resuscitation for Severe Sepsis in Hospitalized Children:A Systematic Review. PediatrCrit Care Med,2015,16(8):e297-307.

29. Gordon AC,Mason AJ,Thirunavukkarasu N,et al. Effect of early vasopressin vs norepinephrine on kidney failure in patients with septic shock:the VANISH randomized clinical trial. JAMA. 2016,316(5):509-518.

30. Raj S,Killinger JS,Gonzalez JA,et al. Myocardial Dysfunction in Pediatric Septic Shock. J Pediatr,2014,164 (1):72-77.

31. Ranjit S,Kissoon N. Bedside echocardiography is useful in assessing children with fluid and inotrope resistant septic shock. Indian J Crit Care Med,2013,17(4):224-230.

32. Williams FZ,Sachdeva R,Travers CD,et al. Characterization of Myocardial Dysfunction in Fluid-and Catecholamine-Refractory Pediatric Septic Shock and Its Clinical Significance. J Intensive Care Med,2016,Jan, 1:885066616685247.

第二篇

心血管与肾急症

第一章　心力衰竭相关生物标记物研究现状

心力衰竭（Heart Failure）是由于各种心脏结构或功能异常导致心室充盈和（或）射血能力受损的一组综合征。根据临床发病的急缓，心衰分为急性心力衰竭和慢性心力衰竭，其中慢性心衰是多数心血管疾病的最终归宿，也是最主要的死亡原因。由于心衰的难治愈性，最新心衰指南[1]强调了早期诊断和治疗对心衰进展的重要影响。纽约心脏病协会（NYHA）心功能分级以及其他辅助检查如超声心动图、胸片、血流动力学监测对心衰的评估有一定价值，但受个体差异影响较大[2-3]。理想的生物标记物可以提高临床医师对疾病的早期诊断和干预治疗。现对心衰相关的生物标记物做逐一的介绍。

一、脑钠肽（BNP）和氨基末端-proBNP（NT-proBNP）

BNP 和 NT-proBNP 主要由心室细胞分泌。正常情况下，血液中 BNP 和 NT-proBNP 含量极少，当心室功能不全时，心室的容量负荷及压力负荷增加，室壁张力增加，由心肌细胞合成的 180 个氨基酸 pre-proBNP 合成增加，并且被水解成 proBNP，后者被活化酶裂解为 76 个氨基酸组成的无活性的直线多肽 NT-proBNP 和 32 个氨基酸组成的活性环状多肽 BNP，释放入血循环。因 NT-proBNP 比 BNP 具有半衰期长、稳定性好的特性，更适合于临床应用。但 NT-proBNP 全部经肾脏清除，而 BNP 主要经 NP 清除受体结合而被细胞吞噬、溶酶体降解，少量经肾脏清除，故 BNP 更适用于合并有肾功能不全的患者。Maisel 等研究表明 BNP>400ng/L 时，心衰的阳性预测值达 95%；BNP<500ng/L 时，心衰的阴性预测值达 96%[4]。NT-proBNP 在心力衰竭的诊断、预后、治疗管理上的国际专家共识表明，NT-proBNP<300ng/L 的阴性预测值达 98%，并且根据不同年龄划分了不同阈值，年龄<50 岁阈值为 450ng/L，年龄在 50～75 岁之间阈值为 900ng/L，年龄>75 岁阈值为 1800ng/L，他们的总体阳性预测值为 88%。作为目前具有最多循证医学证据的心衰相关生物标记物，BNP 及 NT-proBNP 已经被 2009 年 ACC/AHA 成人心衰诊断与治疗最新指南推荐为Ⅰ～ⅡA 级证据，用于指导心衰的诊断及危险分层。然而不少大型临床试验[5-7]指出以 BNP 及 NT-proBNP 的浓度指导心衰的治疗也存在比如肾功能、BMI、年龄及肺动脉高压等因素影响的缺点。以 BNP 及 NT-proBNP 的浓度指导心衰的治疗仍然有待进一步探讨。

二、心房尿钠肽（atrial natriuretic peptide，ANP）和心房尿钠肽前体中段（MR-pro-atrial natriuretic peptide，MR-proANP）

主要由心房心肌细胞分泌的 ANP 一直被公认为慢性心衰纽约心功能分级的主要工具，但其半衰期短（2-5min），临床检测困难，所以目前还无法应用于临床。proANP（ANP$_{99-126}$）半衰期较长，而且其为激素前体物，没有相关的作用受体，胞间或蛋白间相互作用小，分子量大,在血浆中稳定性好,被认为是可靠的测量分析物[8]。proANP 的蛋白降解作用主要发生在 N 端和 C 端,中间部分更加稳定,应用 B. R. A. H. M. SSERISTRA(r)[9]方法测定的 MR-proANP 具有良好的灵敏度和稳定性:检测灵敏度为 20pmol/L,在室温下>24h 不降解,在室温下>7d 降解不超过 20%,其良好的稳定性,方便实验室检测。2012 年 ESC 心力衰竭指南以 120pmol/L 作为 MR-proANP 切点,在诊断心力衰竭时优于 BNP 或 NT-proBNP[10]。

三、肾上腺髓质素（Adrenomedullin，ADM）和肾上腺髓质素前体中段（Midregion prohormone adrenomedullin，MR-proADM）

肾上腺髓质素家系属降钙素基因相关肽(calcitonin gene-related peptide,CGRP)超家族。ADM 是 1993 年 Kitamure 等人从嗜铬细胞瘤组织中分离的由 52 个氨基酸残基组成的活性多肽,其前体分子 ADM 原前体(pre-proADM)由 185 个氨基酸组成,去除 N 端 21 个氨基酸的信号肽后,形成 164 个氨基酸残基组成的 ADM 原,体内 pro-ADM 经水解可产生 pre-proADM45-92 即肾上腺髓质素前体中间肽段（Midregion prohormone adrenomedullin,MR-proADM）[11]。ADM 具有舒张血管、降低血压及利钠利尿等作用,但其半衰期短,临床检测受限,近年发现 MR-proADM 是内皮障碍时反映 ADM 释放的一种稳定的替代标记物,其在室温下 72 小时保持稳定,在容量调节及体液稳态中发挥重要作用。心衰时心室壁张力增高,ADM 分泌增加,代偿增加的 ADM 通过其扩血管、利尿利钠的作用防止心衰进一步发展。Potoki 等研究证明 MR-proADM 升高水平与心力衰竭病人的发病率和死亡率的增加显著相关[12]。

四、嗜铬粒蛋白 A（Chromogranin，CgA）

CgA 是一种由 439 个氨基酸组成的酸性、亲水蛋白质,位于神经内分泌细胞的嗜铬性颗粒内。作为神经肽类家族的一员,它广泛分布于神经内分泌细胞内能分泌儿茶酚胺的囊泡中,同时也在交感神经、心肌、胰腺、中枢和周围神经系统、肠道内分泌组织、甲状腺和甲状旁腺等组织中被发现[13]。CgA 主要的生物学作用有在高尔基网膜上选择性调节靶肽激素和神经递质聚集,促进高尔基网的通透性,并参与钙离子及儿茶酚胺代谢[14-15]。近年来对 CgA 在心血管疾病中作用的研究也很多,国内外研究均发现血清 CgA 与心衰严重程度有关。国内学者张雯等[16]检测 49 例慢性心衰患者血浆 CgA 和 BNP 水平,发现心衰患者血浆 CgA 和 BNP 升高水平与心功能 NYHA 分级、心力衰竭严重程度密切相关。Ceconi 等[17]研究同样发现慢性心力衰竭患者血浆中 CgA 水平升高,且随 NYHA 心功能分级程度加重而升高,与左室射血分数（LVEF）呈负相关。

五、C 反应蛋白（C-reactive protein，CRP）和超敏 C 反应蛋白（high sensitive C-reactive protein，hs-CRP）

C 反应蛋白主要由肝脏合成,微生物入侵、组织损伤、免疫反应、炎症过程、恶性肿瘤、放射性损伤等都可刺激肝细胞合成 CRP。心衰时除神经内分泌激活外,还存在广泛的免疫活动异常,单核-巨噬细胞和淋巴细胞活化[18]。炎症细胞因子在心力衰竭的进展中起到重要的病理生理作用[19]。正常情况下 CRP 在血清中微量存在。心功能不全时,机体神经内分泌系统被激活,机体内巨噬细胞、中性粒细胞、内皮细胞及心肌细胞均合成和释放 TNF-α、IL-2 及 IL-6。心衰患者由于心输出量下降,组织缺血缺氧,肝细胞在 TNF-α、IL-2 及 IL-6 等细胞因子的作用下快速合成和分泌 CRP,血清中 CRP 水平明显升高。hs-CRP 不是一种新的 CRP,而是根据其更敏感的测定方法而命名,和其他炎性反应标记物比,hs-CRP 检测技术稳定、自动化、高灵敏,可以检测 CRP 的微小变化[20]。国内袁利群等[21]通过检测不同心功能分级的心力衰竭患者血清中 hs-CRP 浓度,统计分析提示 CRP 与心功能分级成正相关($P<0.05$),说明心功能越差,血清 hs-CRP 水平越高,与心力衰竭患者 NYHA 分级相一致。然而,Windram 等[22]研究提示,尽管心衰患者 CRP 水平较高,但 CRP 并不能反映心衰严重程度。目前 CRP 是否能作为判定心衰预后的指标,学术界尚存在争议。

六、白介素-6（IL-6）

IL-6 是一个包括单核细胞、吞噬细胞、血管内皮细胞、被激活的 T2 淋巴细胞、成纤维细胞等多种细胞产生的具有调节免疫反应、炎症反应的多功能细胞因子。动物实验证实 IL-6 与心肌细胞和成纤维细胞上的受体结合,使心肌合成一氧化氮合成酶（INOS）增多引起心肌细胞凋亡及心肌肥厚、纤维化,故 IL-6 所介导的负性肌力作用是通过心肌一氧化氮（NO）合成而实现的[23];另外,IL-6 通过刺激其受体复合物的一个组成部分 gp130 在心肌细胞的激活和表达增高,导致心肌细胞肥大而引起心肌肥厚,促使左室重构[24]。Orus J 等[25]研究结果提示以病人死亡、心衰复发再入院为终点事件,统计分析表明血浆 IL-6 水平增高是独立的预报因子。也有学者认为血浆 IL-6 水平变化可以作为心衰患者从无症状 CHF 进展到有症状 CHF 的生化指标[26]。类似的临床研究[27]表明无症状的左室功能不全及慢性心力衰竭（CHF）患者中 IL-6 水平明显增高,其增高程度和左室收缩功能及心排血量明显负相关。

七、ST2

ST2 是近年刚被提出来的心脏生物标志物,是由心肌细胞和成纤维细胞分泌的 IL-1 受体超家族成员之一。由两种亚型构成,即具有与 IL-1 受体相似结构的跨模型 ST2（ST2L）和缺乏跨膜和胞内受体结构域的可溶性 ST2（sST2）。研究发现,IL-33/ST2L 信号通路具有抗心肌细胞肥大、心肌纤维化[28]和抗动脉粥样硬化[29]等保护心脏的功能。sST2 的产生和分泌随着生物机械应力增加而增多,随着心衰的加重,心脏所承受的负荷增加,心肌细胞和成纤维细胞受到机械牵拉增大,sST2 分泌增加;sST2 也作为诱骗受体,阻断 IL-33 与 sST2 结合,阻断 IL-33 保护心脏的作用。故有学者认为,sST2 可以作为反映心衰的新型生物标记物用于心衰的诊断及预测心衰预后,并为心衰的治疗提供新的思路[30]。尽管 sST2 对心衰的诊断及预测心衰预后有其特殊的优势,但 Ciccone 等[30]研究发现,在诊断急性心衰方面,sST2 的 ROC 曲线下面积为 0.74（$P<0.001$）,而 NT-proBNP 曲线下面积为 0.94（$P<0.0001$）,故 sST2 不如 NT-proBNP,sST2 对心衰的诊断意义一般。国外同样研究[31]表明 ST2 的预测价值不受患者年龄、肾功能损害及 BMI 的影响,联合 BNP、NT-proBNP 和 CRP 等可以提高判断心衰预后的准确性。

八、肿瘤坏死因子 α（TNF-α）和基质金属蛋白酶（Matrix metalloproteinases，MMP）

TNF-α 是单核-巨噬细胞分泌的一种促炎性细胞单核因子，参与机体的炎症、免疫反应。近来研究发现 TNF-α 在充血性心力衰竭的发生发展中起到重要的病理生理作用。慢性心衰患者左房压、平均动脉压、肺动脉楔压升高、左室射血分数降低，促进 TNF-α 分泌；同时心衰时交感系统和 RAS 系统激活也促进 TNF-α 分泌。TNF-α 能降低心肌收缩力，改变膜电位，降低血压，促进肺水肿[32]，减少心输出量，促进心衰进一步发展，TNF-α 具有负性肌力作用。TNF-α 还能诱导 MMP 并限制金属蛋白酶抑制表达而引起心室重构。心肌间质的主要成分是心肌胶原，心肌间质重构主要是心肌胶原重构，心肌胶原的重构涉及胶原合成和分解的平衡，这种平衡由基质金属蛋白酶（MMP）调节[33]。心衰患者的心肌组织 MMPs 表达增加，MMPs 抑制剂（tissue inhibitors of metalloproteinase TIMP）能抑制心室胶原重构、改善心肌结构和功能。炎症细胞因子（包括 TNF-α）能通过诱导 MMPs 表达增加，影响心肌间质的重构[34]。Cesari 等研究[35]表明 TNF-α 和 MMP2 是心衰的独立预测因子。

九、正五聚蛋白-3（pentraxin-3，PTX-3）

PTX-3 是最近受到广泛关注的心衰生物标志物，它与 CRP、血清淀粉样 P 物质同属正五聚蛋白家族。PTX-3 可由平滑肌细胞、成纤维细胞、血管内皮细胞、脂肪细胞、树突状细胞及单核巨噬细胞在白介素-1（IL-1）、肿瘤坏死因子 α（TNF-α）、细菌脂多糖（LPS）等炎性刺激下产生。PTX-3 在慢性心衰中的作用机制不完全清楚，可能机制为：心衰时组织缺血缺氧，内皮细胞受损，单核巨噬细胞系统激活，释放炎性因子，这些炎性因子反过来作用于内皮细胞和单核细胞合成分泌 PTX-3；心衰时 RAAS 系统激活，血管紧张素Ⅱ分泌增多，血管通透性增加，炎性介质进入组织促进炎症发生，PTX-3 分泌增加；干扰素-γ（IFN-γ）能抑制单核细胞、巨噬细胞分泌 PTX-3，心衰时免疫功能失调，IFN-γ 减少，PTX-3 分泌增多。大量分泌的 PTX-3 与补体 C1q 结合，激活补体经典激活途径，补体 C3 沉积于受损心肌表面，加速心肌细胞凋亡；PTX-3 能加强巨噬细胞对损伤内皮细胞的吞噬能力，加剧组织损伤；PTX-3 结合灭活成纤维细胞生长因子2，使血管修复能力大大减弱；PTX-3 还参与冠状动脉粥样硬化，加重心肌细胞受损[36]。但具体明确的机制尚需大量的研究来证实。Suzuki 等研究[37]提示 PTX-3 是心衰评价的独立预测因子。

十、乳糖凝集素-3（Galectin-3）

Galectin-3 是含251个氨基酸的蛋白质，广泛存在于肿瘤细胞、上皮细胞、成纤维细胞和巨噬细胞及其他炎性细胞中；在肾脏、心脏、大脑、肝脏、胰腺中也有少量表达。动物实验[38]表明 Galectin-3 在心室重构中发挥重要作用。Galectin-3 能预测心衰的预后[39-40]。

十一、脂联素（Adiponectin）、抵抗素（Resistin）和瘦素（Leptin）

三者均是内分泌类生物标志物。脂联素是脂肪细胞分泌的多肽，是心血管病保护因子。抵抗素是具有胰岛素抵抗、抑制脂肪细胞形成、介导炎症反应、加重内皮受损作用的多肽类激素。瘦素也是脂肪细胞分泌，广泛存在于体内的肽类激素。目前在体内参与心衰的机制不是很明确，但研究[41-43]均发现他们的浓度水平随着心力衰竭严重而升高，可以成为反映心衰严重程度的独立危险因子。

十二、血管生成素-2（Angiopoietin-2，Ang-2）

血管生成素（Angiopoietin，Ang）是一类作用于血管内皮细胞的细胞调节因子，它由促进高阶聚类形成的氨基酸结构域、促进多聚体形成的超螺旋结构域以及包含与Tie-2结合位点的羧基端纤维蛋白结构域组成。目前已知的血管生成素家族成员包括Ang-1、Ang-2、Ang-3和Ang-4。它们均能识别酪氨酸激酶-2受体（Tie-2），但在血管再生中效应不同。Ang-1和Ang-4是Tie-2的激动剂，能诱导Tie-2的酪氨酸磷酸化作用。而Ang-2和Ang-3是Tie-2的拮抗剂，它们与Tie-2结合不诱导Tie-2的酪氨酸磷酸化作用[44-46]。Ang-2储存在内皮细胞的Weibel-Palad小体中，优先在血管重构内皮细胞中表达，由进行血管重构的组织中活化的内皮细胞分泌的，它能通过拮抗Ang-1介导的内皮细胞静止来促进血管形成。Ang-Tie信号系统被认为是血管生成中起到重要作用的血管特异性受体酪氨酸激酶途径[47]。这个信号系统的核心组成是Ang-1和Tie-2，Ang-1是激活途径的决定性的受体激动剂，Tie-2是同源受体。当Ang-1与Tie-2结合时，Tie-2几个胞质酪氨酸残基磷酸化，激活下游信号通道包括PI3-kinase/AKT和细胞外信号调节激酶（extracellular signal-regulated kinase）。Ang-2不能使内皮细胞中的Tie-2磷酸化从而拮抗Ang-1的激动作用。在炎症环境下，Ang-1可以稳定血管，减少炎症；而Ang-2是促炎因子，促进血管的不稳定性。心衰和随后的心源性休克的病理生理特点是神经内分泌反应的失调，同时伴随着全身血管收缩和体液潴留，这些病理特征反过来又会导致组织灌注不足、低氧血症和全身炎症反应综合征（SIRS）等恶性循环。在这个恶性循环中，内皮屏障功能起到很重要的作用[48]。但是这个确切的机制仍然是个未知数。而内皮细胞特异性血管生成素（Ang）和Tie2配体受体系统调控着内皮屏障功能。激动剂Ang-1与Tie2受体的结合促进血管的完整性，抑制血管渗漏和抑制炎症基因的表达。但Ang-2抑制了Ang-1和Tie2的结合，干扰了Tie2传递信号，最终导致内皮的受损和血管的渗漏。此外，Ang还促进内皮细胞凋亡，增加中性粒细胞的黏附，促进炎症的发生。存储在内皮细胞Weibel Palade小体内的Ang-2受到各种刺激（包括炎症细胞因子[49]，活化的血小板和白细胞[50]，和血流量和氧的变化）的影响而快速释放。有研究表明在慢性心力衰竭患者中，Ang-2水平较正常对照组显著升高，这种升高和血流动力学和功能状态有关[51-52]。此外，有研究[53]显示Ang-2还是急性心肌梗死伴心衰患者的独立的预测指标。所以我们推测Ang-2可能参与CHF的病理生理学变化，Ang-2可能成为急性失代偿性心力衰竭患者的预判指标。

近年来，虽然对心衰相关的生物标记物研究较多，但是各标记物在诊断和评估心力衰竭的严重程度上仍然存在较多局限性。BNP 及 NT-proBNP 已经被写入指南,用于协助诊断及评估心衰,但也存在受肾功能、BMI、年龄及肺动脉高压等因素影响的缺点;ANP 被公认为慢性心衰纽约心功能分级的主要工具,但其半衰期短影响其应用于临床。心力衰竭相关标记物的组合检测可能会在心衰的早期诊断和判断预后中具有更大的临床意义,同时采用动态连续监测,并结合患者临床特征,可能提高心力衰竭诊断和预后判断的敏感性。我们期待有更好的心衰生物标记物被发现,用于疾病诊断、病情评估,预防心衰进展,减轻患者及社会负担。

（蒋志锋　李春盛）

参 考 文 献

1. 中华医学会心血管病学分会,中华心血管病杂志编辑委员会. 中国心力衰竭诊断和治疗指南 2014. 中华心血管病杂志,2014,42(2):98-122.

2. Hunt SA,Baker DW,Chin MH,et al. ACC/AHA guidelines for the evaluation and management of chronic heart failure in the adult:executive summary. J Hearth Lung Transplant,2002,21:189.

3. Remme WJ,Swedberg K. Task force for the diagnosis and treatment of chronic heart failure,European Society of Cardiology. Guidelines for the diagnosis and treatment of chronic heart failure. Eur Heart J,2005,26(22):2472.

4. Maisel AS,Krishnaswamy P,Nowak RM,et al. Rapid measurement of B-type natriuretic peptide in the emergency diagnosis of heart failure. N Engl J Med,2002,347(3):161-162.

5. Pfisterer M,Buser P,Rickli H,et al. BNP-guided vs symptom-guided heart failure therapy:the Trial of Intensified vs Standard Medical Therapy in Elderly Patients With Congestive Heart Failure (TIME-CHF) randomized trial. JAMA,2009,301(4):383-392.

6. Lainchbury JG,Troughton RW,Strangman KM,et al. N-terminal pro-B-type natriuretic peptide-guided treatment for chronic heart failure:results from the BATTLESCARRED(NT-proBNP-Assisted Treatment To Lessen Serial Cardiac Readmissions and Death) trial. J Am Coll Cardiol,2009,55(1):53-60.

7. Eurlings LW,Van Pol PE,Kok WE,et al. Management of chronic heart failure guided by individual N-terminal pro-B-type natriuretic peptide targets:results of the PRIMA(Can PRo-brain-natriuretic peptide guided therapy of chronic heart failure Improve heart fAilure morbidity and mortality?) study. J Am Coll Cardiol,2010,56(25):2090-2100.

8. 黄薇. MR-proANP 简介及临床价值. 国际心血管病杂志,2010,32(3):162-165.

9. Morgenthaler NG,Struck J,Thomas B,et al. Immunominometric assay for the midregion of proatrial natriuretic peptide in human plasma. Clin Chem,2004,50(1):234-236.

10. McMurray JJ,Adamopoulos S,Anker SD,et al. ESC Guidelines for the diagnosis and treatment of acut and chronic heart failure 2012:The Task Force for the Diagnosis and Treatment of Acute and Chronic Heart Failure 2012 of the European Society of Cardiology. Developed in collaboration with the Heart Failure Association (HFA) of the ESC. Eur Heart J,2012,33(14):1787-1847.

11. 陆薇薇,齐永芬. 肾上腺髓质素家系分子的血管效应及病理生理意义. 生理科学进展,2013,44(3):177-182.

12. Potoki M,Ziller R,Mueller C. Mid-regional pro-adrenomedullin in acute heart failure:a better biomarker or just another biomarker? Curr Heart Fail Rep,2012,9:244-251.

13. 李佳,王忠. 嗜铬粒蛋白 A 研究进展. 2012,26(6):527-528.

14. Chanat E,Pimplikar SW,Stinchcombe JC,et al. What the granins tell us about the formation of secretory gran-

ules in neuroendocrine cells. Cell Biophys,1991,19(1/3):85-91.

15. Deftos LJ. Chromogranin A:its role in endocrine function and as an endocrine and neuroendocrine tumor marker. Endocr Rev,1991,12(2):181-187.

16. 张雯,宋书凯,吕孝欣,等. 慢性心力衰竭患者血清嗜铬粒蛋白 A、脑钠肽水平及左室质量指数相关性研究. 临床合理用药,2011,4(5A):3-4.

17. Ceconi C,Ferrari R,Bachetti T,et al. Chromogranin A in heart failure:a novel neurohumoral factor and a predictor formortality. Eur Heart J,2002,23(12):967-974.

18. 贺桦,许顶立,刘彦波,等. 慢性心力衰竭患者血清 CRP 水平及临床意义. 中国分子心脏病杂志,2004,4(2):114-117.

19. 杭永伦,温先勇,蔡美珠. 充血性心力衰竭患者白细胞介素-6 和 C-反应蛋白检测的临床意义. 中国心血管病研究杂志,2004,2(5):363-364.

20. 高原,肖谦. 超敏 C-反应蛋白与心血管疾病. 西藏医药杂志,2003,24(2):16-17.

21. 袁利群,叶剑荣. 血清超敏 C 反应蛋白检测在心衰病人诊断中的应用. 湖南师范大学学报(医学版),2010,3(1):32-35.

22. Windram JD,Loh PH,Rigby AS,et al. Relationship of high-sensitivity C-reactive protein to prognosis and other prognostic markers in outpatients with heart failure. Am Heart J,2007,153(6):1048-1055.

23. Finkel MS,Oddis CV,Jacob TD,et al. Negative inotropic effects of cytokines on the heart mediated by nitric oxide. Science,1992,257:387-389.

24. Ancey C,Menet E,Corbi P,et al. Human cardiomyocyte hypertrophy induced in vitro by gp130 stimulation. Cardiovasc Res,2003,59(1):78-85.

25. Orus J,Roig E,Perez VF,et al. Prognostic value of serum cytokines in patients with congestive heart failure. J Heart Lung Transplant,2000,19(5):419-425.

26. Aukrust P,Ueland T,Leln E,et al. Cytokine network in congestive heart failure secondary to idiopathic dilated cardiomyopathy. Am Cardio,1999,83(3):376-382.

27. Raymond RJ,Dehiner GJ,Theoharides TC,et al. Elevated interleukin-6 levels in patientswith a symptomatic ventricular systole dysfunction. Am Heart J,2001,141(4):435.

28. Sanada S,Hakuno D,Higgins LJ,et al. IL-33 and ST2 comprise a critical biomechanically induced and cardioprotective signaling system. J Clin Invest,2007,117:1538-1549.

29. Miller AM,Xu D,Asquith DL,et al. IL-33 reduces the development of atherosclerosis. J Exp Med,2008,205:339-346.

30. Ciccone MM,Cortese F,Gesualdo M,et al. A novel cardiac biomarkers ST2:a review. Molecules,2013,18(12):15314-15328.

31. Ky B,French B,McCloskey K,et al. High-sensitivity ST2 for prediction of adverse outcomes in chronic heart failure. Circ Heart Fail,2011,4(2):180-187.

32. Hegewish S,Wen HJ,Hossfeld DK. TNF-α induced cardiomyopathy. Lancet,1990,335(8684):294.

33. Hasegawa H,Yamamoto R,Takano H,et al. 3-hydroxy-3-methylglutaryl coenzyme A reductase inhibitors prevent the development of cardiac hypertrophy and heart failure in rats. Mol Cel Cardiol,2003,35(8):953-960.

34. Suematsu N,Kinugawa S,Ide T,et al. Fluvastatin,a 3-hydroxy-3-methylglutaryl coenzyme a reductase inhibitors,attenuates left ventricular remodeling and failure after experimental myocardial infarction. Circulation,2002,105(7):868-873.

35. Cesari M,Penninx BW,Newman AB. Inflammatory markers and onset of ABC study. Circulation,2003,108(19):2317-2322.

36. 马彩娜,王晨霞,丁锋. 长正五聚蛋白 3 与慢性心力衰竭的关系. 现代临床医学,2012,38(6):410-411.

37. Suzuki S,Takeishi Y,Niizeki T,et al. Pent raxin 3,a newmarker for vascular inflammation,predicts adver cilini-

cal outcomes in patients with heart failure. Am Heart J,2008,155(1):75-81.

38. Sharma U,Rhaleb NE,Pokharel S,et al. Novel anti-inflammatory mechanisms of N-Acetyl-Ser-Asp-Lys-Pro in hypertension-induced target organ damage. Am Physiol,2008,294(3):H1226-H1232.

39. Lok D,Van Der Meer P,De La Porte PB,et al. Galectin-3,a novel marker of macrophage activity,predict outcome in patients with stable chronic heart failure. J Am Coll Cardiol,2007,4(Suppl A):98A[Abstract].

40. Felker GM,Fiuzar M,Shaw LK,et al. Galectin-3 in ambulatory patients with heart failure:results from the HF-ACTION study. Circ Heart Fail,2012,5(1):72-78.

41. Koh SB,Yoon J,Kim JY,et al. Relationships between serum adiponectin with metabolic syndrome and components of metabolic syndrome in nondiabetic Koreans:ARIRANG study. Yonsei Med J,2011,52(2):234-241.

42. 武琦,徐彤彤. 血清脂联素、瘦素与心力衰竭关系的研究. 安徽医科大学学报,2013,25(2):20-24.

43. Chu S,Ding W,Li K,et al. Plasma resist in associated with myocardium injury in patients with acute coronary syndrome. Circ J,2008,72(8):1249-1253.

44. 张杰,余晓岚. 促血管生成素-2 的研究进展. 化学与生物工程,2014,31(9):1-7.

45. 罗望池,石松生,等. 促血管生成素-1 和-2 的研究进展. 中国神经肿瘤杂志,2004,2(3):232-236.

46. 齐彬,刘司娜,韦晓敏,等. 扩张型心肌病患者血清促血管生成素-2 水平的改变及其临床意义. 广西医学杂志,2015,37(2):154-156.

47. 韩剑锋,彭诗东,冀文茹. 促血管生成素在机体和肿瘤血管形成中的作用. 内蒙古医学院学报,2007,29(1):70-72.

48. Poss J,Ukena C,Kindermann I,et al. Angiopoietin-2 and outcome in patients with acute decompensated heart failure. Clin Res Cardiol,2015,104:380-387.

49. Fiedler U,Reiss Y,Scharpfenecker M,et al. Angiopoietin-2 sensitizes endothelial cells to TNF-alpha and has a crucial role in the induction of inflammation. Nat Med,2006,12(2):235-239.

50. Fiedler U,Scharpfenecker M,Koidl S,et al. The Tie-2 ligand angiopoietin-2 is stored in and rapidly released upon stimulation from endothelial cell Weibel-Palade bodies. Blood,2004,103(11):4150-4156.

51. Chong AY,Caine GJ,Freestone B,et al. Plasma angiopoietin-1,angiopoietin-2,and angiopoietin receptor tie-2 levels in congestive heart failure. J Am Coll Cardiol,2004,43(3):423-428.

52. Eleuteri E,Di Stefano A,Tarro Genta F,et al. Stepwise increase of angiopoietin-2 serum levels is related to haemodynamic and functional impairment in stable chronic heart failure. Eur J Cardiovasc Prev Rehabil,2011,18(4):607-614.

53. Chen S,Guo L,Chen B,et al. Association of serum angiopoietin-1,angiopoietin-2 and angiopoietin-2 to angiopoietin-1 ratio with heart failure in patients with acute myocardial infarction. Exp Ther Med,2013,5(3):937-941.

第二章 2016 年心力衰竭诊断和治疗指南的再认识

心力衰竭（简称心衰）是多种心血管疾病的终末阶段。欧美国家流行病学数据显示，成人心衰患病率为 1%～2%，并随年龄而增加，年龄>70 岁老年人心衰患病率可达 10% 以上。我国成年人心衰的患病率为 0.9%，目前 35～74 岁成年人中约有 400 万的心衰患者，并呈逐年上升趋势[1]。

心衰患者预后差，其 5 年存活率与恶性肿瘤相仿，心衰患者出院后 30 天内再住院率高达 20%[2]。尽管预后不尽如人意，通过近 30 年对心衰的研究，心衰正逐渐变为可控制性疾病。应用指南规范化诊治及管理心衰患者可以降低心衰患者的再住院率及死亡率，改善生活质量。

2016 年 5 月欧洲心脏病学会（ESC）在线发布了《急慢性心力衰竭诊断和治疗指南》。同期，美国心脏病学会（ACC）、美国心脏协会（AHA）、美国心衰协会（HFSA）对 2013 版心衰管理指南进行了更新。本文主要就这两版指南的更新内容，结合 2014 年我国发布的《中国心力衰竭诊断和治疗指南 2014》对心衰，主要是急性心力衰竭（简称急性心衰）的诊断、分类、治疗进行综合阐述，以指导临床决策。

一、心衰的诊断标准及分类

（一）HFmrEF 的提出及争议

在 2016 年以前，指南根据 LVEF 将心衰分为射血分数降低的心衰（HFrEF）和射血分数保留的心衰（HFpEF）。虽然 2016 年 ACC/AHA 指南承认 EF 介于 40%～50% 之间的患者处于"灰色区域"但是没有明确定义此类患者，而是笼统将其划分为 HFpEF。而 2016 年 ESC 指南明确地将左室射血分数（LVEF）在 40%～49% 范围的患者定义为 HFmrEF。该指南推荐在疑诊或已确诊的心衰患者中进行经胸超声心动图检查，并根据 LVEF 将心衰分成三种类型：射血分数下降的心衰（HFrEF，LVEF<40%）、射血分数中间值的心衰（HFmrEF，LVEF 40%～49%）、射血分数保留的心衰（HFpEF，LVEF≥50%）。

Butler 等研究者认为因潜在的病因、人口统计学数据、合并症和病人对治疗的反应不同，故根据 LVEF 细化心衰患者是很重要的[3]。作为一个单独的组识别 HFmrEF，将有助于这组患者潜在的特征、病理生理和治疗方面的研究。然而，美国心脏学家认为，单独定义这类患者并没有基于足够的证据，会带来一些问题。其认为 LVEF 并不是收缩性心功能不全的敏感指标。HFpEF 的患者一样存在收缩速度及强度异常，且 HFmrEF 和 HFpEF 患者均存在舒张功能障碍及轻度的收缩功能障碍，尽管这一点用 LVEF 诊断区别不大[4]。

（二）急性心衰的诊断及评估新流程

1. 急性心衰的分类　2014 版中国心衰指南指出急性心衰在我国已成为年龄>65 岁患

者住院的主要原因,其中约 15% ~20% 为新发心衰,大部分则为原有慢性心衰的急性加重,即急性失代偿性心衰。急性心衰预后很差,住院病死率为 3%,6 个月的再住院率约 50%,5 年病死率高达 60%。

急性心衰的分类存在重叠。2016 年 ESC 指南重申了血流动力学的重要地位。该指南着重强调了根据充血和外周灌注情况对急性心衰进行分类评估,并以此分类为依据提出了治疗急性心衰的新流程。医生应根据体格检查判断是否存在充血(存在为"湿"、否则为"干")及外周低灌注情况(存在为"冷",否则为"温"),将急性心衰患者分为四类(图 2-2-1),并进行评估病情并指导治疗。

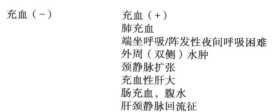

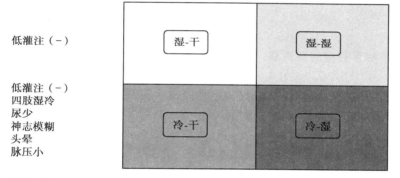

低灌注并不等同于低血压,但低灌注常伴有低血压

图 2-2-1　急性心衰的临床分类

2. 急性心衰早期诊断识别　2016 版 ESC 指南强调了早期对急性心衰患者进行查体,了解液体负荷及低灌注情况,并结合辅助检查进行初步诊断,以便及时进行"适宜"治疗。入院时,推荐对所有表现疑似急性心衰患者做以下检查:做 12 导联心电图,行胸片了解肺淤血等情况,完善心肌酶及肌钙蛋白、血常规、肝肾功能、血糖及电解质、甲状腺功能等实验室检查。对血流动力学不稳定的患者应立即行超声心动图检查。

测量血浆 Natriuretic peptide(利钠肽)水平有助于鉴别心源性哮喘与非心源性喘息。2016 年 ESC 指南指出利钠肽值有高度敏感性,疑似急性心衰患者利钠肽水平正常,可排除诊断。国内外的大多数研究通过检测 B-type natriuretic peptide(BNP)和 N-terminal pro B-type natriuretic peptide(NT-proBNP)水平来排除心衰。在不同情况下,如急性发作或恶化的心衰患者和慢性心衰进展的患者排除标准是不同的。然而,BNP 和 NT-proBNP 水平增高存在很多心血管和非心血管的原因,如心房颤动、肺栓塞、心肌炎、高龄和肾衰竭等情况也可以导致其水平增高。因此,需注意鉴别非心血管原因的 BNP 和 NT-proBNP 升高。2014 年中国心衰指南建议根据年龄、体重和肾功能对急性和慢性心衰的 BNP 和 NT-proBNP 的诊断界值进行调整。

3. 识别导致心衰失代偿需要紧急处理的诱因/病因　在我国急性心衰的常见病因：①慢性心衰急性加重；②急性心肌坏死和（或）损伤，如广泛 AMI、重症心肌炎；③急性血流动力学障碍。

急性心衰的诱发因素：

（1）可能导致心衰迅速恶化的诱因：快速心律失常，或严重心动过缓如各种类型的房室传导阻滞；急性冠状动脉综合征及其机械并发症；急性肺栓塞；高血压危象；心脏压塞；主动脉夹层；手术的围术期；感染；围产期心肌病。

（2）可能导致慢性心衰急性失代偿的诱因：感染；慢性阻塞性肺疾病或支气管哮喘急性加重；贫血；肾功能不全；药物治疗和生活管理缺乏依从性；医源性因素如应用了非甾体类抗炎剂、皮质激素、抗肿瘤治疗，以及药物相互作用等；心律失常；未控制的高血压；甲状腺功能亢进或减退；酒精或药物滥用。

2016 版 ESC 指南指出一旦急性心衰得到诊断，应该在 60～120 分钟内紧急处理其主要诱因或病因，以避免病情进一步恶化。对可疑患者应尽早根据检查及病情作出临床评估，且评估应多次和动态进行，以及时调整治疗方案。

二、心衰的治疗进展

（一）心衰治疗药物的新进展

ACC、AHA 和 HFSA 认为，引入新型有效的心衰治疗药物对众多心衰患者而言意味着更多的机会。血管紧张素受体脑啡肽酶抑制剂和伊伐布雷定是对目前心衰治疗方法的重要补充，在心衰治疗发展过程中具有里程碑性意义。因此，两版指南的编委会同时决定将这两种新型药物写入指南以指导临床实践。

1. 血管紧张素受体脑啡肽酶抑制剂（ARNIs）　两版指南更新最值得关注的一个亮点就是正式推荐了血管紧张素受体脑啡肽酶抑制剂（ARNIs）。LCZ696 是第一个血管紧张素受体脑啡肽酶抑制剂，它是缬沙坦基团和沙库巴曲相结合的单一物质分子。

在 SOLVD 实验中，心衰患者心血管死亡和心衰的再住院率分别为 14% 和 17%，而 20 年后的 PARADIGM-HF 实验中接受规范治疗（包括 ARNIs）的患者这两个率均降低到 6%[5]。另外 PARADIGM-HF 试验证明 LCZ696 治疗 HFrEF 患者在降低死亡率和住院风险方面优于 ACEI（依那普利），由于其临床疗效的优越性和安全性，LCZ696 是公认的近 20 年来 HF 治疗的突破性进展的药物。2016 年 ESC 指南及 2016 年 ACC/AHA/HFSA 指南均推荐其用于治疗符合相关条件的 HFrEF 患者。其中 2016 年 ACC/AHA/HFSA 指南对 ARNIs 的推荐级别为 I 级推荐，即认为该治疗方法是有益和有效的，强烈推荐使用。

2. If 通道抑制剂　伊伐布雷定应用于窦性心律的患者，可以通过抑制窦房结中的 If 通道减慢心率。Swedberg 等[6]证实了伊伐布雷定可降低收缩性心衰患者的死亡率及再住院率，还可改善其左室功能和生活质量。2016 年 ESC 指南指出对于既往 12 个月内因心衰住过院、正在接受指南导向药物治疗（或最大耐受剂量）的 β 受体拮抗剂、ACEI（或 ARB）和 MRA 治疗、LVEF≤35%、窦性心律，心率≥70 次/分、症状性 HFrEF 患者，伊伐布雷定可降低死亡和心衰住院率[7]。

（二）急性心衰的治疗进展

对可疑急性心衰的患者，应尽量缩短诊疗和治疗决策时间。2016 版 ESC 指南指出在起病初始阶段,如果患者存在心源性休克和(或)通气障碍,需要尽早提供循环支持和(或)通气支持。尽早识别病因及诱因,给予指南推荐的相关治疗。在床旁完成血流动力学评价,根据"湿"或"干"的情况做下一步治疗选择,湿热患者选择血管扩张剂或利尿剂,湿冷患者考虑使用正性肌力药物或左心辅助装置。具体流程见图2-2-2。

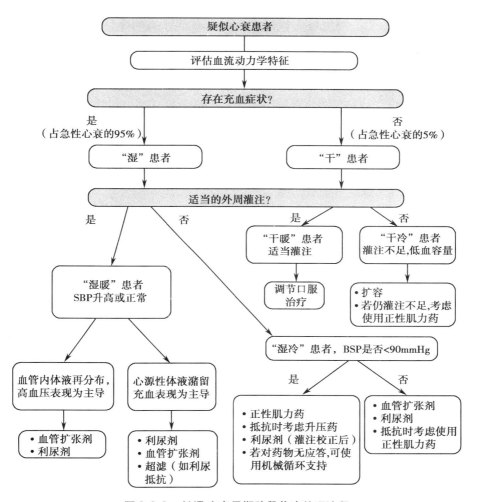

图2-2-2　AHF患者早期阶段临床处理流程

1. 早期氧疗和(或)通气支持　各版指南均推荐尽早考虑氧疗。2016版ESC推荐对伴有$SpO_2<90\%$或$PaO_2<60mmHg(8.0kPa)$的急性心衰患者进行氧疗,以纠正低氧血症。对于呼吸窘迫(呼吸频率>25次/分,$SpO_2<90\%$)的患者,应当尽快开始无创正压通气,以减轻呼吸窘迫和降低气管内插管率。无创正压通气可导致血压降低,因此对于低血压的患者应慎用。无创正压通气降低呼吸负荷,并可减少插管和降低死亡率[8],但关于死亡率的数据不是结论性的。如果发生呼吸衰竭,导致低氧血症[$PaO_2<60mmHg(8.0kPa)$]、高碳酸血症($PaCO_2>50mmHg$($6.65kPa$))和酸中毒($pH<7.35$),不建议使用无创呼吸机,推荐进行气管插管。

2. 急性心衰的药物治疗

(1) 利尿剂:2016年ESC指南推荐对因液体负荷过重入院的急性心衰患者静脉用袢利

尿剂来缓解症状。对于有低灌注表现的急性心衰患者,在达到足够的灌注前,应避免用利尿剂。对于新发急性心衰患者,或没有接受口服利尿剂的慢性失代偿性心衰患者,推荐的初始剂量应为呋塞米 20～40mg 静脉注射。对于长期使用利尿剂治疗的患者,初始剂量至少应等同于口服剂量。对于难治性水肿或症状缓解不明显的患者,可以考虑袢利尿剂与噻嗪类利尿剂或螺内酯联合使用。

(2) 血管扩张剂:为缓解急性失代偿性心衰患者的呼吸困难,如果不存在症状性低血压,作为利尿剂的辅助治疗,可以考虑使用血管扩张剂。2012 年及 2015 年的 ESC 指南均推荐收缩压>110mmHg 时可用血管扩张剂,但 2016 年 ESC 指南将这临界值修改为 90mmHg。对血管扩张剂的使用方法与原来相同。对于高血压性急性心衰患者,应当考虑静脉用血管扩张剂作为初始治疗,以减轻充血症状。

血管扩张剂主要包括硝酸酯类、硝普钠及奈西立肽等药物,具体用法:

硝酸甘油的起始剂量不同指南间存在差异。我国 2014 年心力衰竭指南指出硝酸甘油静脉滴注应以 5～10μg/min 起始,并逐步调整剂量。而 2016 年 ESC 指南指出硝酸甘油应以 10～20μg/min 开始,逐步增加到 200μg/min。

硝普钠适用于严重心衰、原有后负荷增加以及伴肺淤血或肺水肿患者。临床应用以 0.3μg/(kg·min)开始,可酌情逐渐增加到 5μg/(kg·min),并警惕其使用过程中可能的副作用除了常见的低血压以外,还可能出现硫氰酸盐中毒。停药时应逐渐减量,并加用口服血管扩张剂,以避免反跳现象。

奈西立肽不仅可以起到扩张静脉和动脉的作用,还有排钠和利尿、抑制 RAAS 和交感神经系统的药理作用。临床应用应先给予负荷剂量 2μg/kg 静脉推注,然后以 0.01μg/(kg·min)静脉滴注,使用过程中应监测血压,避免低血压。

(3) 正性肌力药:对于尽管充盈压足够,仍有低血压(SBP<90mmHg)和(或)有低血压体征/症状的急性心衰患者,可以考虑短期静脉内输注正性肌力药物,以增加心输出量,提升血压,改善外周灌注和维持组织器官功能。正性肌力药物主要包括:多巴酚丁胺、多巴胺、左西孟旦、磷酸二酯酶Ⅲ(PDEⅢ)抑制剂。值得一提的是尽管左西孟旦可以增强心肌收缩力,提高心输出量、血压和心率,而不激活交感神经。然而,近年来四个大规模随机临床试验[9-12]通过对左西孟旦治疗慢性心力衰竭急性失代偿期患者临床症状、体征及血流动力学参数及死亡率的改善情况进行评估,发现此类患者并没有因该药物的使用而明显获益[13]。另外 2016 版 ESC 指南指出左西孟旦是一种血管扩张剂,它不适合治疗低血压(SBP<85mmHg)或心源性休克患者,除非与其他正性肌力药或升压药联用。

(4) 升压药:对于尽管用了另一种强心药治疗,仍有心源性休克的患者,可以考虑用升压药(首选去甲肾上腺素),以升高血压和增加组织器官的灌注。正性肌力药和升压药的使用可以引起心律失常、心肌缺血,应用时应严密监测心电图和血压。

(5) 抗凝药:对于还没有进行抗凝且没有抗凝禁忌证的急性心衰患者,2016 年 ESC 指南推荐应用抗凝药物(例如低分子肝素)预防血栓栓塞,以降低深静脉血栓和肺动脉栓塞风险。

(6) 地高辛:地高辛最适用于伴快速心室率(>110bpm)的房颤患者,首次应用可静脉推注 0.25～0.5mg,对于中到重度肾功能不全的患者,应该减量为 0.0625～0.125mg 起始。然而,对于存在合并症或影响地高辛代谢因素的患者,维持量可能难以估计,应根据外周血地高辛浓度测定结果及时调整维持剂量。

(7) 血管加压素拮抗剂:血管加压素拮抗剂-托伐普坦可阻滞精氨酸加压素(AVP)在肾

小管 V2 受体的作用,在排水的同时不排钠,能有效提高血钠浓度。VICTOR、ECLIPSE、ME-TEOR 等试验证实了该药在改善者主要生理指标方面具有良好的疗效[14]。因此 2016 年 ESC 指南指出该药适合治疗容量负荷过重伴难治性低钠血症的患者。

（8）阿片类药物:2016 版 ESC 指南及 2014 版中国心衰指南均推荐对于有严重呼吸困难的患者,可以考虑使用阿片制剂以缓解呼吸困难和焦虑。但是,由于使用此类药物的患者潜在的死亡风险增高,不推荐常规使用阿片类药物治疗急性心衰。

3. 急性心力衰竭的非药物治疗

（1）肾脏替代治疗:2016 年 ESC 指南指出没有证据支持超滤作为急性心衰患者的一线治疗优于袢利尿剂。一项包含 10 个随机对照试验(包括 857 例患者)的 meta 分析提示在血肌酐或肾小球滤过率的改善方面超滤组及利尿剂组没有统计学差异。虽然应用超滤可以减低其再住院率,但是超滤组较利尿剂组平均住院时间延长,且存在增高的死亡风险[15]。因此,对于急性心衰患者不推荐常规应用超滤治疗,对于应用利尿剂无效的患者及难治性容量负荷过重及急性肾损伤的患者考虑应用超滤治疗。

（2）机械循环支持(MCS):为了管理急性心衰或心源性休克患者,可以选择性应用体外生命短期机械支持系统。包括主动脉内球囊反搏(IABP)、经皮心脏支持装置和体外膜肺氧合(ECMO),可用于支持左室或双室衰竭患者,直到心脏和其他器官功能恢复。IABP 的适应证是:在外科矫正特定急性机械问题(如室间隔破裂和急性二尖瓣反流)前、在严重的急性心肌炎期间、对选定的急性心肌缺血或心梗患者在 PCI 或手术血运重建之前、之中和之后,用以循环支持。对其他原因的心源性休克,没有较好证据表明应用 IABP 可以使病人获益。

（三）心源性休克

对于急性冠脉综合征并发心源性休克的患者,推荐立即行冠脉造影,旨在进行冠脉血运重建。如果没有明显液体负荷过重的征象,进行液体复苏(生理盐水或林格氏液>200ml/15～30min)。为了提高心输出量可以考虑静脉用正性肌力药(多巴酚丁胺)。存在持续性低血压时,如需维持收缩压,可以考虑用升压药(去甲肾上腺素优于多巴胺)。不推荐常规用 IABP 治疗心源性休克。可以考虑用短期 MCS 治疗难治性心源性休克。

综上所述,本文通过两版指南在心衰的诊治方面的更新,尤其是急性心衰的诊治更新部分结合 2014 年我国发布的《中国心力衰竭诊断和治疗指南 2014》进行综合阐述,为疾病诊断提供依据并指导临床治疗,对临床上不同情况的病人,临床医师应结合患者具体情况,制定个体化诊治方案。

（邢令　曹秋梅）

参 考 文 献

1. 顾东风,黄广勇,何江,等. 中国心力衰竭流行病学调查及其患病率. 中华心血管病杂志,2003,31(1):3-6.

2. Roger VL,Weston S A,Redfield MM,et al. Trends in heart failure incidence and survival in a community based population. JAMA,2004,292(3):344-350.

3. Butler J,Fonarow GC,Zile MR,et al. Developing therapies for heart failure with preserved ejection fraction:current state and future directions. JACC Heart Fail,2014,2:97-112.

4. Jessup M, Marwick TH, Ponikowski P, et al. 2016 ESC and ACC/AHA/HFSA heart failure guideline update-what is new and why is it important? Nat Rev Cardiol, 2016, 13(10): 623-8.

5. McMurray J, Packer M, Desai A, et al. A putative placebo analysis of the effects of LCZ696 on clinical outcomes in heart failure. Eur Heart J, 2015, 36: 434-439.

6. Swedberg K, Komajda M, Böhm M. Effects on outcomes of heart rate reduction by ivabradine in patients with congestive heart failure: is there an influence of beta-blocker dose?: findings from the SHIFT (Systolic Heart failure treatment with the I(f) inhibitor ivabradine Trial) study. J Am CollCardiol, 2012, 59(22): 1938-1945.

7. Swedberg K, Komajda M, Bo, et al. Ivabradine and outcomes in chronic heart failure (SHIFT): a randomised placebo-controlled study. Lancet, 2010, 376: 875-885.

8. Vital FMR, Ladeira MT, Atallah AN. Non-invasive positive pressure ventilation(CPAP or bilevel NPPV) for cardiogenic pulmonary oedema. Cochrane Database SystRev, 2013, 5: CD005351.

9. Follath F, Cleland JG, Just H, et al. Efficacyand safety of intravenous levosimendancompared with dobutamine in severe lowoutput heart failure (the LIDO study): a randomised double-blind trial. Lancet, 2002, 360: 196-202.

10. Moiseyev VS, Poder P, Andrejevs N, et al. Safety and efficacy of a novel calciumsensitizer, levosimendan, in patients with left ventricular failure due to an acute myocardial infarction. A randomized, placebo-controlled, double-blind study (RUSSLAN). Eur Heart J, 2002, 23: 1422-1432.

11. Cleland JG, Freemantle N, Coletta AP, et al. Clinical trials update from the American Heart Association: REPAIR-AMI, ASTAMI, JELIS, MEGA, REVIVE-II, SURVIVE, and PROACTIVE. Eur J Heart Fail, 2006, 8: 105-110.

12. Mebazaa A, Nieminen MS, Packer M, et al. Levosimendan vs dobutamine for patients with acute decompensated heart failure: the SURVIVE Randomized Trial. JAMA, 2007(17), 297: 1883-1891.

13. Pathak A, Lebrin M, Vaccaro A, et al. Pharmacology of levosimendan: inotropic, vasodilatory and cardioprotective effects. J Clin Pharm Ther, 2013, 38: 341-349.

14. Kinugawa K, Sato N, Inomata T, et al. Efficacy and safety oftolvaptan in heart failure patients with volume overload. Circ, 2014, 78(4): 844-852.

15. ChunShing Kwok, ChunWai Wong, Claire A, et al. Ultrafiltration for acute decompensated cardiac failure: A systematic review and meta-analysis. International Journal of Cardiology, 2017, 228: 122-128.

第三章　急性 CO 中毒所致心肌损害的研究进展

一氧化碳(carbon monoxide,CO)是生活和生产过程中常见的有毒气体。CO 中毒在我国约占各种中毒事件的 48.7%,每年因急性 CO 中毒致死的人数为各种中毒死亡的首位[1]。由于 CO 与血红蛋白的结合力是 O_2 的 200~250 倍,CO 进入人体后迅速与血红蛋白结合,抢占 O_2 与血红蛋白的结合位点,导致组织缺氧。由于脑组织对缺氧十分敏感,CO 中毒后会立即出现头疼、头晕、昏迷、惊厥和意识丧失等精神症状,因此,一直以来人们将研究的重点主要集中在 CO 中毒引起的急性脑损伤和迟发性脑病的发病机制上。但是,近年来许多临床研究和病例报道均提示,急性 CO 中毒引起的心血管事件也很常见。CO 中毒可引起多种心血管不良事件,包括各种心律失常、冠状动脉痉挛、心肌缺血、甚至急性心肌梗死等。Satran 等[2]对 230 例中度到重度急性 CO 中毒患者心血管表现进行了分析,发现 37% 患者存在心电图改变或心肌生物标记物(如 CK-MB 或肌钙蛋白 I)的升高。Gerrit 等[3]发现一名 47 岁中年男子和一名 70 岁老年男性患者均因急性 CO 中毒发生急性广泛前壁心肌梗死,冠脉造影显示前降支近端完全闭塞。以上结果提示 CO 中毒可引起急性心肌损伤,甚至可危及患者生命。因此,深入研究急性 CO 中毒心肌损伤的病理机制将为临床治疗急性 CO 中毒引起的心血管事件提供新的思路。

一、目前有关急性 CO 中毒致心肌损伤的机制

急性 CO 中毒可引起各种心律失常、心肌缺血甚至心肌梗死。为了解释这一现象,人们提出了不同的机制。首先,CO 中毒导致心肌缺氧。由于 CO 与血红蛋白的高亲和力,导致氧离曲线的左移。CO 与血红蛋白分子结合引起血红蛋白构象改变,并阻止氧合血红蛋白对 O_2 的释放,导致运送到组织的氧减少,引起心肌缺氧[3]。第二,CO 的直接细胞毒性。除血红蛋白外,CO 还可与细胞内其他亚铁血红素蛋白结合,包括肌红蛋白、细胞色素 c 氧化酶、细胞色素 P450、一氧化氮合酶和过氧化氢酶等[4]。由于 CO 与肌红蛋白的亲和力为 O_2 的 30~50 倍,在碳氧血红蛋白(carboxyhemoglobin,COHb)水平小于 2% 时,CO 就可以与心肌和骨骼肌中的肌红蛋白结合阻止肌肉中氧的转运,引起组织缺氧[5]。缺氧造成的线粒体功能改变会引起心肌细胞收缩功能异常[6]。CO 与细胞色素 c 氧化酶结合后,可打断线粒体电子传递链的最后环节,干扰能量产生,延缓还原性烟酰胺腺嘌呤二核苷酸氧化,导致其他毒性物质在体内长时间存留,从而增加毒性物质对心肌的损伤[7]。第三,脂质过氧化损伤。急性 CO 中毒可导致大量活性氧(reactive oxygen species,ROS)生成,ROS 的生成可以是线粒体依赖的和非线粒体依赖的[8]。其线粒体依赖作用是由于 CO 结合细胞色素 c 氧化酶,改变了线粒体的电子传递作用。因此,在代谢旺盛的组织,如心脏和脑组织,会引起 ROS 的大量生成[9]。其非线粒体依赖 ROS 的生成主要是通过 NADPH 氧化酶和一氧化氮合酶(NO Synthase,NOS)的作用[8]。ROS 具有极为活跃的反应性,可作用于生物膜上的不饱和脂肪酸,使之发生过氧化反应形成脂质过氧化产物(LPO)。还可使细胞膜 Na^+-K^+-ATP 酶失活、膜通透

性改变、溶酶体颗粒崩解，最后导致细胞功能障碍或坏死[9,10]。

虽然上述机制在一定程度上解释了急性 CO 中毒诱发心肌损伤的原因，但还有很多现象无法解释。Favory 等[11]通过给大鼠吸入 CO(250ppm)的方法制备急性中度 CO 中毒模型，来观察心室舒缩功能和冠脉血流的变化。他们将急性 CO 中毒后大鼠出现心肌缺血的部分原因归结为冠状动脉内皮细胞依赖的血管舒缩功能异常。这种冠状动脉依赖的心肌灌注减少可能会进一步加重心肌缺血缺氧的发生。另外，Dileo 等[12]报道了一例冠脉支架植入术后第 15 个月发生急性 CO 中毒的女性患者，中毒后出现前壁 ST 段抬高性心肌梗死。冠脉造影显示支架内急性血栓形成，导致前降支近中段 100% 闭塞。Hsu 等[13]报道了一例 56 岁女性患者，在急性 CO 中毒后发生前壁 ST 段抬高性心肌梗死，冠脉造影显示前降支近段完全闭塞。Varol 等[14]也报道了一位右冠状动脉支架植入患者，在急性 CO 中毒后发生 ST 段抬高性心肌梗死，并接受了溶栓治疗，但一周后冠脉造影显示支架内 30% 血栓、前降支 70% 的血栓。上述事实提示我们，冠状动脉内皮细胞功能异常以及微血栓形成（即凝血功能的异常）可能在急性 CO 中毒心肌损伤中起到非常重要的作用。

二、急性 CO 中毒与血管内皮细胞损伤和凝血功能异常

目前，关于内源性 CO 对血管内皮细胞功能影响的研究较多，但有关急性 CO 中毒所致的血管内皮细胞损伤的研究并不多。Ischiropoulos 等人[15]的研究表明 CO 暴露能增加肺、主动脉和大脑内皮细胞中 ROS 和硝基酪氨酸的产生，而硝基酪氨酸是过氧亚硝酸盐与蛋白反应的主要产物，过氧亚硝酸盐是由·NO 自由基和超氧阴离子之间反应形成的。CO 还可引起毛细血管渗漏，增加白细胞扣押。所有这些 CO 相关的效应都可以通过抑制 NO 自由基的合成而被抑制[16]。Thom 等人[17]发现体外 CO 处理的内皮细胞和血小板 NO 浓度增加，还发现 CO 可以以 NO-依赖的方式引起细胞的延迟凋亡[18]。为了研究凋亡机制，他们进一步用 CO(11～100ppm)处理牛肺动脉内皮细胞 20 分钟至 2 小时（模拟急性轻度到中度 CO 中毒）[19]。发现用 88ppmCO 处理 1 小时或更长时间可导致凋亡增加，且 caspase-1 被激活；用 100ppmCO 处理的细胞中 Mn-超氧化物歧化酶(Mn-SOD)和血红素加氧酶 1(HO-1)表达增加[20]。而抗氧化酶的增加和凋亡都可被 NO 合酶(NOS)的抑制剂和过氧亚硝酸盐的清除剂所抑制。Loennechen 等[21]发现在慢性 CO 中毒大鼠模型中，利用内皮素(endothelin-1，ET-1)受体拮抗剂可以减轻 CO 引起的心肌肥大。我们的预实验结果也发现，急性 CO 中毒患者血浆 ET-1 水平较正常对照组显著升高。这些结果表明较高浓度 CO 可引起血管内皮细胞损伤和凋亡，其效应可能是由 NO 所介导的。

关于急性 CO 中毒后凝血功能的改变还没有人系统研究过，目前文献中仅有个别报道凝血/纤溶指标的改变。Demirtas 等[22]分析了 40 例急性 CO 中毒患者血浆 D-二聚体(D-dimer)水平的变化。他们将所有患者分为中度和重度中毒两组，发现两组病人中 D-二聚体水平均比对照组显著增高。由于 D-二聚体是特异性的纤溶过程标记物，CO 中毒引起的 D-二聚体水平升高提示体内存在与凝血-纤溶系统活化相关的内皮细胞功能激活或损伤。唐彤丹等[23]研究了急性 CO 中毒大鼠血浆血栓素 B2(TXB2)和前列环素(6-k-PGF1)的动态变化，发现 CO 中毒后 TXB2 和 6-k-PGF1 水平均明显升高，二者的比值先升高后下降，说明体内血栓素 A2(TXA2)和前列环素 I2(PGI2)之间的平衡被打破。我们前期的研究也发现[24]，

急性 CO 中毒动物在中毒即刻出现 PT、APTT 短暂的延长,然后逐渐缩短。血浆 Fib 的水平于中毒即刻显著升高,并呈现增高趋势,第 3 天左右达峰值,然后逐渐降低,但具体原因未做深入研究。以上研究均提示急性 CO 中毒后存在凝血功能异常的现象。但引起凝血功能异常的诱发因素以及分子调控机制仍不清楚。

三、急性 CO 中毒与血管内皮细胞血红素加氧酶 1（HO-1）的表达

在有害因素刺激下,细胞会产生某些抗氧化蛋白,以减轻或免除细胞受到更大损伤。血红素加氧酶(HO)是一种最广泛存在的抗氧化防御酶,是热休克蛋白家族中的一个成员。它能催化血红素在体内氧化分解为胆绿素、CO 和铁离子(Fe^{2+})[25]。HO 主要有三种形式,即:氧应激诱导型(HO^{-1})、组成型(HO^{-2})和具有氧传感作用的 HO^{-3}。HO^{-1} 的催化产物胆绿素、CO 和铁离子在血管系统中具有重要的生理功能,它能增强组织的抗氧化损伤能力,抑制炎症反应,保护血管内皮细胞免受过氧化损伤和发生凋亡[26]。人们还发现由氧化应激引起的 HO^{-1} 表达的上调可以降低血小板的激活从而抑制血栓形成[27,28]。有关 HO^{-1} 基因调控涉及的信号通路有氧化还原反应依赖性和非氧化还原反应依赖性两种。前者主要指能引起细胞活性氧自由基水平增加的外来刺激,或是导致细胞谷胱甘肽水平下降的刺激。细胞氧化还原水平可以影响某些蛋白激酶(如 Akt)和蛋白磷脂酶的活性,诱导 HO^{-1} 表达增加。Akt 主要通过磷脂酰肌醇 3-激酶(phosphoinositide 3-kinase,PI3K)的激活而发挥生物学效应。Ali 等[29]发现他汀类药物可以通过诱导 Akt 磷酸化和活化 NF-E2-相关因子 2(NF-E2-related factor-2,Nrf2)增加内皮细胞 HO-1 表达。有文献报道,急性 CO 暴露后牛肺动脉内皮细胞 HO^{-1} 水平增加[19]。我们前期工作发现,急性 CO 中毒后大鼠海马组织 HO^{-1} 表达水平持续升高,但是 HO^{-1} 活性在中毒即刻是降低的,这说明 CO 起初可以抑制 HO^{-1} 的活性[30]。提示,急性 CO 中毒后存在脂质过氧化损伤和 HO 的高表达。但是,关于急性 CO 中毒后心肌微血管和冠状动脉内皮细胞 HO^{-1} 表达的动态变化及信号通路目前还不清楚。

虽然缺氧、CO 的直接毒性、脂质过氧化损伤、内皮细胞舒缩功能障碍等在一定程度上解释了急性 CO 中毒心肌损伤的发病原因。但很多现象,如急性 CO 中毒后冠状动脉闭塞、支架内血栓等仍无法解释,有关于 CO 中毒心肌损伤的发病机制仍需进一步研究。

（王喜福　聂绍平）

参 考 文 献

1. 房广才,潘晓雯. 正确处理一氧化碳中毒救治中的矛盾问题. 中华航海医学与高气压医学杂志,2002,9:145-146.

2. Satran D,Henry CR,Adkinson C,et al. Cardiovascular manifestations of moderate to severe carbon monoxide poisoning. J Am Coll Cardiol,2005,45(9):1513-1516.

3. Ernst A,Zibrak JD. Carbon monoxide poisoning. N Engl J Med,1998,339:1603-1608.

4. Alonso JR,Cardellach F,Lopez S,et al. Carbonmonoxide specifically inhibits cytochrome c oxidase of humanmitochondrial respiratory chain. Pharmacol Toxicol,2003,93:142-146.

5. Weaver LK. Carbon monoxide poisoning. Crit Care Clin,1999,15:2 97-317.

6. McMeekin JD, Finegan BA. Reversible myocardial dysfunction following carbon monoxide poisoning. Can J Cardiol, 1987, 3:118-121.

7. Chance B, Erecinska M, Wagner M. Mitochondrial responses to carbonmonoxide toxicity. Ann N Y Acad Sci, 1970, 174:193-204.

8. Piantadosi CA. Carbon monoxide, reactive oxygen signaling, and oxidative stress. Free Radic Biol Med, 2008, 45:562-569.

9. D' Amico G, Lam F, Hagen T, et al. Inhibition of cellular respiration by endogenously produced carbon monoxide. J Cell Sci, 2006, 119(Pt 11):2291-2298.

10. Zhang J, Piantadosi CA. Mitochondrial oxidative stress after carbonmonoxide hypoxia in the rat brain. J Clin Invest, 1992, 90:1193-1199.

11. Favory R, Lancel S, Tissier S, et al. Myocardial dysfunction and potential cardiac hypoxia in rats induced by carbon monoxide inhalation. Am J Respir Crit Care Med, 2006, 174:320-325.

12. Dileo PA, Tucciarone M, Castro ER, et al. Late stent thrombosis secondary to carbon monoxide poisoning. Cardiovasc Revasc Med, 2011, 12:56-58.

13. Hsu PC, Lin TH, Su HM, et al. Acute carbon monoxide poisoning resulting in ST elevation myocardial infarction: a rare case report. Kaohsiung J Med Sci, 2010, 26:271-275.

14. Varol E, Ozaydin M, Aslan SM, et al. A rare cause ofmyocardial infarction: acute carbon monoxide poisoning. Anadolu Kardiyol Derg, 2007, 7:322-323.

15. Ischiropoulos H, Beers MF, Ohnishi ST, et al. Nitric oxide production and perivascular tyrosine nitration in brain following carbon monoxide poisoning in the rat. J Clin Invest, 1996, 97:2260-2267.

16. Thom SR, Ohnishi ST, Fisher D, et al. Ischiropoulos H. Pulmonary vascular stress from carbon monoxide. Toxicol Appl Pharmacol, 1999, 154:12-19.

17. Thom SR, Xu YA, Ischiropoulos H. Vascular endothelial cells generate peroxynitrite in response to carbon monoxide exposure. Chem Res Toxicol, 1997, 10:1023-1031.

18. Thom SR, Ischiropoulos H. Mechanism of oxidative stress from lLowl Levels of carbon monoxide, Health Effect Institute Research Report 80. Health Effects Inst, Cambridge, MA, 1997.

19. Thom SR, Fisher D, Xu YA, et al. Adaptive responses and apoptosis in endothelial cells exposed to carbon monoxide. Proc Natl Acad Sci, 2000, 97:1305-1310.

20. Meyer G, Boissiere J, Tanguy S, et al. Carbon monoxide pollution impairs myocardial perfusion reserve: implication of coronary endothelial dysfunction. Cardiovasc Toxicol, 2011, 11:334-340.

21. Loennechen JP, Nilsen OG, Arbo I, et al. Chronic exposure to carbon monoxide and nicotine: endothelinET(A) receptor antagonism attenuates carbon monoxide-induced myocardialh ypertrophy in rat. Toxicol Appl Pharmacol, 2002, 178:8-14.

22. Demirtaş S, Güler I, Polat O, et al. Angiotensin converting enzyme and D-dimer levels in carbon monoxide intoxications. Turkish Resp J, 2008, 9:1-3.

23. 唐彤丹, 王苏平, 王心杰. 急性 CO 中毒大鼠血浆血栓素和前列环素动态变化及病理研究. 中风与神经疾病杂志, 2007, 24:340-342.

24. 侯晓敏, 高春锦, 葛环, 等. 急性一氧化碳中毒患者血小板膜糖蛋白 CD63、PAC-I 和 CD62p 的变化. 中华航海医学与高气压医学杂志, 2005, 12:72-74.

25. Taha H, Skrzypek K, Guevara I, et al. Role of hemeoxygenase-1 in human endothelial cells lesson rrom the promoter allelic variants. Arterioscler Thromb Vasc Biol, 2010, 30:1634-1641.

26. Loboda A, Jazwa A, Grochot-Przeczek A, et al. Heme oxygenase and the vascular bed: from molecular mechanisms to therapeutic opportunities. Antioxidant Redox Signal, 2008, 10:1767-1812.

27. Peng L, Mundada L, Stomel JM, et al. Induction of hemeoxygenase-1 expression inhibits platelet-dependent

thrombosis. Antioxidant Redox Signal,2004,6:729-735.

28. Desbuards N,Rochefort GY,Schlecht D,et al. Heme oxygenase-1 inducer hemin prevents vascular thrombosis. Thromb Haemost,2007,98:614-620.

29. Ali F,Zakkar M,Karu K,et al. Induction of the cytoprotective enzyme hemeoxygenase-1 by statins is enhanced invascular endothelium exposed to laminar shear stress and impaired bydisturbed flow. J Biol Chem,2009,284: 18 882-18 892.

30. Guan L,Zhang Y,Wen T,et al. Dynamic changes of hemeoxygenase-1 in the hippocampus of rats after acute carbon monoxide poisoning. Arch Environ Contam Toxicol,2011,60:165-172.

第四章 促血管生成素在心功能不全中的研究进展

血管内皮细胞的功能与各种心血管疾病引起的心功能不全的发生发展密切相关,血管内皮细胞能够控制血管张力及渗透性,调整细胞氧化代谢、营养物质运输,维持微循环稳定。Tie-2 是血管内皮细胞分泌的一种内皮特异性受体酪氨酸激酶,促血管生成素-1(angiopoietin-1,Ang-1)和促血管生成素-2(angiopoietin-2,Ang-2)为 Tie-2 受体的两个配体,且前者为激动剂,后者为抑制剂。促血管生成素系统在维持心血管内皮细胞的稳定,维持心功能,发挥着重要作用。

一、促血管生成素系统

促血管生成素家族有 4 个成员,包括 Ang-1,Ang-2,Ang-3,Ang-4,主要在胚胎发育期表达,促进心血管系统的发育成熟。其中 Ang-1 和 Ang-2 与血管生成的关系较为密切[1]。Ang-1 是一种含有 498 个氨基酸构成的同源六聚体,其结构靠卷曲螺旋和二硫化键交联作用稳定[2]。Ang-1 由内皮周围细胞(如周细胞、星形胶质细胞、平滑肌细胞)分泌至细胞外基质[3]。其主要作用为调节内皮细胞(endothelial cells,ECs)与内皮周围细胞(periendothelial cells,PeriECs)、ECs 与基底膜细胞之间的偶联,促进内皮周围支持细胞的增殖[4]。因此,任何原因导致的 Ang-1 缺乏,将导致毛细血管渗漏,由此推断 Ang-1 的缺失可能参与肺水肿的病理生理机制[5]。Ang-2 由 496 个氨基酸构成,其结构与 Ang-1 有 60% 同源性[6]。Ang-2 由 ECs 分泌至血管重塑区域,当存在血管内皮生长因子(vascular endothelial growth factor,VEGF)时,Ang-2 能促进血管内皮增殖及新生血管形成;当 VEGF 缺乏时,则 Ang-2 诱导 ECs 坏死及凋亡[3]。Tie-2 受体是一个与新生血管形成密切相关的内皮细胞蛋白激酶家族,Ang-1 作为 Tie-2 的天然激动剂,与 Tie-2 结合后稳定血管内皮细胞及其相互偶联。Ang-2 则是 Tie-2 的天然拮抗剂,抑制胞浆中酪氨酸酶的相互作用,竞争性抑制 Tie-2 与 Ang-1 的结合[1],破坏内皮细胞与其周围细胞的偶联,破坏毛细血管壁的完整性。

二、促血管生成素与慢性心功能不全

炎症、氧化/氮化应激和内皮功能紊乱之间的相互作用在慢性心力衰竭(chronic heart failure,CHF)的病理生理过程起着重要作用。心力衰竭发生时,每搏输出量降低,外周组织缺血缺氧,导致血管生成素系统激活[7]。VEGF 和促血管生成素系统是两种内皮特异性生长因子,他们调控着新生血管的成熟。Ang/Tie-2 系统决定了内皮细胞的完整性并保证内皮细胞处于静息态。Ang-1 通过激活 Tie-2 受体通路维持内皮细胞的静息状态,增强细胞间联接,维持单层内皮细胞的完整性[8]。同时,体外研究表明,Ang-1 还能减少心肌细胞凋亡和心肌纤维化,在心室重构中起到保护性作用[9]。Ang-2 则通过竞争性抑制阻断 Ang-1/Tie-2 通路,破坏内皮细胞的完整性及细胞间的黏附,从而导致血管通透性的增加[10]。静息状态下,Ang-2 仅少量被 ECs 分泌,当存在缺血缺氧的外部刺激时,ECs 激活,Ang-2 水平高水平上调,进而激活促炎介质和促血管生成因子释放。同时,心衰时 VEGF 分泌亦增加,一方面 VEGF 本身能够增加毛细血管渗漏[11],另一方面,VEGF 存在的条件下,ECs 分泌 Ang-2 显著增加,理论上将导致一系列新生血管形成,包括血管周径的迅速增粗、基底膜重塑等[12]。但实际上,尚未有研究证实在 CHF 过程中存在新生血管形成。Chong 等的研究推断,在 CHF 中,内皮型一氧化氮合酶(Endothelial Nitric Oxide Synthase,eNOS)表达下降,抑制新生血管形成的同时也增加 ECs 凋亡,导致内皮依赖性舒张作用减弱。eNOS 为 VEGF 的下游调节介质,VEGF 和 Ang-2 的增加主要作用于修复和维系受损的 ECs,而非增加新生血管[13]。因此,Ang-2 在心衰的病理生理过程中扮演着双重作用(图 2-4-1)。Ang-2 的内皮保护作用,表现在无外周水肿的 CHF 患者中,其升高的 Ang-2 水平可能参与了受损内皮的修复。Eleuteri 等的研究指出,CHF 时,由于缺氧缺血本身不会导致 Ang-1 的水平增加,血浆 Ang-1 的水平未见明显改变。Ang-2、VEGF、Tie-2 水平较对照组显著升高,其中 Ang-2 水平可作为 CHF 的独立预测因子,其敏感性为 92%、特异性为 93%、Cutoff 值为 2100pg/ml,阳性预测率为 92%、阴性预测率为 62%,与 CHF 严重度、NT-ProBNP 水平呈正相关(r = − 0.41,P = 0.0002)。且 Ang-1/Ang-2 比值显著下降,与 CHF 严重度、NT-ProBNP 水平呈负相关(r =

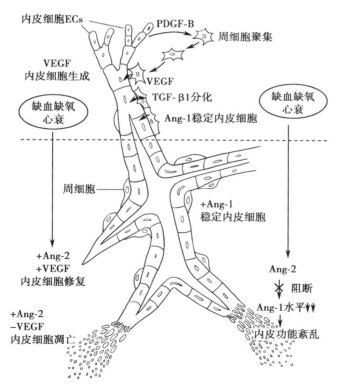

图 2-4-1　促血管生成素-1/促血管生成素-2 与内皮细胞的功能关系及促血管生成素-2 的双重作用

Ang-1:促血管生成素-1;Ang-2:促血管生成素-2;VEFG:血管内皮生成因子;TGF-β1:转化生长因子-1

0.57,$P<0.0001$)[14]。Zeng 等的小鼠离体实验证实：在 LPS 诱导的脓毒症模型,Sirt3 剔除小鼠组织血管渗漏明显增加,心功能较对照组显著下降。Sirt3 为 Ang-1/Ang-2 的上游介质,其分泌减少将导致抑制 Ang-1 水平,增加 Ang-2 水平,并降低 Ang-1/Ang-2 比值[15]。在成人先天性心脏病患者中,因其心室结构异常使得心室功能的评估复杂化。尽管 NT-ProBNP 已经成为公认的诊断和监测心衰的标志物,但在先天性心脏病相关心衰方面的研究仍然有限,对心功能的评价更多依赖于心肺运动试验[16]。已有研究表明,内皮系统在先天性心脏病相关心衰中亦起重要作用[17]。Lukasz 等的研究表明,Ang-2 水平与心功能的恶化呈正相关,且与心肺运动试验结果一致[18]。在行 Fonton 姑息手术后的单心室患者,心衰的发生不是由于压力或容量负荷的增加,而是前负荷的减少,因此 NT-ProBNP 不能有效反映心功能,在此类患者中仍能发现 Ang-2 的升高[19]。且在 NT-ProBNP 正常的 Fonton 术后肺动脉高压患者,亦观察到有 Ang-2 的升高,可能的机制为肺血管阻力的升高导致内皮血管的损伤[20]。进一步的研究也证实,在特发性肺动脉高压患者中,Ang-2 的水平可显著升高[21]。

三、促血管生成素与急性心功能不全

急性心力衰竭(acute heart failure,AHF)是一种急性发作、病情变化快、症状和体征较重的失代偿心力衰竭。AHF 的病理生理机制包括神经体液调节机制的过度激活和失适应性,血管阻力增大,液体潴留。一方面导致组织低灌注和缺血缺氧,激活全身炎症反应;另一方面加重室壁张力、膨胀,导致心功能的进一步恶化。在这一恶性循环中,血管内皮屏障的破坏起着重要作用[22]。如前所述,由于缺血缺氧本身并不能诱导 Ang-1 表达,因此 Ang-1 缺乏导致的内皮保护效应缺失,可能介导了 AHF 患者血管内皮功能紊乱和肺水肿的发生[23]。Ang-2 则表现为双重作用,一方面通过抑制 Ang-1/Tie-2 加重毛细血管渗漏和水肿发生,另一方面则表现为诱导内皮修复的保护作用。Ang-2 的促内皮渗漏作用表明外周和肺水肿的发生不仅仅取决于静水压的升高,可能与血管内皮本身的功能紊乱相关[24]。Chong 等的研究纳入了 39 例 AHF 患者(胸片证实为肺水肿);40 例 CHF 患者(NHYA 分级稳定>3 个月)和17 例健康对照。结果表明,Ang-2 在 AHF 和 CHF 组均高于健康对照组,其中 Ang-2 升高的程度在 AHF 组显著高于 CHF 组。Tie-2 在 AHF 组和 CHF 均较对照组升高,但 CHF 组与对照组无统计学差异[25]。Poss 等的研究纳入了 132 例 AHF 患者,其中 Ang-2 升高的水平随心衰程度增加而增加,其特异性和敏感性不亚于 NT-ProBNP,且 Ang-2 的变化趋势能够预测预后:在死亡患者中,Ang-2 随时间呈升高趋势[24]。心肌缺血和再灌注不仅损伤心肌细胞,还能破坏内皮细胞稳定性,导致血管渗漏,激活炎症反应[26]。研究表明,心肌梗死程度与循环中 Ang-1、Ang-2 及其比值有关。在糖尿病诱发的小鼠的心肌梗死模型中,给予静脉注射含 Ang-1 或 Ang-2 的腺病毒载体,发现注射 Ang-1 的小鼠心肌梗死面积显著减少,而 Ang-2 小鼠则梗死面积显著增大[27]。Chen 等的研究纳入了 103 例急性心肌梗死患者,其中 20 例发展为急性心力衰竭,其中 Ang-2 及 Ang-2/Ang-1 比值在心衰患者中显著增高,Ang-2 及 Ang-2/Ang-1 比值可以作为预测 AMI 患者发生心力衰竭的独立预测因子[28]。由此可见,Ang-2 的水平在 AHF 中显著升高,其升高的水平有助于帮助临床医生判断心衰的严重程度,动态监测 Ang-2 水平可能有助于判断心衰患者的预后。

四、未　　来

综上所述,促血管生成素系统与心血管功能及相关疾病密切相关,测定 Ang-2 水平,计算 Ang-2/Ang-1 比值,有助于预测心血管事件中心衰发生的可能性,判断心衰的严重程度及评估预后,有望成为诊断心衰的新型血清标志物。但目前的研究对于促血管生成素在心衰中的具体分子生物学机制,包括信号转导通路、内皮细胞功能的病理生理学变化以及对肺动脉内皮细胞的影响还需进一步研究,详细了解其分子生物学机制,可能为进一步了解心衰的病因,开发新型抗心衰治疗药物提供新的线索。

(赵学城　张国强)

参 考 文 献

1. 孙立超,张国强. 促血管生成素(Ang)-一种新的脓毒症血清标志物. 中华急诊医学杂志,2015,24(2):128-132.

2. Koh GY,Kim I,Kwak HJ,et al. Biomedical significance of endothelial cell specific growth factor,angiopoietin. ExpMol Med,2002,34:1-11.

3. Ramsauer MD,Amore PA. Getting Tie2 up inangiogenesis. J Clin Invest,2002,10:1615-1617.

4. Witzenbichler B,Maisonpierre PC,Jones P,et al. Chemotactic properties of angiopoietin-1 and -2,ligands for the endothelial-specific receptor tyrosine kinaseTie2. J BiolChem,1998,273:18 514-18 521.

5. Karmpaliotis D,Kosmidou I,Ingenito EP,et al. Angiogenic growth factorsin the pathophysiology of a murine model of acute lunginjury. Am J Physiol Lung Cell MolPhysiol,2002,283:L585-595.

6. Oh H,Takagi H,Suzuma K,et al. Hypoxia and vascular endothelial growth factorselectively up-regulate angiopoietin-2 in bovine microvascularendothelial cells. J BiolChem,1999,274:15 732-15 739.

7. Felmeden DC,Blann AD,Lip GY. Angiogenesis:basic pathophysiology and implications for isease. Eur Heart J,2003,24:586-603.

8. Fiedler U,Augustin HG. Angiopoietins:a link between angiogenesis and inflammation. Trends Immunol,2006,27:552-558.

9. Jeansson M,Gawlik A,Anderson G,et al. Angiopoietin1 is essential in mouse vasculature during development and in response to injury. J Clin Invest,2011,121:2278-2289.

10. Chong A,Blann AD,Lip GY,et al. Endothelial damage in congestive heart failure:relationship between circulatingendothelial cells and von Willebrand factor. J ThrombHaemost,2003,1(Suppl. 1):P1740.

11. Karmpaliotis D,Kosmidou I,Ingenito EP,et al. Angiogenic growth factors in the athophysiology of a murine model of acute lung injury. Am J Physiol Lung Cell MolPhysiol,2002,283:L585-595.

12. Fiedler U,Reiss Y,Scharpfenecker M,et al. Angiopoietin-2 sensitizes endothelial cells to TNF-alphaand has a crucial role in the induction of inflammation. Nat Med,2006,12(2):235-239.

13. Chong AY,Caine GJ,Lip GYH. Angiopoietin/tie-2 as mediators of angiogenesis:a role incongestive heart failure? Eur J Clin Invest,2004,34:9-13.

14. Eleuteri E,Stefano AD,Tarro F,et al. Stepwise increase of angiopoietin-2 serumlevels is related to haemodynamic andfunctional impairment in stable chronicheart failure. Eur J Cardiovasc Prev Rehabil,2010,18(4):607-614.

15. Zeng H,He X-C,Tuo QH,et al. LPS causespericyte loss andmicrovascular dysfunction viadisruption of Sirt3/an-

giopoietins/Tie-2 and HIF-2α/Notch3 pathways. Sci Rep,2016,6:20931.

16. Eindhoven JA,van den Bosch AE,Boersma E,et al. The usefulness of brain natriuretic peptide in simple congenital heart disease-asystematic review. Cardiol Young,2010:1-10.

17. Diller GP,Van Eijl S,Okonko DO,et al. Circulating endothelial progenitor cells in patients with Eisenmenger syndrome and idiopathic pulmonary arterial hypertension. Circulation,2008,117:3020-3030.

18. Lukasz A,Beutel G,Kumpers P,et al. Angiopoietin-2 in Adults with Congenital Heart Diseaseand Heart Failure. PLoS ONE,2013,8(6):e66861.

19. Gewillig M,Brown SC,Eyskens B,et al. TheFontan circulation:who controls cardiac output? Interact Cardiovasc Thorac Surg,2010,10:428-433.

20. Law YM,Ettedgui J,BeermanL,et al. Comparison of plasma B-type natriuretic peptide levels in single ventricle patients with systemic ventricle heart failure versus isolated cavopulmonary failure. Am J Cardiol,2006,98:520-524.

21. Kumpers P,Nickel N,Lukasz A,et al. Circulating angiopoietins in idiopathic pulmonary arterial hypertension. Eur Heart J,2010,31:2291-2300.

22. Reynolds HR,Hochman JS. Cardiogenic shock:current concepts and improving outcomes. Circulation,2008,117(5):686-697.

23. Asahara T,Chen D,Takahashi T,et al. Tie2 receptor ligands,angiopoietin-1 and angiopoietin-2,modulate VEGF-induced postnatalneovascularization. Circ Res,1998,83:233-240.

24. Poss J,Ukena C,Kindermann I,et al. Angiopoietin-2 and outcome inpatients with acute decompensatedheart failure. Clin Res Cardiol,2015,104:380-387.

25. Chong AY,Caine GJ,Freestone B,et al. Plasma angiopoietin-1,angiopoietin-2,and angiopoietin receptor tie-2 levels in congestive heart failure. J Am CollCardiol,2004,43:423-428.

26. Turer AT,Hill JA. Pathogenesis of myocardial ischemia reperfusion injury and rationale for therapy. Am J Cardiol,2010,106:360-368.

27. Lee SW,Won JY,Lee HY,et al. Angiopoietin-1 protects heart against ischemia/reperfusion injury through VE-cadherin dephosphorylation and myocardiac integrin-β1/ERK/caspase-9 phosphorylation cascade. Mol Med,2011,17:1095-1106.

28. Chen SM,Guo LJ,Chen BX,et al. Association of serum angiopoietin-1,angiopoietin-2 and angiopoietin2 to angiopoietin1 ratio with heart failure in patients with acute myocardial infarction. Exp Ther Med,2013,5:937-941.

第五章　冠状动脉非阻塞性心肌梗死的识别与救治

冠状动脉非阻塞性心肌梗死(myocardial infarction with non obstructive coronary arteries, MINOCA)是一种临床综合征,表现为急性心肌梗死(acute myocardial infarction, AMI)的患者在行冠状动脉造影时未发现冠状动脉明显阻塞,约占所有 AMI 患者的 10% 左右。引起 MINOCA 的根本原因很多,在许多情况下不同于阻塞性冠心病,它是一个多种症状和多种机制综合的异质性疾病。一些患者是大血管功能障碍伴痉挛性心绞痛,另一些患者则是冠脉微血管功能障碍。微血管功能障碍包含在血管造影中看不清的冠状动脉小血管出现异常,这就可能导致心脏功能异常和不良事件的增加。也有可能是心外膜血管的问题,这些血管在造影中没有显示,就发现不了诸如弥漫性斑块或粥样硬化的问题,但当进行冠脉血管内超声检查(IVUS)或冠状动脉内负荷检测血流储备分数(FFR)时,就可以发现这些问题。存在内皮功能紊乱和(或)冠状动脉痉挛,就可能导致局部缺血和未来不良事件的发生。2016 年 ESC 工作组发布了首个关于 MINOCA 的意见书[1],就其定义、临床特征、病因、发生机制及治疗进行阐述。

一、MINOCA 的发病机制

(一)斑块破裂导致

MINOCA 的冠状动脉异常可能原因是斑块破裂[2](包括侵蚀、溃疡、破裂或斑块内出血),这些均可以导致造影发现冠状动脉无明显阻塞而实际上还是发生了 AMI,可能是斑块破裂时造成了心肌损伤或者血栓自溶了。血管内超声(IVUS)检查发现约 40% MINOCA 患者存在斑块破裂或斑块侵蚀,采用光学相干断层扫描(OCT)等更高分辨率的影像学手段可能检测率更高,表明血栓形成和血栓栓塞在斑块破坏致 MINOCA 中起着主要作用[3]。

(二)冠脉痉挛

冠状动脉痉挛,在临床上可表现为"变异性心绞痛",也是引起 MINOCA 的常见原因。可能是冠状动脉多支血管病变,也可能是一支血管的多处病变所致。激发试验表明 27% 的 MINOCA 患者存在可诱导性痉挛,提示冠脉痉挛是 MINOCA 常见且重要的发病机制,在亚洲发病率略高[4]。临床可见反复发作的静息心绞痛,夜间或晨起时发病较多,服用短效硝酸酯药物后缓解,尤其是发作时出现暂时性缺血性心电图表现,则可考虑诊断为冠脉痉挛[5]。若静息心绞痛发作不频繁,而临床上又怀疑是冠脉痉挛导致的 MINOCA,可能需行痉挛激发试验辅助诊断,但应避免在心梗急性期实施[6]。

(三)冠脉血栓栓塞

冠状动脉血栓形成后部分脱落,导致远端血管栓塞,但这类患者的造影结果往往没有明显的血管狭窄。血栓形成倾向筛查研究显示 14% 的 MINOCA 患者存在冠状动脉血栓栓塞,可能由于冠脉或系统性动脉血栓(房颤或瓣膜疾病引起)脱落导致,也可能因瓣膜赘生物、心脏肿瘤、瓣膜钙化及医源性空气栓塞等引起[7]。这些情况可能导致体内的高凝状态进而形成血栓。尽管目前认为冠脉血栓栓塞在 MINOCA 中所占比例较小,但这可能与筛查不充分有关,例如冠脉造影未发现小血管血栓形成或栓塞,常规检查未发现主动脉瓣膜疾病或未评估有无血栓形成疾病倾向等,明确这类病因对目标性治疗意义重大。

(四) 冠脉夹层

自发性冠脉夹层往往通过管腔阻塞导致急性心肌梗死,但冠脉造影有时未能显示管腔阻塞,因而被诊断为 MINOCA。绝大多数冠脉夹层发生与动脉粥样硬化无关,由于介入治疗可能扩大夹层,因此目前提倡药物保守治疗。

(五) Takotsubo 心肌病(应激性心肌病)

Takotsubo 心肌病往往表现为 ST 段改变的急性冠脉综合征(acute coronary syndromes,ACS),其为急性、可逆性病变,无阻塞性冠脉疾病依据,好发于绝经后女性,预后通常较好。目前诊断多采用修订的梅奥医疗中心标准:

(1) 左心室中部(伴或不伴心尖部)短暂可逆的室壁运动减低、运动障碍或运动消失;范围超出单一血管供血范围;常由急性应激诱发。

(2) 无冠状动脉管腔直径狭窄>50% 或急性斑块破裂的证据。

(3) 新出现的心电图异常(ST 段抬高或 T 波倒置),或肌钙蛋白中等程度升高。

(4) 除外嗜铬细胞瘤与心肌炎。

与冠脉阻塞导致的 AMI 相比,Takotsubo 心肌病肌钙蛋白升高幅度较低,左室功能也可能会自行恢复。心脏磁共振检查有助于明确诊断[8]。

(六) 心肌炎

心肌炎可出现 ACS 样表现,且无阻塞性冠脉疾病。对于存在典型心肌炎表现的患者,应在冠脉造影前或冠脉造影时作出诊断,但大多数情况下无法确诊,而诊断为 MINOCA。心肌炎确诊只能通过心内膜活检,明确诊断对治疗和预后意义重大。

(七) 其他类型的 AMI

因心肌氧供需失衡导致的心肌细胞坏死,无冠脉斑块破裂及冠脉阻塞等病变所致 AMI。病因包括贫血、快慢综合征、呼吸衰竭、低血压、休克、伴或不伴左室肥厚的重度高血压、重度主动脉瓣疾病、心衰、心肌病以及药物毒素损伤等。此外,多种原因共同作用可能导致了 MINOCA 的发生,如在斑块破裂的基础上发生了冠状动脉痉挛[9]。

二、MINOCA 的诊断标准

应满足以下三项条件:

(一) 确诊心肌梗死

(1) 心肌损伤标志物阳性(优选肌钙蛋白)。

（2）确切的心梗临床依据,至少满足以下一条:①缺血症状;②新出现或推测新出现ST-T明显变化或新出现左束支传导阻滞;③病理性Q波形成;④新出现的存活心肌减少或室壁运动异常影像学证据;⑤冠脉造影或尸检发现冠脉内血栓。

（二）　冠脉造影显示非阻塞性冠脉疾病

任一可能的梗死相关血管造影未见阻塞性冠脉疾病（例如无冠脉狭窄≥50%）,包括冠脉正常（无>30%的狭窄）和轻度冠脉粥样硬化（狭窄>30%但<50%）。

（三）　无引起急性心梗临床表现的特殊临床疾病（例如心肌炎和肺栓塞等）[10]。

具备了上述三个条件才能够诊断为MINOCA。如果患者出现胸痛但血管造影中没有证据显示阻塞性血管病变,医生不要单纯地认为患者的心脏没有问题;相反,应该进行进一步检测以证实患者是否患有MINOCA。通常认为这部分患者未来发生心血管事件的风险并不会比没有心血管疾病的患者高。然而最近有研究表明这种思路是错误的:患有MINOCA的患者,未来发生心血管事件的风险要高于没有冠心病的患者。必须认识到这样一个接近正常或正常的血管造影并不能满足诊断和治疗的需求[11]。

三、MINOCA 的临床特征

MINOCA患者往往较血管阻塞性AMI患者年轻,男性发病率稍高于女性[4]。其心电图可表现为ST段抬高,也可无ST段抬高,女性患者ST段抬高与未见抬高的数量比例相似,男性患者ST段抬高较多。这些患者会可能出现血管异常,但在血管造影中却并不见明显病变;如果进行深入的检查,特别是侵入性的负荷、血流量和其他冠状动脉循环异常情况的检测,就能够找出胸痛的确切原因,然后指导治疗策略。尽管如此,这些检查程序还没有纳入临床指南,大部分医生在临床中也未采用。MINOCA患者1年的全因死亡率为4.7%（95% CI 2.6～6.9）,而MI和阻塞性冠心病患者为6.7%（95% CI 4.3～9）。

2016年发表的一项共纳入556名MINOCA患者荟萃分析显示,通过MRI进行评估,其中三分之一诊断为心肌炎而五分之一诊断为AMI。同时这项研究还显示,年轻和高C反应蛋白常与心肌炎有关,而男性,高脂血症、肌钙蛋白升高,高和低CRP与"真正的"MI有关[11]。

四、MINOCA 的临床评估

对于阻塞性病变所致的AMI,通过冠状动脉造影即可以明确诊断,而对于MINOCA,粥样斑块往往呈偏心性发展,以至于冠脉造影检查大多显示正常或轻度狭窄,所以需要更多的评估手段。临床上约23%的患者没有明显的冠状动脉异常可以解释胸痛原因,所以对于这部分患者的冠状动脉情况应进行进一步的评估以明确诊断,确定治疗方案[12-13]。IVUS作为一种有创的血管内显像技术,有助于早期发现血管正性重构,评估斑块稳定性。研究显示使用IVUS确定了≥40%的MINOCA患者的斑块破裂或溃疡。OCT是一种拥有较高分辨率的冠状动脉内成像,其对破裂斑块的检出率更高,并可以弥补IVUS在检查斑块内出血、溃疡等方面的不足。MRI 也是在 MINOCA 患者中使用的关键诊断工具。但缺点是它不能识别缺血(斑块破裂,血管痉挛,血栓栓塞或动脉夹层)的特定原因。MINOCA的诊断流程见图 2-5-1。

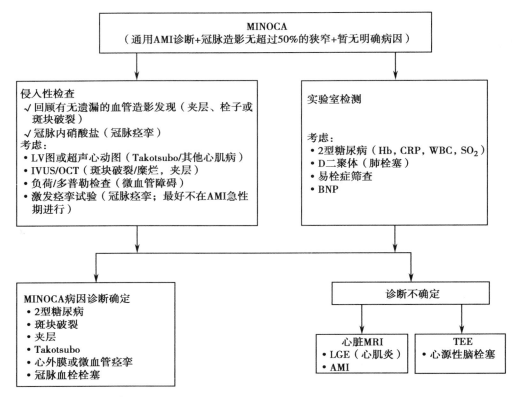

图 2-5-1　MINOCA 诊断流程

五、MINOCA 的处理

正确识别 MINOCA 及其发生原因是非常关键的,只有这样才能采取积极精确的治疗策略。2016 年 ESC 工作组发布的关于 MINOCA 的意见书针对其不同的发病机制给予了相应的治疗措施。

(一)对于斑块破裂所致 MINOCA,ESC 建议患者行双重抗血小板治疗 1 年,并对疑似或确诊斑块破裂和 MINOCA 的患者进行终生的单一抗血小板治疗。如果患者在冠脉造影中仅发现较小程度的动脉粥样硬化,也推荐使用他汀类药物治疗[14-15]。

(二)冠状动脉痉挛导致的 MINOCA,治疗包括硝酸酯类药物和钙离子阻断剂,其中钙通道阻滞剂可有效改善心绞痛症状及预防心脏事件发生[16]。

(三)血栓栓塞的患者往往处于高凝状态,可以加用华法林等抗凝药物作为治疗措施。

(四)冠状动脉夹层通常通过腔内阻塞引起 AMI,由于其在冠状动脉造影中显影有时不明显,以至于不能及时诊断为 MINOCA,IVUS 或 OCT 等腔内影像学检查是诊断冠状动脉夹层的关键。冠状动脉夹层原因尚不明确,可能与血管平滑肌纤维发育不良有关。此外,体内激素水平变化、妊娠及分娩等可导致血管内膜-中膜发、生结构变化，可促进冠状动脉夹层发生。绝大多数冠状动脉夹层与动脉粥样硬化无关，因此这部分患者不推荐他汀类药物治疗。由于冠状动脉介入治疗可能使夹层延展，而药物保守治疗预后较好，可作为首选治疗方案。并且大多数夹层发生在没有动脉粥样硬化性疾病的基础上，因此有学者提出不推荐常规使用他汀类药物治疗[16]。根据发生夹层的部位及血管大小来制订治疗方案[17]，一般提倡保守治疗，因为冠状动脉介入和支架术也可能会导致夹层的发生[18]。

（五）目前尚无 Takotsubo 心肌病最佳治疗的循证依据，经验治疗包括避免使用拟交感药物，左心室流出道梗阻患者应用选择性 β 受体拮抗剂，持续性左心室功能障碍患者选用 ACEI 类药物，心源性休克患者选择心脏辅助装置等，有潜在血栓形成风险的患者予以抗栓治疗。

（六）尽管半数心肌炎患者在 2～4 周内可恢复，但仍有 12%～25%患者病情急剧恶化，出现严重心力衰竭或进展为需要移植的终末期扩张型心肌病。因此，心肌炎患者可能需要静脉应用正性肌力药物和/或循环辅助装置作为恢复或移植前的桥接治疗，而无需抗心肌缺血治疗。

（七）对于其他类型的 AMI 治疗上，需针对导致心肌氧供需失衡的不同原因进行个体化治疗。针对这些病因不明的 MINOCA，临床上无明确治疗措施，只能经验性的应用阿司匹林、他汀类药物或抗痉挛治疗（钙拮抗剂）[19]。

六、MINOCA 的预后

由于 MINOCA 的异质性，其预后差别极大。目前越来越多的学者开始关注 MI 与 MINOCA 的区别，荟萃分析[4]发现 MINOCA 的患病率为 6%，12 个月时全因死亡率可达 4.7%（略低于 MI 和阻塞性冠心病的 6.7%）。研究者认为医生在临床实践中应考虑到 MINOCA 的情况，并评估潜在致病因素，以制定针对性治疗策略，改善患者预后。MINOCA 患者的院后心绞痛负担等同于（甚至高于）阻塞性冠心病患者，即 12 个月内 1/4 的患者受到心绞痛影响，这些发现表明医生还需要更多的关注 MINOCA 患者。

在一项涉及 108 315 例 MI 患者的瑞典国家真实世界研究中[20]，Jerneberg 等人发现 1 年时受试者的主要心血管事件风险是 18.3%，第 1 年未发生复合终点事件的患者随后 3 年内的风险为 20.0%。研究者认为心梗患者发病 1 年内再发心血管事件的风险很高，因此需要延长监测时间，尤其是携带额外风险因素的患者。近期的 Takotsubo 心肌病全球注册研究表明，Takotsubo 心肌病患者的预后比原有结论更为糟糕，而且与 ACS 和阻塞性冠心病患者的预后相似。

七、总　　结

MINOCA 的发病率相对较低，明确诊断及发病原因非常重要，需要通过准确、严谨的诊断流程来加以鉴别，从而制订治疗方案，改善临床预后，提高抢救成功率。

（王春梅　聂绍平）

参 考 文 献

1. Agewall S, Beltrame JF, Reynolds HR, et al. WG on Cardiovascular Pharmacotherapy. ESC working group position paper on myocardial infarction with non-obstructive coronary arteries. Eur Heart J,2017,38(3):143-153.

2. Kanwar SS, Stone GW, Singh M, et al. Acute coronary syndromes without coronary plaque rupture. Nat Rev Cardiol,2016,13(5):257-265.

3. Iqbal SN, Feit F, Mancini GB, et al. Characteristics of plaque disruption by intravascular ultrasound in womenJ. presenting with myocardial infarction without obstructive coronary artery disease. Am Heart, 2014, 167(5): 715-722.

4. Pasupathy S, Air T, Dreyer RP, et al. Systematic review of patients presenting with suspected myocardial infarction and nonobstructive coronary arteries. Circulation,2015,131(10):861-870.

5. Rey F, Mock S, Frei A, et al. Vasospastic angina: a forgotten acute coronary syndrome and the usefulness of twelve-lead electrocardiogram monitoring in diagnosis. Int J Cardiol,2016,223:46-47.

6. Odaka Y, Takahashi J, Tsuburaya R, et al. Plasma concentration of serotonin is a novel biomarker for coronary microvascular dysfunction in patients with suspected angina and unobstructive coronary arteries. Eur Heart J,2017, 38(7):489-496.

7. Virk HU, Inayat F, Farooq S, et al. Prosthetic aortic valve endocarditis with left main coronary artery embolism: a case report and review of the literature. North Am J Med Sci,2016,8:259-262.

8. Plácido R, Cunha Lopes B, Almeida AG, et al. The role of cardiovascular magnetic resonance in takotsubo syndrome. J Cardiovasc Magn Reson,2016,18(1):68.

9. Nakagawa H, Morikawa Y, Mizuno Y, et al. Coronary spasm preferentially occurs at branch points: an angiographic comparison with atherosclerotic plaque. Circ Cardiovasc Interv,2009,2:97-104.

10. Pasupathy S, Tavella R, Beltrame JF. Myocardial Infarction With Nonobstructive Coronary Arteries (MINOCA): The Past, Present, and Future Management. Circulation,2017,135(16):1490-1493.

11. Pasupathy S, Tavella R, Beltrame JF. The What, When, Who, Why, How and Where of Myocardial Infarction With Non-Obstructive Coronary Arteries (MINOCA). Circ J,2016,80(1):11-16.

12. Ouldzein H, Elbaz M, Roncalli J, et al. Plaque rupture and morphological characteristics of the culprit lesion in acute coronary syndromes without significant angiographic lesion: analysis by intravascular ultrasound. Ann Cardiol Angeiol,2012,61(1):20-26.

13. Yoshimura S, Kawasaki M, Yamada K, et al. Visualization of internal carotid artery atherosclerotic plaques in symptomatic and asymptomatic patients: a comparison of optical coherence tomography and intravascular ultrasound. Am J Neuroradiol,2012,33(2):308-313.

14. Chopard R, Jehl J, Dutheil J, et al. Evolution of acute coronarysyndrome with normal coronary arteries and normal cardiac magneticresonance imaging. Arch Cardiovasc Dis,2011,104:509-517.

15. Hattori K, Ozaki Y, Ismail TF, et al. Impact of statin therapy on plaque characteristics as assessed by serial OCT, grayscale and integrated backscatter-IVUS. JACC Cardiovasc Imaging,2012,5(2):169-177.

16. Ong P, Athanasiadis A, Sechtem U. Pharmacotherapy for coronary microvascular dysfunction. Eur Heart J Cardiovasc Pharmacother,2015,1(1):65-71.

17. 郭海平. 自发性冠状动脉夹层诊断及治疗进展. 中西医结合心脑血管病杂志,2015,13(6):779-782.

18. Tweet MS, Eleid MF, Best PJ, et al. Spontaneous coronary artery dissection: revascularization versus conservative therapy. Circ Cardiovasc Interv,2014,7(6):777-786.

19. Gerbaud E, Harcaut E, Coste P, et al. Cardiac magnetic resonance imaging for the diagnosis of patients presenting with chestpain, raised troponin, and unobstructed coronary arteries. Int J Cardiovasc Imaging, 2012, 28:783-794.

20. Jernberg T, Hasvold P, Henriksson M, et al. Cardiovascular risk in post-myocardial infarction patients: nationwide real world data demonstrate the importance of a long-term perspective. Eur Heart J, 2015, 36(19): 1163-1170.

第六章 急性冠脉综合征抗栓治疗合并出血的急诊处理对策

抗栓治疗已成为急性冠脉综合征(ACS)药物治疗的基石[1-2]。然而,与抗栓治疗相关的各种出血并发症也日渐增加。ACS抗栓治疗合并出血的防治既需要兼顾缺血和出血风险,又往往涉及多个学科专业,加之缺乏相关研究和指南共识,临床上面临的困难和挑战不言而喻。本文对ACS抗栓治疗合并出血防治所面临的困境和挑战进行了分析并提出对策建议,希望能为急诊医生处理此类复杂问题提供帮助。

一、出血的危险因素与出血风险评估

(一) 抗栓治疗合并出血的高危因素

ACS抗栓治疗合并出血的高危因素众多,包括:

1. 患者因素,如高龄、女性、低体重、慢性肾脏病、贫血、心力衰竭、高血压、糖尿病、原有血管疾病、血小板减少症、既往出血病史、抗血小板药物高反应性等。

2. 药物因素,如抗栓药物的种类、剂量、时程、联合用药的数量以及交叉重叠使用等。

3. 介入操作与器械因素,如血管径路、血管鞘外径、血管鞘置入时间以及是否应用血管缝合器等[3]。

然而,出血往往是多种因素共同作用的结果,单一因素预测出血的能力有限,通常采用综合因素评分的方法进行风险评估[4]。

(二) 抗栓治疗合并出血的风险评分

目前,国内外指南共识多推荐应用CRUSADE评分评估ACS患者的总体出血风险。CRUSADE评分的8个要素包括患者的基线特征(性别、糖尿病史、既往外周血管疾病史或脑卒中史),入院时临床特点(心率、收缩压和充血性心力衰竭的体征)以及实验室检查指标(基线血细胞比容和血清肌酐清除率)。根据评分将出血风险分为很低危(<20)、低危(21～30)、中危(31～40)、高危(41～50)和很高危(>50),其相应的在院出血风险分别为3.1%、4.5%、8.6%、11.9%和19.5%[5]。

二、ACS抗栓治疗合并出血的预防策略

ACS抗栓治疗合并出血一旦发生,其处理将面临极大困境,如临床处理需兼顾缺血和出血风险;出血处理往往涉及多个专业,学科整合困难;临床研究证据不足,缺乏明确指南共识。因此,ACS抗栓治疗合并出血的防治关键是预防出血。

（一）合理选择和使用抗栓药物

1. 抗血小板药物的合理应用　抗血小板治疗是 ACS 药物治疗的关键。国内外指南共识一致推荐,所有无禁忌证的 ACS 患者发病后应立即口服水溶性阿司匹林或嚼服阿司匹林肠溶片 300mg,继以 100mg/d 长期维持,且在阿司匹林基础上联合使用一种 P2Y$_{12}$ 受体抑制剂。研究发现,服用阿司匹林的剂量与出血风险呈正相关;服用双联抗血小板药物(DAPT)较单服阿司匹林患者出血风险更高;新型抗血小板药物的应用使缺血事件进一步降低,但出血风险也有随之升高的风险。因此,根据患者的病情合理选择合理抗血小板治疗方案,对于预防出血并发症至关重要。

阿司匹林可通过全身作用和局部作用引起胃肠道黏膜损伤[6],长期服用宜选择肠溶制剂,不宜掰开或咬碎服用,不建议餐后服用(多建议睡前服用),使阿司匹林快速通过以降低胃肠道损伤风险。DAPT 治疗时程仍有较大争议。基于近期研究结果和国外指南建议,建议对长期使用 DAPT 的患者进行 DAPT 风险评分,以评估 1 年后继续使用的风险与获益[7]。

2. 抗凝药物的合理应用　ACS 急性期和 PCI 术中均推荐应用抗凝药物[1-2]。目前临床应用的抗凝药物包括普通肝素(UFH)和依诺肝素、磺达肝癸钠和比伐芦定等,分别作用于凝血瀑布的不同部位,通过抑制一个或多个凝血因子发挥抗凝作用。不同抗凝药物抗凝的机制和效果各不相同。因此,根据不同患者病情选择合理的抗凝治疗方案对于预防抗栓治疗出血十分关键。

一般建议,出血高危的 NSTE-ACS 患者应优选磺达肝癸钠。OASIS-5 研究入选 20 078 例 NSTE-ACS 患者随机分为磺达肝癸钠组合依诺肝素组。结果显示,磺达肝癸钠显著降低严重出血发生率和 30d 死亡率[8]。2015 年 ESC 发布的 NSTE-ACS 管理指南强调,磺达肝癸钠在 NSTE-ACS 的抗凝治疗中具有最佳的疗效-安全性[1]。对于拟行 PCI 且出血风险为中、高危的 ACS 患者,术中选用比伐芦定抗凝更安全。ACUITY 研究入选 13 819 例高危 NSTE-ACS 患者,结果显示,与 UFH 或 LMWH 联合血小板糖蛋白(GP)Ⅱb/Ⅲa 抑制剂(GPI)组相比,PCI 围术期单用比伐芦定组联合缺血终点事件发生率降低不明显,但严重出血发生率显著降低[9]。此外,对于肝素诱导的血小板减少症(HIT)患者,PCI 术中亦推荐使用比伐芦定,但术后不强调高剂量维持应用。

3. 抗栓药物的常见临床误区　ACS 抗栓治疗过程中存在诸多误区,这些误区是导致出血并发症的重要原因。常见临床误区包括:

（1）常规上游使用 GPI:多项研究显示,常规上游使用(如急救车和急诊室)使用 GPI 增加出血风险,不宜推荐。高危患者(如血清肌钙蛋白阳性)、造影提示血栓负荷较重或未给予适当负荷量 P2Y$_{12}$ 受体抑制剂的患者可考虑静脉使用 GPI。如需联用 GPI,PCI 术中使用 UFH 的剂量应调整为 50～70U/kg。

（2）交叉使用 UFH 和依诺肝素:SYNERGY 研究发现,在 PCI 围术期交叉使用 UFH 和依诺肝素能增加出血风险,应尽量避免[10]。

（3）PCI 术前使用磺达肝癸钠,术中未调整 UFH 剂量:使用磺达肝癸钠并行 PCI 的患者,术中使用 UFH(70～85IU/kg,如同时使用 GPI 则将剂量调整为 50～60IU/kg)。

（4）ACS 急性期抗凝治疗不规范:目前认为,NSTE-ACS 延长使用抗凝剂非但无明显获益,还可能增加出血时间。原则上,NSTE-ACS 患者在 PCI 术后应停用一切抗凝药物[1],溶栓治疗的 STEMI 患者使用抗凝剂最少 48 小时,(最多至血管再通,或在住院期间使用最多至 8 天)。

（5）使用口服抗凝剂的患者联合用药不规范：对于合并心房颤动（房颤）等长期使用口服抗凝剂（OAC）的 ACS 患者，尽管阿司匹林、氯吡格雷与 OAC 的三联抗栓治疗能减少缺血事件发生率，但其出血发生率显著高于双联抗栓治疗（即阿司匹林 100mg/d 或氯吡格雷 75mg/d 选择其一与 OAC 联合使用）。合并房颤的 ACS 患者 PCI 术后建议采用 HAS-BLED 评分法评估出血风险，指导抗栓治疗策略的制定[1]。

（二）优化介入操作减少血管径路相关出血

在 PCI 术后患者中，穿刺及操作相关的出血达 42.1%[4]。规范介入操作，尽量避免发生与穿刺，推送导管或导丝等相关的出血，可有效减少抗栓治疗出血并发症的发生。RIVAL 试验[11]和 MATRIX 试验[12]结果均表明，与股动脉径路相比，采用桡动脉径路可显著降低 PCI 术后出血和血管并发症的发生率。建议尽量优选桡动脉径路以减少穿刺部位出血[4,8]。

（三）应用质子泵抑制剂预防消化道出血

在阿司匹林的基础上加用质子泵抑制剂（PPI）显著降低消化性溃疡出血风险 COGENT 研究[13]显示，接受 DAPT 的患者预防性应用奥美拉唑显著降低上消化道出血风险，而且并不增加心血管事件。以下患者胃肠出血风险较高，建议同时使用 PPI：

1. 有胃肠道溃疡或出血病史。
2. 长期使用非甾体类消炎药（NSAIDs）或泼尼松。
3. 具有下列两项或更多危险因素：年龄 ≥65 岁、消化不良、胃食管反流病、幽门螺杆菌（Hp）感染或长期饮酒。建议在 DAPT 基础上合用 PPI（3~6 个月），6 个月后可考虑继续或间断服用[3,14]。

需要注意的是，应用氯吡格雷时应选择对 CYP2C19 影响较小的 PPI，其中泮托拉唑和雷贝拉唑对 CYP2C19 的抑制强度较低，不建议使用奥美拉唑、兰索拉唑和埃索美拉唑等。

（四）特殊人群抗栓药物和剂量的调整

1. 高龄　高龄（≥75 岁）患者由于全身器官退化、合并症多发、药代动力学改变、对药物敏感性增加，常同时存在缺血和出血双重高危因素，药物治疗的剂量与时间窗口均较窄。高龄患者应根据患者病情制定合适的抗栓治疗方案，如高出血风险的高龄患者术中抗凝可采用比伐芦定；需长期服用 OAC 的高龄患者，为降低出血风险，应加大 INR 的监测频率，INR 范围应随年龄增加而适当降低。

2. 低体重　低体重（<60kg）往往与高龄、女性、肾功能不全等因素并存。研究表明，根据体重调整 UFH 剂量，其抗凝效果明显优于使用固定剂量[15]。

3. 肾功能不全　肾功能不全是 ACS 患者出血事件的独立危险因素。建议应用估算的肾小球滤过率（eGFR）评价患者的肾功能，尤其高龄、女性、低体重或血清肌酐升高的患者[1]，依据 eGFR 挑战抗栓药物的种类和剂量。

4. 脑血管病　ACS 合并缺血性卒中/短暂性脑缺血发作（TIA）的患者同时为缺血与出血事件高危人群。此类患者使用抗栓药物需要格外谨慎，并全面评估治疗的获益与风险。既往有脑出血病史的 ACS 患者，抗血小板或抗凝治疗是否会增加再次脑出血风险尚不明确。建议临床上结合 ACS 的危险分层、缺血与出血风险以及脑血管病史的类型与时间等因素，由心内科与神经内科医生联合评估既往有脑出血病史患者抗栓治疗的必要性，并制定合理的用药方案[3]。

三、ACS 抗栓治疗合并出血的处理策略

ACS 合并大出血本身增加死亡风险,而发生出血后停用抗栓药物可能导致缺血事件,后者亦增加死亡风险。对于抗栓治疗合并出血的 ACS 患者,如何做到迅速控制出血并兼顾缺血风险,是临床医生经常面临的两难境地。一旦发生出血首先应评估出血程度,推荐应用 BARC 出血分级[3,16],再进行综合评估并兼顾缺血与出血风险,制定个体化的临床方案。

（一）出血相关评估

依据出血程度(BARC 出血分级、血流动力学状态、是否需要输血、血红蛋白下降程度等)、出血部位(穿刺部位、皮下、腹膜后、消化道、颅内等)、出血原因(器械操作引起血管损伤、强化抗栓药物、溃疡病史或幽门螺杆菌感染、肝素诱导的血小板减少症等)及止血方法(药物、局部压迫、手术等)对出血患者进行综合评估并采取根据评估结果给予合理干预措施(如调整抗栓治疗策略、药物止血治疗、压迫止血、手术等)。

（二）缺血相关评估

与缺血事件相关的因素较多,临床医生需结合临床特征(ACS 的类型、高龄、糖尿病、恶性肿瘤等)、血管病变特征(左主干病变、主动脉-冠状动脉开口病变、分叉病变、小血管病变、严重钙化病变、冠状动脉瘤样扩张等)、PCI 复杂程度(分叉病变双支架术、弥漫长支架、重叠支架等)、支架性能(BMS、DES、BVS 等)、术中并发症(高血栓负荷、无复流、夹层、急性闭塞、贴壁不全、支架脱载等)、距 PCI 时间(一周以内、一个月内、3~6 个月、≥12 个月)等综合评估。

对于 ACS 抗栓治疗合并出血的患者应首先考虑保留抗栓药物的基础上行止血治疗(如压迫止血、药物治疗等)。对于保留抗栓药物无法止血或特殊部位、类型的出血(如 BARC≥3 型的大出血)必须调整抗栓治疗策略。在调整抗栓治疗策略时,应制定充分考虑停用抗栓药物的种类(如停用所有抗栓药物、仅停用抗凝药物等)、停用抗栓药物的时间、如何恢复抗栓药物(如单药抗血小板治疗、DAPT 等)及恢复抗栓药物后维持多长时间。另外,在调整抗栓治疗策略的基础上,选择合理的止血治疗方案(如压迫止血、药物治疗、内镜治疗、外科手术等)[3]。

四、ACS 抗栓治疗合并不同部位出血的处理策略

NCDR CathPCI 注册研究显示[4],在 PCI 术后患者中,穿刺及操作相关的出血占 42.1%,非穿刺部位出血占 57.9%。其中,消化道出血占 16.6%,腹膜后出血占 13.3%,泌尿生殖道出血占 5.0%,其他出血占 23.0%。抗栓治疗因涉及不同部位出血,出血处理往往需多学科协作。在非穿刺部位出血中,以消化道出血最为常见。尽管颅内出血的发生率相对较低,但其致死与致残率极高。因此,本文主要围绕上述两类出血探讨多学科联合处理的过程。

（一）消化道出血

ACS 抗栓治疗过程中一旦发生消化道出血,心内科医生应尽快联合消化内科、普外科

等,依据患者的依据临床症状、实验室检查及内镜检查行风险评估[17]。根据评估结果合理调整抗栓治疗策略(如何停用抗栓药物、何时恢复抗栓药物等)并积极行止血治疗(PPIs、输注新鲜血小板、内镜治疗、手术治疗等)。内镜既可明确出血的病因和部位,还能通过其进行止血治疗,是抗栓治疗合并出血处理的重要环节。然而,内镜操作因停用抗栓药物可导致缺失事件,操作过程又可损伤消化道加重出血。因此,内镜检查应兼顾缺血、出血及内镜操作的风险[17-18]。利用内镜处理抗栓治疗出血的患者时,应根据患者病情合理选择内镜检查时机和治疗策略,建议及早完成。2016年ACS抗栓治疗合并出血的多学科专家共识建议,合并BARC≥3型出血的患者,应在严密监测及生命体征平稳的条件下于24~48h内(严重出血12h以内)行内镜检查[3]。

(二)颅内出血

颅内出血是抗栓治疗的严重并发症之一,严重者可致残甚至致命。抗栓治疗前应充分评估脑出血风险,对于既往曾发生脑出血或存在顽固性高血压的ACS患者,应在和患者及家属充分沟通的基础上,谨慎制定抗栓方案,并在治疗过程严密监测。一旦发生颅内出血,应尽快联合神经内科、神经外科等依据患者的评估患者病情严重程度(临床评估、影像学评估、出血量评估等)[19-20],由心脏科与神经科医生共同制定出血治疗和抗栓治疗方案。发生脑出血的ACS患者应在神经内科医师配合下给予针对脑出血的相关治疗(如控制血压、降低颅内压等)。对于大多数抗栓治疗合并颅内出血的患者,手术的作用尚不清楚,不主张无选择的常规使用外科或微创手术。手术治疗需严格把握适应证[3]。

(三)其他部位出血的评估与对策

ACS抗栓治疗出血还可导致穿刺相关出血、呼吸道、泌尿系、生殖道、皮肤黏膜、口腔牙龈等多部位出血。一旦发生出血应积极和相关科室协作,共同评估患者病情,依据评估结果共同调整抗栓治疗策略、制定合适的药物或手术止血方案及各专科治疗方案等[3]。

五、总 结

ACS抗栓治疗合并出血防治的关键是预防出血。心内科医生应熟识出血高危因素、善于出血风险评估,从而及早识别高危出血患者,制定合理的治疗方案,提前预防出血。ACS抗栓治疗合并出血防治的难点是处理出血。一旦发生出血,其处理将面临极大困境。临床医生在处理出血时需兼顾缺血和出血风险,需整合多学科制定处理方案,且缺乏明确指南共识的指导。2016年国内制定了首部ACS抗栓治疗合并出血的多学科专家共识[3],其倡导的预防优先、多学科协作的理念也为ACS抗栓治疗合并出血的预防和处理提供了指导。然而,关于ACS抗栓治疗合并出血防治的临床研究证据仍十分匮乏,未来需要进行大量相关临床研究并与所涉及的学科专业协作来克服ACS抗栓治疗合并出血这一临床难题。

(聂绍平 公威)

参 考 文 献

1. Roffi M,Patrono C,Collet JP,et al. 2015 ESC Guidelines for the management of acute coronary syndromes in pa-

tients presenting without persistent ST-segment elevation：Task Force for the Management of Acute Coronary Syndromes in Patients Presenting without Persistent ST-Segment Elevation of the European Society of Cardiology（ESC）. Eur Heart J,2016,37（3）：267-315.

2. Windecker S,Kolh P,Alfonso F,et al. 2014 ESC/EACTS Guidelines on myocardial revascularization：The Task Force on Myocardial Revascularization of the European Society of Cardiology（ESC）and the European Association for Cardio-Thoracic Surgery（EACTS）Developed with the special contribution of the European Association of Percutaneous Cardiovascular Interventions（EAPCI）. Eur Heart J,2014,35（37）：2541-2619.

3. 中国医师协会心血管内科医师分会,中国医师协会心血管内科医师分会血栓防治专业委员会,中华医学会消化内镜学分会,等. 急性冠状动脉综合征抗栓治疗合并出血防治多学科专家共识. 中华内科杂志,2016,55（10）：813-824.

4. Chhatriwalla AK,Amin AP,Kennedy KF,et al. Association between bleeding events and in-hospital mortality after percutaneous coronary intervention. JAMA,2013,309（10）：1022-1029.

5. Subherwal S,Bach RG,Chen AY,et al. Baseline risk of major bleeding in non-ST-segment-elevation myocardial infarction：the CRUSADE（Can Rapid risk stratification of Unstable angina patients Suppress ADverse outcomes with Early implementation of the ACC/AHA Guidelines）Bleeding Score. Circulation, 2009, 119（14）：1873-1882.

6. Higuchi K,Umegaki E,Watanabe T,et al. Present status and strategy of NSAIDs-induced small bowel injury. J Gastroenterol,2009,44（9）：879-888.

7. Levine GN, Bates ER, Bittl JA, et al. 2016 ACC/AHA Guideline Focused Update on Duration of Dual Antiplatelet Therapy in Patients With Coronary Artery Disease：A Report of the American College of Cardiology/ American Heart Association Task Force on Clinical Practice Guidelines. J Am Coll Cardiol,2016,68（10）：1082-1115.

8. Yusuf S,Mehta SR,Chrolavicius S,et al. Comparison of fondaparinux and enoxaparin in acute coronary syndromes. N Engl J Med,2006,354：1464-1476.

9. Stone GW,White HD,Ohman EM,et al. Bivalirudin in patients with acute coronary syndromes undergoing percutaneous coronary intervention：a subgroup analysis from the Acute Catheterization and Urgent Intervention Triage strategy（ACUITY）trial. Lancet,2007,369（9565）：907-919.

10. White HD,Kleiman NS,Mahaffey KW,et al. Efficacy and safety of enoxaparin compared with unfractionated heparin in high-risk patients with non-ST-segment elevation acute coronary syndrome undergoing percutaneous coronary intervention in the Superior Yield of the New Strategy of Enoxaparin,Revascularization and Glycoprotein Ⅱb/Ⅲa Inhibitors（SYNERGY）trial. Am Heart J,2006,152（6）：1042-1050.

11. Jolly SS,Yusuf S,Cairns J,et al. Radial versus femoral access for coronary angiography and intervention in patients with acute coronary syndromes（RIVAL）：a randomised,parallel group,multicentre trial. Lancet,2011, 377（9775）：1409-1420.

12. Valgimigli M,Gagnor A,Calabró P,et al. Radial versus femoral access in patients with acute coronary syndromes undergoing invasive management：a randomized multicentre trial. Lancet,2015,385（9986）：2465-2476.

13. Bhatt DL,Cryer BL,Contant CF,et al. Clopidogrel with or without omeprazole in coronary artery disease. N Engl J Med,2010,363：1909-1917.

14. 抗血小板药物消化道损伤的预防和治疗中国专家共识组. 抗血小板药物消化道损伤的预防和治疗中国专家共识(2012 更新版). 中华内科杂志,2013,52（3）：264-270.

15. Hochman JS,Wali AU,Gavrila D,et al. A new regimen for heparin use in acute coronary syndromes. Am Heart J,1999,138（2 Pt 1）：313-318.

16. Mehran R,Rao SV,Bhatt DL,et al. Standardized bleeding definitions for cardiovascular clinical trials：a consensus report from the Bleeding Academic Research Consortium. Circulation,2011,123（23）：2736-2747.

17. Barkun AN, Bardou M, Kuipers EJ, et al. International consensus recommendations on the management of patients with nonvariceal upper gastrointestinal bleeding. Ann Intern Med,2010,152(2):101-113.

18. Lu Y,Loffroy R,Lau JY,et al. Multidisciplinary management strategies for acute non-variceal upper gastrointestinal bleeding. Br J Surg,2014,101(1):e34-50.

19. 中华医学会神经病学分会,中华医学会神经病学分会脑血管病学组. 中国脑出血诊治指南(2014). 中华神经科杂志,2015,48(6):435-444.

20. Hemphill JC,Greenberg SM, Anderson CS, et al. Guidelines for the Management of Spontaneous Intracerebral Hemorrhage:A Guideline for Healthcare Professionals Fromthe American Heart Association/American Stroke Association. Stroke,2015,46(7):2032-2060.

第七章　不典型急性主动脉综合征的早期识别

　　急性主动脉综合征(acute aortic syndrome,AAS)是一组主要累及主动脉及其分支的急性主动脉疾病,由于其起病急、病情凶险,如未能及时诊治,病死率极高[1-3]。典型的临床表现为主动脉性疼痛,即突发、急剧尖锐或撕裂样、刀割样胸痛或背痛,疼痛发作后迅速达到高峰。然而,由于受累动脉的位置、范围、病变类型及病变程度的不同,其临床表现复杂多变,部分症状不典型患者极易被误诊或漏诊。因此,如何早期识别不典型 AAS,对于改善患者预后挽救患者生命至关重要。目前不典型 AAS 多以个案报道为主。本文将从 AAS 分类、病理生理、高危因素、不典型 AAS 临床表现及诊断等进行逐一梳理,望能为不典型 AAS 早期识别提供些许线索。

一、AAS 的分类及病理生理

　　AAS 包括主动脉夹层(aortic dissection,AD)、主动脉壁间血肿(intramural haematoma,IMH)、穿透性动脉粥样硬化性溃疡(penetrating atherosclerotic ulcer,PAU)三种病变类型[1],临床以 AD 最为常见,危害也最大。

　　AD 是指血流从主动脉内膜撕裂口进入主动脉中层,将内膜与中膜分离,并沿主动脉长轴方向扩展,形成主动脉真假两腔。AD 约占 AAS 的85% ~95%[4]。其病因包括高血压、结缔组织病、动脉粥样硬化、主动脉瓣二叶畸形及家族性无症状主动脉夹层等疾病,其中高血压被认为是主动脉夹层发生的最重要病因[5]。创伤、医源性损伤等亦可致本病。

　　IMH 约占 AAS 的10% ~30%,主要累及降主动脉(60% ~70%),其次为升主动脉和主动脉弓(分别占30% 和10%)。目前,其发病机制仍未形成统一认识,但多倾向于主动脉中层滋养血管破裂或动脉粥样硬化斑块穿透内弹力膜引起中层出血,继而形成局限性血肿,甚或延展波及升主动脉、胸主动脉及腹主动脉。IMH 无内膜破裂,与主动脉腔无交通血流。IMH 转归难以预料,既可进展为 AD 或 PAU,亦可自行退化吸收。高血压和动脉粥样硬化在IMH 的发生过程中具有重要作用[6,8]。

　　PAU 是指动脉粥样硬化溃疡穿透内弹力膜进入中膜,使中膜暴露在主动脉血流中,并可在中膜形成不同程度的壁间血肿,PAU 可单发也可多发,穿透深度不一,重者甚至穿透外膜。PAU 约占 AAS 的2% ~7%,其中90% 位于降主动脉。PAU 常见于 60 岁以上老年男性,且多合并广泛严重的主动脉粥样硬化和高血压[9,10]。

　　AAS 各型病变的发病机制虽不同,但可共存或相互转化。例如 IMH 可由于中层血肿压力过高而撕裂内膜进展为 AD,或在血肿基础上伴穿通性溃疡进展为 PAU。约3% ~14% B型 IMH 可转化为 AD,A 型 IMH 约88% 可转化为 AD。PAU 可因血肿扩大或溃疡穿透中膜进展为 AD。因此有学者将 IMH 和 PAU 视为 AD 的先兆病变[7,11]。

　　亦可根据累及的主动脉部位对 AAS 分型,目前多采用 Standford 分型,该方法将 AAS 分为 A、B 两型,A 型:累及升主动脉或主动脉弓;B 型:仅累及降主动脉及以远者。

二、AAS 的高危因素

（一）增加主动脉壁压力的因素

高血压（特别是不能控制的高血压）是 AD 最主要的危险因素，也是 AD 的临床表现之一，72.1% 的 AD 患者有高血压病史，尤其在初诊时，B 型夹层中高血压人群可多达 70.1%，A 型达 35.7%[2]。血压增高通过横向切应力影响管壁细胞的信号转导，改变下游基因和蛋白质表达，使管壁弹力组织纤维化，僵硬度增加；纵向切应力增加更易使主动脉壁分层。大幅度的血压波动更具危险性。其他虽则少见但亦不容忽视的增加主动脉壁压力的因素包括嗜铬细胞瘤、使用可卡因/兴奋剂、举重或 Valsalva 动作的状态、减速伤/钝挫伤以及主动脉缩窄[12-13]。

（二）动脉粥样硬化（AS）

AS 是一种慢性炎症性疾病，先天性免疫与获得性免疫介导的炎症反应贯穿 AS 的各个阶段。研究证实，免疫炎症反应也是 AD 发生发展的重要机制之一。浸润至主动脉壁的免疫细胞（巨噬细胞、T 淋巴细胞、DC 细胞）介导的炎症反应与主动脉发生 AD 和粥样硬化斑块破裂密切相关[12,15]。粥样硬化斑块不仅损伤内膜，利于破口形成，还可压迫中膜使中膜缺血缺氧、变性坏死。主动脉管壁弹性成分的丢失易引起动脉扩张形成动脉瘤，诱发 AD。也可在斑块基础上发展为 PAU，或并发斑块内出血形成 IMH。

（三）遗传性疾病/综合征

1. Mafan 综合征（MFS） MFS 是一种遗传性结缔组织病，可导致多种心血管疾病包括渐进性主动脉根部扩张、主动脉瓣关闭不全、二尖瓣脱垂和关闭不全以及 AD。IRAD 数据显示，4.9% 的 AAD 患者有 MFS，半数 40 岁以下患者同时合并家族性 MFS，且多数有主动脉夹层家族史[16]。

2. Loeys-Dietz 综合征 Loeys-Dietz 综合征典型的心血管系统异常包括主动脉迂曲、主动脉瘤、主动脉夹层。

3. Ehler-Danlos 综合征 为先天性结缔组织发育不全，Ⅲ 型前胶原基因功能缺失促进 AD 形成。

4. 主动脉瓣二叶畸形 是影响主动脉的最常见的先天性异常，发生在 1%~2% 的人群，常可累及升主动脉。

5. 主动脉缩窄 为先天性血管畸形，多见于男性。缩窄部旁的主动脉中层存在退行性病变，受到机械性损伤时可诱发夹层[12]。

（四）主动脉瘤

动脉瘤病理上以内侧层弹性纤维、血管平滑肌细胞的丢失和蛋白多糖沉积为特征，机制涉及 MMP、TGF-β 等酶和细胞因子活性改变。常见于 40 岁以下患者，IRAD 数据显示降主动脉夹层的患者中有 20.7% 有主动脉瘤病史，升主动脉夹层者中有 12.7% 有主动脉瘤病史[2,12]。

（五）妊娠和分娩

可能与雌、孕激素和醛固酮分泌增加引起水钠潴留，泌乳素、孕激素刺激红细胞生成，血容量增加,血压升高有关[17-18]。

（六）其他

主要包括：

（1）血管炎性疾病:巨细胞动脉炎、大动脉炎、梅毒性主动脉炎、Takayasu 动脉炎、肉芽肿性动脉炎、系统性红斑狼疮、白塞病。

（2）医源性损伤:心导管术、心脏瓣膜置换术、冠状动脉旁路移植术等。

（3）Turner 综合征:心脏异常主要有二叶式主动脉瓣、主动脉缩窄和主动脉扩张,这些解剖异常均能增加夹层发生风险。

（4）多囊肾、长期使用皮质类固醇、免疫受损状态[13-14]。

三、临 床 表 现

AAS 可发生在主动脉的任何部位,以 AD 和 IMH 常见,而穿透性溃疡较少见,溃疡穿透的范围也相对局限。夹层剥离和血肿延伸的范围可随发病时间而动态变化,影响脏器血供或压迫周围组织造成组织器官功能障碍。疼痛是最常见症状,但 6.4% 以上的病例可无疼痛。无痛性 AAS 通常见于 60 岁以上的老年患者,或糖尿病、主动脉瘤、马方综合征、心血管外科手术史及类固醇激素使用者[2,4],而仅表现为涉及系统的并发症,临床症状错综复杂。故本部分内容将重点阐述 AD 和 IMH 的不典型临床表现(部分症状可以重叠)。

（一）循环系统

1. 胸痛　约90% 的 AAS 以疼痛起病,84% 呈严重急性疼痛。疼痛部位 57% 位于前胸,32% 于后胸,前胸疼痛通常提示为 A 型夹层,后胸、背部、肩胛部多提示 B 型夹层的可能,均可伴随放射痛[2,19-21],极易误诊为急性冠脉综合征(ACS)或肺栓塞(PE)。据报道大约1% ~ 2% AAS 可累及冠状动脉开口,夹层的伪瓣膜片堵塞冠状动脉开口,右冠状动脉受累多见,常表现为急性下壁心肌梗死。此类患者一般都有胸痛症状,并出现对应区域急性心肌梗死的心电图变化,伴肌钙蛋白升高,由于思维局限常误诊 AMI,如予抗栓治疗,将增加主动脉破裂致死的风险。部分患者因夹层血肿压迫冠脉而以心绞痛为主要临床表现,此类患者应尽早行主动脉 CTA 检查确诊[22-28]。

2. 心律失常　窦房结及房室结主要由右冠状动脉供血,当 AD 或 IMH 累及右冠状动脉时可出现心动过缓,严重的心动过缓使大脑灌注不足又可增强迷走神经反射,反过来又加重心动过缓,如此恶性循环相互影响,可出现如黑矇、晕厥、神经系统症状等而误导诊断方向。AD 延伸至心房隔膜,也能引起传导异常,房颤、顽固性室上性心动过速等也有报道[29-30]。

3. 心力衰竭　夹层向近端进展累及主动脉根部时,可致急性主动脉瓣关闭不全,出现舒张期反流杂音、脉压增大,及心衰、心绞痛、肺水肿等症状体征。如果夹层撕裂口与心包相通,血液破入心包引起急性心包压塞,出现颈静脉怒张、奇脉、心动过速、低血压、心音遥远低钝、心力衰竭,甚至心源性休克。A 型夹层中约 1/2 ~ 2/3 伴主动脉瓣关闭不全,在<70 岁的患者中多见。因此对于既往无慢性心衰病史,在突发胸痛后出现急性左心衰,或新出现主动脉瓣杂音的患者,在快速排除急性心肌梗死后,应尽快行主动脉 CTA 或心脏彩超检查心脏瓣膜及大血管情况,以便及时发现 AAS[12]。

4. 外周动脉 周围血管因受夹层和血肿的压迫,血流减弱或消失,出现无脉。颈动脉、臂动脉、头臂干、股动脉均可受累。无脉在女性和老年患者中更多见;常伴神经功能障碍、低血压、昏迷表现,颈动脉无脉多与缺血性脑卒中相关[21,31]。头臂干受累者,上臂血压下降或测不到,呈假性低血压;锁骨下动脉受累也可出现双上肢血压不对称或无脉。前瞻性研究证实左右上肢收缩压相差大于 20mmHg 可作为 AAS 的预测因子[32]。股动脉受累出现下肢麻木、疼痛、脉搏减弱或无脉时需与深静脉血栓形成、动脉栓塞、动脉血栓形成相鉴别[33-34]。快速检查四肢脉搏可以为 AD 的诊断提供线索,如合并胸背痛,四肢血压不对称者更应高度怀疑 AD 的可能。

（二）呼吸系统

主动脉弓及邻近的夹层或血肿压迫气管可致呼吸困难。如在心包外胸腔内的夹层破口,血流大量进入胸腔可致胸腔积液,失血过多可伴发低血压、心动过速、贫血,甚至休克等表现,严重者可致死亡。积液压迫肺脏,出现气促、胸闷、呼吸困难等呼吸系统症状[35-36]。急性出血可进入肺组织经由气道排出,表现为咯血(3%)[12,37],夹层或血肿为慢性进展时,气管局部黏膜长期受压缺血坏死,发病时也可表现为咯血。合并胸痛时应同时注意排除肺栓塞、急性心肌梗死、气胸等情况。

（三）神经系统

局灶性神经功能障碍常由于夹层或血肿累及神经的供血动脉,继发远端灌注不良或血栓栓塞,或直接对神经造成压迫所致。可伴头晕头痛、眩晕、晕厥等非特异症状[38]。中枢神经系统病变最常见的为脑缺血和脑卒中,由颈动脉或头臂干受累引起,其中意识改变在女性患者中较男性多见[31,39]。周围神经症状随累及部位情况而定,主动脉弓或其附近的夹层或血肿压迫喉返神经出现声音嘶哑,压迫交感神经节出现同侧 Horner 综合征等。急性截瘫常见于 B 型 AD。夹层损及肋间动脉时,因脊髓节段缺血,可出现受损平面与脊髓节段支配区域对应的神经损伤症状,如截瘫、偏瘫、肢体麻木、尿潴留、尿便失禁等[14]。由于上述症状可单独或合并存在,所以当患者以卒中和截瘫起病时需要与单纯的脑血管意外鉴别[40]。

（四）消化系统

相较于 A 型,腹痛更多见于 B 型 AAS(42.7% vs 21.6%),肠系膜缺血坏死和胃肠道瘘管出血是 B 型夹层的主要死因,当合并低血压、腹腔积液时更强烈提示有夹层破裂征象。肠系膜缺血、肠梗阻、疼痛,自主神经活动增强伴随的恶心、呕吐等,如不注意到 AAS,往往误诊为急性胃肠炎、急性胰腺炎、急性胆囊炎等[41]。夹层或血肿压迫食道可出现吞咽困难。慢性进展的夹层/血肿长期压迫食管黏膜致黏膜坏死出血,或穿透性溃疡侵袭形成主动脉-食管瘘,血流进入食管,发病时可表现为呕血、吐血、黑便等症状[42]。少部分患者以黄疸为表现,主要因血流通过狭窄受压的通道,红细胞破坏和溶血所致。上述不典型表现可延误诊治,引起致命性后果。因 B 型夹层多见于老年人及高血压患者,故此类患者就诊时应更需注意排查 AAS。

（五）泌尿系统

肾动脉作为腹主动脉的重要分支,受累概率较高,夹层使肾血流量减少、肾小球滤过率下降而导致肾功能受损,血尿素氮、肌酐、尿酸升高,严重者可致血尿、少尿或无尿。另外,低灌注激活肾素-血管紧张素-醛固酮系统(RAAS)在升高血压的同时又加剧了肾功能的进一步损伤,也增加夹层破裂的风险。因此,对于短期内发生的原因不明的腰痛、水肿、高血压、血尿、肾功不全等症状的患者,还应警惕 B 型 AAS。

四、辅 助 检 查

(一) 心电图

心电图作为胸痛患者的常规检查,有助于鉴别急性冠脉综合征。但其缺乏特异性,因约 1/3 累及冠状动脉的患者心电图可正常,其余则为非特异性 ST 段压低/抬高或 T 波改变。IRAD 数据显示,5% AAD 患者合并急性心肌梗死,所以当夹层累及冠状动脉开口,AAS 和 AMI 共存时心电图的鉴别意义不大。因此,心电图并不能完全提示有无 AAS,需进一步检查来明确诊断[2,3]。

(二) 胸部 X 线片

主动脉夹层胸片可能有主动脉轮廓增宽、钙化移位、主动脉迂曲、主动脉肺窗口模糊等征象。疑似主动脉夹层的胸部 X 线片异常达 60% ~ 90%,但多达 20% 的患者胸片可完全正常。因敏感性欠佳,几乎所有患者都需要进一步影像学检查明确诊断[3]。

(三) 超声心动图

经胸超声心动图(TTE)对评估整个胸主动脉夹层的价值有限,但在识别近端主动脉夹层中敏感性可达 78% ~ 100%。经食道超声心动图(TEE)敏感性高达 99%,特异性 89%。在病情不稳定,且不能转送 CT 检查的患者中可作为床旁 AAS 的主要筛查手段[3,13]。

(四) CTA

CTA 已成为可疑 AAS 患者的一线检查手段,对于诊断 AAS 的敏感性可达 95% ~ 100%,特异性可达 87% ~ 100%[13]。特别是多层螺旋 CT 血管造影(multislice spiral CT angiography,MSCTA)胸腹联合增强扫描,可全程显示血管情况及其周围结构,对 AAS 的诊断及治疗策略的指导具有重要价值。另外,其杰出的成像速度及覆盖宽度,更有望成为急诊胸痛三联征(ACS/AAS/PE)的一站式筛查手段[43]。

(五) MRI

MRI 对于诊断 AAS 的准确度较高,敏感性可达 95% ~ 100%,特异性可达 98%;能清楚显示内膜撕裂的位置、范围及主要分支血管的受累情况,并能显示真假两腔和假腔内血栓。但检查耗时长,不适于紧急情况下使用,一般作为二线检查手段或用于不能行 CTA 的患者[3]。

(六) 数字减影血管造影(digital subtraction angiography,DSA)

属有创检查,且需要使用对比剂,碘过敏或病情不稳定者禁用。目前 DSA 主要用于术中定位和术后判断治疗效果。

（七）实验室检查

主要包括：

（1）D-二聚体：是目前最广泛用于 AAS 诊断的生化指标，敏感性可达 51.7% ~ 100%（中位值 93.5%），但特异性较差（32.8% ~ 89.2%，中位值 54.0%），D-二聚体阴性（< 0.5mg/L）排除 AAS 的诊断价值高；但肺栓塞、深静脉血栓、心梗等也出现 D-二聚体升高，故升高对诊断 AAS 的特异性较差，不能单独用于诊断 AAS，应进一步行相应的影像学检查鉴别。

（2）肌钙蛋白：诊断心肌缺血和损伤的敏感性和特异性均很高，A 型夹层可导致心肌缺血或损伤，所以其水平升高不除外主动脉病变[45]。

（3）其他：平滑肌肌球蛋白重链（smMHC）、基质金属蛋白酶-8（MMP-8）、可溶性弹性蛋白片段（sELAF）和骨桥蛋白、钙调节蛋白等新的 AAS 相关生物标志物，正处在实验探索阶段，尚未常规用于临床实践[44]。

五、治疗和预后

AAS 的治疗方案依其分型和病理类型而定，目前主要的治疗手段包括内科保守治疗、介入治疗（覆膜支架腔内修复术）、外科手术治疗（人工血管置换、支架象鼻术）等，其 1 年和 5 年的生存率分别为 81% 和 63%[3,46]。

综上所述，AAS 是一组严重威胁生命的主动脉疾病，近年来发病率呈逐渐升高趋势。虽然目前有更多的实验室和影像学检查手段，但对不典型 AAS 的患者，仍缺乏兼具高度敏感和特异性的检查。因此，需要临床医师对该疾病有系统、深入的认识，早期识别"隐匿"的 AAS 患者，从而改善其临床预后。

（吉庆伟 聂绍平）

参 考 文 献

1. Vilacosta I, San Román JA. Acute aortic syndrome. Heart, 2001, 85(4):365-368.

2. Hagan PG, Nienaber CA, Isselbacher EM, et al. The International Registry of Acute Aortic Dissection (IRAD): new insights into an old disease. JAMA, 2000, 283:897-903.

3. Tsai TT, Nienaber CA, Eagle KA. Acute Aortic Syndromes. Circulation, 2005, 112(24):3802-3813.

4. Mussa FF, Horton JD, Moridzadeh R, et al. Acute Aortic Dissection and Intramural Hematoma: A SystematicReview. JAMA, 2016, 316(7):754-763.

5. Banerjee A, Fairhead JF, Howard DP, et al. Population-based study of incidence and outcome of acute aortic dissection and premorbid risk factor control:10-year results from the Oxford Vascular Study. Circulation, 2013, 127(20):2031-2037.

6. Alomari IB, Hamirani YS, Madera G, et al. Aortic intramural hematoma and its complications. Circulation, 2014, 129(6):711-716.

7. Coady MA, Rizzo JA, Elefteriades JA. Pathologic variants of thoracic aortic dissections. Penetrating atherosclerotic ulcers andintramural hematomas. Cardiol Clin, 1999, 17(4):637-657.

8. Kim A, Eagle, Eduardo Bossone. Intramural Hematoma: When Does a Sheep Become a Wolf? J Am Coll Cardiol,

2017,69(1):40-42.

9. Eggebrecht H,Plicht B,Kahlert P,et al. Intramural hematoma and penetrating ulcers:indications to endovascular treatment. Eur J Vasc Endovasc Surg,2009,8:659-665.

10. Cho KR,Stanson AW,Potter DD,et al. Penetrating atherosclerotic ulcer of the descending thoracic aorta and arch. J Thorac Cardiovasc Surg,2004,127:1393-1399.

11. Kawabori M,Kaneko T. Acute aortic syndrome:A systems approach to a time-critical disease. Best Pract Res Clin Anaesthesiol,2016,30(3):271-281.

12. Hiratzka LF,Bakris GL,Beckman JA,et al. 2010 ACCF/AHA/AATS/ACR/ASA/SCA/SCAI/SIR/STS/SVM guidelines for the diagnosis andmanagement of patients with Thoracic Aortic Disease. Circulation,2010,121 (13):e266-369.

13. Nienaber CA,Clough RE. Management of acute aortic dissection. Lancet,2015,385(9970):800-811.

14. Upadhye S,Schiff K. Acute aortic dissection in the emergency department:diagnostic challenges and evidence-based management. Emerg Med Clin North Am,2012,30(2):307-327.

15. He R,Guo DC,Estrera AL. Characterization of the inflammatory and apoptotic cells in the aortas of patients with ascending thoracic aortic aneurysms and dissections. J Thorac Cardiovasc Surg,2006,131(3):671-678.

16. Januzzi JL,Isselbacher EM,Fattori R,et al. Characterizing the young patient with aortic dissection:results from the International Registry of Aortic Dissection (IRAD). J Am Coll Cardiol,2004,43:665-669.

17. Stout CL,Scott EC,Stokes GK,et al. Successful repair of a ruptured Stanford type B aortic dissection during pregnancy. J Vasc Surg,2010,51(4):990-992.

18. Coulon C. Thoracic aortic aneurysms and pregnancy. Presse Med,2015,44(11):1126-1135.

19. Rogers RL,McCormack R. Aortic disasters. Emerg Med Clin North Am,2004,22:887-908.

20. Fatimi SH,Mahboob M,Ashfaq A. Aortic dissection or myocardial infarction? J Pak Med Assoc,2011,61(5): 502-504.

21. Klompas M. Does this patient have an acute thoracic aortic dissection? JAMA,2002,287(17):2262-2272.

22. Kamp TJ,Goldschmidt-Clermont PJ,Brinker JA,Resar JR. Myocardial infarction,aortic dissection,and thrombo-lytic therapy. Am Heart J,1994,128:1234-1237.

23. Rao MP,Panduranga P,Al-Mukhaini M,et al. Aortic intramural hematoma with rupture and concomitant acute myocardial infarction:diagnostic and therapeutic dilemmas. Am J Emerg Med,2012,30(8):1660. e5-8.

24. Upadhye S,Schiff K. Acute aortic dissection in the emergency department:diagnostic challenges and evidence-based management. Emerg Med Clin North Am,2012,30(2):307-327.

25. Hirata K,yushima M,Asato H. Electrocardiographic abnormalities in patients with acute aortic dissection. Am J Cardiol,1995,76:1207.

26. Hsu PC,Su HM,Lin TH,et al. Acute type A aortic dissection involving right coronary artery orifice in a case presenting with anterior ST elevation:a rare case report. Cardiology,2011,119(1):11-14.

27. Shapira OM,Davidoff R. Images in cardiovascular medicine. Functional left main coronary artery obstruction due to aortic dissection. Circulation,1998,98(3):278-280.

28. Ashida K,Arakawa K,Yamagishi T,et al. A case of aortic dissection with transient ST-segment elevation due to functional left main coronary artery obstruction. Jpn Circ J,2000,64(2):130-134.

29. Chew HC,Lim SH. Aortic dissection presenting with atrial fibrillation. Am J Emerg Med,2006,24:379-380.

30. Den Uil CA,Caliskan K,Bekkers JA. Intractable supraventricular tachycardia as first presentation of thoracic aortic dissection:case report. Int J Cardiol,2010,144:e5-7.

31. Knaut AL,Cleveland JC. Aortic emergencies. Emerg Med Clin North Am,2003,21:817-845.

32. Von Koloditsch Y,Schwartz AG,Nienaber CA. Clinical prediction of acute aortic dissection. Arch Intern Med, 2000,160:2977-2982.

33. Beach C, Manthey D. Painless acute aortic dissection presenting as left lower extremity numbness. Am J Emerg Med,1998,16:49-51.

34. Huang SM, Du F, Wang CY, et al. Aortic dissection presenting as isolated lower extremity pain in a young man. Am J Emerg Med,2010,28(9):1061. e1-3.

35. Singhal P, Lin Z. Penetrating atheromatous ulcer of ascending aorta:a case report and review of literature. Heart Lung Circ,2008,17:380-382.

36. Tristano AG, Tairouz Y. Painless right hemorrhagic pleural effusions as presentation sign of aortic dissecting aneurysm. Am J Med,2005,188:794-795.

37. Kansal V, Nagpal S. Delayed diagnosis of hemoptysis in the case of prior aortic coarctation repair:A case of aortobronchial fistula. Respir Med Case Rep,2015,16:51-53.

38. Demiroyoguran NS, Karcioglu O, Topacoglu H, et al. Painless aortic dissection with bilateral carotid involvement presenting with vertigo as the chief complaint. J Emerg Med,2006,23:e15.

39. Nienaber CA, Fattori R, Mehta RH, et al. International Registry of Acute Aortic Dissection. Gender-related differences in acute aortic dissection. Circulation,2004,9:3014-3021.

40. Baydin A, Nargis C, Nural MS, et al. Painless,acute aortic dissection presenting as an acute stroke. Mt Sinai J Med,2006,73:1129-1131.

41. Cacciotti L, Camastra GS, Musarò S, et al. Abdominal aortic dissection with atypical presentation. Intern Emerg Med,2011,6(2):193-194.

42. 练睿,张国强. 不典型急性主动脉综合征患者五例临床分析. 中华急诊医学杂志,2014,23(9):1043-1047.

43. Valente T, Rossi G, , Lassandro F, et al. MDCT evaluation of acute aortic syndrome (AAS). Br J Radiol,2016,89(1061):20150825.

44. Suzuki T, Bossone E, Sawaki D, et al. Biomarkers of aortic diseases. Am Heart J,2013,165(1):15-25.

45. Vagnarelli F, Corsini A, Bugani G, et al. Troponin T elevation in acute aortic syndromes:Frequency and impact on diagnostic delay and misdiagnosis. Eur Heart J Acute Cardiovasc Care,2016,5(7):61-71.

46. Clough RE, Nienaber CA. Management of acute aortic syndrome. Nat Rev Cardiol,2015,12(2):103-114.

第八章 急性心力衰竭诊治进展

一、定义和分类

急性心力衰竭是指心力衰竭的临床症状和体征突然出现或迅速恶化,是危及生命的急症,需要紧急评估和处理[1]。15%~20%为首次发作的急性心力衰竭,大部分为原有慢性心力衰竭急性加重。急性心力衰竭可由心脏本身功能障碍导致,也可由外部因素诱发。急性心肌舒缩功能障碍(缺血、炎症或毒物等均可导致)、急性瓣膜功能不全以及心脏压塞是导致急性心力衰竭最常见的心源性病因。慢性心力衰竭失代偿的诱因如表2-8-1所示,常见的诱因包括感染、血压控制不良、心律失常、药物/饮食依从性差等等[2]。

表2-8-1 急性心力衰竭的诱因

急性冠脉综合征(acute coronary syndrome,ACS)

快速性心律失常(如房颤、室性心动过速)

血压异常升高

感染

药物/饮食依从性差

缓慢性心律失常

毒物(酒精、毒品)

药物(NSAIDs,糖皮质激素、负性肌力药物、有心脏毒性的化疗药物)

慢性阻塞性肺疾病急性加重

肺栓塞

外科手术及围术期并发症

内分泌代谢病(甲状腺功能障碍、糖尿病酮症、肾上腺皮质功能不全、妊娠及围术期相关异常状况)

脑血管病

急性机械性因素:ACS相关的机械并发症(心室游离壁破裂、室间隔穿孔、急性二尖瓣反流)、胸部创伤、感染性心内膜炎导致的自体或人工瓣膜功能不全、主动脉夹层

NSAIDs:非甾体类抗炎药

关于急性心力衰竭,有很多分类方法[3],临床上最有指导意义的分类方法是基于患者来诊时的临床表现,便于临床医生识别高危患者,及时给予目标治疗。绝大多数情况下,急性心力衰竭表现为收缩压正常(90~140mmHg)或升高(>140mmHg),仅有5%~8%的患者表现为低血压(<90mmHg),提示预后不良,尤其出现低灌注的临床症状时。临床分类可以按照有无充血性心力衰竭及组织低灌注来进行,共分为4种类型:有充血性心力衰竭无组织低灌注(最常见)、充血性心力衰竭合并组织低灌注、有组织低灌注无充血性心力衰竭、无充血性心力衰竭及组织低灌注(代偿)[4]。这种分类方法有助于指导起始治疗,提供预后信息。急性心肌梗死继发的心力衰竭可按照Killip分级,Ⅰ级无心力衰竭的临床表现,Ⅱ级肺内湿啰音小于1/2肺野,Ⅲ级存在急性肺水肿,Ⅳ级出现心源性休克、低血压。

二、诊断以及初始评估

急性心力衰竭的诊断宜从院前开始,我们应该树立一个理念,急性心力衰竭早期诊治的获益与 ACS 相同,而且并存的危及生命的临床情况以及需要紧急处理的诱因应尽早识别干预(图 2-8-1)。急性心力衰竭的诊断需要依靠病史及相应的辅助检查。病史需要全面的评估,包括临床症状、既往心血管疾病情况、潜在心源性及非心源性诱因、是否存在充血性心力衰竭及组织低灌注表现。急性心力衰竭的临床表现如表 2-8-2 所示,主要分为两大部分:一是水负荷过重的表现,包括肺水肿及外周水肿,二是心输出量下降甚至组织低灌注的表现。

表 2-8-2 急性心力衰竭中相关术语的定义

术　语	定　义
左心衰竭的症状/体征	端坐呼吸、夜间阵发性呼吸困难、肺湿啰音(双侧)、外周水肿(双侧)。
右心衰竭的症状/体征	颈静脉充盈怒张、外周水肿(双侧)、肝大、肝颈静脉回流征阳性、腹腔积液、胃肠道淤血。
低灌注的症状/体征	临床表现:指端湿冷、少尿、精神异常、头晕、脉压差缩小 实验室检查:代谢性酸中毒、血乳酸升高、血肌酐升高 低灌注不等同于低血压,但常常伴随低血压
低血压	收缩压<90mmHg
心动过缓	心率<40bpm
心动过速	心率>120bpm
呼吸异常	呼吸频率>25bpm 并有辅助呼吸肌参与呼吸或者呼吸频率<8bpm
血氧饱和度降低	SaO_2<90% SaO_2 正常不能排除缺氧(PaO_2 降低),也不能排除组织缺氧
低氧血症	动脉血 PaO_2<80mmHg
低氧性呼吸衰竭(Ⅰ型)	动脉血 PaO_2<60mmHg
高碳酸血症	动脉血 $PaCO_2$>45mmHg
高碳酸血症性呼吸衰竭(Ⅱ型)	动脉血 $PaCO_2$>50mmHg
酸中毒	pH<7.35
血乳酸升高	>2mmol/L
少尿	尿量<0.5ml/(kg·h)

临床表现诊断急性心力衰竭的特异性和敏感性通常不尽如人意,还需要相应的辅助检查进一步确证,包括 ECG、胸片、实验室检查及超声心动图。

(一)胸部 X 线

是诊断急性心力衰竭非常重要的辅助检查之一,通常表现为肺静脉淤血、胸腔积液、肺水肿以及心影增大,但是有 20% 左右的患者胸部 X 线可以完全正常。卧位胸部 X 线片对于急性心力衰竭的诊断价值有限。胸片还有助于除外其他的疾病如肺炎。

（二）ECG

急性心力衰竭患者 ECG 几乎都有异常,对于发现心衰的病因及诱因很有帮助,如房颤伴快速心室率、急性心肌梗死等。

（三）超声心动图

对于血流动力学不稳定尤其合并心源性休克、存在危及生命的心脏结构和功能异常的急性心力衰竭患者,应行急诊 UCG,其余应在 48 小时以内尽早完成。

（四）实验室检查

1. 钠尿肽　所有疑诊急性心力衰竭的患者均应行钠尿肽检测(包括 BNP、NT-proBNP 或 MR-proANP)。钠尿肽有很好的阴性预测价值,BNP<100pg/ml、NT-proBNP<300pg/ml、MR-proANP<120pg/ml 基本可排除急性心力衰竭[5-7]。但是钠尿肽升高不能就此确诊心衰,因为它受很多因素的影响(表 2-8-3)。而且在某些终末期心衰、急性右心衰竭的患者,钠尿肽可以低水平升高。

表 2-8-3　引起钠尿肽升高的因素

心源性因素	非心源性因素
心力衰竭	高龄
急性冠脉综合征	缺血性脑卒中
肺栓塞	蛛网膜下腔出血
心肌炎	肾功能不全
左室肥厚	肝功能不全(尤其合并腹水的肝纤维化)
肥厚性或限制性心肌病	副肿瘤综合征
心脏瓣膜病	慢性阻塞性肺病
先天性心脏病	严重感染
房性或室性快速性心律失常	贫血
心脏挫裂伤	严重内分泌代谢疾病(甲状腺毒症、糖尿病酮症)
电复律	
心脏外科手术	
肺动脉高压	

2. 其他实验室检查　包括心脏肌钙蛋白、血 BUN 及 Cr、电解质、肝功能、甲状腺功能、血常规、疑诊肺栓塞时完善 D-dimer。

(1) 心脏肌钙蛋白检测有助于发现 ACS,但是绝大多数急性心力衰竭患者在没有 ACS 的情况下肌钙蛋白都有升高,提示急性心衰患者存在心肌损伤甚至坏死[8]。除此之外,肌钙蛋白还有助于肺栓塞的危险分层。

(2) 由于心输出量下降肝脏缺血以及静脉回流障碍肝脏淤血,急性心力衰竭患者经常有肝功能异常,且常常提示预后不良。

(3) 甲状腺功能减退和甲状腺功能亢进均可成为急性心衰的诱因,对于新诊断的急性心力衰竭患者,应行甲状腺功能检测。

三、处　　理

急性心力衰竭是一种危及生命的急症,应就诊于最近的医院,优先选择有心内科及CCU/ICU 的医院。早期诊断至关重要,所有疑诊急性心力衰竭的患者应行相关的辅助检查,并迅速给予药物及非药物性治疗措施。对于合并呼吸衰竭及血流动力学不稳定的患者,应立即给予呼吸循环支持(图 2-8-1)。

(一) 识别需要紧急处理的病因/诱因

1. ACS 的处理流程见相关章节。需要指出的是,ACS 与急性心力衰竭并存时,提示患者为高危人群,NSTEMI 的处理应类似于 STEMI,无论心动图及心肌坏死标志物如何,均应尽早再血管化治疗,通常在来诊后 2 小时之内[9]。

2. 高血压急症由血压突然升高引起的急性心力衰竭通常表现为急性肺水肿,迅速降低血压是第一目标,静脉扩血管药联合袢利尿剂,将血压在最初的数小时之内降低 25%[10]。

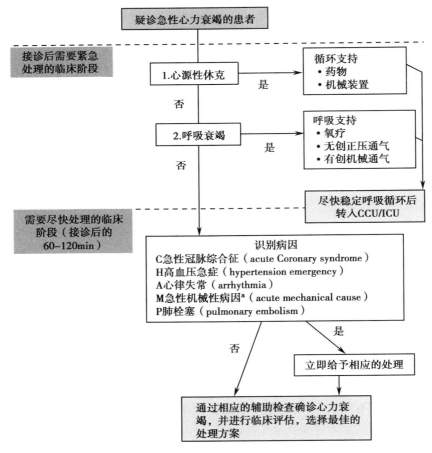

图 2-8-1　急性心力衰竭的初始处理

a 急性机械性病因:急性冠脉综合征继发的心脏破裂(室壁游离壁破裂、室间隔穿孔、急性二尖瓣反流)、胸部创伤、感染性心内膜炎继发的自体或人工瓣膜功能障碍、主动脉夹层等等

3. 心律失常伴有血流动力学不稳定的房性/室性快速性心律失常,应立即电复律,严重的缓慢性心律失常,应予临时起搏。

4. 急性机械性因素包括 ACS 相关的机械并发症(心室游离壁破裂、室间隔穿孔、急性二尖瓣反流)、胸部创伤、感染性心内膜炎导致的自体或人工瓣膜功能不全、主动脉夹层以及罕见的心脏肿瘤造成的梗阻,确诊依靠超声心动图,治疗上通常需要外科或介入干预稳定血流动力学。

5. 肺栓塞 识别及处理参见相关章节。

(二)早期处理

急性心力衰竭患者早期处理流程如图 2-8-2 所示。

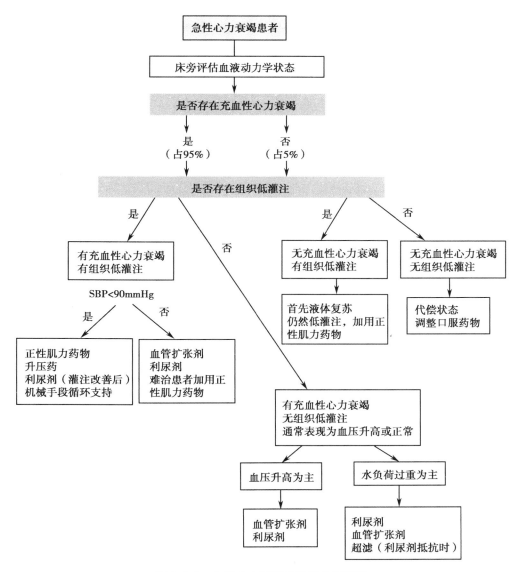

图 2-8-2 急性心力衰竭的早期处理流程

1. 氧疗及机械通气 对 SpO_2<90% 或 PaO_2<60mmHg,常规给予氧疗。当患者出现呼吸窘迫,表现为呼吸频率>25 次/分、SpO_2<90%,应尽早给予无创正压通气,缓解呼吸窘迫,降低有创机械通气的几率,通常选择 CPAP、BiPAP 通气模式[11]。如果仍然存在无创通气难以纠正的呼吸衰竭(PaO_2<60mmHg 或 $PaCO_2$>50mmHg 或 pH<7.35),应考虑气管插管,有创机械通气。

2. 出入量管理 肺淤血、体循环淤血及水肿明显者应严格限制饮水量和静脉输液速度,对无明显低血容量因素(大出血、严重脱水、大汗淋漓等)者的每天摄入液体量一般宜在 1500ml 以内,不要超 2000ml。保持每天水出入量负平衡约 500ml/d,严重肺水肿者的水负平衡为 1000~2000ml/d,甚至可达 3000~5000ml/d,以减少水钠潴留和缓解症状[12]。3~5 天后,如淤血、水肿明显消退,应减少水负平衡量,逐渐过渡到出入水量大体平衡。在水负平衡下应注意防止发生低血容量、低血钾和低血钠。

3. 利尿剂 利尿剂是急性心力衰竭治疗的基石,所有存在水负荷过重表现的患者,均应给予利尿剂。对于新发的急性心衰或既往未口服利尿剂的慢性心衰急性加重的患者,可予呋塞米 20~40mg(或等同剂量的其他利尿剂)静脉注射,对于长期口服利尿剂的患者,静脉利尿剂的起始剂量至少等同于口服剂量,但最佳剂量目前尚无定论[13]。利尿剂的给药方式可以间断静脉注射,也可以持续静脉滴注。对于顽固性水肿的患者,可以考虑袢利尿剂联合噻嗪类或螺内酯,但需要严密监测电解质、肾功能。

4. 血管扩张剂 血管扩张剂是急性心力衰竭第二位常用的药物,同时扩张静脉和动脉,前者优化前负荷,后者降低后负荷,进而增加每搏输出量。常用的血管扩张剂见表 2-8-4,小剂量开始,逐渐加量,避免血压的过度降低。当收缩压<90mmHg 时,禁用;有严重二尖瓣、主动脉瓣狭窄患者慎用。

表 2-8-4 急性心力衰竭常用的血管扩张剂

血管扩张剂	用 法	主要副作用	其 他
硝酸甘油	10~20μg/min 起始,最大剂量 200μg/min	低血压、头痛	连续应用可产生耐药
硝酸异山梨酯	1mg/h 起始,最大剂量 10mg/h	低血压、头痛	连续应用可产生耐药
硝普钠	0.3μg/(kg·min) 起始,最大剂量 5μg/(kg·min)	低血压、氰化物中毒	见光分解

5. 升压药及正性肌力药物 急性心力衰竭患者出现明显低血压时,可应用主要收缩外周血管为主的升压药如去甲肾上腺素、多巴胺等等,提升血压,并使血液再分部以保证重要脏器的血液供应。有研究表明与多巴胺相比,去甲肾上腺素副作用更少、死亡率更低。在心输出量明显下降、器官灌注不足时,可应用正性肌力药物,但是该类药物尤其是有肾上腺素能机制者,可以导致窦性心动过速,甚至诱发心肌缺血及心律失常。而且有研究表明,无论是间断用药还是持续滴注,都有可能增加死亡率,这也是人们一直以来担心的问题。常用的正性肌力药物及升压药物见表 2-8-5。

6. 阿片类药物 急性心力衰竭的患者不建议常规应用阿片类药物,仅在患者有严重的呼吸困难、肺水肿的情况下考虑应用,副作用呈剂量依赖性,包括恶心、低血压、心动过缓及呼吸抑制。吗啡是否有增加死亡的潜在风险,目前尚无定论。

表2-8-5　治疗急性心力衰竭的正性肌力和升压药物

药物	负荷量	输注速率
多巴酚丁胺[a]	否	2~20μg/(kg·min)(β+)
多巴胺	否	3~5μg/(kg·min);正性肌力作用(β+)
		>5μg/(kg·min):(β+),升压作用(α+)
米力农[a,b]	25~75μg/kg 持续 10~20min	0.375~0.75μg/(kg·min)
左西孟坦[a]	12μg/kg 持续 10min[c]	0.1μg/(kg·min),用药范围 0.05~0.2μg/(kg·min)
去甲肾上腺素	否	0.2~1.0μg/(kg·min)
肾上腺素	复苏时可用 1mg iv,每 3~5min 可重复用	0.05~0.5μg/(kg·min)

α=α肾上腺能受体;β=β肾上腺能受体;δ=多巴胺受体;a:同时是血管扩张剂;b:急性缺血性心力衰竭中不建议应用;c:高血压患者不建议给负荷量。

7. 肾脏替代治疗　超滤可以清除心衰患者体内过多的液体,仅用于对利尿剂无效或抵抗的患者[14]。

8. 机械辅助装置

(1) 主动脉内球囊反搏(Intra-aortic balloon pump,IABP):IABP 的适应证包括:急性机械性因素(室间隔破裂、急性二尖瓣反流)手术前以及可逆病因如重症心肌炎的循环支持,以及急性心肌缺血患者血运重建的术前、术中和术后支持。对其他原因的心源性休克,IABP 是否有益尚无确切的证据。

(2) 心室辅助装置:此类装置有:体外模式人工肺氧合器(ECMO)、心室辅助泵(如可植入式电动左心辅助泵、全人工心脏)。根据急性心衰的不同类型,可选择应用心室辅助装置,在积极纠治基础心脏病的前提下,短期辅助心脏功能,可作为心脏移植或心肺移植的过渡。

(三) 心源性休克的处理

心源性休克是指低血压(SBP<90mmHg)同时伴有组织低灌注表现。疑诊心源性休克患者应立即行 ECG 及超声心动图检查,因 ACS 所致者应尽快冠脉造影、血运重建。药物治疗的首要目标是提升血压、增加心输出量,改善脏器灌注。如果没有明显液体潴留表现,首先在 15~30min 输入超过 200ml 液体,如果仍无改善,加用升压药及正性肌力药物,升压药首先去甲肾上腺素,正性肌力药物首选多巴酚丁胺,在联合应用升压药的情况下,可考虑应用左西孟坦[15]。治疗过程中应持续血流动力学及器官灌注状态的监测。

（杜兰芳　郑亚安）

参 考 文 献

1. Ponikowski P, Voors AA, Anker SD, et al. 2016 ESC Guidelines for the Diagnosis and Treatment of Acute and Chronic Heart Failure. Eur Heart J, 2016, 18(27): ehw128.

2. Fabbri A, Marchesini G, Carbone G, et al. Acute Heart Failure in the Emergency Department: the SAFE-SIMEU

Epidemiological Study. J Emerg Med,2017,S0736-4679(17)30320-30327.

3. Ponikowski P,Jankowska EA. Pathogenesis and clinical presentation of acute heartfailure. Rev EspCardiol(Engl Ed),2015,68:331-337.

4. Stevenson LW. Design of therapy for advanced heart failure. Eur J Heart Fail,2005,7:323-331.

5. Taylor CJ,Monahan M,Roalfe AK,et al. The REFER(REFer for EchocaRdiogram) study:a prospective validation and health economic analysis of a clinical decision rule,NT-proBNP or their combination in the diagnosis of heart failure in primary care. Southampton(UK):NIHR Journals Library,2017.

6. Gustafsson F,Steensgaard-Hansen F,Badskjaer J,et al. Diagnostic and prognostic performance of N-terminal ProBNPin primary care patients with suspected heart failure. J Card Fail,2005,11:S15-S20.

7. Kelder JC,Cramer MJ,Verweij WM,et al. Clinical utility of three B-type natriuretic peptide assays for the initial diagnostic assessment of new slow-onset heart failure. J Card Fail,2011,17:729-734.

8. Roset A,Jacob J,Llorens P,et al. The value of troponin during an episode of acute heart failure in emergency department. One more reason to request it. Rev Clin Esp,2017,S0014-2565(17)30104-30112.

9. Roffi M,Patrono C,Collet JP,et al. 2015 ESC Guidelines for the management of acute coronary syndromes in patients presenting without persistent ST-segment elevation. Eur Heart J,2015,ehv320.

10. Mancia G,Fagard R,Narkiewicz K,et al. 2013 ESH/ESC guidelines for the management of arterial hypertension:the Task Force for the Management of Arterial Hypertension of the European Society of Hypertension (ESH) and of the European Society of Cardiology(ESC). Eur Heart J,2013,34:2159-2219.

11. Vital FMR,Ladeira MT,Atallah AN. Non-invasive positive pressure ventilation(CPAP or bilevel NPPV) for cardiogenic pulmonary edema. Cochrane Database Syst Rev,2013,5:CD005351.

12. 中华医学会心血管病学分会中华心血管病杂志编辑委员会. 急性心力衰竭诊断和治疗指南(2010). 中国实用乡村医生杂志,2013,38(12):605-615.

13. García-Blas S,Bonanad C,Llàcer P,et al. Diuretic Strategies in Acute Heart Failure and Renal Dysfunction:Conventional vs Carbohydrate Antigen 125-guided Strategy. Clinical Trial Design. Revista Espanola De Cardiologia,2017,S1885-5857(17)30099-30103.

14. Mentz RJ,Kjeldsen K,Rossi GP,et al. Decongestion in acute heart failure. Eur J Heart Fail,2014,16:471-482.

15. Fuhrmann JT,Schmeisser A,Schulze MR,et al. Levosimendan is superior to enoximone in refractory cardiogenic shock complicating acute myocardial infarction. Crit Care Med,2008,36:2257-2266.

第九章　射血分数保留心衰的认识与评价

世界范围内,慢性心衰(chronic heart failure,CHF)仍然在心血管系统疾病中维持着高死亡率和高发病率[1]。过去的10年中,发达国家新发心衰(heart failure,HF)尤其是射血分数减低心衰(heart failure with reduced ejection fraction,HFrEF)大幅下降[2],而在需住院治疗及心血管疾病死亡率方面射血分数保留心衰(heart failure with preserved ejection fraction,HFpEF)明显增加[3]。HF是最常见的临床综合征之一,近一半患者EF是被保留的(EF≥50%),被称为HFpEF[4];其患病率正逐年增高,发病率、病死率及疾病的医疗负担与HFrEF无明显差别[5]。

一、何为 HFpEF

早期,学者曾将表现为临床性HF,而心脏超声显示EF在正常范围、心室舒张减慢的综合征,称之为舒张性心衰(diastolic heart failure,DHF)[6]。从病理生理学讲,其意味着心室舒张能力减低、室内压增加,并导致肺毛细血管楔压升高[7]。随后,有研究发现一些高龄的高血压性心脏病患者虽然心脏超声提示舒张功能减低,但是并未发生HF[8]。此类患者还表现出非舒张功能受损的特征:如心肌收缩储备下降、心室容量调节异常、心室-动脉舒缩不适应[9]。换而言之,EF正常并不意味着正常的收缩功能。基于以上观点逐渐被认可,该病被重命名为射血分数正常的心衰(heart failure with normal ejection fraction,HFnEF)。随着对该疾病的认识,更多的研究质疑病程中所谓的"心脏收缩功能正常"是否真实可信[10],越来越多研究人员、专家学者建议DHF和HFnEF应该被替代,于是HFpEF[11-12]才逐渐被广泛接受和使用。

二、HFpEF 的诊断

简而言之,HFpEF(射血分数保留的心力衰竭)的诊断随着其命名的不同而逐渐改变。20世纪90年代末期,该病的诊断要点为具备HF的症状与体征,正常LV功能(EF>45%),以及LV舒张受限、充盈不良、顺应性下降等条件[13]。然而此标准逐渐被摒弃,因为许多患者常常缺乏舒张功能或心肌结构异常及缺陷,但却具备HF综合征的所有临床特点。为进一步完善诊断标准,2013年ACC/AHA推荐在临床实践中HFpEF的诊断需满足患者具有典型心衰症状、体征,心脏超声显示正常LVEF、同时无明显的瓣膜异常[14]。ESC则推荐除了临床特征及LVEF外,还应将心脏超声参数如心室充盈时间、舒张容量、心室重量等参数纳入诊断标准[15]。实际上,当患者具备了典型HF的临床表现并且保留了EF,他们通常合并舒张功能异常,不必要采用ESC的诊断标准。而当患者表现出原因不明的呼吸困难且EF≥50%,此时需要客观的心功能不全的证据来诊断HFpEF。需强调的是,许多患者既有异常的舒张功能证据,又有正常的EF,此种情况并不意味着他们发生HF。动物模型证实HFpEF

时,会表现出舒张压升高或心室舒张延迟、EF 在正常范围等特点[16]。因此,当患者出现呼吸困难、乏力临床症状时,通过超声心电图、钠尿肽检测、血流动力学监测等证实患者出现舒张功能障碍,同时 LV 无扩张伴 LVEF≥50% 可以诊断为 HFpEF[17](图 2-9-1)。

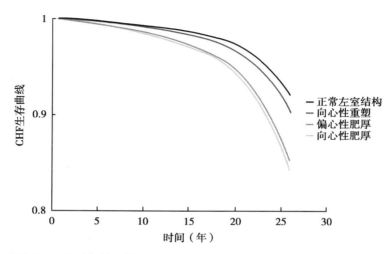

图 2-9-1 经过年龄和性别调整后针对不同心肌肥厚模型,射血分数保留的心力衰竭生存曲线图

三、HFpEF 的流行病学

来自西方国家的横断面研究证实,高龄、女性、高血压、糖尿病、心房纤颤易导致 HFpEF[18-19]。PREVEND 研究则将高龄、女性、房颤归为患者新发 HFpEF 的强有力危险因子[20]。越来越多的研究表明 HFpEF 具有多样化特点。Melenovsky 等[8]研究了城市居民中 HFpEF 患者后发现,一些年轻者尤其是非洲裔美国人(76%),伴有高血压、心室肥厚和肥胖时容易出现 HFpEF。类似的结果被 NYHA 证实:除上述因素外,NYHA 将肾功能不全也列为非洲裔美国人 HFpEF 的危险因素[21]。此外,根据流行病学的报道,HFpEF 性别分布更加趋于均衡[22],这也在一些临床实验中被证实[23-25]。一项针对美国退伍军人的队列研究显示几乎所有男性军人均患有 HF,HFpEF 占比接近 30%;与 HFrEF 相比,HFpEF 患者年龄较高、多为白种人、收缩压更高、更多合并有糖尿病、高血压、贫血、COPD、肿瘤、精神疾病等慢性疾病[26]。以上研究及数据表明,HFpEF 已跨越了性别、种族的因素,并正逐步影响年轻患者。一项随访了平均 21 年的研究证实,在校正了年龄、性别因素后,LV 向心性肥大者最易发展为 HFpEF[27](图 2-9-1)。

四、AMI 与 HFpEF

HFpEF 住院发病率和再次住院率与 HFrEF 相似;其住院死亡率可能稍高于 HFrEF,而出院后 30 天和 1 年的死亡率二者无明显差别[18-19]。HFpEF 死亡危险因素包括高龄、肾功能损伤、血流动力学不稳定[19]。有三分之一的 AMI 患者最终进展为 HFpEF,这部分患者院内死亡风险较无 HF 者高达 3 倍[28]。在 CRUSADE 研究中,超过一半的 AMI 后心衰患者为 HFpEF,其死亡率低于 HFrEF。总的来讲,与 AMI 后 HFrEF 相比,HFpEF 主要为女性、高龄、高血压患者、较少合并糖尿病[29]。在 ACTION 研究中,3.8% AMI 在住院治疗期间进展为 HF,亚组分析发现 35% NSTEMI、22% STEMI 表现为 HFpEF;但 HFpEF 及 HFrEF 病死率没有明显差异[30]。临床上可以通过心脏超声 E/e′比值预测 HFpEF 的长期预后,从而有助于疾病风险分层并指导治疗[31]。

　　总之,HFpEF 依然对临床诊断及疾病管理带来挑战。由于目前其发表机制及合并症在疾病进展过程中角色不甚明了,导致部分患者接受药物治疗后效果不佳;加之其高发病率、高死亡率,该病仍将是严重危害人类健康的疾病之一。

（王　乾）

参 考 文 献

1. Go AS,Mozaffarian D,Roger VL,et al. Heart disease and stroke statistics—2014 update:a report from the American Heart Association. Circulation,2014,129(3):399-410.

2. Gerber Y,Weston SA,Redfield MM,et al. A contemporary appraisal of the heart failure epidemic in Olmsted County,Minnesota,2000 to 2010. JAMA Intern Med,2015,175(6):996-1004.

3. Dunlay SM,Manemann SM,Chamberlain AM,et al. Activities of daily living and outcomes in heart failure. Circ Heart Fail,2015,8(2):261-267.

4. Go AS,Mozaffarian D,Roger VL,et al. Heart disease and stroke statistics--2013 update:A report from the american heart association. Circulation,2013,127(1):143-152.

5. Steinberg BA,Zhao X,Heidenreich PA,et al. Trends in patients hospitalized with heart failure and preserved left ventricular ejection fraction:Prevalence,therapies,and outcomes. Circulation,2012,126(1):65-75.

6. Borlaug BA,Nishimura RA,Sorajja P,et al. Exercise hemodynamics enhance diagnosis of early heart failure with preserved ejection fraction. Circ Heart Fail,2010,3(5):588-595.

7. Zile MR,Brutsaert DL. New concepts in diastolic dysfunction and diastolic heart failure:Part I:diagnosis,prognosis,and measurements of diastolic function. Circulation,2002,105(11):1387-1393.

8. Melenovsky V,Borlaug BA,Rosen B,et al. Cardiovascular features of heart failure with preserved ejection fraction versus nonfailing hypertensive left ventricular hypertrophy in the urban baltimore community:The role of atrial remodeling/dysfunction. J Am Coll Cardiol,2007,49(2):198-207.

9. Borlaug BA,Olson TP,Lam CS,et al. Global cardiovascular reserve dysfunction in heart failure with preserved ejection fraction. J Am Coll Cardiol,2010,56(11):845-854.

10. Aurigemma GP,Zile MR,Gaasch WH. Contractile behavior of the left ventricle in diastolic heart failure:With emphasis on regional systolic function. Circulation,2006,113(2):296-304.

11. Jessup M,Abraham WT,Casey DE,et al. 2009 focused update:Accf/aha guidelines for the diagnosis and management of heart failure in adults:A report of the american college of cardiology foundation/american heart association task force on practice guidelines:Developed in collaboration with the international society for heart and lung transplantation. Circulation,2009,119(14):1977-2016.

12. Heart Failure Society of America,Lindenfeld J,Albert NM,et al. Hfsa 2010 comprehensive heart failure practice guideline. J Card Fail,2010,16(6):e1-194.

13. How to diagnose diastolic heart failure. European study group on diastolic heart failure. Eur Heart J,1998,19(7):990-1003.

14. Yancy CW,Jessup M,Bozkurt B,et al. 2013 ACCH/AHA guideline for the management of heart failure:A report of the American College of Cardiology Foundation/American Heart Association Task force on practice

guidelines. Circulation, 2013, 128(16):e240-327.

15. Paulus WJ, Tschope C, Sanderson JE, et al. How to diagnose diastolic heart failure: a consensus statement on the diagnosis of heart failure with normal left ventricular ejection fraction by the Heart Failure and Echocardiography Associations of the European Society of Cardiolog. Eur Heart J, 2007, 28(20):2539-2550.

16. Sharma K, Kass DA. Heart failure with preserved ejection fraction: mechanisms, clinical features, and therapies. Circ Res, 2014, 115(1):79-96.

17. Maeder MT, Rickli H. Heart failure with preserved left ventricular ejection fraction. Praxis, 2013, 102(21): 1299-1307.

18. Fonarow GC, Stough WG, Abraham WT, et al. Characteristics, treatments, and outcomes of patients with preserved systolic function hospitalized for heart failure: A report from the optimize-hf registry. J Am Coll Cardiol, 2007, 50(8):768-777.

19. Yancy CW, Lopatin M, Stevenson LW, et al. Clinical presentation, management, and in-hospital outcomes of patients admitted with acute decompensated heart failure with preserved systolic function: A report from the acute decompensated heart failure national registry (adhere) database. J Am Coll Cardiol, 2006, 47(1):76-84.

20. Brouwers FP, de Boer RA, van der Harst P, et al. Incidence and epidemiology of new onset heart failure with preserved vs. reduced ejection fraction in a community-based cohort: 11-year follow-up of PREVEND. Eur Heart J, 2013, 34(19):1424-1431.

21. lapholz M, Maurer M, Lowe AM, et al. Hospitalization for heart failure in the presence of a normal left ventricular ejection fraction: Results of the new york heart failure registry. J Am Coll Cardiol, 2004, 43(8):1432-1438.

22. Burke MA, Katz DH, Beussink L, et al. Prognostic importance of pathophysiologic markers in patients with heart failure and preserved ejection fraction. Circ Heart Fail, 2014, 7(2):288-299.

23. Pitt B, Pfeffer MA, Assmann SF, et al. Spironolactone for heart failure with preserved ejection fraction. N Engl J Med, 2014, 370(15):1383-1392.

24. Redfield MM, Chen HH, Borlaug BA, et al. Effect of phosphodiesterase-5 inhibition onexercise capacity and clinical status in heart failure with preserved ejection fraction: A randomized clinical trial. JAMA, 2013, 309 (12):1268-1277.

25. Edelmann F, Wachter R, Schmidt AG, et al. Effect of spironolactone on diastolic function and exercise capacity in patients with heart failure with preserved ejection fraction: The aldo-dhf randomized controlled trial. JAMA, 2013, 309(8):781-791.

26. Ather S, Chan W, Bozkurt B, et al. Impact of noncardiac comorbidities on morbidity and mortality in a predominantly male population with heart failure and preserved versus reduced ejection fraction. J Am Coll Cardiol, 2012, 59(11):998-1005.

27. Velagaleti RS, Gona P, Pencina MJ, et al. Left Ventricular Hypertrophy Patterns and Incidence of Heart Failure with Preserved versus Reduced Ejection Fraction. Am J Cardiol, 2014, 113(1):117-122.

28. Antonelli L, Katz M, Bacal F, et al. Heart failure with preserved left ventricular ejection fraction in patients with acute myocardial infarction. Arq Bras Cardiol, 2015, 105(2):145-150.

29. Bennett KM, Hernandez AF, Chen AY, et al. Heart failure with preserved left ventricular systolic function among patients with non-ST-segment elevation acute coronary syndromes. Am J Cardiol, 2007, 99(10):1351-1356.

30. Shah RV, Holmes D, Anderson M, et al. Risk of heart failure complication during hospitalization for acute myocardial infarction in a contemporary population: insights from the National Cardiovascular Data ACTION Registry. Circ Heart Fail, 2012, 5(6):693-702.

31. Donal E, Lund LH, Oger E, et al. New echocardiographic predictors of clinical outcome in patients presenting with heart failure and a preserved left ventricular ejection fraction: a subanalysis of the Ka (Karolinska) Ren (Rennes) Study. Eur J Heart Fail, 2015, 17(7):680-688.

第十章　神经源性肺水肿的研究进展

神经源性肺水肿(neurogenic pulmonary edema,NPE)是指在没有心肺原发疾病情况下,由于颅脑损伤或中枢神经系统疾病引起的急性肺间质和肺泡液体渗出导致急性肺水肿,以大量儿茶酚胺所引起心肺功能障碍为主要病因[1-3]。NPE常见于颅内出血、创伤性脑损伤、脑膜炎、肿瘤、癫痫持续状态等[3,4],特别是动脉瘤性蛛网膜下腔出血(aneurysmal subarachnoid hemorrhage,aSAH)[5]。研究显示,2%～29%的SAH患者可发生NP[6,7]。

一、发病机制不明确

目前,非创伤性脑出血患者发生神经源性肺水肿的确切机制依然不明确[8]。对于NPE的发病机制主要存在冲击伤理论和渗透缺陷理论两种理论[9,10]。冲击伤理论认为,中枢神经系统损伤可导致交感神兴奋,使大量的儿茶酚胺类(肾上腺素、去甲肾上腺素等)释放入血,引起机体血流动力学变化及机体全身血管的收缩,导致血压升高,使体循环内血液大量流入肺循环内,造成肺循环的容量负荷,一方面导致压力性肺水肿,另一方面肺毛细血管由于冲击伤作用,内皮细胞损伤,导致血管通透性明显增加,使大量血浆蛋白外渗,最终导致NPE。渗透缺陷理论则认为交感神经系统起主导作用,介导了NPE的血管通透性改变。此外,有研究认为,中枢神经系统损伤后导致的颅内压(ICP)增高参与了NPE的发生[11],ICP的突然升高刺激交感神经兴奋释放大量儿茶酚胺,引起血压升高、肺血管收缩,最终导致肺水肿。

二、临床表现非特异性

NPE的临床表现是非特异性的,表现为不同程度的呼吸困难,呼吸急促,心动过速,发绀,严重者出现大量粉红色泡沫痰液;查体可闻及爆裂音及湿啰音。胸部X线显示双肺弥漫性片状浸润影,且心影正常[12,13]。通常,NPE分为两种不同的临床类型[14]:①早期形式:几分钟到几小时后即出现NPE;②延迟形式:12～24h出现NPE。刘红升等[15]对早期NPE的定义为:确诊为脑出血的患者,发病后12h内出现急性发作性肺水肿,除外心源性肺水肿及输液过快过量等原因导致的左心衰竭。同时伴有:双肺浸润(除外误吸导致的吸入性肺炎);氧合指数<300mmHg(1mmHg=0.133kPa);无左心房高压的证据;无其他常见急性呼吸窘迫综合征(acute respiratory distress syndrome,ARDS)的原因(如误吸、大量输血、脓毒症)。暴发性NPE是早期形式中最严重的表现类型,罕见且致命,其临床表现极为凶险,起病急,病程进展迅速,死亡率极高。Ahrens等[12]报道,暴发性NPE死亡率达60%～100%。刘红升等[16]报道,2例暴发性NPE均于24h内死亡,死于ARDS并发多器官功能衰竭(multiple organ failure,MOF)。

三、相关因素及预测指标

（一）心肌标志物

Nastasovic 等[17]研究发现,SAH 并发 NPE 患者入院时肌红蛋白(MYO)、肌酸激酶(CK)及肌酸激酶同工酶(CK-MB)水平明显高于非 NPE 患者,入院时上述心肌标志物的水平及其入院后水平升高均可以预测 NPE。尽管结论显示,入院时肌钙蛋白 I(cTnI)水平不能预测NPE,但其研究中所有入选病例入院时均未发生 NPE,由此可能影响该结论;但 cTnI 升高是NPE 的预测因子。以往的研究也显示[18,20],NPE 与 cTnI 升高存在相关性。

（二）心电图(ECG)

Chen 等[21]研究了 24h 内自发性 SAH 并发 NPE 成人患者的 ECG 改变发现,NPE 组的ECG 异常发生率明显高于非 NPE 组,主要表现在异常 Q 波或 QS 波,以及非特异的 ST 段或T 波改变(NSSTTCs),提示 ECG 异常,尤其是异常 Q 波或 QS 波、NSSTTCs 可能预测 SAH 患者 24 小时内 NPE 的发生、发展。但 Nastasovic 等[17]研究发现,ECG 的改变并不是 NPE 的预测因子。Zhang 等[22]研究显示,QTc 间期延长及 NSSTTCs 与 NPE 的风险增加呈独立相关,且是 SAH 不良预后的独立预测因子。

（三）生物学指标

研究显示,SAH 并发 NPE 患者入院时白细胞水平明显高于非 NPE 患者,多变量 logistic回归分析显示,WBC 水平是 NPE 的预测[17]。IL-6 水平是 NPE 独立的预测因子[23]。Satoh等[24]研究发现,SAH 发病后 1 小时内血乳酸水平升高是早发 NPE 的独立预测因子。

（四）脑部因素

颅内压(ICP)增高是 NPE 发展的一个重要的危险因子[5]。Saracen 等[25]研究显示,NPE患者较非 NPE 患者颅内压(ICP)水平明显升高。但 Muroi 等[26]研究发现,67% 的 NPE 患者ICP 出现升高,而其余患者未发现 ICP 升高。这表明 ICP 升高不是 NPE 发生的必然因素。先前的研究显示,后循环出血是 NPE 发生的危险因子[6,26]。

（五）病情严重程度

Saracen 等[25]研究显示,根据世界神经外科医师联盟(WFNS)委员会的蛛网膜下腔出血分级[27],249 例 SAH 患者中 74.4% 分级为 I ~ III 级,IV 级、V 级均为 12.8%,I ~ III 级患者无 NPE 发生,IV 级、V 级患者中 31.3% 存在 NPE,其中发生 NPE 的患者死亡率高达 95.0%,而未发生 NPE 的死亡率为 45.5%。提示 SAH 患者病情越重,越易发生 NPE,且预后越差。Junttila 等[23]研究显示,APACHE II 评分是 NPE 独立的预测因子。

（六）全身因素

国内淡利军根据非创伤性脑出血患者是否合并 NPE 将患者分为合并组与未合并组,结果显示合并组年龄明显低于未合并组,且合并高血压与糖尿病几率更高,合并组 ARDS、MOF、脑疝发生率分别为 13.6%(3/22)、9.1%(2/22)、13.6%(3/22),均高于未合并组,且病死率更高。提示年龄、高血压与糖尿病合并情况为患者出现 NPE 的危险因素[28]。而 Sar-acen 等[25]研究认为,性别和年龄对 NPE 的发生没有影响。

（七）　其他

Nastasovic 等[17]研究显示,SAH 治疗对 NPE 预测因子的影响是显而易见的。

四、治 疗 困 难

NPE 的治疗目前主要是减轻脑水肿,控制肺水肿,保持呼吸道通畅,对气道进行有效管理,对暴发性 NPE,机械通气至关重要。

（一）　控制脑水肿、肺水肿

大剂量联合应用脱水剂,甘露醇与速尿交替使用,尽快降低 ICP,是治疗 NPE 的首选[29]。予甲泼尼松龙 80mg 静脉滴注以降低毛细血管通透性,辅助治疗脑水肿和肺水肿[30,31]。

（二）　机械通气

NPE 患者治疗关键是保持呼吸道通畅,改善通气与氧合,纠正低氧血症,控制肺水肿;而机械通气是治疗暴发性 NPE 的一项基本[32]机械通气过程中,应用适当的呼气末正压通气（positive end expiratory pressure,PEEP）可以减少肺泡萎陷并使萎陷的肺泡充分复张,从而达到改善氧合的目的,是临床治疗低氧血症的重要手段之一[33];而且,适当的 PEEP 有利于减少肺内渗出,减少吸痰机会及吸痰带来的增加颅压的可能[34]但 PEEP 通气会使胸腔内压升高,影响颈内静脉血液回流,从而加重颅内高压[35]。McGuire 等[36]研究也证明,PEEP 值低于 15cmH_2O 不会影响脑灌注压。故临床上对颅脑损伤致肺水肿的患者应用呼吸机时必须考虑到 ICP 增高的程度,但最佳的 PEEP 水平仍不确定[37]。

（三）　血管内介入治疗

血管内介入治疗采用超选择性导管技术及可脱性球囊栓塞术或可脱性铂金微弹簧圈栓塞术治疗动脉瘤和脑血管畸形,以及 γ 刀治疗脑血管畸形均获得较好疗效[38]。Meguro 等[29]报道,早期血管内介入治疗对于严重 SAH 合并 NPE 患者而言是非常好的治疗手段。Manto 等[39]建议,对于 SAH 合并 NPE 的患者,早期血管内栓塞治疗应作为首选方案,且预后良好。

（四）　体外膜肺氧合（extracorporeal membrane oxygenation,ECMO）

ECMO 是一种心肺生命支持,逐渐成为挽救严重心肺功能障碍患者的必要工具。但 ECMO 并发症非常常见,并且与死亡率的增高显著相关。ECMO 最常见的并发症是出血,介于 10% ~30% 之间[40,41]。Auberon 等[42]报道高达 34% 的静脉-动脉体外膜肺氧合（veno-arterial extracorporeal membrane oxygenation,VA ECMO）和 17% 的静脉-静脉体外膜肺氧合（veno-venous extracorporeal membrane oxygenation,VV ECMO）需要外科止血。近 10% ~15% 接受 ECMO 支持治疗的 ARDS 患者发生脑出血或梗塞;43% ECMO 死亡患者与脑出血有关[43]中枢神经系统并发症非常常见;在接受 ECMO 治疗超过 12h 的患者中高达 48%[44]。ECMO 治疗通常禁用于神经损伤如脑外伤和可能需要外科手术的疾病。但 Hwang 等[45]。应用 ECMO 成功治疗一例 SAH 并发暴发性 NPE 的患者,并建议对于危及生命的暴发性 NPE 患者,ECMO 治疗可能成为挽救生命的一种手段。

(五)对症支持治疗

NPE 患者应监测电解质水平,纠正水、电解质和酸碱平衡紊乱,控制血糖,常规应用有效抗生素避免感染,防治上消化道出血,加强营养支持及护理等[46]。

综上所述,NPE 是由于中枢神经系统损伤而引发的一种严重肺部并发症,临床少见,尤其是暴发性 NPE,更是罕见且危及生命。如果对其没有充分的认识和采取恰当的治疗措施,将会导致全身组织器官不可逆性的缺氧损害,最终发生 MOF 而死亡。因此,了解 NPE 的发病、临床表现以及治疗措施为我们将来能更好地工作奠定基础。

(赵海峰)

参 考 文 献

1. 尹继君,孟范文,王新强,等. 蛛网膜下腔出血并急性神经源性肺水肿 12 例临床分析. 中国实用神经疾病杂志,2007,10(1):105-106.

2. Mutoh t,Kazumata K,Kobayashi S,et al. Serial measurement of extravascular lung water and blood volume during the course of neurogenic pulmonary edema after subarachnoid hemorrhage:initial experience with 3 cases. Journal of neurosurgical anesthesiology,2012,24(3):203-208.

3. Davison DL,Terek M,Chawla LS. Neurogenic pulmonary edema. Critical care,2012,16(2):212.

4. Uejima T. General pediatric emergencies:acute pulmonary edema. Anesthesiology Clinics of North America,2001,19(2):383-389.

5. Kim JE,Park JH,Lee SH,et al. Neurogenic pulmonary edema following intracranial coil embolization for subarachnoid hemorrhage-A case report. Korean journal of anesthesiology,2012,63(4):368-371.

6. Inamasu J,Nakatsukasa M,Mayanagi K,et al. Subarachnoid hemorrhage complicated with neurogenic pulmonary edema and takotsubo-like cardiomyopathy. Neurologia medico-chirurgica,2012,52(2):49-55.

7. Sugimoto K,Inamasu J,HirosE Y,et al. The role of norepinephrine and estradiol in the pathogenesis of cardiac wall motion abnormality associated with subarachnoid hemorrhage. Stroke,2012,43(7):1897-1903.

8. 赵春梅,袁宏伟. 脑出血患者急性肾损伤发生情况,危险因素及其对临床预后的影响. 中国中西医结合肾病杂志,2014,9:818-819.

9. Chen S,Feng H,Sherchan P,et al. Controversies and evolving new mechanisms in subarachnoid hemorrhage. Progress in neurobiology,2014,115:64-91.

10. 王鹤,郑兆聪,陈宏颉. 高血压脑出血早期血肿扩大的预测指标及防治手段. 中华神经医学杂志,2014,10:1074-1077.

11. Otero HJ,Pollock AN. Neurogenic pulmonary edema. Pediatric emergency care,2014,30(11):845-846.

12. Ahrens J,Capelle HH,Przemeck M. Neurogenic pulmonary edema in a fatal case of subarachnoid hemorrhage. Journal of clinical anesthesia,2008,20(2):129-132.

13. Baumann A,Audibert G,Mcdonnell J,et al. Neurogenic pulmonary edema. Acta Anaesthesiologica Scandinavica,2007,51(4):447-455.

14. Busl KM,Bleck TP. Neurogenic Pulmonary Edema. Critical Care Medicine,2015,43(8):1710-1715.

15. 刘红升,苏琴,赵晓东,等.神经源性肺水肿早期形式的急诊识别及治疗.中国医学科学院学报,2015,37(3):343-347.

16. 刘红升,赵晓东,苏琴,等.2 例暴发性神经源性肺水肿的诊治.中国急救医学,2015,35(004):334-336.

17. Nastasovic T,Milakovic B,Marinkovic JE,et al. Could cardiac biomarkers predict neurogenic pulmonary edema in aneurysmal subarachnoid hemorrhage? Acta Neurochirurgica,2017,159(4):705-712.

18. Naidech AM,Kreiter KT,Janjua N,et al. Cardiac troponin elevation,cardiovascular morbidity,and outcome after subarachnoid hemorrhage. Circulation,2005,112(18):2851-2856.

19. Naidech AM,Bassin SL,Garg RK,et al. Cardiac troponin I and acute lung injury after subarachnoid hemorrhage. Neurocritical care,2009,11(2):177.

20. Tanabe M,Crago EA,Suffoletto MS,et al. Relation of elevation in cardiac troponin I to clinical severity,cardiac dysfunction,and pulmonary congestion in patients with subarachnoid hemorrhage. The American journal of cardiology,2008,102(11):1545-1550.

21. Chen WL,Huang CH,Chen JH,et al. ECG abnormalities predict neurogenic pulmonary edema in patients with subarachnoid hemorrhage. The American Journal of Emergency Medicine,2016,34(1):79-82.

22. Zhang L,Qi S. Electrocardiographic Abnormalities Predict Adverse Clinical Outcomes in Patients with Subarachnoid Hemorrhage. Journal of Stroke and Cerebrovascular Diseases,2016,25(11):2653-2659.

23. Junttila E,Ala-Kokko T,Ohtonen P,et al. Neurogenic pulmonary edema in patients with nontraumatic intracerebral hemorrhage:predictors and association with outcome. Anesthesia & Analgesia,2013,116(4):855-861.

24. Satoh E,Tagami T,Watanabe A,et al. Association between serum lactate levels and early neurogenic pulmonary edema after nontraumatic subarachnoid hemorrhage. Journal of Nippon Medical School,2014,81(5):305-312.

25. Saracen A,Kotwica Z,Woźniak-kosek A,et al. Neurogenic Pulmonary Edema in Aneurysmal Subarachnoid Hemorrhage,2016:35-39.

26. Muroi C,Keller M,Pangalu A,et al. Neurogenic pulmonary edema in patients with subarachnoid hemorrhage. Journal of neurosurgical anesthesiology,2008,20(3):188-192.

27. Drake CG. Report of World Federation of Neurological Surgeons Committee on a universal subarachnoid haemorrhage grading scale. J Neurosurg,1988,68:985-986.

28. 淡利军.非创伤性脑出血患者发生神经源性肺水肿的急诊救治体会.中国实用神经疾病杂志,2016,20:86-88.

29. Meguro T,Tanabe T,Muraoka K,et al. Endovascular Treatment for Aneurysmal Subarachnoid Hemorrhage with Neurogenic Pulmonary Edema in the Acute Stage. Turk Neurosurg,2016,26(6):849-853.

30. Chen S,Zhu Z,Klebe D,et al. Role of P2X purinoceptor 7 in neurogenic pulmonary edema after subarachnoid hemorrhage in rats. PloS one,2014,9(2):e89042.

31. Volpicelli G,Melniker L,Cardinale L,et al. Lung ultrasound in diagnosing and monitoring pulmonary interstitial fluid. La radiologia medica,2013,1-10.

32. Dai Q,Su L. Neurogenic pulmonary edema caused by spontaneous cerebellar hemorrhage:A fatal case report. Surgical neurology international,2014,5:103.

33. 徐威,柯开富,曹茂红,等.蛛网膜下腔出血后并发神经源性肺水肿一例.中华神经科杂志,2014,009:669-670.

34. Kiyohiro H,Takeshi K,Takamasa K,et al. Evidence-Based Guidelines for the Management of Aneurysmal Subarachnoid Hemorrhage English Edition. Neurologia medico-chirurgica,2012,52(6):355-429.

35. 刘大为.实用重症医学.北京:人民卫生出版社,2010:564-565.

36. Mcguire G,Grossley D,Richards J,et al. Effects of varying levels of positive end-expiratory pressure on intracranial pressure and cerebral perfusion pressure. Crit Care Med,1997,25(6):1059-1062.

37. Lowe GJ, Ferguson ND. Lung-protective ventilation in neurosurgical patients. Current opinion in critical care, 2006,12(1):3-7.

38. 王伟,杨明山. 神经科急症医学. 北京:人民卫生出版社,2014.

39. Manto A, De Gennaro A, Manzo G, et al. Early endovascular treatment of aneurysmal subarachnoid hemorrhage complicated by neurogenic pulmonary edema and Takotsubo-like cardiomyopathy. The neuroradiology journal, 2014,27(3):356-360.

40. Bartlett R, Gattinoni L. Current status of extracorporeal life support (ECMO) for cardiopulmonary failure. Minerva Anestesiol,2010,76(7):534-540.

41. Hemmila MR, Rowe SA, Boules TN, et al. Extracorporeal life support for severe acute respiratory distress syndrome in adults. Annals of surgery,2004,240(4):595-607.

42. Aubron C, Cheng AC, Pilcher D, et al. Factors associated with outcomes of patients on extracorporeal membrane oxygenation support:a 5-year cohort study. Critical Care,2013,17(2):R73.

43. Davies A, Jones D, Bailey M, et al. Australia and New Zealand Extracorporeal Membrane Oxygenation (ANZ ECMO) Influenza Investigators. Extracorporeal membrane oxygenation for 2009 influenza A (H1N1) acute respiratory distress syndrome. JAMA,2009,302(17):1888-1895.

44. Peek GJ, Mugford M, Tiruvoipati R, et al. Efficacy and economic assessment of conventional ventilatory support versus extracorporeal membrane oxygenation for severe adult respiratory failure (CESAR):a multicentre randomised controlled trial. Lancet (London, England),2009,374(9698):1351-1363.

45. Hwang GJ, Sheen SH, Kim HS, et al. Extracorporeal membrane oxygenation for acute life-threatening neurogenic pulmonary edema following rupture of an intracranial aneurysm. Journal of Korean medical science,2013,28 (6):962-964.

46. Bhaskar B, Fraser JF. Negative pressure pulmonary edema revisited:Pathophysiology and review of management. Saudi journal of anaesthesia,2011,5(3):308.

第十一章　高敏 sST2 在心衰中的应用

心力衰竭(CHF)是心脏收缩或舒张功能障碍导致的心排出量不足引起一系列症状和体征的临床综合征,是多种心脏疾病的终末期状态,且目前尚无特效治疗逆转手段。随着中国老年化的进展,心衰的发生率和死亡率也越来越高,5 年的死亡率可高达 50%[1-2]。心肌收缩与舒张功能异常的临床症状比较复杂,不仅是心脏负荷增加或心肌损伤,还和遗传、神经激素、炎症、生物化学变化等多种因素相互作用[3-4]。在急诊以呼吸困难为最常见的症状。在患者就诊之初,对其进行危险分层,以便选择有针对性的治疗措施,对改善病人的预后至关重要。所以多种生化标志物联合检测可以提高心血管疾病死亡危险分层的准确性,明确诊断 CHF、提示危险分层和预后信息,也是潜在的治疗靶标。高敏 sST2 不仅检测的更加准确,也可以检测到正常健康人群中的 sST2 的水平,是独立预测心力衰竭患者中短期死亡率的强有力指标。2013 年美国心脏学基金会学会(ACCF)/美国心脏会(AHA)心衰指南[5],明确指出 sST2 可以测 HF 患者的住院率和死亡率并不受肾功能、肥胖指数、年龄等因素影响。

一、sST2 特性

sST2 蛋白是白介素-1(IL-1)受体家族成员之一,近年来作为一种新的心血管以及炎症标志物而受到较多关注[6]。其基因的发现可追溯到 1989 年小鼠成纤维细胞的研究,由 Tominaga 等[7]首先在 BALB/c-3T3 细胞系中获得,该基因编码产生两种蛋白:跨膜性 ST2 蛋白 ST2L 和 sST2。ST2L 蛋白由免疫球蛋白构域、跨膜部分和胞浆结构由 3 部分构成,他主要与其特异性配体 IL-33 结合,参与构成 IL-33 受体复合物[8-10],两者转录分别受不同的启动因子调控。sST2 缺乏跨膜和细胞浆结构域,但含有 9 个氨基酸组成的独特 C 端序列。人类 ST2 基因约 40kb,位于人类染色体 2q12,可编码一种可溶性蛋白(sST2),现已知 ST2 存在 4 种亚型:sST2、ST2L、ST2V、ST2LV。2005 年 IL-33 作为 ST2 的特异功能配体被发现,证实具有心脏保护作用,相关研究证明,心力衰竭患者血清中 sST2 明显增高,并能够竞争性结合 IL-33,阻断 IL-33/ST2L 信号通路,参与心肌纤维化和心室重构。sST2 是心肌细胞受到机械牵拉后产生的一种心肌蛋白,表达于粒细胞[11],属于反映心肌负荷情况的生化标志物,并在心力衰竭的诊断和治疗中具有较高的预测价值,可以提供危险分层和预后信息。

二、sST2 测定

生物学标记物在心衰诊断,预后评估方面,扮演了重要角色,在分子水平上,标志物浓度的变化可直接反映心力衰竭发展,这也促进了心力衰竭病生理机制的研究。但目前国内缺乏对 sST2 的研究,美国食品药品监督管理局(FDA)认可的高灵敏度的 sST2 检测方法,其检测下线值 2ng/ml,检测上线值是 200ng/ml,批内变异系数是 2.5%,批间变异系数是 4.6%。sST2 具备一定区分心力衰竭患者与健康人的能力,诊断敏感性为 51.2%,特异性为 92.7%,

当 sST2、NT-proBNP、LVEF 三者联合后敏感性上升至 94.7%[12]。随着高敏技术的发展,我们需要建立中国地区的参考区间,更好预测心衰患者 1 年后的死亡率。

三、sST2 的临床应用

在急诊就诊的患者中有很多是以突发严重的呼吸困难为首要症状,对于急诊医生来说快速的鉴别是心源性还是其他疾病引起的呼吸困难,将直接影响患者的治疗和预后。但作为心衰标记物需要满足容易被精确的测定,反映心衰发生、进展的过程,建立快速的诊断或排除诊断,目前高灵敏度的 sST2 完全符合这些条件。sST2 作为诊断心力衰竭的新指标,联合 NT-proBNP 会提高对心力衰竭的诊断价值,可反应心力衰竭的严重程度和心脏功能的损害程度,尤其在诊断严重心力衰竭方面有独特的作用。sST2 作为重要的心脏激素,其对心脏细胞的应激反应敏感性较高,可有效调节心血管的稳定性,并与左心室射血分数呈负相关系[13]。IL-33 通常结合 ST2L 后通过 IL-33/ST2L 信号通路发挥其保护性功能,具有抗心肌增生、纤维化的作用从而达到抑制心室重塑,sST2 作为诱饵受体,可与 IL-33 结合,抑制这种信号级联反应,导致过度的心肌细胞凋亡及心肌纤维化[14]。所以 sST2 是心肌细胞、心肌成纤维细胞受负荷变化是分泌的一种血清蛋白,心肌细胞缺血缺氧、机械应力和心室内压力升高,血清 sST2 水平越高,并与其炎性反应之间的紧密联系。sST2 在 CHF 中的远期独立预后价值超过了 12 种传统因子(年龄、性别、纽约心功能分级、肾小球滤过率、LVEF、糖尿病、Na^+、血红蛋白、缺血性心力衰竭、血管转化酶抑制剂、血管紧张素 Ⅱ 受体拮抗剂、β 受体拮抗剂、NT-proBNP)与其他心衰标志物比不受年龄、肾功能或肥胖指数、心房颤动、心力衰竭原发病病因(如缺血与非缺血)的影响[15]。近些年来发现和肽素是精氨酸加压素(VAP)原 C 末端的一部分,可以作为 VAP 释放的 1 个标志物,VAP 系统可能是继 RAAS 及交感神经系统之后另一个与心力衰竭发生发展密切关系的神经内分泌系统,综合应用新的生物学标记物 sST2 可能有利于更全面的评价心力衰竭治疗效果,从而有利于心力衰竭患者的个体化治疗。并可对心血管疾病新型心血管药物开发提供广阔的思路。

四、sST2 的不足

国内对可溶性高敏 sST2 的研究较少,健康正常人区间值没有建立,对轻度心衰患者诊断价值不大,而且 sST2 在炎症、风湿、自身免疫性疾病,甚至肿瘤等疾病也都升高,故缺乏特异性,还需要大样本病例资料进行前瞻性研究。

(张磊　李凤杰)

====== 参 考 文 献 ======

1. 雷永兰,敖茂成,何文凤. 心力衰竭生化标志无研究进展. 心血管病学进展. 2013,3(4):5986-5989.

2. 葛均波,徐永健. 内科学第八版. 北京:人民卫生出版社,2013:236.

3. Weir RAP, Miller AM, Murphy GE, et al. Serum soluble ST2:a potential novel medialor in left ventricual and infarct remodeling after acute myocardial infarction. Am Coll Cardiol,2010,55(55):243-250.

4. 刘文成,孙伟,石新路,等. 慢性心力衰竭的循环生化标记物研究进展. 河北医药,2010,32(23): 3371-3372.

5. Yancy CW,Jessup M,Bozkurt B,et al. 2013 ACCF/AHA guideline for the management of heart faiure. Journal of the American College of Cardiology,2013,62(16):e147-239.

6. Bhardwaj A,Januzzi JL. ST2:a novel biomarker for heart failure. Exper Rew Mol Diagn,2010,20:459-464.

7. Tomiaaga S. A putative protein of a growth specific c-DNA from BALB/c-3T3 cells is highly similar ti the extracellular portion of mouse interleukin 1 receptor. FEBS Letters,1989,258(2):301-304.

8. Januzzi JL,Peacock WF,Maiisel AS,et al. Measurement of the Interleukin Family Member ST2 in Patients With Acute Dyspnea Results From the PRIDE(Pro-Brain Natriuretic Peptide Investigation of Dyspnea in the Emergency Department)Study. J Am Coll Cardiol,2007,50(7):607-613.

9. Shimppo M,Morrow DA,Weinberg EO,et al. Serum levels of the interleukin-1 receptor family member ST2 predict mortality and clinical outcome in acute myocardial infarction mortality and clinical outcome in acute myocardial infarction. Circulation,2004,109(18):2186-2190.

10. Mueller T,Diplinger B,Gegenhuber A,et al. Increeased plasma concentrations of soluble ST2 are predictive for 1-year mortality in patients with acute destabilized hear failure. Clin Chem,2008,54(4):752-756.

11. Rehman SU,Martinea-Rumayor A,Mueller T,et al. Independent and incremental prognostic value of multimarker testing in acute dyspnea:results from the Pro-BNP Investigation of Dyspnea in the Emergency Department(PRIDE) study. Clin Chim Acta,2008,392(1/2):41-45.

12. 戴谦,吴炯,郭玮,等. 可溶性 ST2 的检测性能评价及对心力衰竭患者的诊断价值. 中华检验医学,2014,5(5):394-398.

13. Engelbertsen D,Andersson L,Ljungcrantz I,et al. T-helper 2 immunity is associated with reduced risk of myocardial infarction and stroke. Arterioscler Thromb Vasc Biol,2013,33(3):637-644.

14. Ciccone MM,Cortese F,Gesualdo M,et al. A novel cardiac biomarker ST2:a review. Milecules,2013,18(12):15 314-15 328.

15. Bayesgenis A,De AM,Vila J,et al. Head-to-head comparison of 2 myocardial fibrosis bio-markers for long-term heart failure risk stratification:ST2 versus galectin-3. J Am Clin Cardiol,2014,63(2):158-166.

第十二章　利尿剂治疗心力衰竭的研究进展

利尿剂是治疗心力衰竭的重要手段之一,主要用于缓解急性心力衰竭患者的呼吸困难症状和维持慢性心力衰竭患者的血容量。合理使用利尿剂是其他治疗心衰药物取得成功的关键因素之一。研究[1-2]表明,在慢性心衰患者中,与安慰剂相比利尿剂可以降低心衰死亡风险和恶化,并且可以改善运动能力。但是目前利尿剂对急性心衰死亡率的影响尚不清楚,现有各国指南中的推荐亦多基于经验或专家意见。近年来人们对传统利尿剂进行了重新评价,并对新型利尿剂进行了大量的研究。

一、利尿剂的作用机制与分类

利尿剂主要作用在肾小管,根据利尿剂的作用机制和在肾单位的不同作用点分为四类:碳酸酐酶抑制剂作用在近曲小管,现已不用。袢利尿剂作用在髓襻升支粗段的钠离子、氯离子和钾离子的同向转运体,降低了对钠离子、钾离子和氯离子的重吸收,使髓质间液渗透压降低,排出大量等渗尿液。噻嗪类利尿剂作用于远曲小管抑制钠离子和氯离子的同向转运系统,减少钠离子和氯离子的重吸收。袢利尿剂和噻嗪类利尿剂主要通过减少液体潴留改善心衰症状。第四类是作用于集合管的利尿剂包括醛固酮受体拮抗剂和非醛固酮受体拮抗剂的保钾利尿剂以及精氨酸血管加压素 V2 受体拮抗剂。醛固酮受体拮抗剂除利尿作用改善心衰症状外,还可以拮抗醛固酮与受体结合,抑制神经体液过度激活从而逆转心室重构,改善心衰预后。

二、利尿剂的剂量及给药方式

利尿剂的使用剂量要求利尿充分又不导致低血容量和低血压,改善水钠潴留而且不影响肾功能。DOSE 试验[3]是第 1 个针对利尿剂使用策略的大型临床试验,308 例急性心衰患者通过 2×2 设计被随机分为每日两次静脉注射利尿剂或持续输注组,以及低剂量组(静脉使用等于日常口服剂量)或高剂量组(静脉使用其日常口服剂量的 2.5 倍)。结果显示高剂量组呋塞米的用量是住院前口服剂量的 2.5 倍,可以提高利尿效果,缓解呼吸困难等症状,但导致了肾功能暂时性的恶化。故早期应用利尿剂是恰当的,但应限制其用量,以获得所需临床效应的最低剂量为佳。对于慢性心力衰竭患者用量至少与其既往口服剂量相当(DOSE 临床试验低剂量组),对于新发的 AHF 患者应小剂量(20~40mg iv)开始给药。同时 DOSE 试验结果为临床应用呋塞米提供了灵活的给药方案。当需使用的呋塞米剂量较大时,为减少呋塞米的毒性反应,可以采用持续静脉滴注的方式,呋塞米持续静脉滴注的剂量为 0.1~0.75mg/(kg·h);静脉滴注呋塞米的剂量可根据肾功能水平进行调整。如果使用的呋塞米剂量不大,则可以采用每 12h 静脉注射的给药方式。当利尿剂达到最大利尿剂量的时候,即使再增大单次剂量也不会增加利尿效果,此时应该增加给药频次[4],这是将袢利尿剂由静脉注射改为持续静脉滴注的主要理由。荟萃分析研究表明,与间歇静脉注射相比,持续静脉滴注呋塞米能获得更好的利尿效果、降低平均住院日、降低肾功能不全的发生风险及病死率[5]。

2014 年英国国家卫生与临床优化研究所(NICE)发布的成人急性心衰诊断和治疗指南建议急性心衰患者使用利尿剂起始可给予 20 ~ 40mg 静脉呋塞米,并根据容量负荷的情况调整利尿剂用量,通常新发生的急性心衰利尿剂用量较慢性心衰急性加重的心衰患者高。NICE 指南进一步指出静脉利尿剂的给药方式可以是静脉推注或持续静脉滴注;剂量方面,既往已经使用利尿剂的患者,入院后应该增加剂量,期间需密切观察患者的肾功能、体重和尿量情况[6]。国内指南推荐急性心衰患者使用袢利尿剂种类和用法:常用呋塞米,宜先静脉注射 20 ~ 40mg,继以静脉滴注 5 ~ 40mg/h,其总剂量在起初 6h 不超过 80mg,24h 不超过 160mg。亦可应用托拉塞米 10 ~ 20mg 静脉注射。如果平时使用袢利尿剂治疗,最初静脉剂量应等于或超过长期每日所用剂量[7]。

噻嗪类利尿剂利尿效果较袢利尿剂弱,但当出现利尿剂抵抗时,在袢利尿剂基础上加用噻嗪类利尿剂能够显著改善利尿效果,但必须警惕低血压、肾功能恶化和电解质紊乱等情况[8]。而螺内酯的利尿作用剂量范围较大,达到 100 ~ 200mg/d[9]。

三、各类利尿剂的临床应用进展

(一) 袢利尿剂

袢利尿剂作用强而短暂,临床应用广泛,有 3 个代表药,包括呋塞米、托拉塞米和布美他尼[10]。BehnoodBikdli 等对 2009 年至 2010 年期间美国 500 多家首诊为心力衰竭的 274 515 例病历资料进行分析发现,有 92% 的患者接受了袢利尿剂的治疗,其中接受呋塞米治疗的患者占 87%,接受布美他尼的患者为 3%,而接受拖拉塞米的患者仅占 0.4%[10]。呋塞米具有静脉和口服生物利用度不同的特点,平均 50%,呋塞米受食物吸收的影响,需要空腹服用,静脉转口服治疗是 2 倍关系;托拉塞米和布美他尼生物利用度为 80% ~ 100%,不受进食影响。袢利尿剂的代谢途径不同,呋塞米 50% 从肾脏代谢,肾功能不全时使用影响大。托拉塞米和布美他尼 80% 从肝脏代谢,肾功能不全时使用影响小。呋塞米的剂量与效应呈线性关系,剂量不受限制,但临床上也不推荐很大剂量[7,11]。使用托拉塞米的心衰患者较呋塞米在生物利用度、有效作用时间、药物耐受性以及临床结局方面获益更多。Cosin 和 Diez 等[12]对 1337 例心功能 Ⅱ ~ Ⅳ 级的心衰患者研究表明,对于患者心功能分级的改善托拉塞米组也明显优于呋塞米及其他利尿剂组($P = 0.00\ 017$),且低血钾的发生率较低($P = 0.013$),提示使用托拉塞米较呋塞米和其他利尿剂更安全且耐受性更佳;随访 12 个月,托拉塞米组的全因病死率明显低于呋塞米和其他利尿剂组(2.2% VS 4.5%,$P < 0.05$),心源性死亡风险降低 59.7%($P < 0.05$)。托拉塞米优于呋塞米的可能机制为:①拮抗充血性心衰患者心脏醛固酮与受体的结合[13-15];②抗心肌纤维化[16-17];③改善心脏交感神经过度激活[18]。虽然,有不少学者从这 3 个方面展开了探索,但目前仍缺乏大规模的随机、双盲对照试验证实托拉塞米在急性心衰患者的治疗中是否优于呋塞米[10]。

(二) 噻嗪类药物

可分为噻嗪型和噻嗪样利尿剂,噻嗪型药物包括氢氯噻嗪和苄氟噻嗪等。噻嗪样利尿剂的化学结构不同于噻嗪型,包括氯噻酮、吲达帕胺等。噻嗪类利尿作用持续时间长而温和,利尿作用不与剂量呈正比,我国《中国心力衰竭诊断和治疗指南 2014》建议氢氯噻嗪 100mg/d 已达最大效应(剂量一效应曲线已达平台期),再增量也无效[7]。噻嗪类利尿剂仅适用于有轻度液体潴留、伴有高血压而肾功能正常的心衰患者。相同剂量时,氯噻酮的效价是氢氯噻嗪的 1.5 ~ 2.0 倍,且前者作用时间更长。

(三) 保钾利尿剂

氨苯蝶啶和阿米洛利抑制远曲小管和集合管的钠-氢共同转运体,抑制 Na^+ 再吸收和减少 K^+ 分泌,其作用不依赖醛固酮,利尿作用弱。醛固酮受体拮抗剂螺内酯和依普利酮可与醛固酮受体结合,竞争性拮抗醛固酮的排钾保钠作用。醛固酮对心肌重构有不良影响且独立和叠加于 Ang II 的作用。越来越多的循证证据显示醛固酮拮抗剂带来一系列心血管获益,在心衰中的地位逐年提高。RALES[19] 和 EPHESUS[20] 实验初步证实,螺内酯和依普利酮可使 NYHA III ~ IV 级心衰患者和梗死后心衰患者显著获益,使 2005 年欧洲心脏病学会心衰指南对醛固酮受体拮抗剂用于心衰治疗的证据升级为 I b 类,推荐在心功能 III ~ IV 级的心衰患者、急性心肌梗死后有心衰症状或合并糖尿病的患者使用醛固酮受体拮抗剂[21]。2011 年发表的 EMPHASIS-HF 试验[22] 结果不仅进一步证实依普利酮改善心衰预后的良好效果,而且还清楚表明 NYHA II 级的左室射血分数降低的患者也同样获益,可降低心衰患者心脏性猝死率。因此,2012 年欧洲心脏病学会心衰指南推荐将醛固酮拮抗剂用于心功能 II 级及以上伴有左心室射血分数小于 35% 的心衰患者[23],在心衰的治疗上具有重大意义。随后学者们对醛固酮拮抗剂进行了进一步的临床研究,Lund 等对瑞典心衰注册研究中的 18 852 例心功能 I ~ IV 级、左心室射血分数<40% 的心衰患者进行研究,结果显示,螺内酯的使用与病死率无关[24]。2014 年发表的 TOPCAT 研究显示醛固酮受体拮抗剂在左室射血分数保留的心力衰竭患者并不能降低心源性死亡率、因心搏骤停复苏风险以及因心衰进展导致的住院风险[25]。Pfeffer 等进一步根据不同地域对 TOPCAT 试验的心衰患者进行分析,发现临床结果存在区域性差异。相比之下,美洲射血分数保留的心衰患者螺内酯的主要转归、心血管死亡和心衰住院率显著降低,而俄罗斯和格鲁吉亚的心衰患者则无明显治疗效果[26]。因此,目前在轻度心衰和射血分数保留的心衰患者中使用螺内酯尚存在争议,未来还需要更多的临床试验进一步研究。

(四) 血管加压素受体拮抗剂

血管加压素又称抗利尿激素,是调节机体渗透压的主要激素,是心衰患者造成容量负荷过重和稀释性低钠血症的重要原因。已有研究证明不论是急性心衰还是慢性心衰,血管加压素水平的升高是死亡率增加的独立标志[27]。血管加压素受体拮抗剂,只排水不排钠,减轻容量负荷并缓解低钠血症。代表药为托伐普坦和考尼伐坦。

选择性血管加压素 V2 受体拮抗剂托伐普坦(Tolvaptan)是一种新型的利尿药物,它通过阻止血管加压素和集合管 V2 受体的结合,使水通道蛋白-2 不能移动到细胞膜表面,抑制尿液的浓缩,在不增加电解质排出的同时发挥利尿效果[28]。EVEREST 试验是一个随机、双盲、安慰剂对照试验,入选了共 4133 名需住院治疗的急性心衰病人,病人被分为两组,在标准的心衰治疗方案基础上,治疗组病人加用托伐普坦(30mg/d)治疗,对照组病人则口服安慰剂治疗,试验数据显示,该药可快速有效降低体重,并在整个研究期维持肾功能正常,对长期病死率和心衰相关患病率无不良影响[29]。心衰病人合并肾衰竭时常规剂量的利尿剂效果下降,而大剂量使用利尿剂则已经证明会加重肾损伤,使患者预后更差[30]。近年来,有大量研究证据显示了托伐普坦在心衰治疗中的优势。有研究报道托伐普坦用于心衰合并慢性肾脏病(chronic kidney disease,CKD)的病人可加强利尿效果而不影响肾脏功能,甚至可减少或减轻肾损伤的发生率[31-33]。Otsuka 等回顾性分析了收治的心衰合并 CKD 的病例,这些病人 CKD 分期在 4 期及以上且接受了托伐普坦治疗,分析显示这些患者的尿量有明显的增加,而没有出现肾功能的恶化[34]。研究者认为托伐普坦可能通过增加肾血流、减少呋塞米用量而减少了急性肾损伤发生及恶化,保护了肾脏功能,而使患者预后得到改善[33]。Vaduganathana 等对肾功能不全合并低血压的高危病人进行了研究,该研究共纳入了有肾功能不全表现且收缩压<105mmHg 的 759 名病人,研究显示对于这些高危病人,托伐普坦可以在不引起血压下降、肾功能恶化的情况下改善患者的症状及控制液体负荷[35]。低钠血症是急性以及慢性心衰病人最常见的电解质异常之一,文献报道其在心衰病人中的发生率约为 20%,在心衰没有有效控制的病人中则更加普遍[36],血钠水平可作为心衰病人预后的一个独立预测因子[27],常规的治疗手段对于急性以及慢性的低钠血症疗效有限,且往往病人难以耐受。Harlalka 等对急性心衰合并低钠血症的病例进行观察性研究显示,在标准治疗方案的基础上加用托伐普坦可以显著地提高患者的血钠水平(P<0.02)[37]。2012 年,欧洲心脏病学会心衰指南推荐托伐普坦可用于治疗顽固性低钠血症的心衰患者[23]。我国指南中该药推荐等级为Ⅱb,用于充血性心衰、常规利尿剂治疗效果不佳、有低钠血症或有肾功能损害倾向患者,建议开始剂量为 7.5～15.0mg/d,疗效欠佳者逐渐加量至 30mg/d[7]。

总体而言,托伐普坦能够改善心衰患者的肺毛细血管楔压,对心输出量无明显影响。推荐用于充血性心衰、常规利尿剂治疗效果不佳、有低钠血症或有肾功能损害倾向患者,可显著改善充血相关症状,且无明显短期和长期不良反应。

四、利尿剂的不良反应

(一) 电解质丢失

是利尿剂常见的不良反应,如低钾血症、低镁血症和低钠血症。血钠水平与住院死亡率相关,是病人预后的重要指标[27],低钠血症时应注意区别缺钠性低钠血症和稀释性低钠血症,后者按利尿剂抵抗处理。大剂量使用螺内酯可致高钾血症。

(二) 容量丢失

过度使用利尿剂可使有效血容量降低,引起组织器官灌注不足,引起低血压、急性肾衰竭。低血容量往往发生在年龄较大者或者既往已经使用降压药物控制血压的患者,伴发腹泻或者呕吐的心衰患者使用利尿剂发生低血容量的风险更高。

(三) 激活相关系统

使用利尿剂可导致激活交感和内分泌系统,特别是 RAAS 系统和交感神经系统,故心衰患者使用利尿剂应与 ACEI 或 ARB 以及 β 受体拮抗剂联用[7]。在利尿剂使用过程中可致血糖、血脂、尿酸紊乱。

（四）对乳腺影响

大剂量使用螺内酯可导致乳腺增生发生率增加,多为可逆性,停药后消失。依普利酮对雌激素受体的作用较螺内酯少上千倍,基本无乳房肿胀反应[20],但目前国内无药。

（五）耳毒性

与利尿剂有关的耳毒性已经被证实,需要仔细监测,防止永久性损害[38]。

（六）其他作用

托伐普坦的主要不良反应是口干以及自由水快速清除引起的高钠血症。EVEREST 试验随访显示长期服用托伐普坦高钠血症发生率约 1.7%,安慰剂组则为 0.5%[29]。对于老年病人以及利尿剂抵抗病人的一些研究显示,在这些患者中高钠血症发生率与托伐普坦治疗起始剂量有关,因此建议在这些病人中托伐普坦以 7.5mg/d 为起始剂量[39-40]。有报道托伐普坦可能引发严重的神经症状和渗透性脱髓鞘症状,并可能导致肝脏损害,建议其治疗时间不超过 30 天[41]。

五、利尿剂抵抗及治疗策略

利尿剂是心力衰竭治疗的基础用药,临床上常常遇到在应用利尿剂的过程中出现利尿效果降低,称之为利尿剂抵抗。利尿剂抵抗的定义目前尚未统一,多数学者同意利尿剂抵抗是指每日静脉呋塞米剂量$\geqslant$80mg 或相当于上述呋塞米的日剂量,但仍不能达到合适的尿量[0.5~1.0ml/(kg·h)]。

（一）利尿剂抵抗发生原因[42]:

（1）利尿剂到达肾小管障碍:包括肠道吸收利尿剂障碍、肾小球滤过率降低及严重的肾小管病变致利尿剂分泌入肾小管减少。

（2）严重电解质紊乱,低钠是利尿剂抵抗的原因。

（3）低蛋白血症。随着患者心衰病情的发展,患者出现的肝脏淤血性、缺血性损害,导致肝脏合成蛋白能力降低。

（4）利尿后钠潴留。这种反应主要是当肾小管中的袢利尿剂药物浓度下降后,肾小管各段将出现代偿性钠重吸收增加的"反跳"现象,从而抵消了袢利尿剂的利尿作用,产生利尿剂抵抗[43],通常在没有限制钠摄入的患者中较为常见。

（5）肾功能不全:包括心肾综合征、低血容量、呋塞米的直接肾脏损伤、合并应用其他药物所致的急性肾损伤。

（6）药物相互作用。患者在治疗过程中,常需要服用非甾体类的抗炎药物,如阿司匹林等,使前列腺素的合成受到了抑制,降低了利尿剂在肾小管中的浓度,导致利尿剂抵抗。

（7）食物影响。呋塞米需空腹服用,如与食物同服将影响吸收。

（8）低血压。

（二）利尿剂抵抗的预测

有研究表明,利尿剂抵抗的发生率可达 20%~35%[42,44,45],并且利尿剂抵抗患者近期及远期死亡率均会明显增高[46-48]。因此,临床中对心衰患者是否发生利尿剂抵抗进行评估,采取应对策略对改善心衰症状及降低死亡率具有重要意义。Jozine 等[49]对 974 例急性心力衰竭患者评估临床特征和生物标志物(血清 K^+,血清 Na^+,血红蛋白,髓过氧化物酶、血尿素氮、血清白蛋白、甘油三酯、ST2 蛋白和中性粒细胞明胶酶相关载脂蛋白)来预测急性心力衰竭(AHF)患者的利尿反应,提示利尿剂抵抗与动脉粥样硬化、肾功能异常以及电解质紊乱有关,可以在入院后早期评估相关指标来预测患者发生利尿剂抵抗的风险。Jeffrey 等[50]通过早期监测患者使用袢利尿剂后的尿排钠情况,来预测患者是否发生低排钠反应,有利于评估患者利尿剂使用效果,从而指导临床选择合理的治疗剂量。

(三) 利尿剂抵抗的处理策略

1. 联合应用不同种类的利尿剂或换用其他袢利尿剂。利尿剂抵抗时袢利尿剂联合噻嗪类利尿剂的效果可能优于袢利尿剂剂量翻倍。即使在合并明显肾功能不全的患者,噻嗪类药物也有增强袢利尿剂利尿效果的作用[43,51]。2016 年欧洲心脏病学会急性心力衰竭治疗指南建议为增强利尿、减少利尿剂抵抗,袢利尿剂可以与噻嗪类利尿剂和醛固酮拮抗剂联用,注意低钾血症、肾功能受损和低血容量[52]。CLOROTIC 试验正在进行中,旨在研究联合使用噻嗪类和袢利尿剂治疗急性心力衰竭患者的效果和预后[53],以期获得更多的利尿剂联合治疗的循证医学证据。

2. 新型利尿剂,如精氨酸加压素受体拮抗剂托伐普坦。此药尤其适合于合并低钠血症的利尿剂抵抗患者,即使在合并明显肾功能不全的患者亦可有效[54]。Kinugawa 等[39]进行了一项前瞻性、多中心的观察性研究,这项研究入选了有液体潴留心力衰竭且有利尿剂抵抗的 1053 名病人,予托伐普坦口服治疗,疗程 2 周,结果显示与基线相比,这些病人治疗开始后即出现了体重下降以及尿量的增加,且在治疗期间持续该趋势,在治疗的两周里淤血相关症状显著改善,而且托伐普坦的利尿效果呈剂量依赖性,在给药量分别为 3.75mg/d,7.5mg/d 和 15mg/d 时,随着药物剂量的增加尿量显著增加。这项研究显示了托伐普坦可以作为利尿剂抵抗时的一个可选治疗手段。

3. 联合静脉滴注呋塞米和小剂量的多巴胺。这一策略尤其适合于伴有血压偏低的左室收缩功能降低的心力衰竭患者[55]。

4. 停用可能与利尿剂产生相互作用的药物如非甾体类抗炎药。

5. 提高血浆渗透压(包括胶体和晶体渗透压)。提高胶体渗透压可通过静脉输注白蛋白或血浆实现。Turagam 等[56]对存在利尿剂抵抗的顽固性心力衰竭患者联合应用呋塞米及甘露醇静脉滴注,研究结果显示,这一方案利尿效果确切,且不易导致肾功能损害及低钠血症。另外,研究显示静脉输注高渗盐水,提高晶体渗透压是克服利尿剂抵抗的有效方法[57]。

6. 降低腹内压。腹内压增高是利尿剂抵抗的重要原因之一,研究表明,抽除足够量的腹水可以有效地缓解利尿剂抵抗[44]。

7. 静脉输注重组人脑利钠肽。该药具有降低肺动脉楔压、降低外周循环阻力、增加肾小球滤过率、抑制肾小管重吸收,可以迅速缓解心力衰竭的症状、增加尿量[58]。

8. 对于利尿剂抵抗患者,可以给予糖皮质激素。但是对糖皮质激素有反应的患者,利尿效果多出现于 3 天以后[59]。

9. 超滤是利尿剂抵抗的有效治疗手段,超滤不但可以有效地移除潴留的液体、迅速改善患者心力衰竭相关的症状,还可以改善患者对利尿剂的反应[60]。2012 年欧洲心力衰竭指南及 2013 年美国心衰指南均将超滤列为心力衰竭治疗的Ⅱb 类适应证,2014 年中国心力衰竭诊治指南将超滤列为Ⅱa 类适应证。

六、总　　结

总之,利尿剂是心力衰竭患者的主要治疗药物,可以快速改善症状,减轻肺水肿和周围水肿,充分控制液体潴留。袢利尿剂利尿作用强起效快,在心衰治疗中被广泛应用。托拉塞米具有拮抗心衰患者心肌醛固酮与受体结合、抗心肌纤维化、改善心肌交感神经过度激活等优势。醛固酮受体拮抗剂因其带来显著的心血管获益受到指南的推荐。噻嗪类利尿剂与袢利尿剂联合用药是解决利尿剂抵抗的方法之一。托伐普坦在心衰的治疗有较好前景。但是利尿剂的临床应用还有一系列亟待解决的问题需要循证医学证据支持,有待进一步探索研究。

(姚丹林　牟红梅　李渊)

参 考 文 献

1. Faris RF, Flather M, Purcell H, et al. Diuretics for heart failure. Cochrane Database Syst Rev, 2012, 1 (1): CD003838.

2. Faris R, Flather M, Purcell H, et al. Current evidence supporting the role of diuretics in heart failure: a meta analysis of randomised controlled trials. Int J Cardiol, 2002, 82(2): 149-158.

3. Felker GM, Lee KL, Bull DA, et al. Diuretic strategies in patients with acute decompensated heart failure. N Engl J Med, 2011, 364(9): 797-805.

4. Paul RV. Rational diuretic management in congestive heart failure: a case-based review. Crit Care Nurs Clin North Am, 2003, 15(4): 453-460.

5. Leto L, Aspromonte N, Feola M. Efficacy and safety of loop diuretic therapy in acute decompensated heart failure: a clinical review. Heart Fail Rev, 2014, 19(2): 237-246.

6. Uk NCGC. Acute Heart Failure: Diagnosing and Managing Acute Heart Failure in Adults. London: National Institute for Health and Care Excellence (UK), 2014.

7. 中华医学会心血管病学分会, 中华心血管病杂志编辑委员会. 中国心力衰竭诊断和治疗指南 2014. 中华心血管病杂志, 2014, 42(2): 98-122.

8. Kiyingi A, Field MJ, Pawsey CC, et al. Metolazone in treatment of severe refractory congestive cardiac failure. Lancet, 1990, 335(8680): 29-31.

9. Ellison DH. Diuretic therapy and resistance in congestive heart failure. Cardiology, 2001, 96(3-4): 132-143.

10. Bikdeli B, Strait KM, Dharmarajan K, et al. Dominance of furosemide for loop diuretic therapy in heart failure: time to revisit the alternatives. J Am Coll Cardiol, 2013, 61(14): 1549-1550.

11. Stroupe KT, Forthofer MM, Brater DC, et al. Healthcare costs of patients with heart failure treated with torasemide or furosemide. Pharmacoeconomics, 2000, 17(5): 429-440.

12. Cosin J, Diez J. Torasemide in chronic heart failure: results of the TORIC study. Eur J Heart Fail, 2002, 4(4): 507-513.

13. Tsutamoto T, Sakai H, Wada A, et al. Torasemide inhibits transcardiac extraction of aldosterone in patients with congestive heart failure. J Am Coll Cardiol, 2004, 44(11): 2252-2253.

14. Tsutamoto T, Wada A, Maeda K, et al. Spironolactone inhibits the transcardiac extraction of aldosterone in patients with congestive heart failure. J Am Coll Cardiol, 2000, 36(3):838-844.

15. Hayashi M, Tsutamoto T, Wada A, et al. Relationship between transcardiac extraction of aldosterone and left ventricular remodeling in patients with first acute myocardial infarction: extracting aldosterone through the heart promotes ventricular remodeling after acute myocardial infarction. J Am Coll Cardiol, 2001, 38(5):1375-1382.

16. Lopez B, Querejeta R, Gonzalez A, et al. Effects of loop diuretics on myocardial fibrosis and collagen type I turnover in chronic heart failure. J Am Coll Cardiol, 2004, 43(11):2028-2035.

17. Lopez B, Gonzalez A, Beaumont J, et al. Identification of a potential cardiac antifibrotic mechanism of torasemide in patients with chronic heart failure. J Am Coll Cardiol, 2007, 50(9):859-867.

18. Kasama S, Toyama T, Hatori T, et al. Effects of torasemide on cardiac sympathetic nerve activity and left ventricular remodelling in patients with congestive heart failure. Heart, 2006, 92(10):1434-1440.

19. Pitt B, Zannad F, Remme WJ, et al. The effect of spironolactone on morbidity and mortality in patients with severe heart failure. Randomized Aldactone Evaluation Study Investigators. N Engl J Med, 1999, 341(10):709-717.

20. Pitt B, Remme W, Zannad F, et al. Eplerenone, a selective aldosterone blocker, in patients with left ventricular dysfunction after myocardial infarction. N Engl J Med, 2003, 348(14):1309-1321.

21. Task A, Members F, Swedberg K, et al. Guidelines for the diagnosis and treatment of Chronic Heart Failure: full text (update 2005) The Task Force for the diagnosis and treatment of CHF of the European Society of Cardiology. Eur Heart J, 2005, 26(11):1115-1140.

22. Pitt B, Facc DM, et al. Eplerenone in Mild Patients Hospitalization and Survival Study in Heart Failure - EMPHASIS-HF. Eurppean Journal of Heart Failure, 2012, 14(8):909-915.

23. Mcmurray JJ, Adamopoulos S, Anker SD, et al. ESC Guidelines for the diagnosis and treatment of acute and chronic heart failure 2012: The Task Force for the Diagnosis and Treatment of Acute and Chronic Heart Failure 2012 of the European Society of Cardiology. Developed in collaboration with the Heart Failure Association (HFA) of the ESC. Eur Heart J, 2012, 33(14):1787-1847.

24. Lund LH, Svennblad B, Melhus H, et al. Association of spironolactone use with all-cause mortality in heart failure: a propensity scored cohort study. Circ Heart Fail, 2013, 6(2):174-183.

25. Pitt B, Pfeffer MA, Assmann SF, et al. Spironolactone for heart failure with preserved ejection fraction. N Engl J Med, 2014, 370(15):1383-1392.

26. Pfeffer MA, Claggett B, Assmann SF, et al. Regional variation in patients and outcomes in the Treatment of Preserved Cardiac Function Heart Failure With an Aldosterone Antagonist (TOPCAT) trial. Circulation, 2015, 131(1):34-42.

27. Klein L, O'Connor CM, Leimberger JD, et al. Lower serum sodium is associated with increased short-term mortality in hospitalized patients with worsening heart failure: results from the Outcomes of a Prospective Trial of Intravenous Milrinone for Exacerbations of Chronic Heart Failure (OPTIME-CHF) study. Circulation, 2005, 111(19):2454-2460.

28. Hori M. Tolvaptan for the treatment of hyponatremia and hypervolemia in patients with congestive heart failure. Future Cardiol, 2013, 9(2):163-176.

29. Konstam MA, Gheorghiade M, Burnett JJ, et al. Effects of oral tolvaptan in patients hospitalized for worsening heart failure: the EVEREST Outcome Trial. JAMA, 2007, 297(12):1319-1331.

30. Brunner La RH, Knackstedt C, Eurlings L, et al. Impact of worsening renal function related to medication in heart failure. Eur J Heart Fail, 2015, 17(2):159-168.

31. Matsue Y, Suzuki M, Seya M, et al. Tolvaptan reduces the risk of worsening renal function in patients with acute decompensated heart failure in high-risk population. J Cardiol, 2013, 61(2):169-174.

32. Kimura K,Momose T,Hasegawa T,et al. Early administration of tolvaptan preserves renal function in elderly patients with acute decompensated heart failure. J Cardiol,2016,67(5):399-405.

33. Shirakabe A,Hata N,Yamamoto M,et al. Immediate administration of tolvaptan prevents the exacerbation of acute kidney injury and improves the mid-term prognosis of patients with severely decompensated acute heart failure. Circ J,2014,78(4):911-921.

34. Otsuka T,Sakai Y,Ohno D,et al. The effects of tolvaptan on patients with severe chronic kidney disease complicated by congestive heart failure. Clin Exp Nephrol,2013,17(6):834-838.

35. Vaduganathan M,Gheorghiade M,Pang PS,et al. Efficacy of oral tolvaptan in acute heart failure patients with hypotension and renal impairment. J Cardiovasc Med (Hagerstown),2012,13(7):415-422.

36. Ghali JK. Hyponatraemia in heart failure:a call for redefinition. Eur Heart J,2007,28(8):920-921.

37. Patra S,Kumar B,Harlalka KK,et al. Short term efficacy and safety of low dose tolvaptan in patients with acute decompensated heart failure with hyponatremia:a prospective observational pilot study from a single center in South India. Heart Views,2014,15(1):1-5.

38. Escoubet B,Amsallem P,Ferrary E,et al. Prostaglandin synthesis by the cochlea of the guinea pig. Influence of aspirin,gentamicin,and acoustic stimulation. Prostaglandins,1985,29(4):589-599.

39. Kinugawa K,Sato N,Inomata T,et al. Efficacy and safety of tolvaptan in heart failure patients with volume overload. Circ J,2014,78(4):844-852.

40. Kinugawa K,Inomata T,Sato N,et al. Effectiveness and adverse events of tolvaptan in octogenarians with heart failure. Interim analyses of Samsca Post-Marketing Surveillance In Heart Failure (smile study). Int Heart J, 2015,56(2):137-143.

41. Gheorghiade M,Konstam MA,Burnett JJ,et al. Short-term clinical effects of tolvaptan,an oral vasopressin antagonist,in patients hospitalized for heart failure:the EVEREST ClinicalStatus Trials. JAMA,2007,297(12): 1332-1343.

42. Iqbal J,Javaid MM. Diuretic resistance and its management. Br J Hosp Med(Lond),2014,75(7):C103-C107.

43. De Bruyne LK. Mechanisms and management of diuretic resistance in congestive heart failure. Postgrad Med J, 2003,79(931):268-271.

44. Cox ZL,Lenihan DJ. Loop diuretic resistance in heart failure:resistance etiology-based strategies to restoring diuretic efficacy. J Card Fail,2014,20(8):611-622.

45. Shchekochikhin D,Al AF,Lindenfeld J A,et al. Role of diuretics and ultrafiltration in congestive heart failure. Pharmaceuticals (Basel),2013,6(7):851-866.

46. Mecklai A,Subacius H,Katz S. Diuretic Resistance and Clinical Outcomes in Patients Hospitalized for Worsening Heart Failure:Insights from the EVEREST (Efficacy of Vasopressin Antagonism in Heart Failure: Outcome Study with Tolvaptan) Trial. Journal of Cardiac Failure,2013,19(8):S33-S34.

47. Cleland JG,Coletta A,Witte K. Practical applications of intravenous diuretic therapy in decompensated heart failure. Am J Med,2006,119(12 Suppl 1):S26-S36.

48. Neuberg GW,Miller AB,O'Connor C M,et al. Diuretic resistance predicts mortality in patients with advanced heart failure. Am Heart J,2002,144(1):31-38.

49. Jozine MM,Valente MA,Metra M,et al. A combined clinical and biomarker approach to predict diuretic response in acute heart failure. Clin Res Cardiol,2016,105(2):145-153.

50. Testani JM,Hanberg JS,Cheng S,et al. Rapid and Highly Accurate Prediction of Poor Loop Diuretic Natriuretic Response in Patients With Heart Failure. Circ Heart Fail,2016,9(1):e2370.

51. Jentzer JC,Dewald TA,Hernandez AF. Combination of loop diuretics with thiazide-type diuretics in heart failure. J Am Coll Cardiol,2010,56(19):1527-1534.

52. Ponikowski P,Voors AA,Anker SD,et al. 2016 ESC Guidelines for the diagnosis and treatment of acute and

chronic heart failure: The Task Force for the diagnosis and treatment of acute and chronic heart failure of the European Society of Cardiology (ESC). Developed with the special contribution of the Heart Failure Association (HFA) of the ESC. Eur J Heart Fail,2016,18(8):891-975.

53. Trullas JC,Morales rull JL,Casado J,et al. Rationale and Design of the "Safety and Efficacy of the Combination of Loop with Thiazide-type Diuretics in Patients with Decompensated Heart Failure (CLOROTIC) Trial:" A Double-Blind, Randomized, Placebo-Controlled Study to Determine the Effect of Combined Diuretic Therapy (Loop Diuretics With Thiazide-Type Diuretics) Among Patients With Decompensated Heart Failure. J Card Fail,2016,22(7):529-536.

54. Kida K,Shibagaki Y,Tominaga N,et al. Efficacy of tolvaptan added to furosemide in heart failure patients with advanced kidney dysfunction: a pharmacokinetic and pharmacodynamic study. Clin Pharmacokinet,2015,54 (3):273-284.

55. Elkayam U,Ng TM,Hatamizadeh P,et al. Renal Vasodilatory Action of Dopamine in Patients With Heart Failure: Magnitude of Effect and Site of Action. Circulation,2008,117(2):200-205.

56. Turagam MK,Velagapudi P,Kalra AS,et al. Outcomes of furosemide-mannitol infusion in hospitalized patients with heart failure: an observational single-center cohort study of 122 patients. Int J Cardiol,2011,151(2): 232-234.

57. Paterna S,Fasullo S,Parrinello G,et al. Short-term effects of hypertonic saline solution in acute heart failure and long-term effects of a moderate sodium restriction in patients with compensated heart failure with New York Heart Association class Ⅲ (Class C)(SMAC-HF Study). Am J Med Sci,2011,342(1):27-37.

58. Intravenous nesiritidevs nitroglycerin for treatment of decompensated congestive heart failure: a randomized controlled trial. JAMA,2002,287(12):1531-1540.

59. Liu C,Liu G,Zhou C,et al. Potent diuretic effects of prednisone in heart failure patients with refractory diuretic resistance. Can J Cardiol,2007,23(11):865-868.

60. Cleland JG,Coletta A,Witte K. Practical applications of intravenous diuretic therapy in decompensated heart failure. Am J Med,2006,119(12 Suppl 1):S26-S36.

第十三章　胱抑素 C 结合常规指标综合评价肾功能

慢性肾脏病(chronic kidney disease,CKD)呈进展性和不可逆性。为了阻止和延缓进一步的肾脏损害,早期的检测和治疗意义重大,可能会通过阻止和延缓进一步的肾脏损伤从而提高了生存时间[1-2]。对 GFR 的直接测量被认为是评价肾功能最准确的指标[3]。然而,这个过程耗时又耗力,在日常实践中并不适合作为常规方法[4]。

血肌酐(serum creatinine,sCr)和尿素氮(blood urea nitrogen,BUN)通常作为反应肾小球滤过率(glomerular filtration rate,GFR)的间接标志物,易检测且应用广泛。但当肾脏损害接近 75% 时,它们的血清浓度才会升高。这些标志物,特别是 BUN 容易受很多肾脏外因素的影响,比如年龄、饮食和肌肉的重量。

一、胱抑素 C 的发现

二十世纪六十年代早期,在人的正常脑脊液中[5]和蛋白尿患者的尿液中[6]发现了一种新的蛋白。这种蛋白在脑脊液中的浓度很高,其次是血浆、唾液、和尿液[7],表明其是中枢神经系统的产物并且通过肾脏进行代谢[8-10]。它是由管家基因编码在体内恒定表达[11],参与细胞内蛋白的分解过程。它是由 120 个氨基酸组成的单链多肽,分子量是 13.260kD[9]。由于与半胱氨酸蛋白酶抑制剂蛋白 A 和 B 的活性十分相近,因此被命名为半胱氨酸蛋白酶抑制剂 C[13]。这类蛋白抑制了半胱氨酸蛋白酶的活性从而保护宿主免受蛋白酶水解和破坏[13]。在大鼠上的实验已经证明,胱抑素 C(cystatin C)不与血浆蛋白结合,不受肾小球滤过的限制[14]。CysC 经近端肾小管上皮细胞内吞作用重吸收后被完全分解[15]。目前普遍认为不存在肾小管分泌 CysC 的情况[16-17]。CysC 作为理想的反映 GFR 的内生性标志物有很多优势:比如在 GFR 改变时的恒定表达和血浆浓度,较小的个体差异性,不与血浆蛋白结合,不存在肾小管的分泌,肾小管不分解时无重吸收以及不存在肾外清除[17-18]。更多的是,与存在肾小管损伤的个体相比,健康个体尿中的 Cys C 的浓度非常低[19-20]。因此,尿 CysC(uCysC)可以作为肾小管损伤的一个重要指标。

研究血清中 CysC(sCysC)的结果表明,与其他小分子蛋白如:β2-微球蛋白(β2-MG)、视黄醇结合蛋白(RBP)和因子 D 相比,CysC 浓度的倒数和 GFR 存在很好的相关性,因此 sCysC 被用来探究作为 GFR 的预测指标[21]。

二、CysC 的实验室检测

CysC 的测定方法很多,包括单项免疫扩散法、酶免疫测定法、时间分解荧光法、放射免疫法、乳胶颗粒增强免疫比浊法等。1994 年随着颗粒增强透射免疫比浊法(PETIA)和颗粒增强散射免疫比浊法（PENIA）的建立后应用于血清[22]及尿液[23]的检测,这种测定方法实现了自动化,且基本上不受溶血、黄疸、乳糜血、类风湿因子等因素的影响,具有渐变、快速、准确等特点,因此 PETIA 和 PENIA 可作为测定 CysC 的首选方法。

三、CysC 和 GFR

评估肾脏功能最好的方法是检测对能够被肾脏自由滤过物质的清除而不是重吸收、分泌和代谢[24]。通常会应用一些体外的物质在血中和尿中的浓度来计算得出 GFR 值。菊粉被认为是计算 GFR 的金标准,但其同位素标记化合物经常被应用,其中包括,钛酸盐、51铬-EDTA（^{51}cr-EDTA）和^{99m}锝-二乙烯三胺五醋酸（^{99m}Tc-DTPA）。造影剂碘海醇同样被用来作为常用指标。内生和外生肌酐清除率同样被用来检测血中和尿中 Cr 的浓度[25-26]。但这些实验都非常耗时和耗力。因此,检测 GFR 的间接指标 BUN 和 sCr 就作为评估 GFR 的常规指标。然而,他们易受肌肉重量、年龄、性别、饮食状态和个体差异性的影响。另外,人类肾小管也会分泌少量的 Cr,这样就会造成过高的估测 GFR 值,从而忽略了的 GFR 缓慢下降[27]。尿液通过肾小管重吸收,这个过程在低肾小管流动率的时候存在很大的波动范围。因此,BUN 不能作为评估 GFR 的可靠指标。更多的是,尿液的产生和分泌不是一直持续的。与 BUN 相比,sCr 通常作为评估 CKD 患者 GFR 的可靠指标。

一些研究通过外生物质清除实验证实,与 sCr 相比,sCysC 的倒数与 GFR 更加密切。另外,在 GFR 正常个体中,两者不存在显著差异,然而,GFR 与 CysC 浓度倒数之间的关系扩展到全部的 GFR 范围时仍然有显著意义[22]。但在健康个体的研究中,GFR 与 CysC 倒数之间的关系就不存在太大意义。

两个变量的敏感性和特异性是通过受试工作曲线（receiver operating curve,ROC）分析比较所得,同时与 sCr 相比,sCysC 在肌酐清除率下降时有更高的敏感性和阴性价值[28]。然而,当 GFR 下降时,sCysC 浓度就开始升高,sCr 并没有改变[28-29]。

在人类医学,在 CKD 患者中会通过 sCr[30]值或者 sCysC[31-34]值建立方程公式来评估GFR[35-38]。与 sCr 相比,根据 sCysC[37]建立的方程式能够提供更加准确和精确的 GFR 值,并且并没有低估 GFR 值。然而,涉及两者的共同方程式能够得到比其他任何方程好的结果,特别是在早期肾损害时[39-40]。

四、uCysC

CysC 能够自由的通过肾小球滤过、重吸收和通过肾小管进行代谢,这一系列过程都能够在大鼠身上观察到[41]。当肾功能正常时,在尿液中能够找到少量的 CysC[7]。但随着肾小管损伤的加重,uCysC 会增加[19-20]。与无肾小管损伤蛋白尿个体和健康人相比,肾小管损伤个体中的 uCysC 水平会更高[20,42]。uCysC 可能会比其他小分子蛋白更加敏感:比如 α1-微球蛋白和 β2-MG,因为 uCysC 与 sCys C 存在很大程度上的相关性[43]。然而,这需要我们检测尿中的总蛋白,因为在肾病模型[44]和儿童肾病个体[45]中可以观察到,尿中大量的蛋白会影响肾小管的重吸收功能,最终引起 uCysC 的升高而误认为肾小管发生了损伤。

五、CysC 的临床差异性

（一）CysC 在糖尿病患者中

糖尿病肾病是糖尿病常见而严重的并发症,同时会伴有持续的蛋白尿和与之伴随的 GFR 水平的下降[46-47]。一些研究已经证实在早期糖尿病肾病时,sCysC 作为评估 GFR 的指标优于 sCr。更多的是,通过[51]Cr-EDTA 和 CysC 所得到的 GFR 的测量值的相关性高于通过 sCr 估测 GFR 值的相关性[48]。然而,其他一些报道证实,在糖尿病患者微血管病变和大血管病变中,sCysC 作为预测 GFR 预测指标来讲与 sCr 相比相差无几[49]。这种差异的存在可能与 sCr 得测量、不同的 GFR 参考方法和不同的糖尿病人群有关系。

（二）CysC 和急性肾脏损伤

急性肾脏损伤(Acute kidney injury,AKI)有很高的死亡率[50]。因此,早期发现并阻止进一步进展尤为重要。在重症特别护理病人伴有大于等于两个危险因素会引起 AKI 时,sCysC 浓度能够在 AKI 1~2 天时被检测出,早于 sCr 的浓度发生变化时[50]。这项研究的局限性在于并没测量肾脏的 GFR。有趣的是,uCysC 浓度同样可能预测最初被诊断为非少尿性急性肾小管坏死并需要住院进行肾脏移植的患者[51]。同样的研究,CysC 在 AKI 时与 sCr 同样敏感[52]或者敏感性略低[53]。然而,与 sCr 类似,CysC 不能区分 CKD 和 AKI[54]。总之,一些研究者已经表明 CysC 来检测 AKI 必须经过大量并且各种不同类型的研究充分评估,并且其远期预后也要被充分考虑[55]。

（三）CysC 和肾小管疾病

金玉等[56]用散射比浊法测定 48 例各种肾病和 50 例健康人尿中的 CysC 浓度,发现慢性肾小球肾炎、高血压肾病和肾衰竭患者尿中 CysC 均明显高于健康对照。认为散射比浊法是一种准确、灵敏、稳定的测定尿 CysC 的方法,是临床检测肾损害和急性肾小管损伤的指标,可更加广泛地应用于指标。

（四）CysC 与肾移植

肾脏移植目前已经成为治疗终末期肾病最有效的方法,因此肾脏移植感染患者的 CysC 浓度差异无统计学意义,故认为 CysC 也不受感染因素影响。国内多项研究表明 CysC 判断肾功能受损的准确性、敏感性和特异性均高于 Scr 和 Urea。并可作为肾移植术后监测肾功能较理想的血清标志物。该研究发现,CysC 在肾移植后诊断急性排斥反应时明显优于 sCr,CysC 比 sCr 提前了 2.7±1.8d 升高,与排斥前比较,CysC 升高 148.9%,远高于 sCr 的43.9%。国内多项研究表明 Cys C 判断肾功能受损的准确性、敏感性和特异性均高于 Scr 和 BUN。并可作为肾移植术后监测肾功能较理想的血清标志物。

（五）CysC 和甲状腺功能

甲状腺功能亢进患者,肾脏血流流动会增多,这就会引起 GFR 的增加[56]。sCr 浓度就会下降,这就会掩盖慢性肾脏病个体当时的 sCr 水平[57]。相反的结果在甲状腺功能低下患者中被观察到[58]。当 sCysC 被用来作为肾脏损伤的新指标后,甲状腺功能紊乱患者的

sCysC 浓度同样而被大量研究。通过治疗后,甲状腺功能减低患者 sCysC 浓度会增加,同时甲状腺功能亢进患者 sCysC 会下降[59]。然而,在未经治疗的甲状腺功能亢进患者 sCysC 未发生上升,甲状腺功能低下患者 sCysC 未发生下降[60]。考虑到甲状腺功能亢进患者通过 sCysC 浓度来估计 GFR 时会被低估,甲状腺功能低下患者通过 sCysC 来估计 GFR 时会被高估[59]。Den Hollander 表明,由于甲状腺影响基础代谢率,甲状腺功能亢进患者 sCysC 会升高,相反,甲状腺功能低下患者 sCysC 会发生下降[61]。甲状腺功能亢进患者 sCysC 和转化生长因子 β1(TGF-b1)的浓度会显著升高,这种正相关在 sCysC、甲状腺激素、和 TGF-β1 被观察到[61]。治疗后,sCysC 和 TGF-β1 会下降。体外实验研究表明甲状腺功能亢进患者会发生 TGF-β1 的升高,同时刺激甲状腺激素的升高以及 TGF-β1 对 CysC 的产生[62]。

(六) CysC 和心血管风险

CKD 是缺血性心脏疾病的已知风险之一。与 sCr 相比,CysC 与心衰的风险增加有关系[63]。在伴有心衰的年老个体[64]或者更加广泛的年老个体中[65],与 sCr 相比,sCysC 能够更好的预测死亡。因为 CysC 在组织重构中是非常重要的蛋白酶抑制剂,高浓度的 CysC 在血管损伤的代偿机制中同样会升高[66]。与 sCr 相比,CysC 是中度肾功能不全的重要预测因子,是严重心脑血管事件(major adverse cerebrovascular and cardiovascular events,MACCEs)重要的预测指标。当患者的 CysC 水平高于>1.13mg/L 时,其死亡风险、严重的心脑血管时间和术后的肾功能紊乱风险显著增加。因此,术前评估 CysC 对于肾功能不全的危险分层具有潜在意义同时对预测 OPCAB 后的临床结果意义重大[67]。

(七) CysC 与肾移植

肾脏移植目前已经成为治疗终末期肾病最有效的方法,因此肾脏移植感染患者的 CysC 浓度差异无统计学意义,故认为 CysC 也不受感染因素影响。该研究发现,CysC 在肾移植后诊断急性排斥反应时明显优于 sCr,CysC 比 sCr 提前了 2.7±1.8d 升高,与排斥前比较,CysC 升高 148.9%,远高于血肌酐的 43.9%。Le Bricon 等也曾报道,CysC 在排斥时被 sCr 升高更早更明显。王盛华等还发现,肾移植术后 sCr 缓慢下降,1 周左右转阴(低于判断值 122μmol/L),而 CysC 术后 3d 内迅速下降,尤以第一天为著,可大 69.2%,第二天 91% 的患者转阴(低于判断值 1.79mg/L),也有报道移植术后 CysC 可立即下降 29.3%±1.7%。CysC 的这一优势在诊断加速性排斥反应时得以发挥优势效果,而 sCr 虽有升高,但处于术后下降的背景中,不易观察,而 CysC 可立即由阴性转为阳性,变化显著。

(八) CysC 与其他疾病

除此之外,CysC 作为组织蛋白酶、引起肿瘤细胞膜表面基础蛋白下调酶类的主要抑制剂及抑制 TGF-b 和 TGF-b 信号通路,在抗癌机制中发挥重要作用。有研究表明,CKD 的老年患者,高水平的 CysC 与认知功能密切相关,其中包括总体认知、延迟记忆、精确功能和命名[68]。

总之,Cys C 在肾功能评价,特别是在临床上对早期肾损伤有较高的灵敏度和特异性,在移植的感染早期同样有重要的指导作用,因此,Cys C 作为反映肾脏损伤的新型标志物结合常规标志物应用于临床意义重大。

(褚晓雯　牛红霞　毛月然　代丽丽)

参 考 文 献

1. Dibartola SP, Rutgers HC, Zack PM, et al. Clinicopathologic findings associated with chronic renal disease in cats: 74 cases (1973-1984). J Am Vet Med Assoc, 1987, 190(9): 1196-1202.

2. Boyd LM, Langston C, Thompson K, et al. Survival in cats with naturally occurring chronic kidney disease (2000-2002). J Vet Intern Med, 2008, 22(5): 1111-1117.

3. Braun JP, Lefebvre HP. Kidney Function and Damage. Clinical Biochemistry of Domestic Animals, 2008: 485-528.

4. Paepe D, Daminet S. Feline CKD: Diagnosis, staging and screening-what is recommended. J Feline Med Surg, 2013, 15 Suppl 1: 15-27.

5. Clausen J. Proteins in normal cerebrospinal fluid not found in serum. ProcSocExpBiol Med, 1961, 107: 170-172.

6. Butler EA, Flynn FV. The occurrence of post-gamma protein in urine: a new protein abnormality. J Clin Pathol, 1961, 14: 172-178.

7. Löfberg H, Grubb AO. Quantitation of gamma-trace in human biological fluids: indications for production in the central nervous system. Scand J Clin Lab Invest, 1979, 39(7): 619-626.

8. Grubb A, Löfberg H. Human gamma-trace, a basic microprotein: amino acid sequence and presence in the adeno-hypophysis. Proc Natl Acad Sci, 1982, 79(9): 3024-3027.

9. Möller CA, Löfberg H, Grubb AO, et al. Distribution of cystatin C (gamma-trace), an inhibitor of lysosomal cysteine proteinases, in the anterior lobe of simian and human pituitary glands. Neuroendocrinology, 1985, 41(5): 400-404.

10. Colle A, Tonnelle C, Jarry T, et al. Isolation and characterization of post gamma globulin in mouse. BiochemBiophys Res Commun, 1984, 122(1): 111-115.

11. Abrahamson M, Olafsson I, Palsdottir A, et al. Structure and expression of the human cystatin C gene. Biochem J, 1990, 268(2): 287-294.

12. Barrett AJ, Davies ME, Grubb A. The place of human gamma-trace (cystatin C) amongst the cysteine proteinase inhibitors. BiochemBiophys Res Commun, 1984, 120(2): 631-636.

13. Bobek LA, Levine MJ. Cystatins——inhibitors of cysteine proteinases. Crit Rev Oral Biol Med, 1992, 3(4): 307-332.

14. Jacobsson B, Lignelid H, Bergerheim USR. Transthyretin and cystatin C are catabolized in proximal tubular epithelial cells and the proteins are not useful as markers for renal cell carcinomas. Histopathology, 1995, 26(6): 559.

15. Kaseda R, Iino N, Hosojima M, et al. Megalin-mediated endocytosis of cystatin C in proximal tubule cells. Biochem Biophys Res Commun, 2007, 357(4): 1130-1134.

16. Tenstad O, Roald AB, Grubb A, et al. Renal handling of radiolabelled human cystatin C in the rat. Scand J Clin Lab Invest, 1996, 56(5): 409-414.

17. Séronie-Vivien S, Delanaye P, Piéroni L, et al. Cystatin C: current position and future prospects. Clin Chem Lab Med, 2008, 46(12): 1664-1686.

18. Dharnidharka VR, Kwon C, Stevens G. Serum cystatin C is superior to serum creatinine as a marker of kidney function: a meta-analysis. Am J Kidney Dis, 2002, 40(2): 221-226.

19. Conti M, Moutereau S, Zater M, et al. Urinary cystatin C as a specific marker of tubular dysfunction. ClinChem Lab Med, 2006, 44(3): 288-291.

20. Uchida K, Gotoh A. Measurement of cystatin-C and creatinine in urine. Clin Chim Acta, 2002, 323(1-2): 121-128.

21. Simonsen O, Grubb A, Thysell H. The blood serum concentration of cystatin C（gamma-trace）as a measure of the glomerular filtration rate. Scandinavian Journal of Clinical & Laboratory Investigation, 1985, 45（2）: 97.

22. Kyhse-Andersen J, Schmidt C, Nordin G, et al. Serum cystatin C, determined by a rapid, automated particle-enhanced turbidimetric method, is a better marker than serum creatinine for glomerular filtration rate. Clin Chem, 1994, 40（10）: 1921-1926.

23. Sohrabian A, Noraddin FH, Flodin M, et al. Particle enhanced turbidimetric immunoassay for the determination of urine cystatin C on Cobas c501. Clin Biochem, 2012, 45（4-5）: 339-344.

24. Szewczyk Z, Kuźniar J, Kopeć W, et al. Evaluation of the function of polymorphonuclear neutrophils in patients with glomerulonephritis. I. Influence of nitrogen metabolites retention, in renal failure on functional activity of polymorphonuclear neutrophils. Arch Immunol Ther Exp（Warsz）, 1978, 26（1-6）: 459-463.

25. Finco DR, Tabaru H, Brown SA, et al. Endogenous creatinine clearance measurement of glomerular filtration rate in dogs. Am J Vet Re, 1993, 54（10）: 1575-1578.

26. Blythe WB. The endogenous creatinine clearance. Am J Kidney Dis, 1982, 2（3）: 321-323.

27. Perrone RD, Madias NE, Levey AS. Serum creatinine as an index of renal function: new insights into old concepts. Clin Chem, 1992, 38（10）: 1933-1953.

28. Newman DJ, Thakkar H, Edwards RG, et al. Serum cystatin C measured by automated immunoassay: a more sensitive marker of changes in GFR than serum creatinine. Kidney Int, 1995, 47（1）: 312-318.

29. Coll E, Botey A, Alvarez L, et al. Serum cystatin C as a new marker for noninvasive estimation of glomerular filtration rate and as a marker for early renal impairment. Am J Kidney Dis, 2000, 36（1）: 29-34.

30. Levey AS, Berg RL, Gassman JJ, et al. Creatinine filtration, secretion and excretion during progressive renal disease. Modification of Diet in Renal Disease（MDRD）Study Group. Kidney Int Suppl, 1989, 27: S73-80.

31. Cockcroft DW, Gault MH. Prediction of creatinine clearance from serum creatinine. Nephron, 1976, 16（1）: 31-41.

32. Levey AS, Stevens LA, Schmid CH, et al. A new equation to estimate glomerular filtration rate. Ann Intern Med, 2009, 150（9）: 604-612.

33. Schwartz GJ, Haycock GB, Edelmann CM, et al. A simple estimate of glomerular filtration rate in children derived from body length and plasma creatinine. Pediatrics, 1976, 58（2）: 259-263.

34. Schwartz GJ, Muñoz A, Schneider MF, et al. New equations to estimate GFR in children with CKD. J Am Soc Nephrol, 2009, 20（3）: 629-637.

35. Hoek FJ, Kemperman FA, Krediet RT. A comparison between cystatin C, plasma creatinine and the Cockcroft and Gault formula for the estimation of glomerular filtration rate. Nephrol Dial Transplant, 2003, 18（10）: 2024-2031.

36. Hojs R, Bevc S, Ekart R, et al. Serum cystatin C as an endogenous marker of renal function in patients with mild to moderate impairment of kidney function. Nephrol Dial Transplant, 2006, 21（7）: 1855-1862.

37. Hojs R, Bevc S, Ekart R, et al. Kidney function estimating equations in patients with chronic kidney disease. Int J Clin Pract, 2011, 65（4）: 458-464.

38. Sjöström P, Tidman M, Jones I. Determination of the production rate and non-renal clearance of cystatin C and estimation of the glomerular filtration rate from the serum concentration of cystatin C in humans. Scand J Clin Lab Invest, 2005, 65（2）: 111-124.

39. Ma Y-C, Zuo L, Chen J-H, et al. Improved GFR estimation by combined creatinine and cystatin C measurements. Kidney Int, 2007, 72（12）: 1535-1542.

40. Tidman M, Sjöström P, Jones I. A Comparison of GFR estimating formulae based upon s-cystatin C and s-creatinine and a combination of the two. Nephrol Dial Transplant, 2008, 23（1）: 154-160.

41. Roald AB, Aukland K, Tenstad O. Tubular absorption of filtered cystatin-C in the rat kidney. Exp Physiol,

2004,89(6):701-707.

42. Kabanda A,Jadoul M,Lauwerys R,et al. Low molecular weight proteinuria in Chinese herbs nephropathy. Kidney Int,1995,48(5):1571-1576.

43. Nakai K,Kikuchi M,Omori S,et al. Evaluation of urinary cystatin C as a marker of renal dysfunction. Nihon Jinzo Gakkai Shi,2006,48(5):407-415.

44. Thielemans N,Lauwerys R,Bernard A. Competition between albumin and low-molecular-weight proteins for renal tubular uptake in experimental nephropathies. Nephron,1994,66(4):453-458.

45. Tkaczyk M,Nowicki M,Lukamowicz J. Increased cystatin C concentration in urine of nephrotic children. Pediatr Nephrol,2004,19(11):1278-1280.

46. Mojiminiyi OA,Abdella N,George S. Evaluation of serum cystatin C and chromogranin A as markers of nephropathy in patients with type 2 diabetes mellitus. Scand J Clin Lab Invest,2000,60(6):483-489.

47. Harmoinen AP,Kouri TT,Wirta OR,et al. Evaluation of plasma cystatin C as a marker for glomerular filtration rate in patients with type 2 diabetes. Clin Nephrol,1999,52(6):363-370.

48. Mussap M,Dalla VM,Fioretto P,et al. Cystatin C is a more sensitive marker than creatinine for the estimation of GFR in type 2 diabetic patients. Kidney Int,2002,61(4):1453-1461.

49. Oddoze C,Morange S,Portugal H,et al. Cystatin C is not more sensitive than creatinine for detecting early renal impairment in patients with diabetes. Am J Kidney Dis,2001,38(2):310-316.

50. Herget-Rosenthal S,Marggraf G,Hüsing J,et al. Early detection of acute renal failure by serum cystatin C. Kidney Int,2004,66(3):1115-1122.

51. Herget-Rosenthal S,Poppen D,Hüsing J,et al. Prognostic value of tubular proteinuria and enzymuria in nonoliguric acute tubular necrosis. Clin Chem,2004,50(3):552-558.

52. Ahlström A,Tallgren M,Peltonen S,et al. Evolution and predictive power of serum cystatin C in acute renal failure. Clin Nephrol,2004,62(5):344-350.

53. Royakkers AA,Korevaar JC,van Suijlen JD,et al. Serum and urine cystatin C are poor biomarkers for acute kidney injury and renal replacement therapy. Intensive Care Med,2011,37(3):493-501.

54. Soto K,Coelho S,Rodrigues B,et al. Cystatin C as a marker of acute kidney injury in the emergency department. Clin J Am Soc Nephrol,2010,5(10):1745-1754.

55. 金玉,崔续玲. 散射比浊法测定尿胱抑素 C 浓度方法学探讨. 徐州医学院学报,2004,(06):531-533.

56. Vanhoek I,Daminet S. Interactions between thyroid and kidney function in pathological conditions of these organ systems:a review. Gen Comp Endocrinol,2009,160(3):205-215.

57. Ford HC,Lim WC,Chisnall WN,et al. Renal function and electrolyte levels in hyperthyroidism:urinary protein excretion and the plasma concentrations of urea,creatinine,uric acid,hydrogen ion and electrolytes. Clin Endocrinol (Oxf),1989,30(3):293-301.

58. Kreisman SH,Hennessey JV. Consistent reversible elevations of serum creatinine levels in severe hypothyroidism. Arch Intern Med,1999,159(1):79-82.

59. Fricker M,Wiesli P,Brändle M,et al. Impact of thyroid dysfunction on serum cystatin C. Kidney Int,2003,63(5):1944-1947.

60. Manetti L,Pardini E,Genovesi M,et al. Thyroid function differently affects serum cystatin C and creatinine concentrations. J Endocrinol Invest,2005,28(4):346-349.

61. Den-Hollander JG,Wulkan RW,Mantel MJ,et al. Is cystatin C a marker of glomerular filtration rate in thyroid dysfunction. Clin Chem,2003,49(9):1558-1559.

62. Kotajima N,Yanagawa Y,Aoki T,et al. Influence of thyroid hormones and transforming growth factor-β1 on cystatin C concentrations. J Int Med Res,2010,38(4):1365-1373.

63. Shlipak MG,Sarnak MJ,Katz R,et al. Cystatin C and the risk of death and cardiovascular events among elderly

persons. N Engl J Med,2005,352(20):2049-2060.

64. Shlipak MG,Katz R,Fried LF,et al. Cystatin-C and mortality in elderly persons with heart failure. J Am Coll-Cardiol,2005,45(2):268-271.

65. Larsson A,Helmersson J,Hansson LO,et al. Increased serum cystatin C is associated with increased mortality in elderly men. Scand J Clin Lab Invest,2005,65(4):301-305.

66. Koenig W,Twardella D,Brenner H,et al. Plasma concentrations of cystatin C in patients with coronary heart disease and risk for secondary cardiovascular events:more than simply a marker of glomerular filtration rate. Clin Chem,2005,51(2):321-327.

67. Lee SH,Youn YN,Choo HC,et al. Cystatin C as a predictive marker of renal dysfunctionand mid-term outcomes following off-pump coronary artery bypass grafting. Heart,2015,101(19):1562-1568.

68. Yaffe K,Kurella-Tamura M,Ackerson L,et al. Higher levels of cystatin C are associated with worse cognitive function in older adults with chronic kidney disease:the chronic renal insufficiency cohort cognitive study. J Am Geriatr Soc,2014,62(9):1623-1629.

第十四章　儿童致死性心律失常的
紧急识别和治疗

致死性心律失常（fatal arrhythmias）也称恶性心律失常（malignant arrhythmias），指直接引起血流动力学不稳定或能迅速恶化导致血流动力学不稳定的心律失常。部分早期表现为休克，若未及时控制心律失常，最终导致心搏骤停。部分直接导致心搏骤停。院内心搏骤停的直接原因中，心律失常占 10%[1-2]。院外心搏骤停 5%～20% 为心律失常所致[3]。虽然致死性心律失常并不常见，但在临床处理中，如未能及时针对心律失常采取特殊治疗措施，使其转复为窦性心律或控制适当的心室率，最终会发展为心搏骤停，或在复苏时不能恢复自主循环，导致死亡。因此，在危重患者的抢救治疗中，及时识别并快速治疗致死性心律失常是抢救成功的关键。由于相对少见，许多临床医生对致死性心律失常认识不足。由于篇幅所限，本文仅就常见类型的致死性心律失常的紧急评估和治疗做一综述，心律失常的长期治疗和导致心律失常的病因治疗不在本文讨论范围。

一、致死性心律失常导致的血流动力学改变

致死性心律失常最重要的病理生理学改变是心输出量急剧降低，导致休克和组织低灌注、缺血缺氧。机体维持有效血压和循环，保证组织灌注的基本条件包括有效的循环血容量、适当的心输出量和周围血管阻力。心输出量等于每搏输出量和心率的乘积，也就是说，维持有效心输出量的决定性因素是每搏输出量和心率。致死性心律失常发生时，不论心率快慢，其结果均导致心输出量急速下降。快速心律失常时，由于心率过快，导致心室舒张期缩短，心室充盈不足，因而每搏输出量降低，因此，尽管心率很快，但心输出量仍然降低。慢速心律失常时，每搏输出量可能正常、降低甚至增加，但由于心率过慢，心输出量仍然降低。心输出量降低的结果是组织低灌注和血压下降，冠状动脉灌注不足导致的心肌缺血最终会引起心搏骤停。无脉性心律失常则每搏输出量为 0，实际就是心搏骤停。因此，对于致死性心律失常，唯一有效的治疗是及时恢复窦性心律或通过控制心室率，恢复有效的心输出量。

二、致死性心律失常的快速评估

及时发现、诊断致死性心律失常的关键是对每一个危重患者的生命体征进行细致的评估，并同时进行心电图分析。在对患者进行评估时，重点关注是否有休克或心搏骤停表现。对存在休克表现的患儿一定要进行心电图分析，特别注意是否有心律失常，以及这种心律失常是否足以导致血流动力学不稳定。如果认定血流动力学不稳定并同时存在足以导致血流动力学改变的心律失常，则可确认为致死性心律失常。

（一）休克甚至心搏骤停表现

致死性心律失常患者可表现为休克或心搏骤停，因而在评估患者病情时，重点关注有无以下的休克表现：精神反应差，意识障碍，面色苍白或发绀，呼吸频率增快，脉搏增快或减慢，脉搏强度正常或减弱，肢端温度降低，毛细血管再充盈时间延长，尿量减少，血压正常或降低，最严重者呼吸脉搏均停止。在对循环功能的评估中，应重点关注患者的脉搏情况。脉率等于心室率，同时脉搏的强弱反映心输出量和血压是否降低。因此，通过简单的触摸脉搏，即可初步判断患者的心室率和心输出量。对心搏骤停的患者，在复苏过程中要及早进行心电监护，及时确定心律失常的类型，是提高复苏成功率的关键之一。

（二）快速心电图分析

如果病情允许，应描记 12 导联标准心电图。紧急情况下则不必描记标准 12 导心电图，可选择任意导联或利用心电监护仪显示的心电图进行分析，重点观察 QRS 波频率和时限，同时观察 P-QRS-T 的关系，注意特征性心电图表现，可快速判定心律失常的类型。

心室率（QRS 波频率）快速计算方法：心室率＝300/RR 间期大格数。

QRS 时限判断：研究显示儿童 QRS 波的正常时限比成人的 0.1s 要低，为 0.08s，即时限≤0.08s（相当于正常描记速度时心电图纸上的 2 个小格）为正常，>0.09s 为时限延长。若时限正常（窄 QRS 波），提示为窦性、室上性或心房源性心动过速；若时限延长（宽 QRS 波），提示为室性心律失常，或 SVT 伴有束支传导阻滞或室内差异性传导。

（三）寻找病因和诱发因素

边抢救边快速查找可能的病因。常见病因包括先天或获得性心脏疾病、药物中毒、胸或头部创伤、颅内高压、严重酸中毒和电解质紊乱。

（四）分类

通过听诊确定心率需使用听诊器，耗时较长，且听到心音并不能反映心排出量，而触摸脉搏则不仅能通过脉率判定心率，而且脉搏的强弱反映心脏每搏输出量，因此致死性心律失常的分类以触摸中央动脉的脉搏情况作为分类的标准。根据脉率的有无和快慢，致死性心律失常可分为快速心律失常（tachyarrhythmia）、慢速心律失常（bradyarrhythmia）和无脉性心律失常，无脉性心律失常也称失律（dysrhythmia）。快速心律失常指脉率增快的心律失常，慢速心律失常指脉率减慢的心律失常，无脉性心律失常则指触摸不到脉搏的心律失常，实际就是心搏骤停。

三、致死性心律失常的快速诊断和急救治疗

在按照儿童高级生命支持流程进行稳定气道、呼吸的同时，根据心电图表现快速明确致死性心律失常的类型，并给予特定的抗心律失常治疗，以尽快转复为窦性心律或维持适当的心室率，恢复适当的心输出量，纠正休克和组织低灌注，是治疗成功的关键。

（一）快速心律失常

常见窦性心动过速（sinus tachycardia，ST）、室上性心动过速（supraventricular tachycardia，

SVT)和室性心动过速(ventricular tachycardia,VT),心房源性的心动过速包括房性心动过速(atrial tachycardia,AT),心房扑动(atrial flutter)和心房颤动(atrial fibrillation)。心室电风暴(ventricular electrical storm)在儿童少见,但需特殊治疗。对快速心律失常进行心电图分析时,首先应确定 QRS 波时限是否延长,并根据 QRS 波时限将其分为窄 QRS 波快速心律失常和宽 QRS 波快速心律失常。然后根据房室比例可初步确定心律失常的类型[4]。常见快速心律失常的心电图分析判断流程见图 2-14-1。

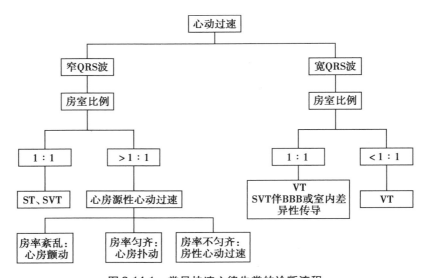

图 2-14-1　常见快速心律失常的诊断流程
ST:窦性心动过速;SVT:室上性心动过速;VT:室性心动过速;BBB:束支传导阻滞

1. 窄 QRS 波快速心律失常的快速识别和紧急治疗

(1)ST:心电图特征:心率增快,婴儿常<220 次/分,儿童常<180 次/分;P-QRS-T 波顺序出现;QRS 波时限正常,节律规则;P 波为窦性(Ⅰ、Ⅱ、aVF 导联直立)。常见病因包括发热、激动、疼痛、血容量不足、缺氧、休克等。急救治疗的关键是尽快确定并治疗导致 ST 的病因。

(2)SVT:常见 2 种类型:房室折返性心动过速(atrioventricular reciprocating tachycardia,AVRT)和房室结折返性心动过速(atrioventricular nodal reentrant tachycardia,AVNRT)。心电图总的特征[4-5]表现为突发突止的快速心律失常,婴儿心率常>220 次/分,儿童常>180 次/分,QRS 波时限正常,节律绝对匀齐;P 波形态多变,常在Ⅱ、Ⅲ、AVF、V1 导联见逆行 P 波。AVRT 和 AVNRT 的区别是:AVRT 是婴儿 SVT 的常见形式,表现为心率在 250～300 次/分,P 波形态多变,常在Ⅱ、Ⅲ、AVF、V1 导联见逆行 P 波,出现于 ST 段。AVNRT 是儿童 SVT 的常见形式,表现为心率较 AVRT 者略低,在 160～300 次/分,逆行 P 波常隐藏在 QRS 波或 S 波末端,V1 导联最易发现。

伴有休克的 SVT 需立刻予转律治疗,首选同步电复律,能量 0.5～1J/kg,无效者可增加至 2J/kg。已建立静脉通路者可予腺苷或三磷酸腺苷(ATP),快速静脉注射,剂量为 0.1～0.2mg/kg,单次最大剂量为 12mg。在准备同步电复律或静脉注射腺苷的过程中,可首先考虑以冰毛巾敷面刺激迷走神经,提高迷走神经张力尝试转律。

对于不伴休克的 SVT,可首先刺激迷走神经,常用潜水反射,即以冰毛巾敷面,每次持续时间不超过 10s。其他刺激迷走神经的方法如压迫眼球、压迫颈动脉窦和刺激咽部诱发咽反射,因各自具有一定的危险性,通常不采用。无效者可予腺苷或三磷酸腺苷(ATP)快速静脉注射[6]。

尽管有多种其他抗心律失常药物可用于 SVT 的治疗,但其安全性均不及腺苷,可能发生心搏骤停等严重情况,在紧急情况下对病因未明确的 SVT 一般不采用[7]。特别是维拉帕米,可引起婴儿心搏骤停,因此不用于婴儿。对经上述措施后不能复律或转律后频繁复发者,应请心脏科医师会诊后确定治疗方案。

(3) 心房扑动:常见于先天性心脏病、心脏手术和心肌炎。心电图特征为心率增快,房率通常快于室率,房率多在 200 ~ 500 次/分,以 1∶1、2∶1、或更高比例下传。房率和室率均规则。P 波不明显,代之以大小、形态相同、节律规则、快速、连续的锯齿样扑动波。不明原因的窄 QRS 波心动过速,P 波不清楚,一定要考虑心房扑动。心房扑动的紧急治疗首选同步电复律。如电复律后心房扑动复发且患儿病情稳定,予地尔硫䓬 0.25 ~ 0.5mg/kg,IV(2min以上);或普鲁卡因胺加地尔硫䓬联合治疗,普鲁卡因胺负荷量 15mg/kg,IV(30min 以上)(最大量 1g),继之以 20 ~ 80μg/(kg·min)静脉输注,地尔硫䓬 0.5mg/kg,IV(2min 以上);或艾司洛尔负荷量 500μg/kg,1 ~ 3min 以上静脉注射,然后以 25 ~ 200μg/(kg·min)静脉输注。目标是控制心室率接近正常[8]。

(4) 心房颤动:常见于青少年期修复的先天性心脏疾病(如 Fontan 手术)和预激综合征,婴儿和儿童少见。心电图特征为心率增快,房率多在 350 ~ 600 次/分,心室率不规则且慢于心房率,节律极不规则,P 波不清楚,代之以形态各异、大小不等、间隔极不规则的颤动波。心房颤动的紧急治疗首先是性超声心动图检查,以确定有无心房血栓。若无心房血栓,立刻予同步电复律,或普鲁卡因胺负荷量 15mg/kg,30min 以上 IV(最大量 1g),然后 20 ~ 80μg/(kg·min)静脉输注,目标是控制心室率维持在正常或接近正常的范围内。若有心房血栓,则开始肝素化治疗,不复律[9-10]。

(5) 房性心动过速:起搏发生于心房的某个部位,但不是窦房结。心电图特征为:心率增快,在 150 ~ 250 次/分,节律规则,P 波可见,但与窦性 P 波形态不同。紧急治疗包括:胺碘酮负荷量 5mg/kg,20 分钟以上静脉注射,最大剂量 300mg,继之以 5 ~ 15μg/(kg·min)静脉滴注。药物不能控制或反复发作者予射频消融或手术切除异位起搏点。需注意的是房性心动过速时心脏复律或超速起搏无效,不应采用[11]。

2. 宽 QRS 波快速心律失常的快速识别和紧急治疗

(1) VT:常见病因包括心脏疾病、酸中毒、电解质紊乱等。心电图特征为频率增快的宽大 QRS,形态一致,无 P 波。尖端扭转型 VT(Torsade de pointes)是 VT 的一个特殊类型,因发作时 QRS 波的振幅与波峰呈周期性改变,宛如围绕等电位线连续扭转得名,频率 200 ~ 250 次/分。其他特征包括 QT 间期通常超过 0.5 秒,U 波显著。VT 的急救治疗首选同步电复律。若已建立静脉通路,现场无除颤器,首先药物复律。常用药物及剂量为:①胺碘酮 5mg/kg,稀释后 10 分钟静脉或骨髓内注射。无效可原剂量重复 2 次,最大 15mg/kg 或 300mg。②利多卡因:1mg/kg,静脉或骨髓内注射。未转复者可 5 分钟原剂量重复 1 次,最大 5mg/kg。转复后 20 ~ 50μg/(kg·min)持续静脉点滴。③硫酸镁:用于尖端扭转型室速,剂量 25 ~ 50mg/kg,最大 2g,10 ~ 20min 静脉或骨髓内注射[12-15]。

(2) 心室电风暴:心室电风暴指 24h 内发生≥2 ~ 3 次引起严重血流动力学障碍的 VT 和(或)心室颤动(ventricular fibrillation,VF),临床表现为反复发作的心源性晕厥或阿斯综合征。心电图特征常表现为反复发作的 VT 或 VF。心室电风暴的紧急治疗包括:①电风暴发作期,电除颤和同步电复律是恢复血流动力学稳定的首要措施。如表现为能触及脉搏的 VT,则立刻予同步电复律,如表现为 VF,则在心肺复苏的同时尽快电除颤。②药物维持治疗,首先停用所有的可能导致心律失常的药物,特别是儿茶酚胺类药物。抗心律失常药物可选择 β-受体拮抗剂(如美托洛尔或索托洛尔)或胺碘酮。③若药物不能控制,则需尽快安装植入式心脏复律除颤器(implantable cardioverter defibrillator,ICD)[16,17]。

(二)慢速心律失常

慢速心律失常常见的包括窦性心动过缓(sinus bradycardia)、窦性停搏(sinus arrest)伴房性、交界区或室性逸搏心律(escape rhythm)和高度房室传导阻滞(atrioventricular block,AVB)。紧急治疗取决于心动过缓导致的血流动力学异常的严重程度。若心率<60 次/分,有效通气、供氧后仍有灌注不良,则需立刻以胸外按压开始心肺复苏,并静脉注射或经气管插管给予肾上腺素。若心动过缓持续存在或反复出现,则应考虑持续静脉输入肾上腺素或异丙肾上腺素,并准备安装起搏器。对迷走神经张力增高导致的心动过缓或不伴灌注不良的心动过缓,可予阿托品[18-20]。

1. 窦性心动过缓 常见病因包括严重缺氧、心脏疾病和药物中毒。心电图特征为:RR 间期延长,QRS 时限正常,P-QRS-T 顺序出现,P-R 间期正常。急救治疗措施:①伴灌注不良的窦性心动过缓:立刻开始心肺复苏。积极查找并治疗可逆性病因;②不伴灌注不良的窦性心动过缓:阿托品 0.01~0.02mg/kg,静脉注射。最大剂量儿童 0.5mg,青少年 1mg。

2. 窦性停搏 常见原因为病态窦房结综合征。心电图特征为:心电图上出现较长的 P-P 间歇,此间歇与短 P-P 间歇不成倍数及整数关系,在窦性停搏期间可出现交界性或室性逸搏及逸搏心律等心律失常。轻度的窦性停搏及长时间的窦性停搏较难诊断。窦性停搏的紧急治疗措施同窦性心动过缓。

3. 高度房室传导阻滞 常见于心脏疾病和药物中毒。主要包括严重的 II 度和 III 度 AVB,轻度 AVB 通常不引起心动过缓。心电图特征:①II 度 AVB:QRS 时限正常,P 波顺序出现,P-R 间期逐渐延长(莫氏 I 型)或不变(莫氏 II 型),QRS 波有脱落;②III 度 AVB:QRS 时限正常(逸搏心律起搏点在希氏束)或增宽(逸搏心律起搏点在心室),节律规则或不规则。P 波规则出现,穿行于 QRS 波之中,房室分离。紧急治疗:①伴有灌注不良的严重 AVB,立刻开始心肺复苏,同时予肾上腺素静脉注射以提高心率,复苏后以异丙肾上腺素持续静脉输入。②不伴灌注不良的 AVB:可予阿托品 0.02mg/kg,静脉注射;或异丙基肾上腺素 0.05~1μg/(kg·min)静脉输入。③药物治疗无效的考虑安装起搏器。

(三)无脉性心律失常

心搏骤停时,心电图有四种表现:心脏停搏(cardiac arrest);心室颤动(ventricular fibrillation,VF);无脉性室速(pulseless ventricular tachycardia),即心电图呈室速波形,但摸不到脉搏;无脉性电活动(pulseless electrical activity,PEA),也称电机械分离,即摸不到脉搏,但心电图显示电活动,表现为除室颤或室速之外的波形,常见窦性心律。美国心脏协会(American heart association,AHA)的儿童高级生命支持指南和 2015 版心肺复苏和心血管急诊的国际共识中均强调了在心肺复苏过程中,对于心电图表现为 VF 或无脉性 VT 的患者要及早除颤,对于 PEA 则必须在复苏的同时积极查找并祛除导致 PEA 的原因[21-22]。四种情况的心电图特征和急救处理要点分别为：

1. 心脏停搏　心电图特征为呈等电位线，无 P-QRS-T 波。急救治疗的方法是立刻开始心肺复苏。

2. VF 和无脉性 VT　VF 的心电图特征为：QRS 波波幅、时限无任何规律可循，无 P 波。无脉性 VT 的心电图特征为：QRS 时限增宽，呈规则的 VT 波形，但查体不能触摸到脉搏搏动。二者的急救治疗措施为：在立刻心肺复苏的同时尽早除颤。除颤能量首次 2J/kg，若无效第 2 次除颤起加大剂量至 4～10J/kg。除颤每延迟 1min，复苏成功率降低 7%～10%。

3. PEA　心电图特征为可见除室颤或室速外的其他心电活动，常见的是窦性心动过缓图形，但摸不到脉搏。急救治疗的措施包括：立刻开始心肺复苏，并复苏过程中尽早发现并治疗可逆性病因，可概括为 6H5T：低血容量（hypovolemia）、缺氧（hypoxia）、酸中毒（hydrogen ion，Acidosis）、高/低血钾（hyper-hypokalemia）、低血糖（hypoglycemia）、低温（hypothermia）、中毒（toxin）、创伤（trauma）、心脏压塞（tamponade cardiac）、张力性气胸（tension pneumothorax）和栓塞（肺或冠脉）（thrombosis）。有关心肺复苏过程中针对不同心律失常处理的流程可参考 AHA 儿童高级生命支持中的儿童心搏骤停复苏流程[21]。

致死性心律失常多为心脏或全身疾病的表现之一。在对致死性心律失常进行处理的同时以及心律失常控制后，必须积极地查找导致心律失常的病因，并针对病因给予特异性治疗，才能最终挽救患者的生命。在处理致死性心律失常时，若采取急救治疗措施后，不能快速转复心律，或病因难以明确，心律失常反复发作，应及时请心脏科专科医师会诊，协助治疗心律失常和原发病。

（高恒妙）

参 考 文 献

1. Nadkarni VM，Larkin GL，Peberdy MA，et al. First documented rhythm and clinical outcome from in-hospital cardiac arrest among children and adults. JAMA，2006，295(1)：50-57.

2. Samson RA，Nadkarni VM，Meaney PA，et al. Outcomes of in-hospital ventricular fibrillation in children. N Engl J Med，2006，354(22)：2328-2339.

3. Donoghue AJ，Nadkarni V，Berg RA，et al. Out-of-hospital pediatric cardiac arrest：An epidemiologic review and assessment of current knowledge. Ann Emerg Med，2005，46(6)：512-522.

4. Buttà C，Tuttolomondo A，Di Raimondo D. Supraventricular tachycardias：proposal of a diagnostic algorithm for the narrow complex tachycardias. J Cardiol，2013，61(4)：247-255.

5. Helton MR. Diagnosis and Management of Common Types of Supraventricular Tachycardia. Am Fam Physician，2015，92(9)：793-800.

6. Campbell M，Buitrago SR. BET 2：Ice water immersion，other vagal manoeuvres or adenosine for SVT in children. Emerg Med J，2017，34(1)：58-60.

7. Sohinki D，Obel OA. Current trends in supraventricular tachycardia management. Ochsner J，2014，14(4)：586-595.

8. January CT，Wann LS，Alpert JS，et al. 2014 AHA/ACC/HRS guideline for the management of patients with atrial fibrillation：executive summary：a report of the American College of Cardiology/American Heart Association Task Force on practice guidelines and the Heart Rhythm Society. Circulation，2014，130(23)：2071-104.

9. Piña PG，Chicos AB. EarlyCardioversion in Atrial Fibrillation：Earlier Is Better，but Not Always and (Maybe) Not

Immediately. Curr Atheroscler Rep,2017,19(1):3.

10. Mdfhrs SS,Mdmdfhrs BH. Cardiac Resynchronization in Patients with Atrial Fibrillation. J Atr Fibrillation, 2015,8(4):1383.

11. Roberts-Thomson KC,Kistler PM,Kalman JM. Atrial tachycardia:mechanisms,diagnosis,and management. Curr Probl Cardiol,2005,30(10):529-573.

12. Schleifer JW,Sorajja D,Shen WK. Advances in the pharmacologic treatment of ventricular arrhythmias. Expert OpinPharmacother,2015,16(17):2637-2651.

13. Obeyesekere MN,Antzelevitch C,Krahn AD. Management of ventricular arrhythmias in suspected channelopathies. Circ Arrhythm Electrophysiol,2015,8(1):221-231.

14. Crosson JE,Callans DJ,Bradley DJ,et al. PACES/HRS expert consensus statement on the evaluation and management of ventricular arrhythmias in the child with a structurally normal heart. Heart Rhythm,2014,11(9): e55-78.

15. Refaat MM,Hassanieh S,Scheinman M. Catecholaminergic Polymorphic Ventricular Tachycardia. Card Electrophysiol Clin,2016,8(1):233-237.

16. Bennett M,Parkash R,Nery P,et al. Canadian Cardiovascular Society/Canadian Heart Rhythm Society 2016 Implantable Cardioverter-Defibrillator Guidelines. Can J Cardiol,2017,33(2):174-188.

17. Gao D,Sapp JL. Electrical storm:definitions,clinical importance,and treatment. Curr Opin Cardiol,2013,28 (1):72-79.

18. Wung SF. Bradyarrhythmias:Clinical Presentation,Diagnosis,and Management. Crit Care Nurs Clin North Am, 2016,28(3):297-308.

19. Baruteau AE,Perry JC,Sanatani S,et al. Evaluation and management of bradycardia in neonates and children. Eur J Pediatr,2016,175(2):151-161.

20. Vogler J,Breithardt G,EckardtL. Bradyarrhythmias and conduction blocks. Rev Esp Cardiol(Engl Ed),2012, 65(7):656-667.

21. De caen AR,Berg MD,Chameides L,et al. Part 12:Pediatric Advanced Life Support:2015 American Heart Association Guidelines Update for Cardiopulmonary Resuscitation and Emergency Cardiovascular Care. Circulation,2015,132(18 Suppl 2):S526-542.

22. Maconochie IK,de Caen AR,Aickin R,et al. Part 6:Pediatric basic life support and pediatric advanced life support:2015 International Consensus on Cardiopulmonary Resuscitation and Emergency Cardiovascular Care Science with Treatment Recommendations. Resuscitation,2015,95:e147-168.

第十五章　几种常见引起右心衰竭的原因及处置

一、肺　栓　塞

急性肺栓塞是引起右心室衰竭非常常见的原因,而右心衰竭在急性肺栓塞患者早期死亡率方面起到主导作用。所以 2014 年 ESC 指南中,将 RVD 作为早期发现急性肺栓塞(超声心动图、肺动脉增强 CT)预后非常重要的指标,同时结合心肌受损指标(TNI)或心室扩张指标(BNP,NT pro-BNP)[1]。准确的危险分层是成功实现危险分层指导下的成功治疗的基石,尤其是需要重视高危和中高危急性肺栓塞患者。再灌注治疗即系统静脉溶栓治疗建议用于高危组肺栓塞患者。然而,对于血流动力学稳定的肺栓塞患者,溶栓治疗带来出血风险远比临床带来的获益更加重要。对于中高危肺栓塞患者而言,需要在最初的 2～3 天严密监测临床和血流动力学变化,一旦出现右心室失代偿导致的血流动力学不稳定时可以采取补救式溶栓治疗。外科肺动脉内栓子清除术可以用于高危组肺栓塞患者溶栓治疗失败或者存在溶栓禁忌证的选择,也可以作为中高危肺栓塞患者出现血流动力学不稳定或者存在系统溶栓治疗高出血风险的患者补救治疗方法。当高危肺栓塞患者或者中高危肺栓塞患者出现血流动力学不稳定,同时存在溶栓治疗绝对禁忌证或高出血风险的患者时,也可以考虑使用猪尾巴管进行碎栓、采用血栓抽吸或者传统的超声引导下导管内溶栓等治疗方法[2]。

二、肺动脉高压

右心室功能是评价肺高压人群发病率及死亡率的决定因素。频繁出现右心室衰竭征象在肺动脉高压(第一组)或者慢性栓塞性肺动脉高压(第四组)患者的临床表现中占主导地位。继发于慢性左心性疾病的肺高压(第二组)或者肺组织疾病基础上的肺高压(第三组)也会表现为右心室功能不全的表现,但经常会表现为心脏或肺部基础病的临床表现。对于不明原因的肺高压患者会出现在急诊,此时超声心动图的检查将会在评价当时的右心室功能提供重要信息[3-4]。中心静脉导管可以提供 SvO_2 和中心静脉压对治疗的反应[5]。持续、完整的血流动力学评价依赖于肺动脉导管,但是其获益需要权衡并发症的风险如静脉穿刺、致命性心律失常、感染和血栓[6]。鉴别诊断方面,需识别其他可能会引起急性右心室衰竭的原因,如感染、脓毒症、室上性心律失常、贫血需要及时纠正尤其是缺铁性贫血存在时需要进一步查找潜在的原因。肺高压状态下可能影响口服铁剂的吸收,建议使用针剂治疗。尚没有研究证实右心衰竭患者合并贫血时,血色素需要纠正的程度。另外,对将肺动脉压药物依从性差、或者擅自停药也是导致右心室失代偿的重要原因。低氧、高碳酸血症同样会引起肺血管收缩和右心室后负荷的进一步增加。应给予氧疗以确保动脉血氧饱和度在 90% 以上。无创通气治疗用于存在对常规治疗无效的呼吸衰竭或二氧化碳潴留的患者,无创治疗尤其适合于左心性疾病引起的肺高压的患者。总的来讲正压机械通气尽可能避免,原因在于过高的潮气量可能会增加右心室后负荷、降低左心室的前负荷,同时有创正压通气治疗会因镇静剂的使用导致系统的低血压[6,7]。利尿剂可以作为存在静脉或系统淤血的肺高压患者的首要选择,肾替代治疗可以用于利尿剂抵抗的患者但是与不良预后有关[8]。密切关注患者容量状态可以通过超声或肺动脉导管。静脉环前列腺素类物质可以有效地减少右心室后负荷,但应警惕出现体循环低血压的现象发生[9,10]。作为肺高压特异性药物,依前列醇可以明显改善肺高压 IV 患者的肺功能和存活率[11]。吸入一氧化氮治疗或者环前列腺素适合于不能耐受肠外应用前列环素导致的低血压。吸入一氧化氮治疗经常会用于心外科术后,尤其适合于心脏移植术后右心衰竭患者[12-14]。特殊情况下,对于右心室充盈压过高(右房压>20mmHg)或者不吸氧状态下血氧饱和度<85%的不稳定肺高压患者可以采用房间隔造口术以改善左心室充盈、提高心输出量及氧输送,因为属于高风险、致死并发症高的技术,不建议在急诊应用[14,15]。对于治疗无反应的患者可以使用 ECMO 或者和右心室辅助装置作为暂时或肺移植的桥接治疗[15]。

三、ARDS

监护室中经常会遇到重症患者出现急性右心衰竭[16,17]。ARDS 为主要疾病,有报道合并右心衰竭的发生率为 25% ~ 50%,发生率依赖于患者病情严重程度及机械通气设置,导致肺循环与右心室之间的不匹配特别是在心肌收缩功能受损时。感染成为急性肺损伤的重要原因,有报道平台压、驱动压及高碳酸血症可以作为 ARDS 合并右心衰竭患者预后因素[16,18,19]。所以肺保护通气策略集中在维持平台压<27cmH$_2$O,PaCO$_2$<60mmHg、适当的呼气末正压(PEEP)以改善功能残气量,必要时采用俯卧位通气等。上述措施对 ARDS 预后的影响依旧在探索中。

四、血管性疾病

急性右心衰竭可以左心或/和右心瓣膜性疾患。左心瓣膜性疾病导致的右心衰竭因左房充盈压的增加,故采用中心静脉压监测的指导作用有限。右心瓣膜性疾病如三尖瓣反流是急性右心衰竭常见的病理改变并成为急性右心衰竭的发生率和死亡率的独立危险因素。三尖瓣反流存在时将会导致右心室容量负荷的进一步扩大,三尖瓣反流的程度和扩张的右心室与右心衰竭的预后明确相关[20]。右心感染性心内膜炎占所有感染性心内膜炎的 5% ~ 10%[21]。静脉滥用药物是非常的原因。右心室心内膜炎可以发生在自身瓣膜、人工瓣膜、先心病或置入治疗[22]。当右心衰竭、严重三尖瓣反流、利尿剂治疗反应差、难以控制的感染性心内膜炎可以考虑外科手术治疗。非心脏外科,围术期的继发于肺动脉高压的急性右心衰竭是非常常见的表现。心脏外科中右心衰竭经常会在容量负荷过重、心肌缺血、既往存在右心室功能不全、心律失常等情况下发生[23]。所以,心脏外科应有应对右心室衰竭或右心室功能不全的预防措施,有明确的右心室受累证据的稳定期患者冠脉搭桥应该适当予以延迟,原因是基于右心功能不全本身就会使预后恶化,但是应该考虑到同时解决右心室血供和改善右心室心肌缺血[24,25]。术后出现右心室衰竭的患者大多见于既往存在肺高压、右心室功能不全、严重左心室功能不全及计划体外循环的患者,应该给予更多的关注预防发生。

右心室功能可能会因为术中的一些因素受到影响,如长时间的体外循环、气体栓塞或血栓栓塞或者冠脉搭桥时出现的心肌保护不到位或存在心肌顿抑时对右冠状动脉影响。

（米玉红）

参 考 文 献

1. Konstantinides SV,Torbicki A,Agnelli G,et al. 2014 ESC guidelines on the diagnosis and management of acute pulmonary embolism. Eur Heart J,2014,35:3033-3069.

2. Kucher N,Boekstegers P,Muller OJ,et al. Randomized,controlled trial of ultrasound-assisted catheter-directed thrombolysis for acute intermediate-risk pulmonary embolism. Circulation,2014,129:479-486.

3. Ghio S,Klersy C,Magrini G,et al. Prognostic relevance of the echocardiographic assessment of right ventricular function in patients with idiopathic pulmonary arterial hypertension. Int J Cardiol,2010,140:272-278.

4. AyuelaAzcarate JM,Clau TF,Ochagavia A,et al. Role of echocardiography in the hemodynamic monitorization of critical patients. Med Intensiva,2012,36:220-232.

5. Dalabih M,Rischard F,Mosier J. What's new:the management of acute right ventricular decompensation of chronic pulmonary hypertension. Intensive Care Med,2014,40:1930-1933.

6. Rajaram SS,Desai NK,Kalra A,et al. Pulmonary artery catheters for adult patients in intensive care. Cochrane Database Syst Rev,2013,2:CD003408.

7. Ventetuolo CE,Klinger JR. Management of acute right ventricular failure in the intensive care unit. Ann Am Thorac Soc,2014,11:811-822.

8. Sztrymf B,Prat D,Jacobs FM,et al. Renal replacement therapy in patients with severeprecapillary pulmonary hypertension with acute right heart failure. Respiration,2013,85:464-470.

9. Green EM,Givertz MM. Management of acute right ventricular failure in the intensive care unit. Curr Heart Fail Rep,2012,9:228-235.

10. Ventetuolo CE,Klinger JR. Management of acute right ventricular failure in the intensive care unit. Ann Am Thorac Soc 2014,11:811-822.

11. McLaughlin VV,Shillington A,Rich S. Survival in primary pulmonary hypertension:the impact of epoprostenol therapy. Circulation,2002,106:1477-1482.

12. George I,Xydas S,Topkara VK,et al. Clinical indication for use and outcomes after inhaled nitric oxide therapy. Ann Thorac Surg,2006,82:2161-2169.

13. Hoeper MM,Granton J. Intensive care unit management of patients with severepulmonary hypertension and right heart failure. Am J Respir Crit Care Med,2011,184:1114-1124.

14. Price LC,Wort SJ,Finney SJ,et al. Pulmonary vascular and right ventricular dysfunction in adult critical care:current and emerging options for management:a systematic literature review. Crit Care,2010,14:R169.

15. Sandoval J,Torbicki A,Septostomy,et al. The Right Ventricle in Health and Disease. New York:Humana Press,Springer,2015,419-437.

16. Vieillard-Baron A,Price LC. Acute corpulmonale in ARDS. Intensive Care Med,2013,39:1836-1838.

17. Boissier F,Katsahian S,Razazi K,et al. Prevalence and prognosis of corpulmonale duringprotective ventilation for acute respiratory distress syndrome. Intensive Care Med,2013,39:1725-1733.

18. Jardin F,Vieillard-Baron A. Is there a safe plateau pressure in ARDS? The right heart only knows. Intensive Care Med,2007,33:444-447.

19. Vieillard-Baron A,Schmitt JM,Augarde R,et al. Acute corpulmonale in acute respiratory distress syndrome sub-

mitted to protective ventilation: incidence, clinical implications, and prognosis. Crit Care Med, 2001, 29: 1551-1555.

20. Nath J, Foster E, Heidenreich PA. Impact of tricuspid regurgitation on long-term survival. J Am Coll Cardiol, 2004, 43:405-409.

21. Heydari AA, Safari H, Sarvghad MR. Isolated tricuspid valve endocarditis. Int J Infect Dis 2009, 13:e109-e111.

22. Habib G, Lancellotti P, Antunes MJ, et al. 2015 ESC Guidelines for the management of infective endocarditis: The Task Force for the Management of Infective Endocarditis of the European Society of Cardiology (ESC) endorsed by: European Association for Cardio-Thoracic Surgery (EACTS), the European Association of Nuclear Medicine (EANM). Eur Heart J, 2015, 36:3075-3128.

23. Haddad F, Couture P, Tousignant C, et al. The right ventricle in cardiac surgery, a perioperative perspective: II. Pathophysiology, clinical importance, and management. Anesth Analg, 2009, 108:422-433.

24. Park SJ, Park JH, Lee HS, et al. Impaired RV global longitudinal strain is associated with poor long-term clinical outcomes in patients with acute inferior STEMI. JACC Cardiovasc Imaging, 2015, 8:161-169.

25. Vlahakes GJ. Right ventricular failure following cardiac surgery. Coron Artery Dis, 2005, 16:27-30.

第三篇

神经系统急症

第一章　神经梅毒的诊治进展

梅毒(syphilis)是一种古老的传染病,最早有关梅毒的文献记录了1495年那不勒斯暴发的梅毒,是一种病状猛烈且快速致死的瘟疫,从美洲传到欧洲并很快横扫欧洲进入亚洲[1,2]。大约公元1505年(511年前)梅毒传入我国,当时称"杨梅疮"或"广疮"。1530年此瘟疫被命名为syphilis,由于二期梅毒会出现一类独有的斑疹,中央愈合而周围扩散,形成片片梅花状,故中文称"梅毒"[3,4]。1905年,德国的动物学家埃里克·霍夫曼(Erich Hoffmann)和外科学家弗里兹·萧丁(Fritz Schaudin)终于发现了梅毒的病原体:苍白螺旋体。梅毒是由苍白(梅毒)螺旋体引起的慢性、系统性性传播疾病,在全世界流行,据WHO估计,全球每年约有1200万新发病例,主要集中在南亚、东南亚和次撒哈拉非洲[5]。我国《中华人民共和国传染病防治法》中,将梅毒列为乙类防治管理的病种。

神经梅毒具有较高的致残率及致死率,对患者健康及社会危害大,由于梅毒可累及神经系统各部位,其临床表现复杂多样,且症状不典型,目前缺乏诊断神经梅毒的金标准,临床上极易造成误诊和漏诊,因此进一步提高临床医师对此类疾病临床特征的认识,规范诊治至关重要。

一、梅毒的流行病学特点

梅毒是由梅毒螺旋体感染引发的慢性系统性性传染病,可以侵犯全身多个组织和器官,包括皮肤,黏膜,心血管系统,神经系统等。梅毒自1550年传入我国,在全国范围内广泛流行;新中国成立后经过十多年的预防与治疗,梅毒获得较好的控制,1965年我国政府发表声明,消灭了性传播疾病。至20世纪80年代初,梅毒在我国又再次出现,自20世纪90年代以来,梅毒患者明显增多,发病率呈不断上升的趋势[3,4]。龚向东[6]等对2000—2013年我国梅毒流行病学特征和趋势进行分析,结果显示,梅毒发病率年平均增长率超过10%,男女比例约为0.92:1,其中,一期和三期梅毒患者男性多于女性,二期和隐性梅毒患者则女性多于男性。在全国31个省、市、自治区的所有县级行政区中,除西藏自治区边远山区33个、甘肃省2个、青海省1个、陕西省1个县级行政区未报告外,余均报告梅毒病例,而近10年来,梅毒高发地区主要为西北地区(包括新疆维吾尔族自治区、青海省、宁夏回族自治区)、闽江地区、长江三角洲地区(包括浙江省、上海市)、珠江三角洲地区(广西壮族自治区、广东省)等,其次为重庆市、东北地区(包括黑龙江省、吉林省、辽宁省)、北京市、天津市等;20~39岁性活跃青年为梅毒高发人群,故这一群体一直是我国梅毒防治的重点人群。从疫情分析结果来看,近10年我国梅毒流行病学新特点为:按照职业分类,以农民报告病例数最多,以离退休人员、农民、牧民增长幅度最高;按照年龄分类,以60岁以上老年人增长速度最快。随着我国梅毒发病率的快速增长,其在全国乙类传染性疾病中的发病率排位不断上升,自2009年至今一直位居第3位,仅次于乙型肝炎和肺结核。来自CDC的数据显示,2014年全国梅毒患者超过41万例,死亡69例,发病率较2013年同期增长2.94%,病死率无明显变化[3,4]。

二、梅毒的病因、传播方式和临床分期

梅毒是梅毒螺旋体感染人体引起的性传播疾病,梅毒螺旋体不易着色,因此也称为苍白密螺旋体。梅毒患者是唯一的传染源,梅毒患者的皮肤、血液、精液、乳汁和唾液中均含有梅毒螺旋体。其传播途径有性接触传播和垂直传播,血液传播虽然罕见,但仍是潜在的传染途径。一次与具有传染性的梅毒患者的性接触后,被感染等几率为 10% ~60%(平均 30%)。发病部位通常在生殖器,但 32% ~36% 男男同性恋患者亦可在肛门、直肠等生殖器外部位发病,这类患者常有人免疫缺陷病毒(human immunodeficiency virus, HIV)感染。未经治疗的患者感染初期 1~2 年内传染性最强,感染 4 年后基本无传染性。垂直传播是指母婴传播,未经治疗的梅毒孕妇,一期患者的垂直传播率为 70% ~100%,潜伏期为 40%,晚期潜伏为 10%;极少通过输血、医源性、接吻、握手、接触被患者污染的衣物或用具而感染梅毒螺旋体[3]。

梅毒的临床分期共分为三期:一期梅毒,主要表现为硬下疳和硬性淋巴结炎,前者好发于梅毒螺旋体侵入部位即外生殖器,后者多见于单侧腹股沟或患处附近淋巴结,治疗者于 1~2 周、未经治疗者于 3~4 周消失。二期梅毒,系一期梅毒未经治疗或治疗不彻底,梅毒螺旋体由淋巴系统进入血液循环而播散至全身,皮肤黏膜和全身各器官系统均可受累,此期的中枢神经系统损害主要为无症状性神经梅毒、脑(脊)膜血管梅毒;三期梅毒,属晚期梅毒(病程>2 年),系早期梅毒(病程<2 年)未经治疗或治疗不彻底所致,此期的神经梅毒多发生于梅毒螺旋体感染后 3~20 年,发生率约为 10%,包括无症状性神经梅毒、脑(脊)膜血管梅毒、实质型梅毒(麻痹性痴呆和脊髓痨)。

三、神　经　梅　毒

梅毒螺旋体可侵犯身体任何一个器官,当侵犯中枢神经系统时,称为神经梅毒(neurosyphilis)。神经梅毒可发生于梅毒感染的任何阶段,在未经治疗的患者中,发病率高达 40%。神经梅毒的临床表现多样,加上其影像学的表现缺乏特征性,这使得其误诊率增加。由于早期未经正规治疗等原因,约 10% 的患者最终在感染梅毒后 3~20 年内发展成为神经梅毒,最终引起脑实质、脑膜或脊髓的损害。不同于以往观点,目前学者们认为,梅毒各分期皆可引发中枢神经系统损害,而不仅限于梅毒晚期[8]。

四、神经梅毒的病理改变

神经梅毒的病理可见到间质型和主质型两类病变[9,10]。间质型病理改变主要有急性脑膜炎、动脉及动脉周围的炎性浸润、梅毒性树胶样肿(肉芽肿)。主质型病理改变以神经细胞的脱失、脱髓鞘等为主。

1. 间质型病理

(1) 脑膜炎:以脑底脑膜最为明显,肉眼可见脑膜增厚,并常延续到脊髓的上颈段。镜下可见软脑膜组织血管周围及蛛网膜内有大量的淋巴细胞和浆细胞浸润,纤维组织增生为主。

（2）增生性动脉内膜炎：脑底动脉环、豆纹动脉、基地动脉和脊髓动脉病变为主。可见动脉血管周围炎细胞浸润。

（3）梅毒性树胶样肿：在大脑的硬膜和软膜处肉眼可见多个较小、亦可为单个较大的梅毒性树胶样肿。镜下呈现在小血管周围组织增生，中央坏死区，外周围绕单核及上皮样细胞，偶有巨噬细胞浸润，最外层由成纤维细胞及结缔组织包绕。

2. 主质型病理额叶、颞叶和顶叶前部脑回萎缩。脑组织神经细胞弥漫性变性、坏死和脱失，伴有胶质细胞的增生及神经纤维的斑块样脱髓鞘。脱髓鞘以皮层内弓状纤维最为显著。脊髓痨型神经梅毒还可见到脊神经后根和脊髓后索变性及萎缩，镜下可见明显的脱髓鞘，并以下胸段和腰骶段最为明显。神经梅毒的早期病理改变是脑膜炎症、脑膜血管周围淋巴细胞浸润，可见脑膜小动脉炎性闭塞导致脑、脊髓局灶性缺血坏死。

五、神经梅毒的临床分型

临床上常分为 5 种主要类型：无症状神经梅毒、脊髓膜血管梅毒、脑膜血管梅毒、脑实质梅毒（麻痹性痴呆和脊髓痨）和树胶样肿性神经梅毒，其中以脑膜血管型梅毒最为常见。但梅毒 5 种分型之间并不是孤立的，而是神经梅毒发展的各个时期，可以出现重叠或几种类型并存[7,11]。

1. 无症状性神经梅毒　此类患者可无任何神经系统症状与体征；腰椎穿刺脑脊液检查仅轻度异常，白细胞计数 $\geq 10 \times 10^6/L[(0 \sim 5) \times 10^6/L]$、蛋白定量 >500mg/L(150 ～ 450mg/L)；梅毒血清学检测阳性。此类患者若未予系统治疗可进展为症状性神经梅毒。

2. 脑（脊）膜梅毒　此型多发生于梅毒螺旋体感染未经治疗的二期，主要为青年男性患者。临床表现为急性梅毒性脑膜炎，伴明显头痛、呕吐和脑膜刺激征，严重者可出见意识障碍、抽搐发作、精神异常和脑神经麻痹，呈亚急性或慢性发病者以颅底脑膜受累最为常见，病变主要累及第 2 ～ 6 和 8 对脑神经，影响脑脊液循环者还可出现颅内高压。临床诊断为脑膜炎的患者，除考虑常见病因（如病毒、细菌感染等）外，还应考虑梅毒螺旋体感染。

3. 脑（脊）膜血管梅毒　此型多发生于梅毒螺旋体感染后 2 ～ 10 年，神经系统症状缓慢或突然出现，体征与闭塞的血管有关，可出现偏瘫、偏身感觉障碍、偏盲、失语等，偶可见部分性癫痫、脑积水和脑神经麻痹。青年脑血管病患者若无高血压、糖尿病、吸烟等危险因素，应注意筛查梅毒。

4. 脊髓痨　此型起病隐匿，潜伏期较长，多发生于梅毒螺旋体感染后 8 ～ 12 年，临床主要表现为下肢脊神经根支配区疼痛和感觉异常，随着病情进展，可以出现深感觉障碍、感觉性共济失调。部分患者可以出现内脏危象，如胃危象，表现为阵发性上腹部剧痛和持续性呕吐而无腹肌强直和压痛；膀胱危象，表现为下腹部疼痛和尿频。亦可出现原发性视神经萎缩，表现为视物模糊和视野缩小。体征呈现双下肢深浅感觉减退或消失、腱反射减退或消失、肌张力降低、跟膝胫试验欠稳准、Romberg 征阳性、阿-罗瞳孔。

5. 麻痹性痴呆　此型多于梅毒螺旋体感染后 10 ～ 30 年发病，高峰发病年龄为 40 ～ 50 岁，男性多于女性。临床症状以进行性痴呆伴脑神经损害征象为主，早期表现为注意力不集中，遗忘，焦虑，易疲劳，性格改变，记忆力、计算力和判断力减退，自制力差，逐渐进展为痴呆；若伴血管病变则可出现瘫痪、偏身感觉障碍、偏盲、失语等，少数可伴癫痫发作。体征表现为手部、唇部、舌部的细小或粗大震颤，言语模糊，腱反射亢进，病理征阳性。

6. 梅毒性树胶肿　包括脑树胶肿和脊髓树胶肿,前者临床症状类似脑肿瘤、脑脓肿或脑结核;后者即为脊膜肉芽肿。

7. 其他　神经梅毒还可以出现一些特殊表现,如顽固性癫痫发作、舞蹈病、帕金森综合征、眩晕和共济失调、眼梅毒等。

六、实验室检查

梅毒的实验室检查包括病原体检查、核酸检测、血清学和脑脊液检测[8,9,12,13]。

1. 病原体检查　即梅毒螺旋体检查,包括暗视野显微镜检查、直接免疫荧光法和梅毒螺旋体镀银染色,均于光学显微镜下观察梅毒螺旋体的特征形态和运动方式。该方法是诊断早期梅毒的直接方法,但是由于受到患者用药、检测仪器状态和检测技师技术等条件的制约,实际阳性检出率并不高,未检出梅毒螺旋体并不能排除梅毒螺旋体感染的可能性,该方法费时、费力,不适用于梅毒的大规模筛查。

2. 核酸检测　采用聚合酶链反应(PCR)对血浆、血清、皮肤破损部位组织液、淋巴穿刺液和脑脊液等标本进行梅毒螺旋体核酸检测。梅毒螺旋体不能体外培养,通过 PCR 技术扩增梅毒螺旋体 DNA 以检测病原体是最有潜力的诊断方法。

3. 血清学检测　梅毒螺旋体血清学检测主要有两种方法:

(1) 非梅毒螺旋体血清学试验,即以心磷脂、卵磷脂和胆固醇作为抗原检测宿主对梅毒螺旋体表面类脂物质产生的 IgG 和 IgM,包括性病研究实验室试验(VDRL)、快速血浆反应素试验(RPR)和甲苯胺红不加热血清试验(TRUST)等。风湿病或自身免疫性疾病患者也可呈假阳性,因此,上述指标的敏感性和特异性均较低。

(2) 梅毒螺旋体血清学试验,包括荧光密螺旋体抗体吸收试验(FTA-ABS)、梅毒螺旋体明胶凝集试验(TPPA)、各种酶联免疫吸附试验(ELISA)、化学发光免疫分析(CIA)、免疫印迹法(Western blotting)、快速梅毒螺旋体抗体检测等。其原理是,梅毒螺旋体抗原能够与人体血清或血浆中抗梅毒螺旋体特异性抗体发生抗原抗体反应,上述指标的敏感性和特异性相对较高。

4. 脑脊液检查　通常认为,脑脊液白细胞计数(淋巴细胞为主)≥$10×10^6$/L、蛋白定量>500mg/L 可辅助诊断神经梅毒,其中,白细胞计数升高可能是唯一提示早期神经梅毒的证据;蛋白定量升高可辅助诊断神经梅毒,但不能作为独立诊断依据。研究显示,约 12% 的梅毒性脑膜炎、34% 的脑(脊)膜血管梅毒、25% 的麻痹性痴呆和 47% 的脊髓痨患者蛋白定量可正常,且其他原因引起的中枢神经系统损害也可出现蛋白定量升高,故蛋白定量不适用于神经梅毒的筛查。葡萄糖和氯化物水平可升高或降低,仅能作为神经梅毒的辅助诊断标准。常用检测方法包括脑脊液 RPR 试验、脑脊液 TPPA 试验、脑脊液 TPHA 试验、脑脊液 VDRL 试验、脑脊液 TRUST 试验、脑脊液 FTA-ABS 试验等。其中,脑脊液 VDRL 试验特异性较高,排除血液标本污染的情况后呈阳性即可明确诊断为神经梅毒,但敏感性较低。我国目前尚无脑脊液 VDRL 试验试剂,可以脑脊液 RPR 试验或脑脊液 TRUST 试验替代。

七、神经梅毒的诊断与鉴别诊断

由于神经梅毒临床表现多样,与多种神经科疾病和部分精神科疾病的症状相似,影像学无特异性,故称为"伟大的模仿者(great imitator)",目前尚缺乏诊断"金标准"。

1. 美国 1996 年版神经梅毒诊断标准为[12]:

(1) 临床存在梅毒螺旋体引起的中枢神经系统感染证据。

(2) 梅毒血清学试验阳性(包括 RPR 试验和 TPPA 试验),以及脑脊液 RPR 试验和 TPPA 试验阳性。

(3) 可能的神经梅毒:任何阶段的梅毒,脑脊液 RPR 试验阴性,并具备以下两项条件,即无其他已知原因引起的脑脊液白细胞计数增加和蛋白定量升高、无其他已知原因导致的符合神经梅毒的临床症状与体征。

(4) 确诊的神经梅毒:任何阶段的梅毒,符合神经梅毒的实验室诊断标准。

2. 我国神经梅毒的诊断标准[13,14]:

(1) 流行病学史:有不安全性行为,多性伴或性伴感染史,或有输血史。

(2) 临床表现:①无症状神经梅毒:无明显的神经系统症状和体征;②脑膜神经梅毒:表现为发热、头痛、恶心、呕吐、颈项强直、视神经盘水肿等;③脑膜血管梅毒:为闭塞性脑血管综合征的表现,如偏瘫、截瘫、失语、癫痫样发作等;④脑实质梅毒:可出现精神症状,表现为麻痹性痴呆,可出现注意力不集中、情绪变化、妄想,以及智力减退、判断力与记忆力、人格改变等;可出现神经系统症状,表现为震颤、言语与书写障碍、共济失调、肌无力、癫痫发作、四肢瘫痪及大小便失禁等。若梅毒螺旋体引起脊髓损伤,即为脊髓痨。可发生闪电样痛,感觉异常,触痛觉及温度觉障碍;深感觉减退及消失;位置觉和振动觉障碍等。

(3) 实验室检查:①非梅毒螺旋体血清学试验阳性,极少数晚期患者可阴性;②梅毒螺旋体血清学试验阳性;③脑脊液检查:白细胞计数≥5×10^6/L,蛋白量>500mg/L,且无引起异常的其他原因。脑脊液荧光螺旋体抗体吸收试验(FTA-ABS)和(或)性病研究实验室(VDRL)试验阳性。在没有条件做 FTA-ABS 和 VDRL 的情况下,可以用梅毒螺旋体明胶凝集试验(TPPA)和快速血浆反应素环状卡片试验(RPR)/甲苯胺红不加热血清学试验(TRUST)替代。

(4) 诊断分类:①疑似病例:应同时符合临床表现、实验室检查①、②、③中的脑脊液常规检查异常(排除引起异常的其他原因),可有或无流行病学史;②确诊病例:应同时符合疑似病例的要求和实验室检查③中的脑脊液梅毒血清学试验阳性。

八、梅毒的治疗

1. 一般原则　①及早发现,及时正规治疗,愈早治疗效果愈好;②剂量足够,疗程规则。不规则治疗可增多复发及促使晚期损害提前发生;③治疗后要经过足够时间的追踪观察;④对所有性伴同时进行检查和治疗。

2. 治疗方案

(1) 早期梅毒(包括一期、二期及病程<2 年的隐性梅毒)推荐方案:普鲁卡因青霉素 G 80 万 U/d,肌内注射,连续 15d;或苄星青霉素 240 万 U,分为双侧臀部肌内注射,每周 1 次,共 2 次。替代方案:头孢曲松 0.5 ～ 1g,每日 1 次,肌内注射或静脉给药,连续 10d。对青霉素过敏用以下药物:多西环素 100mg,每日 2 次,连服 15d;或盐酸四环素 500mg,每日 4 次,连服 15d(肝、肾功能不全者禁用)。

(2) 晚期梅毒(三期皮肤、黏膜、骨梅毒,晚期隐性梅毒或不能确定病期的隐性梅毒)及二期复发梅毒推荐方案:普鲁卡因青霉素 G,80 万 U/d,肌内注射,连续 20d 为 1 个疗程,也可考虑给第 2 个疗程,疗程间停药 2 周;或苄星青霉素 240 万 U,分为双侧臀部肌内注射,每周 1 次,共 3 次。对青霉素过敏用以下药物:多西环素 100mg,每日 2 次,连服 30d;或盐酸四环素 500mg,每日 4 次,连服 30d(肝、肾功能不全者禁用)

3. 神经梅毒推荐方案 水剂青霉素 G 1800 万～2400 万 U 静脉滴注(300 万～400 万 U,每 4 小时 1 次),连续 10～14d。必要时,继以苄星青霉素 G 240 万 U,每周 1 次肌内注射,共 3 次。或普鲁卡因青霉素 G,240 万 U/d,1 次肌内注射,同时口服丙磺舒,每次 0.5g,每日 4 次,共 10～14d。必要时,继以苄星青霉素 G 240 万 U,每周 1 次肌内注射,共 3 次。替代方案:头孢曲松 2g,每日 1 次静脉给药,连续 10～14d。对青霉素过敏者用以下药物:多西环素 100mg,每日 2 次,连服 30d;或盐酸四环素 500mg,每日 4 次,连服 30d(肝、肾功能不全者禁用)。

(王 晶)

参 考 文 献

1. Parling PF. Natural history of syphilis. In:Sexually Transmitted Diseases,Holmes KK,Mardh PA,Sparling PF,et al(Eds),McGraw-Hill,New York 1990. p. 213.

2. Larsen SA. Syphilis. Clin Lab Med,1989,9(3):545-557.

3. 张学军. 皮肤性病学. 8 版. 北京:人民卫生出版社,2013,211:227.

4. 吴亚琼,季必华. 神经梅毒的诊治进展. 中国皮肤性病学杂志,2015,29:418-420.

5. Clement ME,Okeke NL,Hicks CB. Treatment of syphilis:a systematic review. JAMA,2014,312(18):1905-1917.

6. 龚向东,岳晓丽,滕菲,等. 2000-2013 年中国梅毒流行特征与趋势分析. 中华皮肤科杂志,2014,47(5):310-315.

7. 吴志华,樊翌明. 神经梅毒的研究进展与现状. 中华皮肤科杂志,2004,37:313-315.

8. de Vries HJ. Sexually transmitted infections in men who have sex with men. Clin Dermatol,2014,32(2):181-188.

9. Morshed MG. Current trend on syphilis diagnosis:issues and challenges. Adv Exp Med Biol,2014,808(5):51-64.

10. Berger JR,Dean D. Neurosyphilis. Handb Clin Neurol,2014,121:1461-1472.

11. Ylikallio E,Heikinheimo T,Anttila VJ,et al. The many faces of neurosyphilis. Duodecim,2014,130(6):589-593.

12. Workowski KA,Berman S. Sexually transmitted diseases treatment guidelines,2010. MMWR Recomm Rep,2010,59(RR-12):1-110.

13. 梅毒、淋病、生殖器疱疹、生殖道沙眼衣原体感染诊疗指南(2014). 中华皮肤科杂志,2014,47(5):365-367.

14. 吴江. 神经病学(第二版). 北京:人民卫生出版社,2011:227.

第二章　进展性缺血性脑卒中相关
因素的研究进展

目前,脑卒中已经成为全球关注的健康难题,其高发病率、高死亡率、高致残率,给家庭和社会带来了沉重的负担。缺血性脑卒中(ischemic stroke,IS)是临床上最常见的脑卒中类型,占全部脑卒中的60%~80%[1],其多由脑供血动脉在各种因素影响下使其狭窄或闭塞而引发脑组织坏死所致[2]。进展性缺血性脑卒中(progressive ischemic stroke,PIS)作为IS常见的类型,其病情重,进展迅速,预后较差[3]。所以,了解PIS的相关因素对PIS的预防、治疗有着非常重要的临床意义。

一、脑 部 因 素

(一)动脉斑块及动脉狭窄程度

大量研究表明,动脉粥样硬化是脑卒中的主要危险因素,中重度脑动脉狭窄及斑块溃疡是PIS的重要危险因素[4]。Patra等[5]报道,进展性脑卒中与非进展性脑卒中患者相比,前者颈动脉硬化斑块性质为软斑和溃疡斑者明显较后者更多,二者比较有显著差异;且显示颈部大血管重度狭窄及颅内血管狭窄与PIS显著相关。研究还显示,颈动脉狭窄程度越重,狭窄处血流速度越高,越易引起涡流,进而斑块破裂形成新的栓子,使脑卒中进行性加重[6]。

(二)卒中类型

研究发现,按TOAST病因分型,病因不同,脑卒中进展的发生率差异显著,其中心源性栓塞型和大动脉粥样硬化型发生率较高,而小动脉闭塞型最低[7]。Kwan等[8]的研究采用英国牛津郡社区脑卒中规划(oxfordshire community stroke project,OCSP)临床分型,发现完全前循环梗死型(TACI)的PIS发生率最高,其次为腔隙性梗死型(LACI)和后循环梗死型(POCI),最后为部分前循环梗死型(PACI)。我国相关研究结果[9]也与之相符。但王振威等[10]采用OCSP临床分型法对356例缺血性进展性脑卒中进行分析,结果显示完全前循环梗死(TACI)和部分前循环梗死(PACI)发病率较其余两组高。

(三)梗死部位

梗死部位可以预测PIS的发生,分水岭梗死(cerebral watershed infarction,CWI)是PIS的独立预测因素,侧脑室旁梗死更容易发展为PIS[11]。张迎生等[12]研究表明,前循环皮质梗死患者更易出现PIS。Kim等[13]研究显示,皮质下脑梗死发展为PIS的比例高于皮质脑梗死。Oh等[14]的研究表明脑桥下部梗死是孤立性脑桥梗死发生进展性运动功能缺损(progressive motor deficits,PMD)的独立危险因素。

（四） 梗死面积

Nannoni 等[15]研究表明病灶直径≥15mm 及重度脑白质疏松是预测小动脉闭塞型脑卒中进展的独立因素。大面积脑梗死更容易出现早期神经功能恶化（early neurological deterioration，END）[9]。

（五） 卒中严重程度

Miyamoto 等[16]研究显示入院时 NIHSS 评分>8 分是卒中进展的高危因素。

二、影像学因素

（一） CT 和 CT 血管成像（CTA）

早期 CT 异常如早期低密度、大脑中动脉高密度征、梗死面积>33% 大脑中动脉供血区、占位效应等均与 PIS 的发生密切相关[17]。Bhatia 等[18]提出，CTA 对脑梗死面积敏感，可用于预测脑卒中预后。

（二） 磁共振的灌注成像（PWI）和弥散成像（DWI）

DWI 是早期测量脑梗死病灶的最为有效的方法，脑缺血患者早期（<6h）DWI 就会出现高信号，且 DWI 对缺血的敏感性较 PWI 高[19]。Yoo 等[20]研究指出，最终梗死体积是脑梗死患者 90d 临床预后的最佳预测因子，且若患者病灶分散则极有可能发生 PIS。

（三） 经颅多普勒超声（TCD）

经颅多普勒超声（TCD）发现大血管闭塞是预测 END 的重要因素[21]。

三、生物学因素

（一） 超敏 C-反应蛋白（high sensitive C reactive protein，hs-CRP）

研究认为，hs-CRP 具有促进神经系统血管凝血的作用[6]；还可抑制内皮细胞一氧化氮合成[22]。研究表明，hs-CRP 在 PIS 的发生和发展过程中发挥着重要作用[23]；hs-CRP 水平与脑梗死的严重程度相关[24]。

（二） 白细胞介素-6（interleukin-6，IL-6）

IL-6 是脑梗死发生及发展的独立危险因素，IL-6 水平与脑梗死体积呈正相关，与脑梗死部位无相关性[25]；且与患者神经功能缺损程度密切相关[26]；IL-6 还与患者体温、血糖、纤维蛋白原密切相关[27]。

（三） 肿瘤坏死因子-α（tumor necrosis factor-α，TNF-α）

TNF-α 是一种由单核巨噬细胞分泌出来的具有重要生物活性的细胞因子，它可参与机体的炎症和免疫反应，产生如 IL-6、IL-5 等多种介质，并在凝血及血管内皮损伤等反应中发挥着重要的作用。病理实验指出，缺血性脑血管病患者的脑组织中，TNF-α 的表达呈明显增高趋势，进展性脑卒中患者机体 TNF-α 水平明显高于无进展性脑卒中患者，而其与 IL-6、体温、纤维蛋白原水平等呈正相关,提示,随着机体内 TNF-α 水平的增高,患者发生进展性脑卒中的危险性也明显增加[28]。

(四) S-100 蛋白

S100 蛋白广泛分布于神经系统,主要包括 3 个亚型,即 S100a、S100B 和 S100a0,其中 S100B 是一种酸性结合蛋白,主要分布于神经胶质细胞,测定 S100B 血清水平,可在一定程度上反映患者脑损伤程度,且可反映脑梗死体积及其严重程度。沈显群等[29]研究表明,S100B 与脑梗死患者病情严重程度及预后相关,有助于预测 PIS。

(五) 同型半胱氨酸(homocysteine,Hcy)

近年来 Hcy 与脑血管病的相关性研究引起了学者们的广泛关注。有研究显示,高同型半胱氨酸血症是脑血管病的重要危险因素[30]。Hcy 通过损伤血管内皮细胞导致血管内皮结构功能障碍、增加动脉粥样硬化程度引起动脉管结构改变及动脉狭窄,从而加重病情并导致梗死进展[31]。

(六) 谷氨酸

谷氨酸是一种兴奋性神经递质,过度激活的谷氨酸可通过神经毒性作用而加重半暗带神经元损伤,进而导致 PIS。党连生等[32]研究表明,PIS 患者早期谷氨酸水平明显高于非 PIS 患者,早期监测谷氨酸水平可在一定程度上预测 PIS。

(七) 纤维蛋白原(FIB)及其降解产物 D-二聚体

FIB 是促成动脉粥样硬化的重要因子,在脑梗死的发生、发展中起重要作用[33]。血浆中 D-二聚体水平增高说明存在继发性纤溶过程。对 IS 患者进行血浆 FIB 和 D-二聚体水平的动态监测,有助于早期预测 PIS 的发生[34]。

(八) 铁蛋白(serum ferritin,SF)

血清 SF 水平升高提示体内铁负荷过多,而铁负荷过多时可将超氧化物转变为极为活跃的羟自由基和氧自由基,进而启动脂质过氧化过程并加速动脉粥样硬化斑块形成,最终导致血管内皮损伤。张蕴秀等[35]研究表明,血清 SF 水平升高可加重脑损伤并导致神经功能恶化,是 PIS 的重要危险因素。高素玲等[36]研究表明,PIS 患者血清 SF 水平明显高于非 PIS 患者,血清 SF 水平可作为脑损伤及 PIS 的预测指标。

(九) 基质金属蛋白酶-9(matrix metalloproteinases-9,MMP-9)

Ramos-Femandez 等[37]研究显示,MMP-9 是重组组织型纤溶酶原激活剂(rt-PA)静脉溶栓后发生出血的预测指标,其水平与脑卒中严重程度、神经功能转归、梗死体积呈线性相关。Koh 等[38]研究发现,血液中 MMP-9 水平的升高可作为 PIS 的独立危险因素。

四、全 身 因 素

(一) 血压

高血压是 PIS 的主要危险因素之一。高血压可以导致血管内皮受损,是动脉粥样硬化的始动因素。研究表明,缺血性脑卒中急性期患者存在血压明显异常甚至昼夜节律消失,而血压越低患者病灶梗死面积相对越大[39]而且入院 24h 内平均血压下降程度与梗死体积呈正相关[40]。但血压的异常上升会加重脑水肿和炎症反应,促使神经功能恶化。Ritter 等[41]研究显示,急性脑卒中后 24h 内收缩压>200mmHg,会导致 NIHSS 评分增加,发生 PIS。

（二）血糖

脑卒中患者出现血糖增高的原因除由糖尿病引起外,应激反应、胰岛素抵抗及医源性因素等也是血糖增高的原因。血糖升高可引起糖基化和脂质代谢障碍,导致大血管动脉粥样硬化、微循环弥漫性退行性病变。研究发现,长期高血糖病史可促进梗死面积增大,从而使脑卒中病变加重[42]。陈月富等[43]研究显示,空腹血糖水平是 PIS 的独立危险因素。还有研究发现,糖调节受损能促进 IS 神经功能恶化,并且是 IS 患者病死率的一个独立危险因素[44]。

（三）血脂

血脂代谢紊乱在动脉粥样硬化的发生及发展中起着重要作用。研究发现,血高密度脂蛋白胆固醇（HDL-C）较低患者发生 IS 风险增加[45];低密度脂蛋白（LDL）增高（LDL ≥ 3.626mmol/L）是 PIS 的危险因素[16]。程曼等[46]研究表明,TG 及 TG/HDL-C 比值与颅内血管狭窄程度及脑梗死复发密切相关。

（四）发热

发热是公认的进展性脑卒中的重要危险因素。国内学者顾晓波等[47]492 例缺血性脑卒中病人进行研究发现,发热多见于神经功能损伤较严重者,尤其是完全前循环梗死者发热比例和病死率较高。近年来研究指出,患者体温每升高 1℃,其神经功能损伤恶化的危险几率就会随之增加 8.5 倍[48]。

五、其 他 因 素

（一）医源性因素

过度使用脱水剂、血管扩张剂以及未及时补充血容量等导致 PIS 发生增加。

（二）年龄

年龄是动脉粥样硬化形成及发展的确定因素,随着年龄的增大可出现更多更严重的大动脉粥样硬化、狭窄[49]。Brouns 等[50]研究显示,年龄是进展性脑卒中的独立危险因素。

六、展　　望

目前,进展性缺血性脑卒中的相关因素众多、生物学指标特异性较差及影像学检查阳性发现较晚等因素导致不能及时有效地对进展性卒中进行干预治疗。但我们相信随着研究的深入,相关危险因素及卒中进展预测指标更加明确,我们可以尽早采取防治措施,预防和减缓病情进展,降低卒中患者的致残率和病死率更加具有实践意义。

(赵海峰　付研)

参 考 文 献

1. 中华医学会神经病学分会,中华医学会神经病学分会脑血管病学组.中国急性缺血性脑卒中诊治指南 2014.中华神经科杂志,2015,48(4):246-257.

2. 王思念,黄志梅,龚自立.血浆大内皮素1,D-二聚体及血清脂蛋白-α 水平对急性缺血性脑卒中的预测价值研究.实用心脑肺血管病杂志,2015,23(04):26-28.

3. 宁群,王玉斌.后循环进展性缺血性脑卒中进展期血管开通的初步体会(附二例报道).中华神经医学杂志,2013,12(1):90-92.

4. 张颖,衣晶,秦鼎.进展性缺血性卒中脑血管造影31例分析.中西医结合心脑血管病杂志,2015,13(6):840-841.

5. Patra S1,Purkait R,Sinhamahapatra T et al. Cerebral infarction following intracranial hemorrhage in pediatric Moyamoya disease-A case report and brief review of literature. Ann Indian Acad Neurol,2012,15(1):60-62.

6. 涂雪松.进展性缺血性脑卒中的影响因素.卒中与神经疾病,2014,21(3):192-194.

7. 李霞,乔淑冬,范常锋.急性缺血性脑卒中的进展与脑血管狭窄的关系.中国医刊,2016,51(12):43-45.

8. Kwan J,Hand P. Early neurological deterioration in acute stroke:clinical characteristics and impact on outcome. QJM,2006,99(9):625-633.

9. 童宁.缺血性脑卒中早期神经功能恶化相关危险因素分析.山东大学学报,2013.

10. 王振威,苏杨维.缺血性进展性脑卒中的相关危险因素分析.中国动脉硬化杂志,2011,19(4):336-338.

11. 王雅薇,张拥波.梗死部位与进展性脑卒中发生的关系.卒中与神经疾病,2016,23(2):142-144.

12. 张迎生,汪凯.病灶部位的影像学特征对进展性脑梗死的预测作用.中国神经精神疾病杂志,2015,41(6):326-330.

13. Kim YB1,Moon HS,Suh BC,et al. Topographic patterns and stroke subtypes according to progressive motor deficits in lacunar syndrome. J Stroke Cerebrovasc Dis,2011,20(4):352-356.

14. Oh S,Bang OY,Chung CS,et al. Topographic location of acute pontine infarction is associated with the development of progressive motor deficits. Stroke,2012,43(3):708-713.

15. Nannoni S,Del Bene A,Palumbo V,et al. Predictors of progression in patients presenting with minor subcortical stroke. Acta Neurol Scand,2015,132(5):304-309.

16. Miyamoto N,Tanaka Y,Ueno Y,et al. Demographic,clinical,and radiologic predictors of neurologic deterioration in patients with acute ischemic stroke. J Stroke Cerebrovasc Dis,2013,22(3):205-210.

17. 肖章红,丁立东.进展性脑梗死的危险因素及影像分析.南通大学学报:医学版,2011,31(1):77-78.

18. Bhatia R1,Bal SS,Shobha N,et al. CT angiographic source images predict outcome and final infarct volume better than noncontrast CT in proximal vascular occlusions. Stroke,2011,42(6):1575-1580.

19. Jauch EC,Saver JL,Adams HP Jr,et al. Guidelines for the early management of patients with acute ischemic stroke:a guideline for healthcare professionals from the American Heart Association/American Stroke Association. Stroke,2013,44(3):870-947.

20. Yoo AJ1,Chaudhry ZA,Nogueira RG,et al. Infarct volume is a pivotal biomarker after intra-arterial stroke therapy. Stroke,2012,43(5):1323-1330.

21. Zhao L1,Barlinn K,Sharma VK,et al. Velocity Criteria for Intracranial Stenosis Revisited. Stroke,2011,42(12):3429-3434.

22. 张军艳,谭军,栗延伟,等.老年缺血性脑血管病患者血清 sCD40L,IL-6,hs-CRP 水平和意义.中国老年学杂志,2013,33(18):4401-4402.

23. Suda S,Katsumata T,Okubo S,et al. Low serum n-3 polyunsaturated fatty acid/n-6 polyunsaturated fatty acid ratio predicts neurological deterioration in Japanese patients with acute ischemic stroke. Cerebrovasc Dis,2013, 36(5-6):388-393.

24. Elkind MS1,Luna JM,McClure LA,et al. C-Reactive Protein as a Prognostic Marker After Lacunar Stroke: levels of inflammatory markers in the treatment of stroke study. Stroke,2014,45(3):707-716.

25. Kwan J,Pickering RM,Kunkel D,et al. Impact of stroke-associated infection on long-term survival:a cohort study. J Neurol Neurosurg Psychiatry,2013,84(3):297-304.

26. 吴海荣,蔡毅,苏庆杰,等.进展性脑梗死与血清炎性细胞因子白细胞介素-6 和肿瘤坏死因子-α 的相关性研究.临床神经病学杂志,2014,27(6):455-457.

27. 李玉文.急性缺血性脑卒中患者血清 IL-6 的表达及与 TOAST 分型和 OCSP 分型的关系.中国老年学杂志,2015,35(17):4862-4863.

28. Tuttolomondo A,Pecoraro R,Pinto A. Studies of selective TNF inhibitors in the treatment ofbrain injury from stroke and trauma:a review of the evidence to date. Drug Des Devel Ther,2014,8:2221-2238.

29. 沈显群,龚自力.血清高迁移率族蛋白 B1 白细胞介素-18 和-23 S100B 及同型半胱氨酸和神经肽 Y 水平检测对缺血性脑卒中预后的影响.中国实用神经疾病杂志,2015,(19):16-18.

30. 陈坚.高同型半胱氨酸血症与缺血性脑卒中的相关性分析.中国实用神经疾病杂志,2015,18(20):13-14.

31. 白亮亭,钟平.进展性缺血性脑卒中相关危险因素分析.中华全科医学,2013,11(2):208-210.

32. 党连生,徐燕,王晓霞,等.谷氨酸与缺血性脑卒中早期进展关系的研究.中华老年心脑血管病杂志,2013,15(1):57-59.

33. 刘进香,吴兴军,徐艳红.急性脑梗死 TOAST 病因分型与血浆纤维蛋白原的相关研究.脑与神经疾病杂志,2013,21(1):7-9.

34. 焦增雁,李兵.D-二聚体和血浆纤维蛋白原水平与进展性卒中关系的研究.航空航天医学杂志,2011,22(10):1171-1174.

35. 张蕴秀,王培昌.动脉粥样硬化性疾病的实验室危险因素.国际检验医学杂志,2012,33(13):1622-1625.

36. 高素玲,刘国荣,陈瑞英,等.进展性缺血性脑卒中患者血清铁蛋白测定的临床意义.中华老年心脑血管病杂志,2013,15(2):171-172.

37. Ramos-Fernandez M,Bellolio MF,Stead LG. Matrix metalloproteinase-9 as a marker for acute ischemic stroke:a systematic review. J Stroke Cerebrovasc Dis,2011,20(1):47-54.

38. Koh SH,Park CY,Kim MK,et al. Microbleeds and free active MMP-9 are independent risk factors for neurological deterioration in acute lacunar stroke. Eur J Neurol,2011,18(1):158-164.

39. 丁卫祥,周小平,李学忠,等.缺血性脑卒中急性期血压水平变化对预后影响的研究.中华神经医学杂志,2013,12(2):157-160.

40. 韩静静,李华,权恩莉.缺血性脑卒中急性期降血压治疗对预后影响的 Meta 分析.山东医药,2015,(8):54-5 111-2.

41. Ritter MA1,Kimmeyer P,Heuschmann PU,et al. Blood Pressure Threshold Violations in the First 24 Hours After Admission for Acute Stroke. Stroke,2009,40(2):462-468.

42. Uchida E,Anan F,Masaki T,et al. Monocyte chemoattractant protein-1 is associated with silent cerebral infarction in patients on haemodialysis. Intern Med J,2012,42(1):29-34.

43. 陈月富,苏斌儒,罗成宏,等.空腹血糖水平与进展性缺血性脑卒中的相关性研究.中华老年心脑血管病杂志,2016,18(7):719-721.

44. Jia Q,Liu G,Zheng H,et al. Impaired Glucose Regulation Predicted 1-Year Mortality of Chinese Patients With

Ischemic Stroke. Stroke,2014,45(5):1498-1500.

45. Zhang Y,Tuomilehto J,Jousilahti P,et al. Total and high-density lipoprotein cholesterol and stroke risk. Stroke, 2012,43(7):1768-1774.

46. 程曼,张瑜,姚源蓉. 血脂变量与脑梗死复发及颅内血管狭窄程度的相关性. 中华老年心脑血管病杂志, 2016,18(3):243-246.

47. 顾晓波,徐晓云. 发热与急性脑卒中的研究. 神经病学与神经康复学杂志,2009,6(2):104-106.

48. 周小丹,赵宏林,包成月,等. 入院时体温与急性缺血性脑卒中患者出院结局的关系. 中国老年学杂志, 2015,35(13):3558-3560.

49. García García J,Roquer J,Serena J,et al. Carotid intima-media thickness is not associated with markers of atherosclerosis in stroke patients. J Stroke Cerebrovasc Dis,2016,25(5):1070-1075.

50. Brouns R,Sheorajpanday R,Wauters A,et al. Evaluation of lactate as a marker of metabolic stress and cause of secondary damage in acute ischemic stroke or TIA. Clin Chim Acta,2008,397(1-2):27-31.

第三章　进展性缺血性脑卒中的诊治进展

目前,脑卒中已经成为全球关注的健康难题,其高发病率、高死亡率、高致残率,给家庭和社会带来了沉重的负担。缺血性脑卒中(ischemic stroke,IS)是临床上最常见的脑卒中类型,占全部脑卒中的60%~80%[1],其多由脑供血动脉在各种因素影响下使其狭窄或闭塞而引发脑组织坏死所致[2]。进展性缺血性脑卒中(progressive ischemic stroke,PIS)作为IS常见的类型,其病情重,进展迅速,预后较差[3]。所以,如何预防进展性脑卒中的发生也越来越受到人们的关注。

一、定义不统一

进展性缺血性脑卒中(PIS)简称为进展性脑卒中(stroke in progression,SIP),是由于脑部血管出现粥样硬化及血栓,使动脉血管狭窄及闭塞并持续加重,最终引起局部脑组织缺氧缺血、软化坏死的一类疾病[4]。PIS发病率在脑卒中患者中约占20%~43%[5,6],而且多发于45~70岁的中老年人,全球每年约有500万人死于PIS,我国每年也约有110万人死于PIS,严重威胁着人们的健康和生命。目前国内外对PIS的定义尚不统一,主要是发病时间和神经功能恶化程度上的界定方面不统一。

(一)国内观点

国内多数学者把发病后48h内神经功能缺损症状逐渐进展或呈阶梯式加重的缺血性脑卒中定义为PIS[3,7]。也有学者采用以下定义:即发生在发病6h~7d内的神经功能损害进行性加重。根据其病情进展分为①早期进展:在发病3d内评估,在意识水平、上下肢运动、眼球运动中,任何1种有≥2分的加重和(或)在言语功能中有≥3分的加重;②后期进展:在发病第3d到7d内评估,有上述的神经系统损害进行性加重[8]。

(二)国外观点

国外对PIS的定义更是不统一。国外某些学者将发病7d内临床症状和体征逐渐加重的缺血性卒中定义为PIS[9]。Kim等[10]将发病7d内美国国立卫生研究院卒中量表(National Institutes of Health Stroke Scale,NIHSS)评分增加≥2分作为进展的评判标准。Alawneh等[11]根据卒中进展的时间,将发生在48~72h之内的卒中进展定义为早期神经功能恶化(early neurological deterioration,END),将发生在72h到7d之内的卒中进展定义为晚期神经功能恶化(late neurological deterioration,LND)。2003年欧洲进展性脑卒中研究组利用斯堪的那维亚(Scandinavian Stroke Scale,SSS)评分将PIS分为早期进展性脑卒中(early progressive stroke,EPS)和晚期进展性脑卒中(late progressive stroke,LPS)[12]。EPS定义为在发病前3d内出现病情进展。LPS指发病第4~7d有上述神经系统损害进行性加重。某些国外学者将发病2周内临床症状和体征逐渐加重的缺血性卒中定义为PIS[13,14]。

二、发病机制复杂

（一）病理生理学机制

动脉粥样硬化是脑血管的病理基础。不稳定性动脉粥样硬化斑块破裂是急性缺血性脑血管事件发生的主要原因。目前临床研究指出,患者血栓在原位前移或后移,或栓子脱落,导致血管闭塞,是 PIS 发生的病理生理学机制[15]。

（二）血流动力学机制

脑卒中发生后,脑灌注长时间不能恢复或持续下降,造成脑神经功能可逆的缺血半暗带区持续低灌注,如果侧支循环建立不充分,则导致缺血半暗带的扩大甚至进一步坏死,发生 PIS。有研究显示,侧支循环建立不良者 PIS 的发生率为侧支循环建立充分者的近 3 倍,是 PIS 形成的独立危险因素[16]。国外研究也表明,侧支循环建立障碍是 PIS 发生的基本机制之一[17]。

（三）生化机制

脑梗死发生后,由于低灌注导致局部组织代谢产物如氧自由基、兴奋性氨基酸等生成增多,造成神经元损害,并释放炎性介质,引起微循环障碍[18,19]。

三、治　　疗

（一）溶栓治疗

对血管重度狭窄或闭塞的进展性卒中患者,开通血管,恢复血流灌注是关键。溶栓治疗是目前最重要的恢复血流措施,现认为有效抢救半暗带组织的时间窗为 4.5h 内或 6h 内[1]。相关研究证实,急性缺血性脑卒中发病 3.0~4.5h 内接受重组人组织型纤溶酶原激活物(rt-PA)静脉溶栓治疗可获得最佳治疗效果[20]。但是,急性进展性脑卒中由于缺血和水肿的范围不断扩大,病情不断加重,缺血半暗带发展到最终梗死窗比以前认为的要长,可达 24h,甚至 48h。苏支政等[21]研究显示,6~24h 内的 PIS 应用尿激酶进行溶栓治疗,效果仍十分显著。对于后循环梗死患者,考虑到脑干对缺血耐受性更强及预后较差,许多学者将溶栓时间窗放宽到 12~24h[22];而且溶栓患者中后循环的出血率大大低于前循环[23]。这也为后循环进展性卒中在进展期开通血管提供了支持。对于不能可靠的确定卒中发病时间的患者,包括睡眠觉醒时发现卒中发病的病例,美国卒中学会(ASA)和欧洲卒中促进会(EUSI)两个指南均不推荐静脉溶栓。

（二）抗血小板及抗凝治疗

目前研究表明,血小板是引起 PIS 进展的重要因素,抑制血小板聚集是治疗 PIS 的重要手段[24]。

阿司匹林是通过抑制血小板环氧化酶,从而阻断花生四烯酸转化为环内过氧化物而起到抗血小板凝聚作用。阿司匹林具有抗炎、稳定斑块的作用,早期使用抗血小板药物阿司匹林治疗急性缺血性脑卒中已成为共识。但单用阿司匹林并不能有效预防进展性神经功能障碍(progression of neurological deficits,PND)的发生[25]。对伴有阿司匹林抵抗的患者目前多采用增加阿司匹林剂量或用其他抗血小板聚集药物代替的方法对阿司匹林抵抗进行干预。一项试验表明,对于有阿司匹林抵抗,或对阿司匹林过敏及不能耐受阿司匹林的急性缺血性脑梗死患者,给予600mg氯吡格雷应用是安全且可以耐受,并且没有发生病情进展[26]。

氯吡格雷主要通过与血小板膜表面的ADP受体结合,阻止纤维蛋白原与糖蛋白结合,使ADP无法活化血小板,从而降低血小板凝聚。近年来研究显示,长期使用氯吡格雷较阿司匹林降低9%的PIS发生率[27]。国内文献报道中较多采用氯吡格雷75mg/d常规剂量治疗PIS,但有研究显示,75mg/d氯吡格雷一般在用药后3~7d才产生作用,首次给予300mg负荷量的氯吡格雷则在用药后2~5h即可达抗血小板高峰,在PIS治疗初期可有效降低血小板聚集,明显改善预后[28]。国内宁群等[3]报道,负荷剂量氯吡格雷早期通过挽救缺血半暗带、控制血栓进一步蔓延,从而良好改善进展性脑卒中患者的症状及体征降低致残、致死率。谢霞等[29]研究发现,临床上约有5%~30%的患者可能出现氯吡格雷抵抗,但目前机制尚不清楚。因此,临床上在氯吡格雷治疗时需密切注意及时调整用药。

在脑卒中患者治疗中,阿司匹林与氯吡格雷的联合应用也日益广泛。研究结果表明,阿司匹林联合应用波立维治疗急性缺血性脑卒中疗效及预防脑卒中进展方面优于单用阿司匹林[30]。王拥军等[31]CHANCE研究显示,在发生脑卒中或TIA的(21d内)联合用药,能够有效地降低所有类型卒中的发生率;如果延长双抗治疗时间,仅会增加出血风险,获益增加却非常低。表明卒中或TIA后1个月内联合用药具有更好的疗效。

朱林等[32]研究结果显示,PIS患者在治疗后7d及治疗后14d,低分子肝素钙联合氯吡格雷组NIHSS评分及神经功能学评分(neurological disability score,NDS)均较单用低分子肝素钙组明显降低,提示低分子肝素钙联合氯吡格雷可有效治疗PIS,减轻患者神经损伤程度。

(三) 介入治疗

血管内治疗可以快速地实现血管再通及改善患者预后,但2013年3月新英格兰医学杂志发表的MR RESCUE、SYNTHESIS Expansion两项研究结果表明血管内治疗对急性缺血性脑卒中患者获益并不优于静脉溶栓治疗[33,34]。Berkhemer等[35]最新研究显示,对于前循环颅内大动脉(颈内动脉远端、大脑中动脉M1/M2段、大脑前动脉A1/A2段)闭塞引起的急性缺血性脑卒中患者,发病6h内实施血管内介入联合标准治疗(包括rt-PA静脉溶栓)的疗效优于标准治疗。该研究提示对于前循环颅内大血管闭塞的急性缺血性脑卒中患者,发病6h内血管内介入治疗是安全且有效的。

(四) 控制血压

控制血压是防治脑卒中进展的关键因素。2013年美国心脏协会/美国卒中协会发布的急性缺血性中风早期治疗的新指南[36],提出对于血压显著升高,但不溶栓的患者,合理的目标是在卒中后24h内血压降低大约15%,只有当舒张压大于120mmHg,收缩压大于220mmHg才开始应用降压药,已达成共识。近期发表的中国急性缺血性脑卒中降压试验(The China Antihypertensive Trial in Acute Ischemic Stroke,CATIS),观察4071例48h内发病的缺血性卒中急性期(入院24h后)患者接受强化降压治疗对14d内、出院时及3个月的死亡和严重残疾的影响,结果提示强化降压组无明显获益,但可能是安全的[37]。

（五）控制血糖

2014年中国急性缺血性脑卒中诊治指南[1]建议,血糖应控制在 7.7 ~ 10.0mmol/L,若超过 10.0mmol/L 应使用胰岛素治疗;血糖低于 3.3mmol/L 时,建议给予 10% ~ 20% 葡萄糖口服或注射治疗,目标是达到正常血糖。2013 年美国心脏协会/美国卒中协会制定的急性缺血性脑卒中指南,指出若卒中发病后最初的 24h 内血糖持续性高于 7.8mmol/L,则预后较差;血糖水平应控制在 7.8 ~ 10.3mmol/L,并密切监测[36]。

（六）控制体温

若体温>38℃可给予降温治疗。体温升高可能为感染性或非感染因素所致,均与临床转归不良有关。进展性脑卒中患者病情重,容易出现意识障碍、吞咽困难、咳痰能力下降及大小便失禁等,导致肺部感染、尿路感染的发生,应积极给予相应的抗生素抗感染治疗,同时加强对卧床患者定时翻身拍背促进排痰,定期膀胱冲洗和更换导尿管等方面的护理。

（七）纠正低血容量及水、电解质紊乱

合理应用脱水剂、血管扩张剂,注意出入量,必要时加强补液、纠正电解质紊乱及营养支持治疗。

四、展　　望

目前,进展性缺血性脑卒中的定义尚不统一、确切发病机制尚未完全明确,从而可能错失对 PIS 进行及时有效治疗的机会,导致卒中进展,预后较差。希望 PIS 定义统一,早期诊断、早期治疗,预防和减缓病情进展,从而降低卒中患者的致残率和病死率。

（赵海峰　付研）

参 考 文 献

1. 中华医学会神经病学分会,中华医学会神经病学分会脑血管病学组. 中国急性缺血性脑卒中诊治指南 2014. 中华神经科杂志,2015,48(4):246-257.
2. 王思念,黄志梅,龚自立. 血浆大内皮素 1,D-二聚体及血清脂蛋白-a 水平对急性缺血性脑卒中的预测价值研究. 实用心脑肺血管病杂志,2015,23(04):26-28.
3. 宁群,王玉斌. 后循环进展性缺血脑卒中进展期血管开通的初步体会（附二例报道）. 中华神经医学杂志,2013,12(1):90-92.
4. Sherzai A,Heim LT,Boothby C,et al. Stroke,food groups,and dietary patterns:a systematic review. Nutr Rev, 2012,70(8):423-435.
5. 马莉琴,温德树. 进展性脑梗死的相关因素. 卒中与神经疾病,2011,18(2):122-125.
6. Maier IL,Bauerle M,Kermer P,et al. Risk prediction of very early recurrence,death and progression after acute ischaemic stroke. Eur J Neurol,2013,20(4):599-604.
7. 于海娜,刘刚,刘永丹,等. 进展性缺血性卒中相关危险因素临床分析. 脑与神经疾病杂志,2013,21(1):

20-22.

8. 刘磊,李瑞华,王泽颖. 进展性脑卒中的研究概况. 中国老年学杂志,2011,31(6):1093-1095.

9. Kwon HM,Lee YS,Bae HJ,et al. Homocysteine as a predictor of early neurological deterioration in acute ischemic stroke. Stroke,2014,45(3):871-873.

10. Kim JT,Kim HJ,Yoo SH,et al. MRI findings may predict early neurologic deterioration in acute minor stroke or transient ischemic attack due to intracranial atherosclerosis. Eur Neurol,2010,64(2):95-100.

11. Alawneh JA,Moustafa RR,Baron JC. Hemodynamic factors and perfusion abnormalities in early neurological deterioration. Stroke,2009,40(6):e443-e450.

12. Birschel P,Ellul J,Barer D. Progressing stroke:towards an internationally agreed definition. Cerebrovasc Dis,2004,17(2-3):242-252.

13. Day JS,Adams HP Jr. Delayed catastrophic intracerebral hemorrhage preceded by progressive recovery after carotid stenting for acute ischemic stroke. J Stroke Cerebrovasc Dis,2012,21(2):151-154.

14. Choi BI,Park D,Lee SH,et al. Neurobehavioural deficits correlate with the cerebral infarction volume of stroke animals:a comparative study on ischaemia-reperfusion and photothrombosis models. Environ Toxicol Pharmacol,2012,33(1):60-69.

15. Kim CY,Lee JS,Kim HD,et al. The effect of progressive task-oriented training on a supplementary tilt table on lower extremity muscle strength and gait recovery in patients with hemiplegic stroke. Gait Posture,2015,41(2):425-430.

16. 姚德斌,万慧. 动脉粥样硬化性脑梗死与侧支循环研究进展. 江西医药,2014(9):926-930.

17. Ali LK,Saver JL. The ischemic stroke patient who worsens:new assessment and management approaches. Rev Neurol Dis,2006,4(2):85-91.

18. Wang Q,Zhao W,Bai S. Association between plasma soluble P-selectin elements and progressive ischemic stroke. Exp Ther Med,2013,5(5):1427-1433.

19. 李立,吴世政,张淑坤. 缺血性脑卒中后相关免疫学研究进展. 中华老年心脑血管病杂志,2015.

20. 顾萍,樊兴娟,黄琳,等. 就诊时间对老年缺血性脑卒中后功能预后的影响及其可能相关因素. 中国老年学杂志,2015,17(2):219-221.

21. 苏支政,伍锦旋,王映伙. 尿激酶静脉溶栓治疗急性进展性脑梗死对血液流变学的影响和疗效判断. 中国医药指南,2010,8(16):37-38.

22. 王伟,杨明山. 神经科急症医学. 北京:人民卫生出版社,2014.

23. Sarikaya H,Arnold M,Engelter ST,et al. Outcomes of intravenous thrombolysis in posterior versus anterior circulation stroke. Stroke,2011,42(9):2498-2502.

24. Grotta JC. Stroke Progress Review Group. Stroke,2013,44(6 suppl 1):S111-S113.

25. Del Bene A,Palumbo V,Lamassa M,et al. Progressive lacunar stroke:review of mechanisms,prognostic features,and putative treatments. Int J Stroke,2012,7(4):321-329.

26. Suri MF,Hussein HM,Abdelmoula MM,et al. Safety and tolerability of 600 mg clopidogrel bolus in patients with acute ischemic stroke:preliminary experience. Med Sci Monit,2008,14(10):PI39-PI44.

27. Thomson RM,Anderson DC. Aspirin and clopidogrel for prevention of ischemic stroke. Curr Neurol Neurosci Rep,2013,13(2):327.

28. Mijajlovic MD,Shulga O,Bloch S,et al. Clinical consequences of aspirin and clopidogrel resistance:an overview. Acta Neurol Scand,2013,128(4):213-219.

29. 谢霞,张治中,马敏敏,等. 缺血性脑卒中氯吡格雷抵抗的研究进展. 内科急危重症杂志,2014,20(3):145-147.

30. 王雯,王维宝,高智玉,等. 阿司匹林联合波立维治疗急性缺血性脑卒中临床疗效观察. 航空航天医学杂志,2015(5):616-617.

31. Wang Y, Wang Y, Zhao X, et al. Clopidogrel with aspirin in acute minor stroke or transient ischemic attack. N Engl J Med, 2013, 369 (1): 11-19.

32. 朱林, 王治国, 王树桢, 等. 低分子肝素钙联合氯吡格雷治疗进展性缺血性脑卒中的临床研究. 广西医科大学学报, 2016, 33 (2): 280-282.

33. Kidwell CS, Jahan R, Gornbein J, et al. A trial of imaging selection and endovascular treatment for ischemic stroke. N Engl J Med, 2013, 368 (10): 914-923.

34. Ciccone A, Valvassori L, Nichelatti M, et al. Endovascular treatment for acute ischemie stroke. N End J Med, 2013, 368 (10): 904-913.

35. Berkhemer OA, Fransen PS, Beumer D, et al. A randomized trial of intraarterial treatment for acute ischemic stroke. N Engl J Med, 2015, 2015 (372): 11-20.

36. J Jauch EC, Saver JL, Adams HP Jr, et al. Guidelines for the early management of patients with acute ischemic stroke. Stroke, 2013, 44 (3): 870-947.

37. He J, Zhang Y, Xu T, et al. Effects of immediate blood pressure reduction on death and major disability in patients with acute ischemic stroke: the CATIS randomized clinical trial. JAMA, 2014, 311 (5): 479-489.

第四章　脑出血进展

自发性非创伤性脑出血(spontaneous intracerebral hemorrhage,sICH)是指非外伤引起的各种原因导致脑组织内血管薄壁组织破裂引起的颅内出血。临床上最常见的出血部位依次为基底节区(壳核、尾状核、丘脑),脑叶,小脑以及脑干。

目前sICH仍是全球范围内致残和致死的重要原因之一。近期美国心脏病协会/美国卒中协会(AHA/ASA)发布了最新sICH治疗指南。该指南一方面是为更新2010年出版的AHA/ASA sICH指南,纳入近五年发表的最新研究文献;另一方面是提醒临床医生治疗脑出血的重要性。该指南发表于Stroke杂志,由美国神经病学学会、美国神经外科医师协会、神经外科医师大会和神经重症监护学会认定。

一、流 行 病 学

亚洲人群的脑出血发病率较高,大约占所有脑卒中的10%~15%。我国脑血管病已经成为城乡居民的第二大死亡原因,每年新发病例约为200万人,存活患者人数约为600万~700万人,约3/4患者不同程度丧失劳动能力,其中出血性脑血管病占约30%。

二、病　　　因

sICH可以分为原发性和继发性脑出血,原发性脑出血大约占70%~80%,其中65%左右的主要病因是高血压。长期高血压可引起平滑肌细胞增生,进一步发展将引起管腔的狭窄、闭塞并最终导致管腔的破裂,此类脑出血通常发生于穿支动脉及其分叉处,如豆状核纹状体、丘脑和脑干交通动脉等。脑淀粉样血管病变(CAA)是另一个引起原发性脑出血的重要原因,也是老年病人脑叶出血的重要因素。尸检和术中标本的病理检查发现β-淀粉样蛋白易沉淀于大脑皮层血管的中层和外层及脑膜静脉壁,目前认为荷兰型遗传性高血压合并淀粉样变性是一种少见的显性遗传的多发脑出血性疾病;继发性脑出血主要是一些先天性或获得性因素,例如先天血管畸形、凝血功能障碍、肿瘤和各种药物副作用。

三、损 伤 机 制

目前认为sICH后的脑损伤机制包括原发性损伤和继发性损伤两方面。前者是出血后脑组织细胞结构的破坏以及血肿形成产生的"占位效应"导致颅内压增高,潜在影响颅内血供并且诱发脑疝形成。其中脑组织细胞结构破坏可表现在神经纤维断裂,功能区间联络纤维破坏,从而导致明显的神经功能缺失症状体征,多遗留神经功能障碍不能恢复。血肿大小、出血速度、血肿位置等均可影响神经功能损伤的程度,血肿越大,占位效应越明显,神经破坏范围则越大,而血肿位置越深其对深部核团及功能区间密集的联系纤维造成的损伤也越大;后者是因原发性损伤、机体或脑组织对血肿组织产生应答以及血凝块分崩解释放诱发的"瀑布式"反应导致损伤。脑出血急性期,患者中枢神经系统激活了机体内的炎症反应,促使组织细胞产生大量炎性细胞因子,如 TNF-α 和 IL-6 等。这些炎性细胞因子大量分泌和表达与脑损伤的病情成正相关。其中 TNF-α 是最早表达且释放最多的炎性因子,可能通过以下的机制造成脑损伤:①可能直接作用于血管内皮细胞增加血管通透性,加重脑组织水肿;②可以通过激活多核细胞,使多核细胞在脑细胞血管周围聚集并表达分泌炎性细胞因子、黏附分子而加重血脑屏障的破坏,加重脑水肿;③直接作用于局部脑血管,使脑血管痉挛,加重血肿周围脑组织的缺血缺氧,进而促使并加重脑水肿形成;④可能使血脑屏障破坏,增加血脑屏障通透性,导致脑水肿。

近年来"出血半暗带"概念逐渐得到认可。脑出血后,血肿周围的脑组织受压移位,脑血流减少而发生缺血缺氧改变,细胞内钙超载,溶酶体破裂、线粒体肿胀,细胞代谢功能障碍进一步加重脑水肿;血脑屏障被破坏,大分子物质渗透进入周围组织间隙,导致组织间隙水肿,进一步加重占位效应,最终导致脑组织发生移位,形成脑疝而产生严重不良后果。

四、诊　　断

头颅 CT 是诊断 sICH 血肿进展的金标准。最近研究表明,CT 主要通过血肿形状(不规则或规则)和血块密度变化(均质或不均质)对血肿进行检查。从理论上讲,孤立的血肿将具有相对规则的形状和均匀的血肿密度,多个出血点更可能表现为不规则边缘,不均质的血肿 CT 密度可能反映活动性出血。另外,CT 血管造影观察斑点征(spot sign)被认为代表了持续的出血,同时也能够很好地预测和反映血肿扩大以及预后和死亡率的可靠的影像学特征。斑点征评分(SSS)也日益得到重视。SSS 最初是由 Delgado 阿尔曼兹等人提出的,并且成功研发了一个能预测血肿扩大的量表。SSS 评分可独立预测住院死亡率和 3 个月的预后。另外经颅超声多普勒近年来已被证明是能够以良好的精度估计出血量和可以在急性脑出血患者床旁连续观察的一个有价值的工具。

五、治　　疗

根据 2015 年美国心脏学会脑出血指南和脑出血的病理生理过程,脑出血治疗分为超早期、早期和中期。超早期治疗指发病 6 小时以内,早期治疗主要是发病 6 小时后到 2 周,治疗重点是评估是否有血肿继续增大的可能,根据病情判断是否需要外科手术治疗。

(一) 手术清除血肿

通过解除血肿组织的"占位效应"从源头来阻断脑出血后的损伤过程是此干预措施的主要目的。早在 20 世纪 90 年代,STICH 研究的前期试验结果显示早期手术血肿清除可以适度降低死亡率,之后 STICH Ⅱ研究结果显示,对于距离大脑皮质表面<1cm 自发性浅表出血不合并脑室内出血的患者,早期手术并不增加 6 个月的死亡或伤残率,并可能带来较小但具有临床相关性的生存优势。

一般认为手术指征如下:①基底节区血肿量>30ml 或血肿直径>3cm,丘脑出血量>

15ml,幕下血肿量>10ml;②引起脑干压迫或脑积水等严重临床症状;③动静脉畸形、海绵状畸形、动脉瘤等破裂出血;④脑实质血肿并造成神经功能恶化的年轻患者。目前关于手术时机的选择尚存争议。Mager 等曾提出超早期(<6h)手术,但有研究证实超早期清除血肿患者再出血率与致残率较高,故不主张超早期穿刺引流。早期(6～24h)手术清除血肿可以降低病死率及致残率,提高患者预后及生存质量。脑出血 24h 后血肿周围的脑组织变性、坏死,脑组织发生不可逆性神经元损伤,已有研究证实脑出血 24h 后行血肿清除致残率及预后不良率均高于早期手术组。

常见手术方式包括如下:①开骨窗血肿清除直视下血肿清除并彻底止血,但对周围脑组织损伤较大;②微创穿刺适用于浅层血肿,易造成盲区损伤;③立体定向穿刺适用于较深位置血肿,精确度高,损伤小;④内窥镜与神经导航辅助微创治疗目前尚无推广。

(二) 控制血压

最早出现的以急性期控制血压为治疗靶点的临床研究是 INTERACT、ICH ADAPT 以及 ATACH。其中 INTERACT 结果显示起病 6 小时内收缩压 140mmHg 为目标的急性降压治疗可以减轻患者 72 小时内的血肿增长,但是对血肿周围水肿形成没有明显的作用。ICHADAPT 试验结果显示急性期降压治疗不会增加血肿周围组织以及交界带的低灌注,是一种安全的治疗方式。最近的 INTERACT-Ⅱ 研究结果显示不同基线收缩压的 sICH 患者都能从早期强化降压治疗中获益,而强化降压治疗的最优控制目标为 130～139mmHg。近期的 ATACH-Ⅱ 试验也对急性脑出血后收缩压的控制进行了研究,研究对象为 1000 例发病 4.5h 以内的脑出血患者(血肿体积小于 60ml)。至少一次收缩压读数大于 180mmHg 的患者被随机分为 2 组,分别将收缩压控制在 110～139mmHg 和 140～179mmHg,结果显示 90 天的病死率或残疾率两组差异并无统计学意义。2015 年美国脑出血指南推荐将收缩压控制在 140mmHg 以下,我们在临床实践中可以适当地平衡。

(三) 止血治疗

指通过外源性输注促凝物质增强机体凝血功能来控制患者的血肿增长,以此减轻脑出血后的初始和继发损伤。最初的 FAST 研究是美国学者 Mayer 使用 rFVIIa 以期抑制血肿增长及改善患者预后,但是实验结果显示 rFVⅡa 可以控制 sICH 的血肿增长而不改善患者的预后,同时引发血栓性疾病的发生率增高。最近的 PATCH 研究共纳入 60 家医院的成年患者 190 例,均接受抗血小板治疗至少 7 天、出现幕上脑出血症状 6 小时以内且格拉斯哥质量表评分至少≥8 分。在症状发生后的 6h 内,或接受脑影像学检查明确诊断后 90min 内,随机分为标准治疗组或标准联合血小板输注组。结果发现血小板输注组 3 个月末的死亡或依赖患者比例高于标准治疗组,不良事件的发生率更高。虽然只在部分小样本试验提示输注血小板在部分血小板功能低下或者使用抗血小板药物的 sICH 患者中有效,但临床实践中至少有 25% 的此类患者接受血小板输注治疗。

目前对凝血功能障碍的脑出血患者推荐使用维生素 K、凝血酶原复合物、新鲜冷冻血浆及重组凝血因子Ⅶ,在入院 2h 内将 INR 降至 1.4 以下,以降低血肿增大的风险。维生素 K_1 最常用于拮抗华法林类,其起效慢且需要 12～16 小时才能达到有效浓度。对于应用普通肝素而引起凝血功能障碍的患者目前推荐应用鱼精蛋白。

（四）抑制炎症

既往研究发现脑出血后局部血肿组织出现显著的炎症反应,包括小胶质细胞激活、白细胞定向趋化以及炎性介质分泌。炎症反应通过活化氧自由基、升高促炎症因子水平、激活酶系统造成血脑屏障破坏,直接导致脑出血后血管源性脑水肿形成。三种药物已被应用于临床试验,第一类为环氧合酶抑制剂塞来昔布,该研究结果的前期试验结果显示塞来昔布可以减轻 sICH 后血肿周围水肿形成,大规模临床试验尚在进行当中。第二类是噻唑烷二酮类药物吡格列酮,该研究尚在进行当中无结果公布。第三类药物为他汀类药物瑞舒伐他汀,前期实验证实应用药物治疗后可以改善患者的预后。

（五）减轻铁负荷及清除氧自由基

脑出血后血肿内红细胞崩解,血红素经血红素加氧酶分解生成大量的铁,局部脑组织铁负荷超载直接导致脑损伤,而其中一种可能的损伤机制即为氧自由基的倍增。美国学者 Selim M 主持的使用去铁胺的临床试验结果证实去铁胺应用耐受良好,并且不会增加严重不良事件的发生率和死亡率,为去铁胺应用于脑出血后治疗提供了理论基础。2013 年以高剂量去铁胺治疗 sICH 的试验已被暂停,原因是高剂量药物的毒性导致急性呼吸窘迫发生率增加。此外以 NXY-059(氧自由基清除剂)治疗 sICH 的 CHANT 研究结果显示 NXY-059 治疗对 sICH 无明显获益,其潜在的原因被认为可能是血脑屏障的通透性不足或氧自由基清除剂作用无法抵消高水平氧自由基的作用。

（六）保护神经细胞

sICH 的病理学改变最终表现为血肿周围细胞的死亡和脑萎缩,然而细胞死亡是一个坏死与凋亡共存的复杂过程。目前一些作用于抗凋亡或者稳定细胞膜的药物已被应用于 sICH 研究,如胞磷胆碱,但这些研究没有得到确切的证据。

（七）亚低温治疗(32~34℃)

国内研究表明亚低温可通过降低脑组织细胞氧耗量、减少乳酸生成、减轻脑水肿、保护血脑屏障、抑制毒性物质的产生、抑制细胞凋亡等对急性期脑组织起保护作用。常用方式有血管内降温。

总之,脑出血的治疗要抓住两个“时间窗”,即颅内血肿清除的“时间窗”和针对继发性脑损伤的治疗“时间窗”。临床上应该从病理生理角度出发,综合多学科知识,对每位患者的病情进行系统的评估,从而制定个性化的治疗方案。

（赵红　丁宁）

参 考 文 献

1. Keep RF, Hua Y, Xi G. Intracerebral haemorrhage: mechanisms of injury and therapeutic targets. Lancet Neurol, 2012, 11(8):720-731.

2. Mendelow AD, Gregson BA, Rowan EN, et al. Early surgery versus initial conservative treatment in patients with spontaneous supratentorial lobar intracerebral haematomas (STICH Ⅱ): a randomised trial. Lancet, 2013, 382

（9890）:397-408.

3. Anderson CS, Huang Y, Arima H, et al. Effects of Early Intensive Blood Pressure-Lowering Treatment on the Growth of Hematoma and Perihematomal Edema in Acute Intracerebral Hemorrhage:The Intensive Blood Pressure Reduction in Acute Cerebral Haemorrhage Trial (INTERACT). Stroke,2010,41(2):307-312.

4. Butcher K, Jeerakathil T, Emery D, et al. The Intracerebral Haemorrhage Acutely Decreasing Arterial Pressure Trial:ICH ADAPT. Int J Stroke,2010,5(3):227-233.

5. Qureshi AI, Palesch YY, Martin R, et al. Effect of systolic blood pressure reduction on hematoma expansion, perihematomal edema, and 3-month outcome among patients with intracerebral hemorrhage:results from the antihypertensive treatment of acute cerebral hemorrhage study. Arch Neurol,2010,67(5):570-576.

6. McCourt R, Gould B, Gioia L, et al. Cerebral Perfusion and Blood Pressure Do Not Affect Perihematoma Edema Growth in Acute Intracerebral Hemorrhage. Stroke,2014,45(5):1292-1298.

7. Gould B, McCourt R, Gioia LC, et al. Acute Blood Pressure Reduction in Patients With Intracerebral Hemorrhage Does Not Result in Borderzone Region Hypoperfusion. Stroke,2014,45(10):2894-2899.

8. Arima H, Lavados PM, Huang Y, et al. Optimal achieved blood pressure in acuteintracerebral hemorrhage:INTERACT2. Neurology,2015,84(5):464-471.

9. Naidech AM, Liebling SM, Rosenberg NF, et al. Early Platelet Transfusion Improves Platelet Activity and May Improve Outcomes After Intracerebral Hemorrhage. Neurocrit Care,2012,16(1):82-87.

10. Lee SH1, Park HK, Ryu WS, et al. Effects of celecoxib on hematoma and edemavolumes in primary intracerebral hemorrhage:a multicenter randomized controlled trial. Eur J Neurol,2013,20(8):1161-1169.

11. Gonzales NR1, Shah J, Sangha N, et al. Design of a prospective, dose-escalation study evaluating the Safety of Pioglitazone for Hematoma Resolution in Intracerebral Hemorrhage (SHRINC). Int J Stroke, 2013, 8(5): 388-396.

12. Takeda R, OguraT, Ooigawa H, et al. A practical prediction model for early hematoma expansion in spontaneous deep ganglionic intracerebral hemorrhage. Clin Neurol Neurosurg,2013,115(7):1028-1031.

13. Manning L, Hirakawa Y, Arima H, et al. Blood pressure variability and outcome after acute intracerebral haemorrhage:a post-hoc analysis of INTERACT2,a randomised controlled trial. Lancet Neurol,2014,13(4):364-373.

14. Hoefnagel D1, Dammers R, Ter Laak-Poort MP, et al. Risk factors for infections related to external ventricular drainage. Acta Neurochir (Wien),2008,150 (3):209-214.

15. Gokhale S, Caplan LR, James ML. Sex differences in incidence, pathophysiology, and outcome of primary intracerebral hemorrhage. Stroke,2015,46(3):886-892.

16. Ji R, Shen H, Pan Y, et al. A novel risk score to predict 1-year functional outcome after intracerebral hemorrhage and comparison with existing scores. Crit Care,2013,17(6):R275.

17. Meyer DM, Begtrup K, Grotta JC, et al. Is the ICH score a valid predictor of mortality in intracerebral hemorrhage? J Am Assoc Nurse Pract,2015,27(7):351-355.

18. Li Q, Zhang G, Huang YJ, et al. Blend sign on computed tomography novel and reliable predictor for early hematoma growth in patients with intracerebral hemorrhag. Stroke,2015,46(8):2119-2123.

19. Gould B, McCourt R, Gioia LC, et al. Acute blood pressure reduction in patients with intracerebral hemorrhage does not result in borderzone region hypoperfusion. Stroke,2014,45(10):2894-2899.

20. Demchuk AM, Dowlatshahi D, Rodriguez-Luna D, et al. Prediction of haematoma growth and outcome in patients with intracerebral haemorrhage using the CT-angiography spot sign (PREDICT):a prospective observational study. Lancet Neurol,2012,11(4):307-314.

21. Qureshi AI, Palesch YY, Barsan WG, et al. Intensive blood-pressure lowering in patients with acute cerebral hemorrhage. N Engl J Med,2016,375(11):1033-1043.

22. Fu X, Wong KS, Wei JW, et al. Factors associated with severity on admission and inhospital mortality after pri-

mary intracerebral hemorrhage in China. Int J Stroke,2013,8(2):73-79.

23. Yeh SJ,Tang SC,Tsai LK,et al. Pathogenetical subtypes of recurrent intracerebral hemorrhage:designations by SMASH-U classification system. Stroke,2014,45(9):2636-2642.

24. Meretoja A1,Strbian D,Putaala J,et al. SMASH-U:a proposal for etiologic classification of intracerebral hemorrhage. Stroke,2012,43(10):2592-2597.

25. Abecassis IJ,Xu DS,Batjer HH,et al. Natural history of brain arteriovenous malformations:a systematic review. Neurosurg Focus,2014,37(3):E7.

第五章 急性脑梗死溶栓治疗急诊
绿色通道构建

脑卒中的发病率、致残率和病死率均高,严重影响人类健康和生活,是目前导致人类死亡的重要杀手。2012年卫生部调查结果显示缺血性脑卒中占急性脑血管病的80%,再灌注时间每延误30分钟,90天良好预后可能性下降12%[1],所以"时间就是大脑"。急性脑梗死治疗的关键在于尽早开通阻塞的血管,静脉溶栓是目前改善急性缺血性脑卒中结局最有效的药物治疗手段,已被我国和许多国家指南推荐,但目前急性脑梗死溶栓治疗的比例仍然很低。由132家城市医院参加的中国国家卒中登记(China National Stroke Registry,CNSR)是目前唯一在全国范围内进行登记的卒中项目,对参与项目医院所有适合使用静脉重组组织型纤溶酶原激活剂(recombinant tissue plasminogen activator,rt-PA)的患者进行了分析。研究显示21.5%人在发病3小时内到达急诊室,12.6%人适合溶栓治疗,最终只有2.4%人进行了溶栓治疗,从患者进入急诊室到接受溶栓药物治疗的间隔时间平均是116分钟,比发达国家显著延长[2,3]。为使溶栓这一有效疗法能更好、更广泛地在我国使用,尽可能减少院内延误,提高脑梗死急性期的救治率,特制定该共识。

一、静脉溶栓临床意义

溶栓治疗是目前恢复血流最重要的措施之一,rt-PA是主要的溶栓药物和最有效的药物。但是由于经济原因,我国部分地区还可选择用尿激酶,有效抢救半暗带脑组织的时间窗为4.5h内,6h内溶栓治疗也相对安全有效。其治疗获益有时间依赖性,所以越早越好。

(一)现有证据

目前国内外关于使用rt-PA进行静脉溶栓的研究证据较多。已有多个临床试验对急性脑梗死rt-PA0.9mg/kg(最大剂量90mg)静脉溶栓疗效和安全性进行了评价。研究的治疗时间窗包括发病后3h内及3~4.5h。1995年美国国立神经疾病和卒中研究所研究(The National Institute of Neurological Disorders and Stroke rt-PA Stroke Study,NINDS)提示3h内rt-PA静脉溶栓组3个月完全或接近完全神经功能恢复者显著高于安慰剂组,两组病死率相似,症状性颅内出血发生率治疗组高于对照组;2008年欧洲急性卒中协作研究(The European Cooperative Acute Stroke Study Ⅲ,ECASS Ⅲ)提示发病3~4.5h静脉使用rt-PA仍然有效[4,5]。

2013年发表的第三次国际卒中研究(The third International Stroke Trial,IST-3)提示发病6h内静脉溶栓治疗急性脑梗死可能是安全有效的,80岁以上患者发病3h内溶栓的疗效和安全性与80岁以下患者相似,但80岁以上患者发病3~6h溶栓的疗效欠佳[6]。一项系统性评价分析了 12 项 rt-PA 静脉溶栓试验,包括 7012 例患者,提示发病 6h 内静脉溶栓治疗急性脑梗死是安全有效的,其中发病 3h 内 rt-PA 治疗的患者获益最大[7]。

我国九五攻关课题"急性缺血性脑卒中 6h 内的尿激酶静脉溶栓治疗"试验证实国产尿激酶天普洛欣的安全性,确定了尿激酶使用剂量为 100 万~150 万 IU。6h 内采用尿激酶溶栓相对安全、有效[8,9]。

(二) 指南推荐意见

根据《中国急性缺血性脑卒中诊治指南 2014》提出静脉溶栓推荐意见如下:对急性脑梗死发病 3h 内(Ⅰ级推荐,A 级证据)和 3~4.5h(Ⅰ级推荐,B 级证据)的患者,应按照适应证和禁忌证严格筛选患者,尽快静脉给予 rt-PA 或尿激酶溶栓治疗,用药期间及用药 24h 内应严密监护患者(Ⅰ级推荐,A 级证据)[10]。

二、急诊溶栓绿色通道的构成

由于急性脑梗死治疗时间窗窄,医院应建立脑卒中诊治绿色通道,尽可能优先处理和收治脑卒中患者,并能够做到早诊断、早评估、早治疗。该绿色通道包括信息系统支持、溶栓团队建立、检验科/放射科的协作以及流程设置[11]。

(一) 信息系统

护士分诊信息界面要包括面、臂、言语、时间评分量表(The Face Arm Speech Time,FAST),设立绿色通道启动键;医生接诊界面也设立绿色通道启动键,与分诊界面互联互通,点击一次即可(医生、护士谁点击都可以),启动后该患者的化验检查单据和处方都会有绿色通道或者抢救标识。

(二) 溶栓团队组建及职责分工

急诊溶栓团队应包括:急诊一线医生、溶栓二线、护士、辅助人员。急诊一线医生的职责:初筛进入"绿色通道"患者,在信息系统中将患者纳入"绿色通道";通知溶栓二线;通知护士开放静脉通道,留置单腔套管针;开立头颅影像检查;开立实验室化验检查,包括血常规+血型+快速血糖+凝血象+肾功能+电解质+心肌酶;完成心电图。溶栓二线的职责:评估患者是否适合溶栓治疗,并获取溶栓知情同意;指导低年资住院医动态监测患者生命体征和评估其神经功能;溶栓后协调患者入住卒中单元。护士的职责:分诊急性卒中高危患者;给患者佩戴"绿色通道"标识;开放静脉通道;接到医生指令后备药溶栓;为无法进行正常缴费的患者办理欠费手续;日常管理、定期检查溶栓药物。辅助人员(低年资住院医生或者神经内科专业研究生)的职责:动态监测患者生命体征和评估其神经功能,填写"绿色通道"路径;协助疏导患者快速完善溶栓前的各项检查,特别是头颅影像学检查[12,13]。

(三) 检验科

对标有"绿色通道"标识的申请单及标本快速反应,优先满足绿色通道患者需要,并在规定时间内完成。具体时限规定如下:血常规、血型、电解质、血糖、肾功能、凝血象、心肌酶等检查在接到血标本 35 分钟内出报告;其他项目酌情尽快。进行床旁检测(Point-of-Care Testing,POCT)INR、血糖和血小板计数更有利于缩短时间。

（四）影像科

对标有"绿色通道"标识的申请单快速反应，优先满足绿色通道患者需要，在到影像科25 分钟之内完成头颅影像学检查，并在 10 分钟内完成阅片并出报告。

三、缩短院内延误

目前美国心脏协会/美国卒中协会指南倡导从急诊就诊到开始溶栓(Door-to-Needle Time,DNT)应争取在 60 分钟内完成[3]。这就需要急诊医学科溶栓绿色通道各个环节密切配合、统筹安排工作和时间，最大限度缩短确定溶栓的时间，尽早应用 rt-PA，如果没有 rt-PA或医保和经济原因，可以选择尿激酶，减少患者的神经功能损失。

（一）急诊分诊

急诊分诊工作应该在 5 分钟内完成，急诊分诊护士采用 FAST 量表对到诊患者进行简单评估，如发现任何一项异常，考虑脑卒中就诊，进行快速分诊[14,15]，点击绿色通道启动键，给患者佩戴"绿色通道/抢救"字样标识，带领患者就诊。

（二）快速诊断与评估

急诊医生对急性脑梗死的诊断及评估工作应该在 40 分钟内完成，包括询问病史、体格检查、神经功能评分、开具各项检查单等。急性脑梗死的诊断可根据《中国急性缺血性脑卒中诊治指南 2014》的诊断标准：①急性起病；②局灶神经功能缺损（一侧面部或肢体无力或麻木，语言障碍等），少数为全面神经功能缺损；③症状或体征持续时间不限（当影像学显示有责任缺血性病灶时），或持续 24h 以上（当缺乏影像学责任病灶时）；④排除非血管性病因（脑外伤、中毒、癫痫后状态、瘤卒中、高血压脑病、血糖异常、脑炎及躯体重要脏器功能严重障碍等引起的脑部病变）；⑤脑 CT/MRI 排除脑出血。溶栓患者的选择应参考（静脉溶栓部分）适应证和禁忌证[10]。

尽快进行病史采集、体格检查、诊断评估采集病史、体格检查及神经功能评估三项工作应该在 10 分钟内完成。

1. 病史采集　询问症状出现的时间最为重要。特别注意睡眠中起病的患者，应以最后表现正常的时间作为起病时间。其他病史包括神经症状发生及进展特征，血管及心脏病危险因素，用药史、药物滥用、痫性发作、感染、创伤及妊娠史等[3]。

2. 一般体格检查与神经系统体检　评估气道、呼吸和循环功能后，立即进行一般体格检查和神经系统体检。

3. 用卒中量表评估病情严重程度。采用美国国立卫生院卒中量表(National Institute of Health stroke scale,NIHSS)进行神经系统功能评定。

（三）开出检查

如果初步判定患者为急性脑卒中，符合静脉溶栓的时间窗，立即开具检查套餐：血常规+血型、凝血象、血糖+肾功能+电解质、急诊影像检查(CT/多模式 CTA/或多模式 MRI 检查)

及心电图检查,同时通知护士开通静脉通路(留置肘正中套管针)、采血,采血完成后输注0.9%氯化钠。检验科、放射科和收费处等部门收到标注有"绿色通道/抢救"字样的处方和检查申请单,均需对此类患者给予优先处理。

(四) 缴费

该疾病患者家属优先缴费或者诊间缴费,甚至先治疗后付费;如患者费用不足,即刻申请办理欠费手续,不要因为费用问题延误溶栓治疗;只要医院能开展溶栓治疗,应该由医务部门授权给值班医生开通绿色通道,实行边诊疗边付费或先诊疗后付费。

(五) 合理安排时间

研究显示实验室检查和影像学检查是造成院内延误的重要因素[11]。检验科发现带有"绿色通道"字样的化验单,优先处理,在 35 分钟内签发报告或电话通知值班医生;影像检查是诊断脑梗死的主要手段,应该由医生或者专人带领患者到影像科室 25 分钟内完成头颅CT 扫描及/或其他神经影像检查并当场阅片;(急诊病人较多的医院有可能的情况下急诊开两台 CT 机,一台可为急性卒中"绿色通道"患者专用)患者完成 CT 扫描后立即返回急诊室,影像科室应该在扫描完成后 10 分钟内签发书面报告,在等待 CT 检查结果和化验结果过程中,完成心电图检查及心脏评估;到院 45 分钟内,应该拿到 CT 检查和所有血液学检查结果,评估是否适合溶栓,如无溶栓的禁忌证,即刻与患者及家属获取知情同意。如同意溶栓,通知急诊监护室/抢救室护士,进行药物(急诊室备药)准备,由医生即刻带领患者到达急诊监护室/抢救室,进行就地溶栓治疗。

总之,通过合理的岗位设置,明确各岗位职责,实现流程的科学化,才能将急性脑梗死患者的急诊溶栓绿色通道构建完善。当然,还有更为理想的绿道模式,各单位可根据自身实际情况合理设置:病人从救护车直接运送至 CT 室,而非急诊室;病人躺在 CT 检查床时,卒中医生评估病人,实验室技术员采血样,立即检查 INR;卒中医生直接判读 CT 结果,确定适合溶栓的病人虽然仍在 CT 检查床上,卒中医生就可开始溶栓治疗。同时,建议医政部门积极协调,动态跟踪评估,根据急诊绿色通道患者例数定期给予各相关科室一定的专项奖励,以保证该项工作的可持续性和高效性。同时,若绿色通道抢救过程中发生延误事件,一经调查确为人为因素导致时,根据责任性质及后果的严重程度,依据相关规定以与处罚。

(郭 伟)

参 考 文 献

1. Khatri P, Yeatts SD, Mazighi M, et al. Time to angiographic reperfusion and clinical outcome after acute ischaemic stroke: an analysis of data from the Interventional Management of Stroke (IMS Ⅲ) phase 3 trial. Lancet Neurol, 2014,13(6):567-574.

2. 王文,朱曼璐,王拥军,等.2012 中国心血管病报告.中国循环杂志,2013,28(6):408-412.

3. Jauch EC, Saver JL, Adams HP, et al. Guidlines for the early management of patients with acute ischemic stroke: A guidline for healthcare professionals from the American heart association/American stroke association. Stroke, 2013,44:870-947.

4. The National Institute of Neurological Disorders and Stroke rt-PA Stroke Study Group. Tissue plasminogen activator for acute ischemic stroke. N Engl J Med,1995,333(24):1581-1587.

5. Hacke W,Kaste M,Bluhmki E,et al. Thrombolysis with alteplase 3 to 4.5 hours after acute ischemic stroke. N Engl J Med,2008,359(13):1317-1329.

6. The IST-3 collaborative group. Effect of thrombolysis with alteplase within 6h of acute ischaemic stroke on long-term outcomes (the third International Stroke Trial [IST-3]):18-month follow-up of a randomised controlled trial. Lancet Neurol,2013,12(8):768-776.

7. Wardlaw JM,Murray V,BergeE,et al. Recombinant tissue plasminogen activator for acute ischaemic stroke:an updated systematic review and meta-analysis. Lancet,2012,379(9834):2364-2372.

8. 国家"九五"攻关课题协作组. 急性脑梗死(6h以内)静脉溶栓治疗. 中风与神经疾病杂志,2001,18(5):259-261.

9. 国家"九五"攻关课题协作组. 急性脑梗死六小时以内的溶栓治疗. 中华神经科杂志,2002,35(4):210-213.

10. 中华医学会神经病学分会,中华医学会神经病学分会脑血管病学组. 中国急性缺血性脑卒中诊治指南2014. 中华神经科杂志,2014,48(4):246-257.

11. Harris D,Hall C,Lobay K,et al. Canadian Association of Emergency Physicians Position Statement on Acute Ischemic Stroke. CJEM,2015,17(2):217-226.

12. Middleton S,Grimley R,Alexandrov AW. Triage,Treatment,and Transfer Evidence-Based Clinical Practice Recommendations and Models of Nursing Care for the First 72 Hours of Admission to Hospital for Acute Stroke. Stroke,2015,46(2):18-25.

13. Seneviratne CC,Mather CM,Then KL. Understanding nursing on an acute stroke unit:perceptions of space,time and interprofessional practice. J AdvNurs,2009,65,1872-1881.

14. Nor AM,McAllister C,Louw SJ,et al. Agreement between ambulance paramedic-and physician-recorded neurological signs with Face Arm Speech Test (FAST) in acute stroke patients. Stroke,2004,35:1355-1359.

15. Purrucker JC,Hametner C,Engelbrecht A,et al. Comparison of stroke recognition and stroke severity scores for stroke detection in a single cohort. J Neurol Neurosurg Psychiatry,2015,86(9):1021-1028.

第六章 颅内静脉窦血栓的临床
特征和诊治进展

颅内静脉窦血栓形成(cerebral venous sinus thrombosis,CVST)是指由于多种病因引起的以脑静脉回流受阻、常伴有脑脊液吸收障碍导致颅内高压为特征的特殊类型脑血管病,在脑血管病中约占 0.5% ~1%[1]。其病因多,临床表现缺乏特异性,极易造成误诊漏诊,其漏诊率可达73%,40%的患者平均诊断时间在 10d 以上[2-4],目前在我国仍有一定的致死、致残率[5]。

一、颅内静脉窦血栓的临床特征

(一) 多亚急性或慢性起病

起病可呈急性,但大多为亚急性(48h~30d)或慢性(30d 以上)[5]。

(二) 青年和女性多见

动脉性卒中多发生在老年人,而 CVST 各年龄组均可发病,新生儿和儿童较成人更常见,且在年轻成人患者中女性较男性更为常见。成年人发病高峰年龄多在 20~30 岁,男女之比为每年 1:1.5~5。随着影像学的发展,静脉窦血栓的发病率较前增高,荷兰的一项研究表明,静脉窦血栓的发病率可达 1.32/100 000,其中新生儿、儿童、青年及女性的发病率也较前增高[6-8]。

(三) 病因及危险因素复杂

颅内静脉窦血栓患者往往缺乏高血压、糖尿病及动脉粥样硬化等动脉性卒中危险因素,病因及危险因素相对复杂,可分为感染性及非感染性,前者常继发于头面部或其他部位化脓性感染或非特异性炎症;后者则多与高凝状态、血液淤滞、血管壁损伤以及各种颅内压过低等有关,包括:各种遗传性或继发性的血栓形成倾向(如 Leiden V 因子突变、凝血酶 G20210A 突变、高同型半胱氨酸血症、蛋白 C、蛋白 S 或抗凝血酶Ⅲ缺陷)、妊娠、产后或口服避孕药物、各种急慢性感染或炎性疾病、各种血液系统疾病、肿瘤或外伤等;但部分患者原因不明。虽然在过去 CVST 的感染性病因被频繁报道,但在现代对患 CVST 的成人研究中,仅有6% ~12% 的病例归因于感染。其中婴幼儿以脱水和围产期并发症多见,儿童以头面部急慢性感染多见,而成年女性则以口服避孕药物和围产期并发症多见[6-12]。

(四) 血栓形成部位不同,临床表现不同

1. 海绵窦血栓形成的主要临床特征为眼部体征,表现为眼眶疼痛、球结膜水肿、眼球突出和动眼神经麻痹。

2. 矢状窦阻塞时常见运动功能缺失、双侧缺陷和癫痫发作,而单纯性颅内高压综合征较少见。

3. 孤立性横窦血栓形成患者经常表现为单纯性头痛或单纯性颅内高压[16]。较少情况下,也可表现为局灶性神经功能缺失或癫痫发作。如果左侧横窦发生阻塞,常出现失语。

4. 颈静脉或横窦血栓形成可表现为单纯性搏动性耳鸣[17-18]。

5. 多发性颅神经麻痹可发生于横窦血栓形成[19]、颈静脉或颅后窝静脉血栓形成。

6. 脑深静脉系统(即直窦及其分支)阻塞的症状和体征通常较为严重,表现为意识障碍、昏迷、精神症状以及常为双侧的运动障碍[20-22]。然而,较局限的深静脉系统血栓形成产生的症状相对较轻[23]。

7. 孤立性皮层静脉阻塞可出现运动/感觉功能缺失和癫痫发作[13-15]。

二、颅内静脉窦血栓的诊治进展

(一) 颅内静脉窦血栓的诊断

CVST 临床表现多样,且缺乏特异性,其诊断多依靠影像学的表现。主要包括全脑血管造影、脑 CT(compute tomography)、核磁(magnetic resonance imaging,MRI)、MRV(magnetic resonance venography)。全脑血管造影是诊断颅内静脉血栓的金标准,但是目前主要用于无创检查不能确诊或行血管内治疗的患者[24-26]。最常用的诊断方法是头颅 MRI 联合磁共振静脉造影(MRV),头颅 MRI 提示的静脉窦的异常信号联合磁共振静脉造影(MRV)显示相应的血流中流可确诊 CVST[2]。最近,新的核磁黑血序列(Magnetic Resonance Black Blood Thrombus Imaging,MRBTI)应用于临床,此序列抑制血流信号,能够更为准确区分血栓与周围组织并测量血栓的体积,将更有利于 CVST 的诊断[27]。高达 30% 的脑静脉血栓形成(CVST)患者头颅 CT 正常,且大部分为非特异性表现[12]。然而,大约 1/3 的患者其 CT 可显示脑静脉血栓形成的直接征象,即空 δ 征、条带征和高密度三角征[12,28-30]。CT 静脉造影可显示充盈缺损、窦壁强化和侧支静脉回流增加[31-32]。头颅 CT 结合 CT 静脉造影的联合准确度为 90% ~100%,取决于阻塞的部位[33]。当前指南认为在诊断脑静脉血栓形成方面,CT 静脉造影至少与 MRV 等效[2]。对于存在 CVT 相关症状和诱发因素的患者,D-二聚体水平升高支持 CVT 的诊断[34-36],但 D-二聚体水平正常不能排除该诊断。多达 10% 的 CVT 患者和 26% 因单纯性头痛就诊的 CVT 患者其 D-二聚体值可能正常[37]。

(二) 治疗

颅内静脉血栓的治疗主要分为病因治疗、抗凝治疗及对症治疗。

1. 病因治疗 积极寻找病因,如各类感染性疾病、血液高凝状态、结缔组织疾病、自身免疫性疾病等,并给予相应的积极治疗。感染性血栓应及时足量足疗程使用敏感抗生素治疗,在未查明致病菌前宜多种抗生素联合或使用广谱抗生素治疗。疗程宜长,一般 2~3 个月,或在局部和全身症状消失后再继续用药 2~4 周,以有效控制感染、防止复发。原发部位化脓性病灶必要时可行外科治疗,以彻底清除感染来源[38]。

2. 抗凝治疗 抗凝治疗的目的在于防止血栓扩展,促进血栓溶解,预防肺栓塞和深静脉血栓形成。荟萃分析表明,抗凝治疗使死亡的绝对危险度降低 13%,相对危险度降低 54%[39]。而且临床研究已证实抗凝治疗并不增加 CVST 者的颅内外出血风险[25],因此指南推荐对于无抗凝禁忌的患者应及早接受抗凝治疗,伴发于 CVST 的少量颅内出血和颅内压增高并不是抗凝治疗的绝对禁忌证。目前推荐的抗凝方案是急性期肝素或低分子肝素抗凝1~4周,急性期低分子肝素治疗剂量应按体重进行调整,通常为 180AxaIU/kg/24h。每日 2 次皮下注射;如使用普通肝素,应使部分凝血活酶时间延长至少 1 倍,有建议首次静脉注射6000U,随后续予400~600U/h 的低剂量持续静脉微泵注射维持,每2h 监测部分凝血酶原时间,调整肝素微泵注射速度和总量[38]。相关研究表明低分子肝素的有效性和安全性可能略高于普通肝素[40]。肝素有诱发血小板减少和血小板减少性血栓形成的风险,应注意监测血小板数目和血小板功能。急性期过后需继续口服抗凝药物,常用药物为华法林,为了避免更换抗凝药物带来病情波动,一般华法林与肝素重叠 3~5 天,国际标准化比值达到 2~3 后撤去肝素。口服抗凝药物治疗持续时间应根据个体遗传因素、诱发因素、复发和随访情况,以及可能的出血风险等综合考虑,而对于有可能迅速控制危险因素的 CVST,如妊娠、感染、口服激素类避孕药物,抗凝治疗可持续 3~6 个月;对于原发性或轻度遗传性血栓形成倾向的CVST,口服抗凝药物治疗应持续 6~12 个月;对于发作 2 次以上或有严重遗传性血栓形成倾向的 CVST,可考虑长期抗凝治疗[2]。新型口服抗凝药包括直接凝血酶抑制剂达比加群酯(dabigatran)和 Xa 因子抑制剂利伐沙班(rivaroxaban)、阿哌沙班(apixaban)、依度沙班(edoxaban)等在 CVST 治疗中的临床经验有限,尚缺乏与华法林比较的随机对照试验,2014 年的一项回顾性研究中,分别应用利伐沙班(7 例)和华法林(9 例)治疗 CVST,平均观察 8 个月,结果发现,利伐沙班组 7 例完全恢复并伴不同程度血管再通,2 例出现轻微鼻出血;华法林组8 例完全恢复,9 例不同程度血管再通,1 例出现月经增多[41]。该研究表明 Xa 因子抑制剂可取得与华法林相近的治疗效果,但其有效性和安全性仍需进一步评估。2012 年有一篇病案报道了达比加群酯治疗颅内静脉窦血栓的病例报道,2 个病例均获得良好预后及静脉再通[42]。2015 年有一篇文章回顾分析了达比加群酯用于 CVST 的疗效,研究纳入 15 人,均使用达比加群,平均随访 19 个月,结果表明 87% 预后良好(mRS<2 分),80% 静脉再通[43]。这些研究表明了新型口服抗凝药用于静脉窦血栓的治疗前景,但是仍需要更多的研究去证实。

(三) 对症治疗

1. 颅内压增高及视神经保护 对颅内高压者,可采用脱水降颅压治疗,但应注意在静脉回流未改善的情况下大量使用渗透性药物可能加重局部损害。不建议常规使用糖皮质激素,因其可能加重血栓形成的倾向[44];进展性视力丧失常提示预后不良,需紧急处理。采取有效措施积极降低颅压,是保护视神经最有效的治疗手段,同时可辅助神经保护药物治疗。对于颅压持续升高、视力进行性下降、短期内无法降低颅压的患者,建议尽早施行微创视神经鞘减压术。严重颅内压增高内科治疗无效时可考虑外科手术治疗,如去骨瓣减压等[38]。

2. 癫痫 常用药物包括丙戊酸钠、卡马西平等,首次癫痫发作伴有脑实质损害时,应尽早使用抗癫痫药物控制痫性发作,不伴有脑实质损害的首次癫痫发作,早期使用抗癫痫药物可能有益,但预防性使用抗癫痫药物并无益处[38]。

3. 其他治疗

(1) 溶栓治疗:目前缺乏 CVST 患者溶栓治疗的随机对照试验,但是越来越多的非对照病例研究提示局部溶栓治疗对 CVST 有肯定疗效[45-48],与抗凝治疗相比,尽管局部溶栓能迅速实现血管再通,但出血性并发症风险较高,特别是治疗前存在颅内出血的患者[49],由于缺乏比较局部溶栓治疗与肝素治疗的对照研究,亦无溶栓治疗临床转归优于单用肝素的证据。

因此,并不积极建议在 CVST 患者中使用全身或局部的溶栓治疗。指南推荐经足量抗凝治疗无效且无颅内严重出血的重症患者,可在严密监护下慎重实施局部溶栓治疗,但全身静脉溶栓治疗 CVST 并无支持证据[38]。

（2）机械碎栓术:对抗凝治疗开始后症状持续加重或经溶栓治疗出现新发症状性出血或入院时有意识障碍或严重颅内出血的 CVST 患者,在有神经介入条件的医院可以施行机械血栓碎取治疗[38]。实验及临床研究结果显示,CVST 行血管内治疗的时间窗以发病 30d 内(急性和亚急性患者)为宜[50-51],然而,这些研究只是基于回顾性的病例报告,对于 CVST 机械取栓术和手术取栓术的有效性和安全性仍有待于进一步评估。

（3）血管成形术:对于伴有静脉窦狭窄的颅内高压患者,有条件的医院可行逆行静脉造影测压,如发现狭窄远近端压力梯度超过 12mmHg 时,支持静脉窦狭窄或闭塞的诊断[52],可考虑行狭窄部位静脉窦内支架植入术,但长期疗效和安全性仍需进一步评估。

（段建刚）

参 考 文 献

1. Bousser MG,Ferre JM. Cerebral venous thrombosis:an update. Lancet Neurol,2007,6(2):162-170.

2. Saposnik G,Barinagarrementeria F,Brown RD Jr,et al. Diagnosis and management of cerebral venous thrombosis:a statement for healthcare professionals from the American Heart Association/American Stroke Association. Stroke,2011,42(4):1158-1192.

3. de Braijn SF,de Haan RJ,Stam J. Clinical features and prognostic factors of cerebral venous sinus thrombosis in a prospective series of 59 patients. For The Cerebral Venous Sinus Thrombosis Study Group. J Neurol Neurosurg Psychiatry,2001,70(1):105-108.

4. 冯璞,黄旭升,郎森阳,等.影响颅内静脉窦和脑静脉血栓形成正确诊断的因素与诊断探讨.中华神经科杂志,2001,34(3):148.

5. 崔芳,周志彬,李懋,等.颅内静脉窦血栓形成 163 例的临床特点及预后分析.中华神经科杂志,2013,46(12):806-809.

6. Lancon JA,Killough KR,Tibbs RE,et al. Spontaneous dural sinus thrombosis in children. Pediatr Neurosurg,1999,30(1):23-29.

7. Ferro JM,Canhao P,Stare J,et al. Prognosis of cerebral vein and dural sinus thrombosis:results of the International Study on Cerebral Vein and Dural Sinus Thrombosis (ISCVT). Stroke,2004,35(3):664-670.

8. Coutinho JM,Zuurbier SM,Aramideh M,et al. The incidence of cerebral venous thrombosis:a cross-sectional study. Stroke,2012,43(12):3375-3377.

9. 彭斌.脑静脉血栓形成:病因、诊断及治疗.中国卒中杂志,2014,9(10):811-813.

10. 孟强,蒲传强.脑静脉血栓形成与凝血因子 V leiden 突变的研究.中华医学杂志,2002,82(1):47-49.

11. 孟强,蒲传强.脑静脉血栓形成与凝血酶原 920210a 突变.中国神经精神疾病杂志,2004,30(4):284.

12. Bousser MG,Russell RR. Cerebral venous thrombosis. In:Major Problems in Neurology,Warlow CP,Van Gijn J,London:WB Saunders. 1997.

13. Jacobs K,Moulin T,Bogousslavsky J,et al. The stroke syndrome of cortical vein thrombosis. Neurology,1996,47(2):376-382.

14. Ahn TB,Roh JK. A case of cortical vein thrombosis with the cordsign. Arch Neurol,2003,60(9):1314-1316.

15. Cakmak S,Hermier M,Montavont A,et al. T2 ∗ -weighted MRI in cortical venous thrombosis. Neurology,2004,

63(9):1698.

16. Damak M,Crassard I,Wolff V,et al. Isolated lateral sinus thrombosis:a series of 62 patients. Stroke,2009,40(2):476-481.

17. Utz N,Mull M,Kosinski C,et al. Pulsatile tinnitus of venous origin as a symptom of dural sinus thrombosis. Cerebrovasc Dis,1997,7(3):150-153.

18. Waldvogel D,Mattle HP,Sturzenegger M,et al. Pulsatile tinnitus-a review of 84 patients. J Neurol,1998,245(3):137-142.

19. Kuehnen J,Schwartz A,Neff W,et al. Cranial nerve syndrome in thrombosis of the transverse/sigmoid sinuses. Brain,1998,121(Pt 2):381-388.

20. Crawford SC,Digre KB,Palmer CA,et al. Thrombosis of the deep venous drainage of the brain in adults. Analysis of seven cases with review of the literature. Arch Neurol,1995,52(11):1101-1108.

21. Lafitte F,Boukobza M,Guichard JP,et al. Deep cerebral venous thrombosis:imaging in eight cases. Neuroradiology,41(6):410-418.

22. Lacour JC,Ducrocq X,Anxionnat R,et al. Thrombosis of deep cerebral veins in form adults:clinical features and diagnostic approach. Rev Neurol (Paris),2000,156(10):851-857.

23. Van den Bergh WM,van der Schaaf I,van Gijn J. The spectrum of presentations of venous infarction caused by deep cerebral vein thrombosis. Neurology,2005,65(2):192-196.

24. 余新光,王鹏. 脑静脉(窦)血栓形成的病因、诊断和治疗进展. 中国微侵袭神经外科杂志,2006,11:289-292.

25. Stam J. Thrombosis of the cerebral veins and sinuses. N Engl J Med,2005,352(17):1791-1798.

26. Crassard I,Bousser MG. Cerebral venous thrombosis. J Neuroophthalmol,2004,24(2):156-163.

27. Yang Q,Duan J,Fan Z,et al. Early detection and quantification of cerebral venous thrombosis by magnetic resonance black-blood thrombus imaging. Stroke,2016,47(2):404-409.

28. Virapongse C,Cazenave C,Quisling R,et al. The empty delta sign:frequency and significance in 76 cases of dural sinus thrombosis. Radiology,1987,162(3):779-785.

29. Lee EJ. The empty delta sign. Radiology,2002,224(3):788-789.

30. Boukobza M,Crassard I,Bousser MG. When the "dense triangle" in dural sinus thrombosis is round. Neurology,2007,69(8):808.

31. Casey SO,Alberico RA,Patel M,et al. Cerebral CT venography. Radiology,1996,198(1):163-170.

32. Majoie CB,van Straten M,Venema HW,et al. Multisection CT venography of the dural sinuses and cerebral veins by using matched mask bone elimination. AJNR Am J Neuroradiol,2004,25(5):787-791.

33. Linn J,Ertl-Wagner B,Seelos KC,et al. Diagnostic value of multidetector-row CT angiography in the evaluation of thrombosis of the cerebral venous sinuses. AJNR Am J Neuroradiol,2007,28(5):946-952.

34. Tardy B,Tardy-Poncet B,Viallon A,et al. D-dimer levels in patients with suspected acute cerebral venous thrombosis. Am J Med,113(3):238-241.

35. Lalive PH,de Moerloose P,Lovblad K,et al. Is measurement of D-dimer useful in the diagnosis of cerebral venous thrombosis? Neurology,2003,61(8):1057-1060.

36. Kosinski CM,Mull M,Schwarz M,et al. Do normal D-dimer levels reliably exclude cerebral sinus thrombosis? Stroke,2004,35(12):2820-2825.

37. Crassard I,Soria C,Tzourio C,et al. A negative D-dimer assay does not rule out cerebral venous thrombosis:a series of seventy-three patients. Stroke,2005,36(8):1716-1719.

38. 曾进胜,余剑. 中国颅内静脉系统血栓形成诊断和治疗指南 2015. 中华神经科杂志,2015,48(10):819-829.

39. Stam J,De Bruijn SF,DeVeber G. Anticoagulation for cerebral sinus thrombosis. Cochrane Database Syst Rev,

2002,(4):CD002005.

40. Misra UK,Kalita J,Chandra S,et al. Low molecular weight heparin versus unfractionated heparin in cerebral venous sinus thrombosis:a randomized controlled trial. Eur J Neurol,2012,19(7):1030-1036.

41. Geisbusch C,Richter D,Herweh C,et al. Novel factor Xa inhibitor for the treatment of cerebral venous and sinus thrombosis:first experience in 7 patients. stroke,2014,45(8):2469-2471.

42. Hon SF,Li HL,Cheng PW. Use of direct thrombin inhibitor for treatment of cerebral venous thrombosis. J Stroke Cerebrovasc Dis,2012,21(8):915. e11-15.

43. Mendonça MD,Barbosa R,Cruz-e-Silva V,et al. Oral direct thrombin inhibitor as an alternative in the management of cerebral venous thrombosis:a series of 15 patients. Int J Stroke,2015,10(7):1115-1118.

44. Canhao P,Cortesao A,Cabral M,et al. Are steroids useful to treat cerebral venous thrombosis? Stroke,39(1):105-110.

45. Horowitz M,Puldy P,Unwin H,et al. Treatment of dural sinus thrombosis using selective catheterization and urokinase. Ann Neurol,1995,38(1):58-67.

46. Kim SY,Suh JH. Direct endovascular thrombolytic therapy for dural sinus thrombosis:infusion of alteplase. AJNR Am J Neuroradiol,1997,18(4):639-645.

47. Frey JL,Muro GJ,McDougall CG,et al. Cerebral Venous thrombosis:combined intrathrombusr tPA and intravenous heparin. Stroke,1999,30(3):489-494.

48. Wasay M,Bakshi R,KojanS,et al. Nonrandomized comparisonoflocal urokinase thrombolysis versus systemic heparin anticoagulation for superior sagittal sinus thrombosis. Stroke,2001,32(10):2310-2317.

49. Bousser MG. Cerebral venous thrombosis:nothing,heparin,or local thrombolysis? Stroke,1999,30(3):481-483.

50. Wang J,JiX,Ling F,et al. A new model of reversible superior sagittal sinus thrombosis in rats. Brmn Res,2007,1181:118-124.

51. Li G,Zeng X,Ji T,et al. A new thrombosis model of thesuperiorsagittal sinus involving cortical veins. World Neurosurg,2014,82(1-2):169-174.

52. 王建祯,凌锋,吉训明,等. 颅内静脉窦血栓不同时期血栓性质动态变化. 中国神经精神疾病杂志,2010,36(7):423-426.

第七章　晕厥的急诊鉴别诊断思路

晕厥是临床最常见的症状之一,也是近年来学术界关注的焦点[1]。回顾近二十年的临床研究成果和发展趋势,晕厥的诊疗体系正在从早期"症状——病因溯源——针对性治疗"的传统模式,向"初步诊断——快速评估——尽早干预"的综合模式进行转化。其中,我们不难发现,前者着重于晕厥病因的准确判定,进而采取根本性的病因治疗;而后者则强调了迅速评估、尽早干预的重要性。这种转化既是医生的"被动驱使",也可以被视为经过多年思索与经验总结之后的"主动选择"。

自 2001 年开始,AHA、ESC 以及美国急诊医师协会等学术组织相继推出并更新了不同版本的晕厥指南[2-5]。以一种常见的临床症状为"主体"撰写并推广指南,这在临床中并不多见。而这一现象所衍射的潜在信息也不言而喻:首先,晕厥的诊断具有相当的复杂性;其次,处理的结果伴随极大的差异性。

因此,对于急诊科医生而言,"晕厥的鉴别诊断"并不是简单地将晕厥与其他症状区分开,它必须回答三个问题:

1. "晕厥与否"的概念判断。
2. "晕厥原因"的类型判断。
3. "危险情况"的程度判断。

本文也将以这三个方面为出发点,结合近年来的学术进展进行阐述。

一、晕厥与否的初始鉴别

晕厥是指一过性全脑血液低灌注导致的短暂意识丧失(Transit Lost of Conscious,T-LOC),特点为发生迅速、一过性、自限性并能够完全恢复。鉴别真正晕厥与伴有意识丧失或类似意识丧失的非晕厥,是晕厥诊断过程中极其重要的一步,判断结果直接影响进一步检查和治疗方案制定。图 3-7-1 简明扼要的概括了针对"一过性意识丧失"进行晕厥鉴别的"症状筛选流程"。从中可以看出,首先确定是否是意识丧失,然后确定意识丧失的特征,即"一过性、突然性、自限性"(图 3-7-1)。在鉴别过程中应该注意到,引起类似晕厥的疾病有 2 类:①代谢性疾病造成意识障碍(如低血糖、低氧血症等)、癫痫及短暂性脑缺血发作;②跌倒发作、猝倒等类似意识丧失[6]。

癫痫发作是一过性意识丧失最常见的原因之一。当医师看到患者阵挛性发作后极易作出诊断,仔细询问病史和发作时的目击者也有利于诊断。一般情况下,意识丧失但无抽搐者,癫痫的可能性小。脑电图(EEG)检查能发现异常的癫痫波。在某些情况下,有必要采用重复检查或长程脑电图监测等方法。

短暂性脑缺血发作(TIA)是否会引起真正的意识丧失仍存在疑问。理论上,只有影响到椎基底动脉系统,才能引起晕厥。TIA 一般以瘫痪、眼球运动障碍和眩晕为主,如果不存在这些体征,则其诊断难以成立。

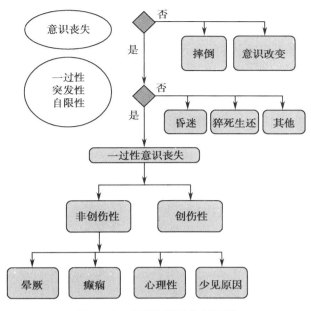

图 3-7-1 晕厥与否的初始鉴别

二、晕厥的类型鉴别

熟悉晕厥的基本类型是快速诊断和正确处理的重要基石。在此,需要明确指出,心源性晕厥的患者 1 年内猝死的比例高达 24%,因此确定心源性因素是晕厥鉴别诊断的重中之重,关键中的关键。

(一) 反射性晕厥

1. 血管迷走性晕厥　晕厥由情绪紧张和长时间站立诱发,并有典型表现如伴有出汗、面色苍白、恶心及呕吐等。一般无心脏病史。

2. 情境性晕厥　晕厥发生于特定触发因素之后。

3. 颈动脉窦过敏综合征　晕厥伴随转头动作、颈动脉窦受压(如局部肿瘤、剃须、衣领过紧)。

(二) 体位性低血压性晕厥

1. 发生在起立动作后。

2. 晕厥时记录到血压降低。

3. 发生在开始应用或调整引起血压降低的药物剂量之后。

4. 存在自主神经疾病或帕金森病。

5. 出血(肠道出血、宫外孕)。

(三) 心源性晕厥

1. 心律失常性晕厥　心电图有如下表现之一:①清醒状态下持续性窦性心动过缓<40

次/min,或反复性窦房传导阻滞或窦性停搏≥3s;②莫氏Ⅱ度Ⅱ型或Ⅲ度房室传导阻滞;③交替性左束支和右束支传导阻滞;④室性心动过速或快速型阵发性室上性心动过速;⑤非持续性多形性室性心动过速、长QT或短QT间期综合征、Brugada综合征等。

2. 器质性心血管疾病性晕厥　晕厥发生在伴有心房黏液瘤、重度主动脉狭窄、肺动脉高压、肺栓塞或急性主动脉夹层、急性心肌缺血或心肌梗死时。

三、晕厥患者的危险分层

本文的主题是晕厥的鉴别诊断,但是我们仍然将危险分层的内容纳入其中,原因有二:首先,在晕厥的鉴别过程中,危险分层往往相伴而行,两者并非孤立。其次,急诊中,危险分层的重要性和紧迫性更为突出。它决定了晕厥的干预措施是"从容不迫、循序渐进"还是"快速迅捷、争分夺秒"。近年来的研究和临床共识,普遍对后者的重视程度有增无减。

通过仔细的病史询问,详细的体格检查和必要的实验室检查可以实现对晕厥的初步快速危险分层。病史内容:①晕厥过程:包括晕厥持续时间、是否伴有肢体抽搐、跌倒时有无其他部位外伤等,患者本人往往不能准确地叙述晕厥经过,应询问目击者。②前驱症状:不伴有前驱症状或伴有极短暂(<5s)前驱症状的晕厥,多为心律失常所致;伴有有较长时间的前驱症状(如恶心、呕吐等)则提示神经介导性晕厥,若在遭遇突发事件后出现晕厥则更支持神经介导性。③体位:发生晕厥时,患者坐位或平卧位则为心源性可能性较大。突然起立的2min内发生的晕厥,则可能是直立位血压过低所致[7]。④用药史:有许多药物及药物间的相互作用会导致晕厥发生。如延长QT间期的药物可导致致命性心律失常;血管活性药物如降压药、抗心绞痛药、治疗勃起功能异常的药物也可导致晕厥。一项研究提示,降压药、利尿剂和中枢神经药物是导致晕厥的常见原因。这些情况在服用多种药物的老年患者中尤需注意。⑤家族史:对有猝死家族史的患者来说,应排除致心律失常型右室心肌病、长QT综合征、Brugada综合征[8]。⑥左心功能:伴有左心功能不全病史者则提示预后不良。

晕厥患者的体格检查应注意:①生命体征:晕厥所致的意识丧失为"一过性",如出现持续性低血压或心动过速,则应考虑其他原因,如出血、心源性休克、脓毒血症等。直立性低血压通常定义为站立后收缩压下降≥20mmHg,为排除直立性晕厥,所有晕厥患者需测量立卧位血压。②头部:脑外伤不能提示何种原因所致晕厥。③心脏:有充血性心力衰竭体征者预示猝死或晕厥后早期死亡的危险性增加。听诊闻及心脏杂音则提示患者存在瓣膜性心脏病或心室流出道梗阻。④腹部:需常规检查腹部有无压痛。若考虑消化道出血性低容量性晕厥,可查大便隐血或行内镜检查。

在辅助检查中,标准12导联ECG具有循证医学A级依据,是诊断晕厥患者的首选检查。①心脏监护:对高度怀疑心律失常晕厥的患者可行心电监护,但监护超过24h后不能提高筛查的阳性率。②实验室检查:在晕厥评估中,实验室检查提供的诊断信息较少,一项临床研究发现,红细胞比容小于0.3提示预后不良。③其他检查:当患者存在心脏病史、ECG异常或怀疑主动脉夹层时心脏超声才可提供有用的依据。

四、小　　结

晕厥的鉴别诊断是急诊科、心内科医生长久以来的热门话题,随着循证医学证据的不断积累,临床研究不断深入,晕厥的诊疗也在发生着潜移默化的转变。诚然,这种转变并不是对某一疾病诊断标准的重大修改,也不是某一治疗手段的横空出世,而是针对晕厥"涵盖广泛(多学科)"、"诊断复杂"、"预后差异"等特点进行的必要探索和经验总结[9,10]。当然,随着更多临床研究结果的公布,以及指南文件的陆续更新,我们还要进行不断的思索与尝试,以期进一步优化晕厥的整体诊疗。

(田轶伦　王春梅　聂绍平)

参 考 文 献

1. 石桂良,邓新桃,郑金国,等.经皮冠状动脉介入治疗冠心病晕厥的疗效观察.中华急诊医学杂志,2013,22(6):651-653.

2. Sheldon RS,Morillo CA,Krahn AD,et al. Standardized approaches to the investigation of syncope:Canadian Cardiovascular Society position paper. Can J Cardiol,2011,27:246-253.

3. Task Force for the Diagnosis and Management of Syncope,European Society of Cardiology (ESC),European Heart Rhythm Association (EHRA),et al. Guidelines for the diagnosis and management of syncope (vesion 2009). Eur Heart J,2009,30:2631-2671.

4. Shen WK,Sheldon RS,Benditt DG,et al. 2017 ACC/AHA/HRS Guideline for the Evaluation and Management of Patients With Syncope:A Report of the American College of Cardiology/American Heart Association Task Force on Clinical Practice Guidelines,and the Heart Rhythm Society. J Am Coll Cardiol,2017,pii:S0735-1097(17) 30792-30801.

5. Kessler C,Tristano JM,De Lorenzo R.. The Emergency Department Approach to Syncope:Evidence-based Guidelines and Prediction Rules. Emerg Med Clin North Am,2010,28(3):487-500.

6. 沈维青,徐东杰,杨兵,等.不同原因晕厥患者的随访观察研究.南京医科大学学报,2006,26:579-588.

7. 沈丹彤,林仲秋,谢志泉,等.发作频率不同的血管迷走性晕厥预后分析.中华心血管病杂志,2012,40:1016-1019.

8. Epstein AE,DiMarco JP,Ellenbogen KA,et al. 2012 ACCF/AHA/HRS focused update incorporated into the ACCF/AHA/HRS 2008 guidelines for device-based therapy of cardiac rhythm abnormalities:a report of the American College of Cardiology Foundation/American Heart Association Task Force on Practice Guidelines and the Heart Rhythm Society. J Am Coll Cardiol. 2013,61(3):e6-75.

9. Sheldon RS,Grubb BP,Olshansky B,et al. 2015 Heart Rhythm Society expert consensus statement on the diagnosis and treatment of postural tachycardia syndrome,inappropriate sinus tachycardia,and vasovagal syncope. Heart Rhythm,2015,12(6):e41-e63.

10. Soteriades ES,Evans JC,Larson MG,et al. Incidence and prognosis of syncope. N Engl J Med,2002,347(12):878-885.

第八章　麻醉剂在难治性癫痫
持续状态的应用

难治性癫痫持续状态(refractory status epileptics,RSE)是指足够剂量的初始抗癫痫药物(anti-epileptic drugs,AEDs),如苯二氮䓬类药物后续另一种 AEDs(如苯妥英、丙戊酸钠、左乙拉西坦等)仍无法终止的癫痫持续发作和(或)脑电图持续癫痫放电[1]。无论在神经内科、神经外科、急诊科还是重症医学科,RSE 都是危及生命的急危重症。有数据显示,10% ~ 40% 儿童癫痫持续状态(status epileptics,SE)会发展成为 RSE,儿童 RSE 病死率大约是 13% ~ 30%,33% ~50% 存活者遗留神经系统后遗症[2]。

多数专家建议,对 RSE 使用静脉麻醉药物(intravenous anesthetic drugs,IVADs),如硫喷妥钠、咪达唑仑及大剂量苯巴比妥,以达到发作全面控制、诱导性昏迷及脑电爆发抑制的目的。然而,并没有一致的意见推荐控制癫痫发作的最佳药物及镇静程度,而且持续输入 IVADs 诱导昏迷所获得的风险收益比也并不清楚。美国神经重症学会强调了 IVADs 的作用,但缺乏强有力的研究证据支持[1],欧洲神经病学会联合会则指出需要进一步的研究[3]。而最近,多个关于麻醉剂治疗 RSE 的研究结果令人不安,积极的全身麻醉反而会伴随不良预后[4-6]。以上这些结论提示麻醉剂在 RSE 的使用仍有很多不确定性。本文旨在重新审视麻醉剂在处理 RSE 时的益处和争议,探讨临床实践中如何更谨慎地应用麻醉剂,以达到改善 RSE 预后的目的。

一、RSE 为什么需要麻醉剂

麻醉剂治疗 RSE 的主要理由在于其能有效地阻滞脑电活动并终止癫痫发作。传统的 AEDs 往往对 RSE 效果不良,RSE 的预后不仅与病因有关,还与 SE 的持续时间相关[7],如发作超过 1h,体内环境的稳定性被破坏,将引发中枢神经系统不可逆损害,而且有极大的风险出现心律失常、肺水肿、高热及横纹肌溶解等严重并发症[8],积极地终止 RSE 会伴有更好的预后[9]。2012 年,美国神经重症学会"癫痫持续状态评估与处理指南"推荐:临床和(或)脑电图癫痫发作 5min 以上开始 SE 初始治疗;1h 发作仍未终止,开始麻醉剂治疗。而中国的一项研究显示:SE 患者初始治疗时间平均 218h,大约 9d[10],明显长于相关指南推荐意见[11-12]。因此,延长 SE 初始治疗时间,启动麻醉剂治疗过晚,是与 SE 初始治疗剂量不足并存的另一导致 SE 转变为 RSE 的重要因素,可导致后续 RSE 治疗困难和不良预后[13-14]。

基于这些研究,一旦 SE 初始治疗失败,RSE 诊断成立,即意味着对经典抗癫痫药物的治疗无效,必须即刻开始麻醉药物治疗以强制性地快速终止发作,是获得良好预后的关键因素。

二、RSE 常用初始治疗药物及麻醉药物

（一）咪达唑仑

咪达唑仑是短效苯二氮䓬类药物。初始剂量 0.2mg/kg，然后以 0.05～2mg/（kg·h）泵维以达到临床或脑电图的发作抑制，或者 EEG 爆发抑制。高剂量输注，最大到 200μg/（kg·min）[12mg/（kg·h）]，会导致严重高氯血症、代谢性酸中毒及循环衰竭。实际上，持续输注咪达唑仑治疗 RSE 时，很少需要血管活性药物支持。咪达唑仑的高效性、快速控制发作及相对良好的血流动力学特点都支持其作为治疗 RSE 的初始药物。

（二）戊巴比妥

如果输注咪达唑仑仍不能中止发作，在 PICU 中需考虑其他药物。戊巴比妥穿透神经系统迅速，允许快速输注获得脑电爆发抑制。其作用机制为提高抑制性神经递质 γ-氨基丁酸（GABA）含量，抑制 N-甲基-D-天冬氨酸（NMDA）受体及改变氯、钾和钙离子通道，多种机制解释了 RSE 时苯二氮䓬类耐药而戊巴比妥的有效性[15]。戊巴比妥能降低中枢氧代谢率、脑血流及颅内压，对于脑水肿患者有益。抛开其药物代谢动力学及呼吸循环方面的副作用，戊巴比妥在儿童是可靠的中止 RSE 的药物。初始剂量 5～25mg/kg（如需要可以再重复 5～10mg/kg），后 0.5～5mg/（kg·h）维持以控制发作或脑电爆发抑制。需要注意的是，如果应用咪达唑仑或戊巴比妥后发作仍持续，需要追加剂量来快速增加药物水平终止发作。单纯增加输注速率而不追加负荷剂量则很难快速有效地增加药物水平，达不到迅速终止发作的目的。国内目前没有戊巴比妥制剂，替代药物苯巴比妥由于国产注射剂未标注可用于静脉注射，故没有用于 RSE 的推荐肌肉注射剂量，而癫痫持续状态时的常规剂量，15～20mg/kg 肌注，24h 后予维持量 3～6mg/（kg·d），难以达到脑电爆发抑制的目的，限制了苯巴比妥在 RSE 的应用。

（三）丙泊酚

其作用机制主要是通过与 GABA 受体结合，增强 GABA 诱导的氯电流，从而产生镇静、抗惊厥作用。可以快速中止发作并诱导脑电爆发抑制。清除半衰期短，麻醉后能快速恢复是其主要优势。然而长时间输注作为麻醉治疗可产生严重的丙泊酚输注综合征（propofol infusion syndrome，PRIS），其临床特征包括代谢性酸中毒、乳酸性酸中毒、横纹肌溶解症、高钾血症、高脂血症、心动过缓、心功能不全和肾衰竭。这些并发症限制了丙泊酚在儿童的应用。儿童持续输注不超过 5mg/（kg·h），且应<48h，同时应避免与糖皮质激素和儿茶酚胺类药物合用，否则会促进丙泊酚输注综合征发生。基于上述原因，多数国家并不推荐持续输注丙泊酚治疗儿童尤其是婴幼儿 RSE。

（四）氯胺酮

长时间的癫痫发作会伴随着对 GABA 激动剂的敏感性下降，但是对 NMDA 受体拮抗剂例外。氯胺酮是非竞争性 NMDA 受体拮抗剂，在依赖 GABA 发挥作用的麻醉剂无效时，在 RSE 后期添加氯胺酮可能有效。氯胺酮不同于其他麻醉剂，没有心肺功能的抑制，但有致幻觉的不良反应。一些人群尽量避免应用此药，如新生儿、未控制的高血压及颅高压患者。

Raj 等[16]建议儿科应用氯胺酮治疗 RSE 的用法：静脉负荷量 1.5mg/kg，然后 0.01 ～ 0.05mg/（kg・h）维持用药。

（五） 吸入麻醉剂

对持续静脉输入麻醉剂无效的 RSE，吸入呼气末浓度 1.2% ～5% 的异氟烷与地氟醚可以在数分钟内终止癫痫发作并获得 EEG 爆发抑制[17]。吸入麻醉剂的作用机制尚不明确，可能与 GABA、烟碱、氨基乙酸等多种受体及钾离子通道的参与有关。异氟烷与地氟醚毒性均很低，不良反应少而且轻，但过量仍可引起呼吸、循环衰竭。使用吸入麻醉剂的主要局限性是难以在 ICU 病房常规使用，且由于吸入麻醉剂难以维持持续的治疗，一旦停止，癫痫发作复发率较高。考虑到持续雾化吸入药物治疗所带来的技术困难、较少的临床经验及神经毒性的报道，吸入麻醉剂只是用于部分选择性的病例，当常用静脉麻醉剂无效或出现严重副作用时，才考虑应用。

三、应用麻醉剂时注意的问题

（一） 常见不良反应及对策

IVADs 发挥强大终止 RSE 作用的同时，也带来了诸多不良反应。因此患儿应用 IVADs 由于以下重要问题而需要在重症监护的管理下使用：

1. 气道保护及机械通气以维持合适的氧合及通气。

2. 需要建立中心静脉、动脉管路，以便于频繁的实验室检查，当出现低血压时需要升压药及正性肌力药物。

3. 由于大剂量的镇静及麻醉药物可减弱机体的寒战反应及内源性体温调节功能，需要严密的体温监测和管理。

4. 评估可能出现的乳酸酸中毒、贫血、血小板减少症及脏器功能障碍（如急性肝功能或肾功能损伤）。

5. 留置导管继发导管相关感染（如中心静脉导管、气管插管及导尿管）。

（二） 联合用药

无论动物还是临床试验都支持在 SE 中联合应用 IVADs。Cook 等[18]亦发现 IVADs 联合应用已经较普遍地用于 SE 及 RSE 的临床治疗。麻醉剂联用具有诸多优势，首先，不同药物联用可以作用于不同的神经递质，整合各自优势，发挥更好的效果。其次，药物联用可以发挥更强大的抗癫痫作用，缩短 SE 持续时间，减轻脑损害。另外，联合用药可以减少各种麻醉剂的剂量，降低其副作用。比如咪达唑仑单用对于 SE 及 RSE 儿童经常出现耐受情况，序贯加用其他 IVADs 会更具优势。研究发现随着癫痫反复发作及 SE 时间的延长，突触后膜 GABA 受体活性逐渐下降，而 NMDA 受体活性逐渐上升[19]。氯胺酮联合其他 IVADs 已经用于临床。总之，麻醉剂的联合使用还在探索之中，联合用药是否会带来不良预后仍需要更多前瞻性的研究。

（三） 麻醉剂的疗效

有研究证实，即便经过规范的麻醉药物治疗，无论传统的麻醉药物（戊巴比妥或硫喷妥钠），还是新型的麻醉药物（咪达唑仑或丙泊酚），仍有 28.5%～65.2% 的 RSE 不能早期（< 48h）中止[20-21]，18%～26% 的 RSE 不能最终中止[14,21]，甚至发展成为"恶性癫痫持续状态"（足量或超剂量麻醉药物应用>5d，脑电图已达到爆发抑制，仍不能有效控制惊厥）[22]。其机制可能在于频繁癫痫发作和神经元丢失时，脑神经环路发生重构，包括突触效能改变、现有连接丢失以及新的连接生成，从而永久地改变癫痫易患性，最重导致 RSE 难以控制。另外原发疾病是否得到有效控制也是影响 RSE 能否终止发作的重要原因，比如病毒性脑炎、缺氧缺血性脑病、静脉窦血栓和脑肿瘤等。因此，RSE 麻醉剂早期强化治疗的同时，应重视原发病治疗，病因治疗更需突破，炎性反应的控制、脑水肿消退、脑血流恢复以及病灶清除等均需迅速而有效。

治疗 RSE 的最佳药物应最快发挥激动 GABA 受体及拮抗 NMDA 受体活性的作用，具有较短的清除半衰期及较少的风险度。Wilkes 和 Tasker[23] 对咪达唑仑或其他麻醉剂持续输注强化治疗儿童 RSE 的文献进行系统性回顾，发现有关儿童 RSE 强化治疗的研究数据质量并不高，但仍然显示了治疗策略的次序：早期采用咪达唑仑，然后是巴比妥类，最后尝试其他麻醉类药物治疗。从目前可获得的数据来看，并没有证据显示某种麻醉剂比其他能更有效的处理 RSE。麻醉剂单用或联合应用在预后方面也无显著性的差异[24]。因此，基于目前的研究和经验，对于 RSE 患者需要何种麻醉剂、麻醉剂的剂量及干预时机需要重症监护及神经专科医生的综合判断及经验。

四、麻醉剂治疗的目标

处理 RSE 的目标是终止一切临床及脑电的癫痫发作活动，IVADs 应以最小的必需剂量以获得稳定的脑电爆发抑制并避免血流动力学不稳定等不良事件发生。获得脑电爆发控制发作的原理是深度抑制脑电活动，产生脑保护效果，打断发作再循环，从而在减少 AEDs 前降低复发几率。由于镇静药物的影响，ICU 医生不应单从临床体征上去评估发作控制与否，RSE 的处理应以持续脑电监测为指导。RSE 麻醉药物疗效不理想时，可以根据脑电图监测结果，增加其他治疗方法（如低温疗法、手术等），在 RSE 有效控制后，也可为过渡治疗（静脉过渡到口服用药）提供依据。因此持续脑电监测并指导麻醉管理是处理 RSE 所必需的。与只是简单地降低癫痫发作频率相比，发病初始就接受更积极的麻醉剂治疗并获得 EEG 背景抑制者，再发作的几率显著降低[20]。现有的指南推荐以脑电爆发抑制为目标的更积极的麻醉治疗以持续控制发作[1,3]。

EEG 爆发抑制持续时间及间隔并无明确推荐，一般的方法是，一旦发作控制并获得脑电爆发抑制，建议药物减量前维持爆发抑制模式至少 24～48h[1]。如果药物减量时再发作，需要再次恢复爆发抑制并至少持续 48h。突然撤离麻醉剂会导致再发作，因此撤药应缓慢，至少超过 24h。波士顿儿童医院的经验是维持爆发抑制 48h，然后 24h 内减轻麻醉深度。如果再发作，需要再次麻醉并增加麻醉的重复周期，大约 3～5d[25]。对于麻醉重复循环的数量和时间并没有限制，但是应当确定治疗目标转换节点是全面惊厥控制到可接受的部分惊厥发作，这涉及重症医学科、神经科及麻醉科等多学科协作。

尽管最近的指南推荐麻醉剂治疗目标是癫痫发作的临床控制及脑电爆发抑制[1,3]，但脑电爆发抑制和临床预后关系的证据较少，只有较少的临床数据显示积极的脑电抑制可伴有较少的癫痫复发及更好的预后[26]。相反，最近的回顾性研究显示，用药达到脑电爆发抑制或等电位背景抑制与 RSE 的不良预后相关[27]。来自韩国的一项研究显示,RSE 时诱导昏迷对病死率和预后并无影响,反而会增加住院时间[28]。因此 RSE 给予什么样的麻醉深度仍不确定,需要更多前瞻性的研究。

五、麻醉剂治疗 RSE 的争议

尽管麻醉剂用于治疗 RSE 有一定的理由,但是否 RSE 患者需要立即积极地给予全身麻醉也出现争议。最近几个成人研究引起了人们对于应用 IVADs 治疗 RSE 安全性的关注。一项关于 126 例 ICU 癫痫持续状态患者研究分析显示,接受 IVADs 治疗者伴有不良神经功能预后及死亡[4]。然而,该研究缺乏对重要混杂因素(如患者的合并症、严重程度及癫痫持续状态的持续时间)的调整而影响了对结果的解释。另一项来自瑞士 Sutter 等[5]的研究发现,调整重要混杂因素之后,使用 IVADs 的 SE 患者具有较高的感染比例及死亡风险。最近的一项研究显示,467 例 SE 患者给予 IVADs 治疗,结果 IVADs 诱导昏迷组较之非昏迷组有更长的住院时间、更高的感染率及病死率[6]。尽管这些研究存在某些缺陷,比如单中心、回顾性分析、非随机分配患者,特别是接受 IVADs 的患者可能病情更重,因此伴有更差预后等因素影响。但上述研究均显示了 IVADs 对于 SE 患者病程及预后的不良影响,应引起我们足够的重视。

必须强调的是,由于麻醉剂能有效地保护 RSE 患者免于脑损害及生命威胁的状况,早期应用麻醉剂强化治疗 RSE 仍是必需的。由于麻醉药物对 RSE 患者不良反应的证据较少,还不足以改变目前的治疗模式。对于 RSE,选用何种麻醉剂及最佳剂量,最适合的脑电图目标,最优的麻醉深度,我们仍然充满疑问。因此,迫切需要更多的前瞻性研究来改善 RSE 的麻醉管理,临床医师应密切关注相关研究结果,认真权衡 IVADs 用于 RSE 的利弊,针对病人给予个体化的最佳治疗。

(钱素云　贾鑫磊)

参 考 文 献

1. Brophy GM, Bell R, Claassen J, et al. Guidelines for the evaluation and management of status epilepticus. Neurocrit Care, 2012, 17(1): 3-23.

2. Chin RF, Neville BG, Peckham, et al. Incidence, cause, and short-term outcome of convulsive status epilepticus in childhood: prospective population-based study. Lancet, 2006, 368(9531): 222-229.

3. Meierkord H, Boon P, Engelsen B, et al. EFNS guideline on the management of status epilepticus in adults. Eur J Neurol, 2010, 17(3): 348-355.

4. Kowalski RG, Ziai WC, Rees RN, et al. Third-line antiepileptic therapy and outcome in status epilepticus: the impact of vasopressor use and prolonged mechanical ventilation. Crit Care Med, 2012, 40(9): 2677-2684.

5. Sutter R, Marsch S, Fuhr P, et al. Anesthetic drugs in status epilepticus: risk or rescue? A 6-year cohort study. Neurology, 2014, 82(8): 656-664.

6. Marchi NA, Novy J, Faouzi M, et al. Status epilepticus: impact of therapeutic coma on outcome. Crit Care Med, 2015, 43(5): 1003-1009.

7. Sutter R, Kaplan PW, Rüegg S. Outcome predictors for status epilepticus—what really counts. Nat Rev Neurol,

2013,9(9):525-534.

8. Walton NY. Systemic effects of generalized convulsive status epilepticus. Epilepsia,1993,34(Suppl 1):S54-58.

9. Lambrechtsen FA,Buchhalter JR. Aborted and refractory status epilepticus in children:a comparative analysis. Epilepsia,2008,49(4):615-625.

10. Chen WB,Gao R,Su YY,et al. Valproate versus diazepam for generalized convulsive status epilepticus:a pilot study. Eur J Neurol,2011,18(12):1391-1396.

11. Shearer P,Riviello J. Generalized convulsive status epilepticus in adults and children:treatment guidelines and protocols. Emerg Med Clin North Am,2011,29(1):51-64.

12. 中华医学会神经病学分会神经重症协作组. 惊厥性癫痫持续状态监护与治疗(成人)中国专家共识. 中华神经科杂志,2014,47(9):661-666.

13. Drislane FW,Blum AS,Lopez MR,et al. Duration of refractory status epilepticus and outcome:loss of prognostic utility after several hours. Epilepsia,2009,50(6):1566-1571.

14. Sutter R,Marsch S,Fuhr P,et al. Mortality and recovery from refractory status epilepticus in the intensive care unit:a 7-year observational study. Epilepsia,2013,54(3):502-511.

15. Owens J. Medical management of refractory status epilepticus. Semin Pediatr Neurol. 2010,17(3):176-181.

16. Raj D,Gulati S,Lodha R. Status epilepticus. India J pediatr,2011,78(2):219-226.

17. Mirsattari SM,Sharpe MD,Young GB. Treatment of refractory status epilepticus with inhalational anesthetic agents isoflurane and desflurane. Arch Neurol,2004,61(8):1254-1259.

18. Cook AM,Castle A,Green A,et al. Practice variations in the management of status epilepticus. Neurocrit Care, 2012,17(1):24-30.

19. Wasterlain CG,Chen JW. Mechanistic and pharmacologic aspects of status epilepticus and its treatment with new antiepileptic drugs. Epilepsia,2008,49(Suppl 9):63-73.

20. Claassen J,Hirsch LJ,Emerson RG,et al. Treatment of refractory status epilepticus with pentobarbital,propofol, or midazolam:a systematic review. Epilepsia,2002,43(2):146-153.

21. Rossetti AO, Milligan TA, Vulliémoz S, et al. A randomized trial for the treatment of refractory status epilepticus. Neurocrit Care,2011,14(1):4-10.

22. Holtkamp M,Othman J,Buchheim K,et al. A "malignant" variant of status epilepticus. Arch Neurol,2005,62 (9):1428-1431.

23. Wilkes R,Tasker RC. Intensive care treatment of uncontrolled status epilepticus in children:systematic literature search of midazolam and anesthetic therapies. Pediatr Crit Care Med,2014,15(7):632-639.

24. Rossetti AO,Logroscino G,Bromfield EB. Refractory status epilepticus:effect of treatment aggressiveness on prognosis. Arch Neurol,2005,62(11):1698-1702.

25. Tasker RC,Vitali SH. Continuous infusion,general anesthesia and other intensive care treatment for uncontrolled status epilepticus. Curr Opin Pediatr,2014,26(6):682-689.

26. Krishnamurthy KB,Drislane FW. Depth of EEG suppression and outcome in barbiturate anesthetic treatment for refractory status epilepticus. Epilepsia,1999,40(6):759-762.

27. Hocker SE,Britton JW,Mandrekar JN,et al. Predictors of outcome in refractory status epilepticus. JAMA Neurol,2013,70(1):72-77.

28. Kang BS,Jung KH,Shin JW,et al. Induction of burst suppression or coma using intravenous anesthetics in refractory status epilepticus. J Clin Neurosci,2015,22(5):854-858.

第四篇

呼吸系统与感染急症

第一章 2017 年 GOLD 慢性阻塞性
肺疾病诊断治疗策略

慢性阻塞性肺疾病（chronic obstructive pulmonary disease，COPD）是全世界范围内发病率和死亡率最高的疾病之一。近 10 年来慢阻肺有关的临床科研工作获得很大进展，国内外学术界对慢阻肺的认识也发生了深刻变化。慢阻肺急性加重是慢阻肺疾病进程中重要组成部分，是急诊常见危重症；急性加重与其他疾病合并存在时，对疾病进展亦产生显著影响，与病死率增加显著相关，同时增加了急诊救治的难度；急性加重期控制后如何尽早开始维持药物治疗以预防急性加重的再次发生，给急诊医生提出了更高的要求，需要急诊医生参与到慢阻肺的全程防控中。2017 年 GOLD 官网发布了慢阻肺诊断、治疗与预防全球策略，从定义、诊断评估、预防维持、急性发作控制、合并症处理及稳定期治疗方案等几方面为慢阻肺的诊疗提供了新的全球视野[1,2]。通过这一策略的解读规范慢阻肺的诊治，提高临床救治水平，提高患者生命质量，降低病死率，减轻疾病负担。

一、慢阻肺的新定义

（一）慢阻肺的新定义

慢阻肺是一种常见的、可以预防和治疗的疾病，其特征是持续存在的呼吸系统症状和气流受限，原因是气道和/肺泡异常、通常与显著暴露于毒性颗粒和气体相关。GOLD 2017 年首次将"持续的呼吸道症状"写入定义，"持续的呼吸道症状"更贴近临床实践，给临床医生一个清晰提示，需要重视伴有慢性呼吸道症状（咳嗽、咳痰、呼吸困难）的患者。一方面有助于同哮喘鉴别，当患者因为呼吸道症状加重来医院就诊，临床医生需要判断是急性呼吸道疾病还是慢性呼吸道疾病的急性加重；另一方面，在流行病学调查中发现有一部分患者无明显呼吸道症状但存在气流受限，称之为"无症状慢阻肺"，对于这部分患者临床医生应仔细询问病史，以确定这些患者是真的"无症状"，还是因为活动后呼吸困难从而减少了活动强度而表现为假的"无症状"，从而有助于慢阻肺的诊断、评估及制订个体化治疗方案。

（二）慢阻肺发生和发展的因素

慢阻肺发生的危险因素除吸烟、室内外大气污染、职业暴露[3,4]等因素外，还包括遗传（如遗传性 α-1 抗胰蛋白酶缺乏症）[5]、年龄、性别、肺生长发育、社会经济地位、哮喘、气道高反应性、慢性支气管炎和复发性下呼吸道感染等原因。因此 GOLD 2017 强调了慢阻肺是遗传-环境相互作用导致的疾病，需要关注宿主因素在疾病发生发展中的作用。

二、诊断和初始评估

（一）慢阻肺的诊断

肺功能仍然是慢阻肺诊断的金标准[6]，对高危人群应进行肺功能筛查，对任何患有呼吸困难、慢性咳嗽或多痰的患者，并且有暴露于危险因素的病史（如吸烟、职业或环境情况，既往哮喘、过敏、鼻窦炎或鼻息肉等）均应考虑慢阻肺的诊断。肺功能检查是诊断慢阻肺的必备条件，吸入支气管扩张剂之后 $FEV_1/FVC<0.7$ 即明确存在气流受限。慢阻肺的诊断不仅参考肺功能指标还包括临床症状和危险因素接触史，对无危险因素接触史和无症状的个体进行肺功能筛查并不推荐，但是对那些具有症状或危险因素接触（例如>20 包/年的吸烟或反复发生的肺部感染）者，慢阻肺的诊断率相对较高，因此对这部分人群，肺功能筛查可能是早期诊断的一种方法。

（二）慢阻肺综合评估

GOLD 2011 更新版提出了 ABCD 综合评估方法，但随后一些相关研究显示这种方法存在很多局限性。GOLD 2017 对慢阻肺综合评估方法进行了修改，将肺功能分级由 ABCD 分组中单独列出，综合评估仅包含症状和急性加重史（图 4-1-1）。在评估过程中，根据患者肺功能决定气流受限严重度分为 GOLD 1~4 级，然后进行症状和急性加重史评价将患者分为 A-D 组，这两部分内容均能反映症状负担和急性加重风险，用于指导治疗。评估症状采用改良英国 MRC 呼吸困难指数（mMRC）[7] 或慢阻肺评估测试（COPD assessment test, CAT）。2017 GOLD 报告推荐 mMRC 或 CAT 问卷评估慢阻肺患者的健康损害。频发急性加重（定义为每年 2 次或 2 次以上的急性加重）的最佳预测指标是早期治疗过程的病史，此外，气流受限的恶化也伴有急性加重可能性的增加。目前缺乏急性加重诊断的生物标志物，对于急性加重频率的判断仍然存在一定的主观性，因此在临床上需要密切随访患者。这一评估方法有助于根据患者在特定时间的症状给予精准治疗。如对于住院或急诊就诊患者，根据症状和急性加重史而不依赖肺功能，临床医师即可给予初始治疗方案，以保持诊断评估治疗一致性和便于临床医师操作。此外，如果气流受限的水平与患者症状的感知之间存在显著的差异，则需要进行更为详细的检查以了解患者的肺部情况，如呼吸力学（肺功能）、肺结构（胸

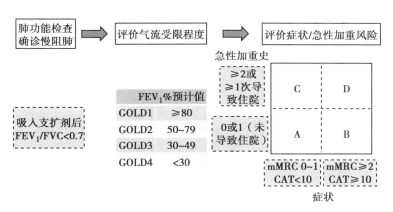

图 4-1-1　细化的 ABCD 评估工具

部 CT)和合并症(如缺血性心脏病等)对症状的影响。故慢阻肺综合评估必须分别考虑疾病的以下几个方面:肺功能异常的存在和严重程度;患者症状现有状况和程度;急性加重的病史和未来急性加重的风险程度;存在的合并症。综合评估是为了确定疾病的严重程度,最终目的是指导治疗。

三、慢阻肺急性加重的管理

慢阻肺急性加重的定义为呼吸系统症状的急性恶化,导致需要额外治疗[8]。慢阻肺急性加重可降低患者生命质量,使症状加重、肺功能恶化,数周才可恢复,加快了肺功能下降速率,与病死率及社会经济负担增加相关。急性加重期治疗目标是尽可能减少当下急性加重的不良影响,并预防以后急性加重的发生[9]。

(一) 明确了慢阻肺急性加重严重程度分类标准及治疗场所

把慢阻肺急性加重分为轻至重度,根据急性加重和基础疾病的严重程度,将患者分为门诊治疗或住院治疗。80% 的慢阻肺急性加重患者可在门诊给予支气管扩张剂、激素及抗生素治疗。

1. 轻度 仅使用短效支气管扩张剂治疗(short-acting broncho dilators,SABD)。

2. 中度 需要 SABD 联合抗生素和(或)口服激素治疗。

3. 重度 需要住院或急诊就诊,合并急性呼吸衰竭。

(二) 对于需要住院的患者其严重程度分为 3 类[10]

1. 无呼吸衰竭 呼吸频率 20 ~ 30 次/min,没有辅助呼吸肌群参与,无意识改变,氧疗能够改善低氧血症,$PaCO_2$ 不增加。

2. 急性呼吸衰竭无生命危险 呼吸频率>30 次/min,辅助呼吸肌群参与,无意识改变,氧疗能够改善低氧血症、高碳酸血症,即 $PaCO_2$ 增加到 50 ~ 60mmHg(1mmHg=0. 133kPa)。

3. 急性呼吸衰竭有生命危险 呼吸频率>30 次/min,辅助呼吸肌群参与,伴有意识急性改变,氧疗不能改善低氧血症、高碳酸血症,即 $PaCO_2$>60mmHg,存在酸中毒(pH<7. 25)。

(三) 慢阻肺频发急性加重表型

慢阻肺急性加重症状通常持续 7 ~ 10 天,有些会持续更长时间。8 周时,20% 的患者未恢复到急性加重前的状态。急性加重发生具有时间聚集性,发生一次急性加重后再发的易感性增加[11,12]。某些患者表现为频发急性加重表型,与非频发急性加重者相比,其健康状况较差,致残率较高。肺功能受损的严重程度和急性加重频率、死亡风险明显相关。

(四) 慢阻肺急性加重的药物治疗

2017 GOLD 报告推荐的治疗药物,支气管扩张剂、糖皮质激素和抗生素等。

1. 支气管扩张剂 单一吸入短效 β_2 激动剂(short-acting beta2 agonists,SABA),或短效 β_2 激动剂和短效抗胆碱能药物(short-acting antimuscarinics,SAMA)联合吸入,在急性加重时为优先选择的支气管扩张剂,可以改善症状和 FEV_1,雾化吸入可能更适合于较重的患者,但不推荐长时间的、连续雾化吸入治疗。长效支气管扩张剂如长效 β 受体激动剂(LABA)和长效抗胆碱能拮抗剂(long-acting antimuscarinic antagonists, LAMA)合并/不合并 ICS 在急性加重时的效果不确定,但是在急性加重期间推荐继续应用这些药物,或者出院后立即开始应用这些药物。目前考虑到药物的不良反应,急性加重治疗中不推荐静脉应用茶碱类药物。

2. 糖皮质激素　慢阻肺急性加重时全身应用糖皮质激素可以缩短恢复时间和改善肺功能,并改善低氧血症及降低早期复发的风险,治疗呼吸衰竭以及缩短住院时间。推荐使用泼尼松 40mg/d,共计 5d。口服泼尼松与静脉应用效果相同。在某些急性加重的患者中,单独雾化吸入布地奈德可以替代口服糖皮质激素。近来研究提示,慢阻肺急性加重患者如果血嗜酸粒细胞水平较低,糖皮质激素疗效可能较差。

3. 抗菌药物　与既往相似,抗菌药物在 COPD 急性加重时,当具有 3 个症状即呼吸困难、痰量增加和脓性痰时推荐使用;仅有 2 个症状,但其中 1 个是脓性痰时推荐使用;在病情危重需要机械通气的患者推荐使用。抗菌药物类型应根据当地细菌耐药情况选择。推荐治疗疗程为 5 ~ 7d。

4. 呼吸支持　包括氧疗和机械通气等。氧疗是急性加重的重要治疗,根据患者血氧情况调整并维持患者氧饱和度 88% ~ 92%。无创通气是首选的机械通气模式。

（五）慢阻肺与合并症

慢阻肺常与其他疾病合并存在,最常见的是心血管疾病、抑郁和骨质疏松。这些合并症可发生在轻度、中度、重度和严重气流受限的患者中,对疾病的进展产生显著影响,且影响患者的住院率和死亡率。心血管疾病是慢阻肺最常见最重要的合并症,常与慢阻肺共同存在。慢阻肺合并缺血性心脏病较为常见,但易被忽略而导致诊断不足,治疗慢阻肺合并的缺血性心脏病应按照缺血性心脏病指南,无论治疗心绞痛或心肌梗死,应用选择性 β 受体拮抗剂益处多于潜在风险,即使重症慢阻肺亦如此,但应避免过高剂量。心力衰竭也是常见合并症,心力衰竭、慢阻肺和哮喘是呼吸困难的常见原因,易被混淆,尤其心力衰竭恶化要与慢阻肺急性加重进行鉴别,处理时需要格外小心。治疗此类患者的心力衰竭应按心力衰竭指南进行。选择性 β_2 受体拮抗剂可显著改善心力衰竭患者生存率,优越性安全性高于潜在风险,但对重症心力衰竭患者进行慢阻肺治疗时需密切监测。此外慢阻肺患者中房颤发生率较高,造成明显呼吸困难和活动能力下降,应按照常规房颤指南治疗,但应用大剂量选择性 β_2 受体拮抗剂应谨慎。

（六）出院和随访标准

慢阻肺急性加重的病因、病情严重程度、影响、治疗和病程因人而异,不同国家之间社区及医疗系统中的设施存在差别,因此出院时间与标准很难达成统一。但急性加重后第 1 次住院治疗与之后再发急性加重导致的短期再住院和全因死亡增加相关,需要关注再住院和死亡的相关危险因素[13]。研究发现患者年龄、存在高碳酸血症性呼吸衰竭、需要通气支持、存在包括心血管疾病焦虑抑郁方面的合并症与死亡相关。

四、慢阻肺稳定期管理

慢阻肺急性加重后,即应开始预防再次急性加重的适当治疗措施,出院前尽早开始维持药物治疗。出院后早期及定期随访调整药物治疗以确保患者恢复至稳定期。慢阻肺稳定期的管理策略应主要基于个体症状评估和未来的急性加重风险。主要治疗目标是缓解症状和降低未来急性加重的发生风险。2017GOLD 报告依据症状和急性加重风险进行慢阻肺综合评估,即"ABCD 综合评估",提出新的慢阻肺稳定期治疗方案,包括初始治疗及随后药物治疗的升级和(或)降级[2]。既往 GOLD 报告仅限于慢阻肺初始治疗,而许多患者实际上已开始治疗,且可能最初治疗后仍有持续存在的症状,或某些症状改善不大,需要改变治疗。现提出升级(和降级治疗)慢阻肺治疗策略。图 4-1-2 为慢阻肺患者根据 ABCD 综合评估后提出的治疗路径,图中双线箭头为优先推荐的路径。对于主观症状与气流受限差异较大的患者,需要进一步评估。

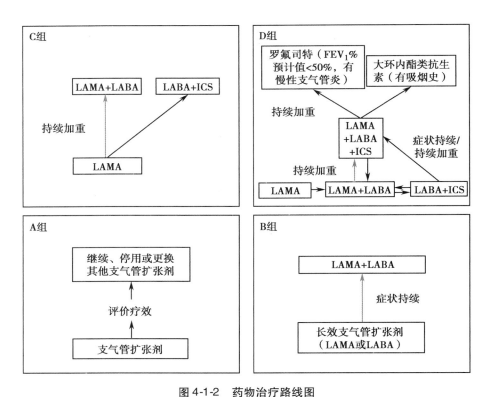

图 4-1-2　药物治疗路线图

⟶ 推荐药物
对于主观症状和气流受限程度出入较大的患者,需要进一步评价

（一）A 组慢阻肺治疗方案

1. 所有 A 组患者均需要使用支气管扩张剂(短效或者长效支气管扩张剂),支气管扩张剂是慢阻肺控制症状的核心药物,用以预防或减轻症状;

2. 评估疗效后可继续、停用或者更换其他支气管扩张剂。

（二）B 组慢阻肺治疗方案

1. B 组起始用药为长效支气管扩张剂(LAMA 或 LABA),目前无证据支持在 B 组中哪类长效支气管扩张剂作为初始治疗能更好地缓解症状,具体药物选择应根据患者对临床症状缓解来决定。

2. 如果单一支气管扩张剂治疗未缓解呼吸困难,推荐 LAMA/LABA 联合治疗。

3. 如有重度呼吸困难,LAMA/LABA 可作为初始治疗。

4. 如果加用另外一种支气管扩张剂未能改善症状,建议降级治疗至使用一种支气管扩张剂。

5. 综合考虑 B 组患者可能存在的对症状和预后有影响的合并症。

（三）C 组慢阻肺治疗方案

1. C 组患者的起始用药是长效支气管扩张剂单药治疗,推荐 LAMA,LAMA 预防急性加重优于 LABA。

2. 如持续急性加重,可联合应用 LAMA/LABA 或 LABA/ICS。

3. 但 ICS 增加部分患者的肺炎风险,因此首选为 LAMA/LABA。

（四）D 组慢阻肺治疗方案

1. D 组患者首选 LAMA/LABA 联合治疗,理由：

（1）LAMA/LABA 联合应用改善临床症状优于单药。如果起始采用单药治疗,则首选 LAMA。LAMA 预防急性加重优于 LABA。

（2）D 组中 LAMA/LABA 预防急性加重和改善临床表现优于 LABA/ICS。

（3）D 组患者接受 ICS 治疗发生肺炎风险较高。

（4）某些患者［哮喘-慢阻肺重叠综合征（ACOS）,或血嗜酸粒细胞增多］可能首选 LABA/ICS 获益。

2. LAMA/LABA 未能预防急性加重时,2 种方案可选：

（1）升级为 LAMA/LABA/ICS,与单用 ICS/LABA 或 LAMA 相比,能更好改善肺功能,改善症状和降低急性加重的风险。

（2）转换为 LABA/ICS,但目前无证据从 LAMA/LABA 转换为 LABA/ICS 能更好地预防急性加重。如 LABA/ICS 未改善急性加重或症状,可加用 LAMA。

3. 如 LAMA/LABA/ICS 仍无法控制急性加重,可考虑：

（1）加用磷酸二酯酶 4（PDE4）抑制剂罗氟司特：针对 FEV_1<50% 预计值,有慢性支气管炎,严重、非常严重和有急性加重病史的慢阻肺患者,PDE4 抑制剂能改善肺功能和减少中度至重度的急性加重[14],降低在应用固定剂量 ICS/LABA 慢阻肺患者的急性加重。

（2）加用大环内酯类抗生素,长期使用阿奇霉素或红霉素治疗 1 年以上减少急性加重[15]。

（3）降级治疗、停用 ICS；治疗无效且增加不良反应时,可考虑撤除 ICS,规律应用 ICS 增加肺炎的风险[16],尤其是重症慢阻肺患者。

（五）关于吸入给药相关问题

吸入方法不正确与症状控制之间存在明显的相关性,其影响因素包括：老年、应用多种吸入装置、既往缺乏吸入装置的知识教育[17]。吸入装置使用中发生的错误主要与吸气流速、吸气持续时间、协调性、剂量、吸气之前的呼气以及吸药之后的屏气有关[18]。在判断目前的治疗不足前应评价吸入方法和治疗依从性。

随着发展中国家（包括中国）吸烟率上升,空气污染显著加重,雾霾日急剧增多以及老龄化加重,未来 30 年慢阻肺的流行率还会继续上升。我国慢阻肺患者危险因素高,急性加重频发,住院多,死亡风险高。急性加重越频繁,再次急性加重和死亡风险也越高。因此减少急性加重就是我国慢阻肺患者的重要临床治疗目标。迅速控制急性加重的危重患者症状,尽早着手再发加重的防控措施,加强对慢阻肺的干预,特别是稳定期慢阻肺的干预,以减少慢阻肺发病和急性加重也是急诊医生的责任。

（张敬　曹秋梅）

参 考 文 献

1. 庞红燕,杨汀,王辰.2016 年更新版 GOLD 慢性阻塞性肺疾病诊断、治疗和预防的全球策略简介.中国医学前沿杂志(电子版),2016,8(7):30-34.

2. Global initiative for chronic obstructive lung disease. Global strategy for the diagnosis,management,and prevention ofchronic obstructive pulmonary disease 2017 report[EB/OL].(2016-11-16)[2016-12-09].http://www.gold-copd.org.

3. Eisner DP,Anthonisen N,Coultas D,et al. An official American Thoracic Society public policy statement:Novel risk factors and the global burden of chronic obstructive pulmonary disease. Am J RespirCrit Care Med,2010,182 (5):693-718.

4. Salvi SS,Barnes PJ. Chronic obstructive pulmonary disease in non-smokers. Lancet,2009,374(9691):733-743.

5. Stoller JK,Aboussouan LS. Alphal-antitrypsin deficiency. Lancet,2005,365(9478):2225-2236.

6. Buist AS,McBurnieMA,VollmerWM,et al. International variation in the prevalence of COPD(the BOLD Study): a population-based prevalence study. Lancet,2007,370(9589):741-750.

7. Fletcher CM. Standardised questionnaire on respiratory symptoms:astatememt prepared and approved by the MRC Committee on the a etiology of chronic bronchitis(MRC breathlessness score). BMJ,1960,2:1662.

8. Wedzicha JA,Seemungal TA. COPD exacerbations:defining their cause and prevention. Lancet,2007,370 (9589):786-796.

9. Seemungal TA,Donaldson GC,Paul EA,et al. Effect of exacerbation on quality of life in patients with chronic obstructive pulmonary disease. Am J Respir Crit Care Med,1998,157(5 pt1):1418-1422.

10. CelliBR,Barnes PJ. Exacerbations of chronic obstructive pulmonary disease. EurRespir J,2007,29(6): 1224-1238.

11. Bafadhel M1,McKenna S,Terry S,et al. Blood eosinophils to direct corticosteroid treatment of exacerbations of chronic obstructive pulmonary disease:a randomized placebo-controlled trial. Am J RespirCrit Care Med,2012, 186(1):48-55.

12. Hurst JR,Vestbo J,Anzueto A,et al. Susceptibility to exacerbation in chronic obstructive pulmonary disease. N Engl J Med,2010,363(12):1128-1138.

13. Wells JM,Washko GR,Han MK,et al. Pulmonary arterial enlargement and acute exacerbations of COPD. N Engl J Med,2012,367(10):913-921.

14. CalverleyPM,RabeKF,GoehringUM,et al. Roflumilast in symptomatic chronic obstructive pulmonary disease: two randomized clinical trials. Lancet,2009,374(9691):685-694.

15. Ni W,ShaoX,CaiX,et al. Prophylactic use of macrolide antibiotic for the prevention of chronic obstructive pulmonary disease exacerbation:a meta-analysis. PloS one,2015,10(3):e0121257.

16. NanniniU,LassersonTJ,PooleP. Combined corticosteroid and long-acting bete2-agonist in one inhaler versus long-acting bete2-agonists for chronic obstructive pulmonary disease. Cochrane Database Syst Rev,2012,9

（9）:CD006829.

17. Rootmensen GN,van Keimpema AR,Jansen HM,et al. Predictors of incorrect inhalation technique in patients with asthma or COPD:a study using a validated videotaped scoring method. J Aerosol Med Pulm Drug Dellv, 2010,23(50):323-328.

18. Sulaiman I,Cushen B,Greene G,et al. Objective Assessment of Adherence to Inhalers by COPD Patients. Am J Respir Crit Care Med,2017,195(10):1333-1343.

第二章　成人重症患者呼吸机撤机策略

近30年来呼吸支持技术得到临床广泛而深入的应用,为目前成人危重病患者的重要救治手段。原发疾病得到控制后如何尽早完成恢复患者自主呼吸、安全脱离呼吸机一直为临床医师所面临的重大问题。

对于无基础病的机械通气患者,撤离呼吸机较为简单且易成功;对于许多存在严重基础疾病如(慢性阻塞性肺疾病、心力衰竭、神经肌肉病变、严重营养不良等)的危重患者,撤机是一个复杂、易于反复,甚至长期依赖呼吸机且不易成功撤机的过程。过早的撤离呼吸机造成撤机失败、撤机危象、窒息、心律失常、严重通气不足,甚至心肺复苏;过迟撤机引起呼吸机相关肺炎及呼吸机依赖等并发症发生率明显升高。为了使撤机过程顺利进行,美国胸科医师学会、美国危重病学会及美国呼吸治疗联合会提出并制定了用客观的标准衡量指导撤机过程的每一个步骤,即程序化撤机,有助于临床医生客观把握脱机时机,缩短机械通气时间及减少其并发症。尽管如此,相关临床文献显示,仍有约12%～25%患者拔管失败,需要再插管和机械通气,导致患者死亡的危险性和住院费用明显上升。

2017年美国胸科学会(American Thoracic Society,ATS)和美国胸科医师学会(American College of Chest Physicians CHEST)基于证据的建议,回答了与成人危重症患者机械通气撤机相关的六个问题[1]。为帮助临床医生安全有效地使机械通气患者撤离呼吸机,本文总结该实践指南及相关临床文献,推荐以下呼吸机撤机策略;

一、对机械通气大于24小时不能脱机的患者,应尽快寻找原因

常见脱机失败的原因:

1. 神经系统　中枢驱动;外周神经。
2. 呼吸系统　呼吸肌力量、耐力(代谢状态、营养、氧气的输送与摄入);呼吸肌的负荷增加;通气/血流比例失调。
3. 心血管系统　心功能不全、充血性心力衰竭、缺血性心脏病。
4. 心理因素　焦虑、恐惧。

二、机械通气病因控制后应开始进行脱机试验

脱机试验主要监测内容:

1. 导致机械通的病因好转或祛除。
2. 氧合指标　$PaO_2/FiO_2 > 150 \sim 200$;$FiO_2 \leqslant 40\% \sim 50\%$;$PaO_2 \geqslant 60mmHg$;$pH \geqslant 7.25$;$PEEP \leqslant 5 \sim 8cmH_2O$;COPD患者:$pH > 7.3$;$PO_2 > 50mmHg$;$FiO_2 < 35\%$。
3. 血流动力学稳定,没有急性的心肌缺血;临床上没有显著的低血压[不需要血管活性

药物的治疗或者血管活性药物如多巴胺或多巴酚丁胺<5~10μg/(kg·min)]。

4. 有持续的自主的呼吸能力。

5. 基础状态　无高热、足够的精神状态(神志清楚、或者可唤醒 GCS≥13);咳痰有力;血色素≥80~100g/L;水、电解质及酸碱平衡等。

三、对急性住院,机械通气超过 24 小时患者,建议进行初始自主呼吸试验(Spontaneous Breathing Trial SBT),应用吸气压力增加(5~8cmH$_2$O),而不是没有吸气压力增加(T 管或 CPAP)

CHEST/ATS 建议:证据表明应用压力增加 SBT 与没有压力增加的 SBT 相比较,撤机更有可能成功,更高的成功拔管率和更低的 ICU 死亡率。

符合脱机试验的患者不一定能够成功脱机,要对患者自主呼吸的能力进一步判断,目前临床 SBT 的实施可采用 T 管、低水平持续气道正压(CPAP)(例如5cmH$_2$O)或低水平的压力支持通气(PSV)(例如 5~7cmH$_2$O)。目前研究显示,采用上述三种方法进行 SBT 的效果基本一致[4,5]。SBT 时间在 30~120min 为宜,目前研究显示 30min 和 120min 的 SBT 的效果是基本相同的。Esteban 等将 526 例患者随机分组,分别进行 30 和 120min 的 SBT(T 管),结果两组患者的撤机成功率没有差异(75.9% vs73.0%,P=0.43)[6]。Perre 等采用 7cmH$_2$O 的 PSV 进行 SBT,结果也显示 30 和 120min 的 SBT 对判断能否成功撤机的效果是相同的[7]。临床上,如 30min 的 SBT 后仍难以对患者是否能成功撤机作出判断,可适当延长 SBT 时间,但不宜超过 120min。在进行 SBT 前,应先行 2~3min 的自主呼吸,以判断患者能否耐受进一步的 SBT。

准确的判断患者能否耐受 SBT 是机械通气撤离的关键所在。

耐受 SBT 的标准:

1. 精神状态无改变(如嗜睡、昏迷、躁动、焦虑)。

2. 无呼吸肌做功增加表现(胸腹矛盾呼吸)。

3. 呼吸频率/潮气量(浅快指数)<105;潮气量>5ml/(kg·min);呼吸频率(RR)<35 次/min;最大吸气负压<20cmH$_2$O;心率<140 或变化<20%;氧饱和度>90%。

4. 血气指标:FiO$_2$<40%;pH>7.32;PaO$_2$≥50~60mmHg;PaCO$_2$ 增加≤10mmHg;SpO$_2$≥85~90%。

5. 血流动力学稳定:HR<120 次/分且 HR 变化<20%;临床上没有显著的血压改变及低血压(不需要血管活性药物)。

四、CHEST/ATS 建议对于接受机械通气超过 24 小时且通过 SBT 实验拔管失败风险高的患者,推荐拔管后预防性无创通气(Non-invasive Ventilation NIV)

SBT 失败后应立即寻找原因,常见问题包括镇静、镇静剂的合理应用、液体负荷过重、气道痉挛、心肌缺血等,多见于那些患有高碳酸血症、慢性阻塞性肺疾病、充血性心力衰竭或其他严重的合并症的患者。当 SBT 失败的原因纠正后每日进行一次 SBT 试验,而非一天之内多次反复试验。Tobin 研究表明:SBT 失败的原因多为呼吸系统机械力学的异常,呼吸系统异常很少在数小时内恢复。Esteban[8]的实验表明,每天两次的 SBT 并不比每日一次更具优势。SBT 停止后机械通气应选择恒定的支持水平,而不是积极降低通气支持水平,保证病人的呼吸肌充分休息,可以大大缩短训练时间。

近年来无创正压通气(Noninvasive Positive Pressure Ventilation,NPPV)临床应用得到广泛认同,多个呼吸系统疾病的前瞻性随机对照试验结果表明:拔管后给予 NIV 的辅助可以减少机械通气的时间,ICU 住院天数、病死率和医院获得性肺炎的发生率。有创-无创通气密切结合,给各类呼吸衰竭救治增添了新的治疗手段,尤其撤机困难患者拔管后应用 NPPV,可扩张陷闭肺泡,增加呼气末肺容量,改善肺的顺应性;增加气道直径,降低气道阻力,减少呼吸肌做功,缓解呼吸肌的疲劳,降低氧耗量,使 PaO_2 迅速升高,可以明显改善呼吸困难症状和气体交换,避免再插管[9]。对于存在心源性肺水肿,心功能不全的危重患者,NPPV 可增加胸内压,减轻左心室后负荷;增加心输出量,使舒张期容积缩小,心肌壁张力下降,有助于冠状血管的供血,从而改善心功能[10]。

五、成人机械通气患者拔管前进行气囊漏气试验（Cuff-Leak Test CLT）;拔管前对 CLT 阴性的病人给予全身糖皮质激素

证据表明不进行气囊漏气试验或气囊漏气试验阴性的患者拔管后喘鸣(Post-extubation Stridor PES)和不成功拔管率增加。非常低质量的证据也表明使用 CLT 指导管理可能减少重新插管和 PES 率和延迟拔管(由于高假阳性率)。当考虑再插管导致的呼吸机支持天数增加,气囊漏气试验对于机械通气的持续时间没有影响。中等质量证据表明给予气囊漏气试验阴性患者应用全身性糖皮质激素,可降低再插管和 PES 率。通过 CLT 试验的患者具有比较低的再插管的风险和 PES,虽然这些风险在未进行 CLT 插管患者也很低。

ATS/CHEST 建议:

1. 机械通气的成人危重症患者符合拔管标准的或者认为高风险 PES 的应进行 CLT。

2. 对于 CLT 试验阴性但准备拔管的成年人,建议至少在拔管前 4 小时使用全身糖皮质激素;重复 CLT 不是必须的。

备注:PES 的风险因素包括因创伤插管,插管>6 天,大口径插管,女性以及非计划拔管后的重新插管;全身应用糖皮质激素后不需要重复。

六、成人重症患者机械通气超过 24 小时患者,建议尝试最小化标准流程化镇静

CHEST/ATS 建议:急性住院,机械通气超过 24 小时患者,建议尝试最小化标准流程化镇静。证据表明机械通气患者标准流程化镇静,机械通气持续时间更短,ICU 住院时间更短和短期死亡率更低。

机械通气患者通常需使用镇静剂以缓解焦虑和烦躁,减少过度的氧耗。持续静脉注射比间断推注镇静剂可使血药浓度更加稳定,更易达到镇静效果并提高患者的舒适度。在持

续注射镇静剂的过程中有目的的间断镇静剂的输注,使患者神志恢复并判断患者能否撤机,在一定程度上可使撤机更及时。John 等将 128 名机械通气患者随机分为干预组(每天一次间断镇静剂的持续输注直到患者完全清醒可完成指令性动作或患者出现烦躁不安需要恢复镇静剂注射)和对照组(持续注射镇静剂直到医生认为可以终止使用镇静剂)。结果显示干预组机械通气时间比对照组缩短 2.4 天($P = 0.004$),干预组 ICU 住院时间比对照组短 3.5 天($P = 0.02$)。

不同的镇静剂停药后患者的苏醒速度不同,选择苏醒快的药物可能会使撤机更及时,缩短机械通气时间。近期研究显示,丙泊酚和咪达唑仑在短期(<24 小时)输注后患者的苏醒速度没有明显差异;在中、长期(中期 1~3 天,长期>3 天)输注后,应用丙泊酚患者的苏醒所需时间明显低于应用咪达唑仑的患者,相应的应用丙泊酚的患者停止镇静到拔管的时间也明显低于应用咪达唑仑的患者。因此,从及时撤机的角度看,机械通气患者选择丙泊酚镇静可能更为合适,特别是对于需要长期镇静的患者。

七、呼吸机依赖患者减慢撤机进程,逐步延长自主呼吸试验时间;医生需精通机械通气依赖病人的管理

八、需长时间呼吸机支持的患者及时决定行气管切开

1. 改善患者舒适度,减少镇静剂的使用。
2. 降低人工气道阻力,减少呼吸做功。
3. 患者可以进食、交流,改善危重患者心理状况。
4. 为各种辅助治疗提供方便。

九、建议在治疗急性住院的成人患者机械通气 >24 小时上应使用呼吸机撤机协议

CHEST/ATS 指南专家小组定义了"呼吸机撤机协议"作为指导方案尽可能来识别有创机械通气患者的撤机(例如:拔管)。证据表明,用呼吸机撤机协议方案管理的患者比没有使用呼吸机撤机方案管理的患者使用机械通气时间更短,ICU 住院时间更短。然而,呼吸机撤机协议没有对死亡率或再插管率有显著影响。呼吸机撤机协议不良事件很少报道,亚组分析发现与无呼吸机撤机协议管理组相比,人员驱动和计算机驱动协议具有类似的效果。

十、对于急性住院机械通气 >24 小时成年人,建议早期活动标准流程化康复

CHEST/ATS 建议:综合证据证明了接受早期活动标准流程化康复患者具有较短的机械通气持续时间并且更有可能在出院时行走。在死亡率,ICU 住院时间,ICU 出院时的行走能力,6 分钟步行距离或无呼吸机支持天数上没有差异。严重不良事件发生率低,包括已有报道的心律失常。

总　　结

　　CHEST/ATS 的建议对现有证据的解释及其如何应用于临床实践的结果,建议只有一项,高危患者拔管后给予预防性无创机械通气。其他建议都被认为是有条件的,包括进行具有吸气压力增加的 SBT,使用标准流程化最小化镇静,使用针对早期活动标准流程化康复,使用呼吸机撤机协议,在符合拔管标准并被认为具有 PES 高风险的机械通气患者中进行 CLT,在 CLT 阴性的患者,拔管前至少 4 小时应用全身糖皮质激素,全身应用糖皮质激素后,不需要重复 CLT。

　　程序化撤机与传统的医师经验指导撤机相比具有明显的优势,但是程序化撤机并不是死板的教条,根据自身的特点采用适合的方案,不能完全代替临床医师的判断。同时随着机械通气的发展、机械通气与呼吸病理-生理学,血流动力学等方面的研究,必将逐步减少机械通气的负面影响,提高脱机的成功率。

（王建　邵峥谊　曹秋梅）

参 考 文 献

1. Schmidt GA,Girard TD,Kress JP,et al. Liberation From Mechanical Ventilation in Critically Ill Adults:Executive Summary of an Official American College of Chest Physicians/American Thoracic Society Clinical Practice Guideline. Chest,2017,151(1):160-165.

2. The January 2002 issue of respiratory care. Respir Care,2002,47(1):69-90.

3. 吴健波,李桃源,习力. 自主呼吸试验在程序化拔除气管插管中的应用. 中国医师进修杂志,2007,30(11):63-65.

4. Dojat M,Harf A,Touchard D,et al. Evaluation of aknowledgebasedsystem providingventilatory management and decision for extubation. Am J Respir Crit Care Med,2006,163:815-902.

5. 罗祖金,詹庆元,孙兵,等. 自主呼吸试验的操作与临床应用[J]. 中国呼吸与危重监护杂志,2006,5(1):60-62.

6. Esteban A,Alia I,Tobin MJ,et al. Effect of spontaneous breathing trial duration on outcome of attempts to discontinue mechanical ventilation. Am J Respir Crit Care Med,2005,209:512-518.

7. Perren A,Domenighetti G,Mauri S,et al. Protocoldirected weaning from mechanical ventilation:clinicaloutcome in patientsrandomized for a 30min or 120min trial with pressure support ventilation. Intensive Care Med,2002,28:1058-1063.

8. Esteban A,Frutos F,Tobin MJ,et al. Acomparison of fourmethods of weaning patients from mechanical ventilation:the Spanish lung failure collaborative group. N Engl J Med,1995,332(6):345-350.

9. 李坚,杨玉. 无创正压通气救治急性呼吸衰竭的临床应用进展. 国外医学呼吸系统,2003,23(5):259-290.

10. 王金祥,王辰. 慢性充血性心力衰竭的无创正压通气治疗. 国外医学呼吸系统分册,2003,23(5):276-277.

第三章 慢性阻塞性肺疾病应用无创机械通气研究进展

慢性阻塞性肺疾病(chronic obstructive pulmonary disease,COPD)是一种严重危害人类健康的常见病、多发病,2002 年世界卫生组织(WHO)公布的资料显示,预计 2020 年 COPD 将位居世界疾病经济负担的第 5 位,全球死亡原因的第 3 位。COPD 的慢性病程急性加重(AECOPD)是导致患者住院以及死亡的重要因素,对患者的生活质量、疾病进程和社会经济负担产生严重的负面影响,临床表现为呼吸系统症状的急性加重,尤其指呼吸困难、咳嗽、咳痰,以及脓痰的分泌增加。加强对 AECOPD 的防治,特别是提高机械通气技术的应用水平,对提高 AECOPD 合并呼吸衰竭的抢救成功率有重要意义。

一、COPD 患者应用 NPPV 的生理机制

COPD 病人的管理是综合的管理,终末期 COPD 往往存在肺通气和肺换气障碍,常合并慢性呼吸衰竭,患者既可以表现为 I 型呼衰(低氧血症),也可表现为 II 型呼衰(高碳酸血症)。I 型呼衰常见于肺气肿患者,肺换气功能受损,推荐给予长期低流量氧疗(LTOT)治疗。II 型呼衰则是由于吸气肌负荷过重和(或)吸气肌肌力下降所致,最终导致肺泡低通气和高碳酸血症的发生。COPD 急性发作时往往会表现为合并呼吸性酸中毒的急性 II 型呼衰。相反,若为慢性 II 型呼衰,在呼吸性酸中毒的基础上会合并出现代谢性碱中毒。COPD 合并呼吸衰竭的根本原因为气流受限,可导致肺过度充盈,内源性 PEEP(PEEPi),因常并存呼吸肌疲劳-耗竭,治疗手段非常有限。

AECOPD 患者并发呼吸衰竭与呼吸肌疲劳和痰液引流不畅两方面因素有关,此时应用机械通气目的:①纠正严重的低氧血症,增加 PaO_2,使 $SaO_2 > 90\%$,改善重要脏器的氧供应;②治疗急性呼吸性酸中毒,纠正危及生命的急性高碳酸血症,但不必要急于恢复 $PaCO_2$ 至正常范围;③缓解呼吸窘迫,当原发疾病缓解和改善时,逆转患者的呼吸困难症状;④纠正呼吸肌群的疲劳;⑤降低全身或心肌的氧耗量[1]。急性期早期推荐应用无创正压通气(noninvasive positive-pressure ventilation,NPPV),如痰液引流不畅或有效通气不能保障,则需建立人工气道进行有创机械通气(invasive positive-pressure ventilation,IPPV)治疗[2]。急性加重期后及稳定期合并高碳酸血症型呼吸衰竭的患者,也有越来越多的研究证实 NPPV 可使病人长期获益。

二、指南对于 AECOPD 患者应用 NPPV 的推荐

在 2004 年 NICE 指南中,就建议 AECOPD 患者在充分药物治疗的情况下,应考虑 NPPV 对持续高碳酸血症呼吸衰竭进行治疗[3]。2016 年 11 月颁布的 2017 年 GLOD 报告[4] 推荐在

无禁忌证的急性呼吸衰竭 COPD 患者中,首选无创机械通气;同样推荐 NPPV 可用于某些 COPD 患者住院后的长期治疗,尤其是持续慢性高碳酸血症型呼吸衰竭($PaCO_2 \geq 52mmHg$)和近期曾住院的病人(B 级证据)。

2017 年 3 月,欧洲呼吸学会(ERS)、美国胸科学会(ATS)共同发布了 COPD 急性加重的管理指南[6],就 COPD 急性加重的治疗提供了临床建议,共涉及 6 个临床问题。其中也对 NPPV 的使用专门进行了阐述,对 COPD 急性加重导致的急性高碳酸血症型呼吸衰竭或慢性高碳酸血症型呼吸衰竭急性加重住院患者,强烈推荐应用无创机械通气治疗(强烈推荐,低级证据)。

三、COPD 急性加重期呼吸衰竭患者应用 NPPV

2017 年 ERS/ATS 发表的 COPD 急性加重期管理指南[6]共纳入了 21 项随机试验研究,对 COPD 急性加重导致急性呼吸衰竭的病人使用 NPPV 及常规治疗进行比较。试验排除了完全无法配合、无法进行气道保护及清除分泌物、严重意识障碍,面部畸形,负压吸引高风险以及食道狭窄的患者,对死亡率、插管率、总的住院时间、ICU 住院时间和院内获得性肺炎的发生率进行比较,治疗并发症(吸入性肺炎、气压伤)和治疗 1 小时后血气 pH 为重要的预后参考指标。与常规治疗相比,使用 NPPV 的病人有绝对的获益:在进行的 meta 分析以及单独的试验分析中,接受 NPPV 治疗的患者有着更低的死亡率(7.1% vs 13.9%;RR 0.54,95% CI 0.38~0.76);减少使用气管插管的几率(12% vs 30.6%;RR 0.43,95% CI 0.35~0.53),减少医院平均住院日(2.88 天,95% CI 1.17~4.59);减少 ICU 住院日(4.99 天,95% CI 0~9.99);减少治疗的并发症(15.7% vs 42%;RR 0.39,95% CI 0.26~0.59);在治疗 1 小时后的血气 pH 无差别(0.02,95% CI 0.01~0.06)。同时,使用 NPPV 却几无风险:目前尚无不良结局,相反,接受 NPPV 的患者减少了治疗的并发症。

2017 年 GOLD 报告指出[4],NPPV 可以改善 AECOPD 患者气体交换,改善急性呼吸性酸中毒(增加血气分析 Ph、降低 $PaCO_2$)、降低呼吸频率、减少呼吸功、同时降低并发症如呼吸机相关性肺炎、减少住院时间,更重要的是可以降低插管风险,并改善患者生存率[6-8]。因此,在符合适应证:①呼吸性酸中毒(动脉血 pH≤7.35 和(或)$PaCO_2 > 6.0kPa$ 或 45mmHg);②严重呼吸困难合并临床症状,提示呼吸肌疲劳、呼吸功增加,例如应用辅助呼吸肌呼吸,出现胸腹矛盾运动,或者肋间隙肌群收缩;③虽然持续氧疗,但仍然有低氧血症。符合以上至少 1 个条件时,建议应用无创机械通气。

从指南推荐可以看出,在符合适应证,且无禁忌证的 COPD 急性加重期强烈推荐应用 NPPV,多项 RCT 及荟萃分析均显示,与常规治疗相比,NPPV 应用于 AECOPD 成功率可达 80%~85%[6,9]。而应用 NPPV 治疗的获益及失败与患者是否合并呼吸衰竭及高碳酸血症的严重程度等多种因素相关,有研究[10]认为,pH 值 7.25~7.35 的 AECOPD 患者应用 NPPV 的效果最好,失败率低(15%~20%),并可减少插管率;当 pH 值>7.35 时,在防止急性呼吸衰竭发生方面,NPPV 与标准药物治疗比并无显著优势,病死率及住院时间无显著减少,且可能存在患者不耐受情况(<50%);严重高碳酸血症型呼吸衰竭 pH 值<7.25 的患者,应用 NPPV 取决于患者意识状态及气道保护情况,应用呼吸支持 1~2 小时动脉血气无改善则提示可能需要调整呼吸支持方案。

四、AECOPD 合并肺性脑病患者应用 NPPV

以往的观点认为，慢性阻塞性肺疾病急性加重合并肺性脑病的患者意识水平下降，咳嗽咳痰反射减退，气道分泌物清除不畅，且误吸风险高，因此不适宜应用 NPPV。一项 153 例 COPD 患者进行 5 年的病例对照研究发现，伴有严重意识障碍（Kelly-Matthay 评分大于 3 分），病死率达 50%，不推荐这类患者应用 NPPV[11]。但也有少量研究发现合并肺性脑病的 AECOPD 应用 NPPV 对意识状态和动脉血气 pH 值的改善，成功率 72%～78%，患者生存率 69%～86%，提示 NPPV 对肺性脑病的治疗意义[12-14]。而应用 NPPV 失败的主要原因是气道分泌物不能有效清除。针对肺性脑病患者显著增加的气道分泌物，有研究对 AECOPD 合并肺性脑病患者进行无创机械通气的前 2 小时内，建立无创的口咽通气道，并每 20～30 分钟经口咽通气道尽可能深的吸痰，在之后的 12～24 小时则每小时经口咽通气道吸痰，并对插管进行常规机械控制通气（conventional mechanical ventilation，CMV）和 NPPV 进行比较，发现在 AECOPD 合并肺性脑病的患者开始治疗的 2 小时内使用 NPPV 并经口咽通气道吸痰是安全有效的，尽管在血气分析 pH 值和氧分压、氧饱和度方面，NPPV 组与 CMV 组无显著差异，但 NPPV 组机械通气的时间显著缩短，此外，NPPV 组的院内感染和病死率下降。因此在肺性脑病的 AECOPD 患者使用 NPPV 联合无创的吸痰治疗优于 CMV 治疗[15]。此外，更有试验报道在肺性脑病的 AECOPD 患者应用 NPPV 过程中，借助纤支镜辅助排痰，但纤支镜是有创操作，且对操作环境的要求限制了其临床应用[16]。因而，在个体化的治疗条件下，合并肺性脑病的 AECOPD 患者同样可能由 NPPV 获益。

五、COPD 急性加重期后稳定期应用 NPPV

COPD 急性加重合并高碳酸血症型呼吸衰竭的患者短期应用 NPPV 的获益明确，住院期间的规范治疗推荐 NPPV。而这类患者由于 COPD 终末期，长期预后不佳，对这些高危人群长期应用 NPPV 是否获益至今观点不一。2017 年 ERS/ATS 发布的指南指出：在住院期间使用 NIV 治疗 AECOPD 患者的慢性呼吸衰竭急性加重，出院后家庭 NPPV 的使用需要进一步的研究[5]。GOLD 则推荐 NPPV 可用于某些 COPD 患者住院后的长期治疗，尤其是持续慢性高碳酸血症型呼吸衰竭（$PaCO_2 \geq 52mmHg$）和近期曾住院的病人（B 级证据）[4]。来自荷兰的一项 RCT 研究（RESCUE）发现长期 NPPV 治疗不能降低高碳酸血症患者（未接受通气支持 48 小时后，日间静息状态呼吸空气，$PaCO_2$ 水平>6.0kPa）的再入院率和死亡率[17]；同样，Köhnlein T 的一项类似的研究也得到阴性的结果[18]；但也有一些小样本的试验发现 NIV 组的患者在 1 年内再入院和机械通气支持率有显著获益[19]，通过 NPPV 治疗或减少呼吸衰竭急性加重次数同时降低住院率[20,21]。

六、稳定期 COPD 患者长期应用 NPPV

对于 COPD 引发的慢性高碳酸血症型呼吸衰竭稳定期的治疗，以往的试验认为长期 NPPV 并不能使患者气体交换、活动耐量及肺功能等获益[22]。但这些试验中设置的呼吸机的吸气压（the inspiratory positive airway pressure，IPAP）和后备频率（backup breathing frequency,BF)水平都很低,也即传统的低强度 NPPV,试验证实不能改善生理参数、无临床疗效。慢性高碳酸血症呼吸衰竭是呼吸泵的衰竭,会使肺泡通气量减少。因此,NPPV 治疗需要针对性的增加肺泡通气量来降低 $PaCO_2$ 水平。当 IPAP<18cmH$_2$O 时,可能不足以纠正高碳酸血症。为了达到这一目的,就需要给予高水平通气支持,在提高 BF 的基础上,IPAP 水平需大于 18cmH$_2$O,一般在 20 到 30cmH$_2$O 之间,这就是高强度 NPPV。为了达到正常或尽可能低的 $PaCO_2$ 水平,逐渐上调呼吸机参数使 $PaCO_2$ 水平正常或至个体能耐受的最大程度。有研究指出,高强度 NPPV 发挥作用的关键在于 IPAP 水平[23]。通常在医院进行高 IPAP 水平通气(一般在 20 至 30cmH$_2$O 之间),稳定后可考虑继续在家庭中治疗。近年来,越来越多的试验指出,在合并高碳酸血症型呼吸衰竭的稳定期 COPD 患者中,以降低 $PaCO_2$ 水平为目标的高强度 NPPV 有益于减少呼吸肌做功,使呼吸肌得到充分的休息,并显著增加肺换气,可显著改善生理参数及临床转归,如 $PaCO_2$ 水平、健康相关生活质量(HRQL)和呼吸困难,提高生存率,使病人长期获益[24]。

同时,有研究通过体表肌电图测定肋间肌、膈肌、斜角肌的电活动,评估高强度 NPPV 的生理效应和人机对抗(patient-ventilator asynchrony,PVA),发现与自主呼吸相比,高的吸气压力能显著降低呼吸肌电活动;增加后备呼吸频率后,每次呼吸时肌电图的电活动降低,但总体肌电图电活动情况与高的吸气压、低的呼吸频率相当。而呼吸频率设定较低时,更容易发生 PVA,因此高强度的呼吸支持在降低呼吸肌的负荷的同时,并不会引起人机对抗的增加[25]。在实际应用中,进行高强度 NPPV 应同时关注避免动态过度通气的发生,从而在自主呼吸时出现脱机后呼吸困难,并应监测合并心脏疾患患者的心输出量。

另一方面,不同的研究发现长期应用 NPPV 对生存率的影响结论相矛盾。重度及以上的 COPD 合并慢性呼吸衰竭的患者,长期 NPPV 治疗对于生存率和 HRQL 的改善更为明显。一项对重度稳定期 COPD 长期 NPPV 治疗的系统评价[26],纳入了国内外 23 个随机对照试验(randomized controlled trial,RCT)的研究,纳入的 COPD 患者 GOLD 分级重度,1s 用力呼气容积(forced expiratory volume in one second,FEV1)<50%。结论发现长期 NPPV 治疗(1 年及以上)可改善患者动脉血气,降低 $PaCO_2$,增加 PaO_2 水平,且应用 NPPV 时间越长,效果越明显;血气改善的程度与其基础 $PaCO_2$ 水平密切相关,基础 $PaCO_2$ 水平越高,NPPV 治疗后的效果可能更明显;患者 6 分钟步行距离增加,可增加患者的运动耐力,改善生活质量,且 NPPV 治疗 2 年与 3 个月相比,6MWD 增加效果更明显,说明 NPPV 治疗时间越长,改善效果可能更明显;3 个月的 NPPV 治疗并不能改善肺功能,长时间治疗(≥2 年)可延缓患者肺功能下降;且 NPPV 能降低患者总的病死率。因此,合并慢性高碳酸血症的 COPD 患者长期 NPPV 治疗可能改善临床症状、HRQL 和长期生存率,但对于 COPD 稳定期非高碳酸血症患者的研究发现 6 个月后 NPPV 组与对照组动脉血气水平无明显差异[27]。终末期 COPD 无法治愈,症状严重且不可逆,单纯延长生命可能意味着延长痛苦,因此对治疗疗效的评价应更多关注患者的生活质量及再发急性加重入院的次数和时间,而不仅是长期生存率。

(张晓峰　赵斌)

参 考 文 献

1. 蔡柏蔷,白春学.慢性阻塞性肺疾病急性加重(AECOPD)诊治中国专家共识(草案).中华哮喘杂志,

2013,7(1):1-13.

2. 杜斌. 慢性阻塞性肺疾病急性加重患者的机械通气指南（2007）评介. 中国实用内科杂志,2008,28(2): 98-99.

3. National Institute for Health and Clinical Excellence. Chronic obstructive pulmonary disease: management of chronic obstructive pulmonary disease in adults in primary and secondary care (partial update) London: National Clinical Guideline Centre;2004.

4. Vogelmeier CF,Criner GJ,Martinez FJ,et al. Global Strategy for the Diagnosis,Management and Prevention of Chronic Obstructive Lung Disease 2017 Report:GOLD Executive Summary. Respirology,2017,22(3):575-601.

5. Wedzicha JA,Ers Co-Chair,Miravitlles M,et al. Management of COPD exacerbations:a European Respiratory Society/American Thoracic Society guideline. EurRespir J,2017,49(3). pii:1600791.

6. Brochard L,Mancebo J,Wysocki M,et al. Noninvasive ventilation for acute exacerbations of chronic obstructive pulmonary disease. N Engl J Med,1995,333(13):817-822.

7. Bott J,Carroll M P,Conway J H,et al. Randomised controlled trial of nasal ventilation in acute ventilatory failure due to chronic obstructive airways disease. Lancet,1993,341(8860):1555-1557.

8. Plant P K,Owen J L,Elliott M W. Early use of non-invasive ventilation for acute exacerbations of chronic obstructive pulmonary disease on general respiratory wards:a multicentrerandomised controlled trial. Lancet,2000,355 (9219):1931-1935.

9. Lightowler JV,Wedzicha JA,Elliott MW,et al. Non-invasive positive pressure ventilation to treat respiratory failure resulting from exacerbations of chronic obstructive pulmonary disease:Cochrane systematic review and meta-analysis. BMJ,2003,326(7382):185.

10. Ambrosino N,Vagheggini G. Non-invasive ventilation in exacerbations of COPD. Int J Chron Obstruct Pulmon Dis,2007,2(4):471-476.

11. Confalonieri M,Garuti G,Cattaruzza MS,et al. A chart of failure risk for noninvasive ventilation in patients with COPD exacerbation. EurRespir J,2005,25(2):348-355.

12. Zhu GF,Zhang W,Zong H,et al. Effectiveness and safety of noninvasive positive-pressure ventilation for severe hypercapnic encephalopathy due to acute exacerbation of chronic obstructive pulmonary disease:a prospective case-control study. Chin Med J (Engl),2007,120(24):2204-2209.

13. Briones Claudett KH,Briones Claudett M,Chung Sang Wong M,et al. Noninvasive mechanical ventilation with average volume assured pressure support (AVAPS) in patients with chronic obstructive pulmonary disease and hypercapnic encephalopathy. BMC Pulm Med,2013,13:12.

14. Duenas-Pareja Y,Lopez-Martin S,Garcia-Garcia J,et al. Non-invasive ventilation in patients with severe hypercapnic encephalopathy in a conventional hospital ward. Arch Bronconeumol,2002,38(8):372-375.

15. Wang J,Cui Z,Liu S,et al. Early use of noninvasive techniques for clearing respiratory secretions during noninvasive positive-pressure ventilation in patients with acute exacerbation of chronic obstructive pulmonary disease and hypercapnic encephalopathy:A prospective cohort study. Medicine (Baltimore),2017,96(12):e6371.

16. Scala R,Naldi M,Maccari U. Early fiberoptic bronchoscopy during non-invasive ventilation in patients with decompensated chronic obstructive pulmonary disease due to community-acquired-pneumonia. Crit Care,2010,14 (2):R80.

17. Struik FM,Sprooten RT,Kerstjens HA,et al. Nocturnal non-invasive ventilation in COPD patients with prolonged hypercapnia after ventilatory support for acute respiratory failure:a randomised,controlled,parallel-group study. Thorax,2014,69(9):826-834.

18. Köhnlein T,Windisch W,Köhler D,et al. Non-invasive positive pressure ventilation for the treatment of severe stable chronic obstructive pulmonary disease:a prospective,multicentre,randomised,controlled clinical trial. Lancet Respir Med,2014,2(9):698-705.

19. Cheung AP,Chan VL,Liong JT,et al. A pilot trial of non-invasive home ventilation after acidotic respiratory failure in chronic obstructive pulmonary disease. Int J Tuberc Lung Dis,2010,14(5):642-649.

20. Funk GC,Breyer MK,Burghuber OC,et al. Long-term non-invasive ventilation in COPD after acute-on-chronic respiratory failure. Respir Med,2011,105(3):427-434.

21. Clini E,Sturani C,Rossi A,et al. The Italian multicentre study on noninvasive ventilation in chronic obstructive pulmonary disease patients. Eur Respir J,2002,20(3):529-538.

22. Struik FM,Lacasse Y,Goldstein R,et al. Nocturnal non-invasive positive pressure ventilation for stable chronic obstructive pulmonary disease. Cochrane Database Syst Rev,2013 13;(6):CD002878.

23. Murphy PB,Brignall K,Moxham J,et al. High pressure versus high intensity noninvasive ventilation in stable hypercapnic chronic obstructive pulmonary disease:a randomized crossover trial. Int J Chron Obstruct Pulmon Dis,2012,7:811-818.

24. Köhnlein T,Windisch W,Köhler D,et al. Non-invasive positive pressure ventilation for the treatment of severe stable chronic obstructive pulmonary disease:a prospective,multicentre,randomised,controlled clinical trial. Lancet Respir Med,2014,2(9):698-705.

25. Duiverman ML,Huberts AS,van Eykern LA,et al. Respiratory muscle activity and patient-ventilator asynchrony during different settings of noninvasive ventilation in stable hypercapnic COPD:does high inspiratory pressure lead to respiratory muscle unloading? Int J Chron Obstruct Pulmon Dis,2017,12:243-257.

26. 唐琴,秦光梅.长期无创正压通气对重度稳定期 COPD 患者疗效的系统评价.中南大学学报:医学版,2016,41(3):319-327.

27. Bhatt SP,Peterson MW,Wilson JS,et al. Noninvasive positive pressure ventilation in subjects with stable COPD:a randomized trial. Int J Chron Obstruct Pulmon Dis,2013,8:581-589.

第四章　急性肺栓塞的评估与治疗进展

　　肺栓塞(pulmonary embolism,PE)是由内源或外源性栓子阻塞肺动脉引起肺循环和右心功能障碍的临床综合征,包括肺血栓栓塞症(pulmonary thromboembolism,PTE)、脂肪栓塞、羊水栓塞、空气栓塞、肿瘤栓塞等。肺血栓栓塞症是最常见的急性肺栓塞类型,由来自静脉系统或右心的血栓阻塞肺动脉或其分支所致,以肺循环和呼吸功能障碍为主要病理生理特征和临床表现,占急性肺栓塞的绝大多数,通常所称的急性肺栓塞即PTE。2014年ESC公布了肺栓塞新指南,而2015年,我国随之也推出了专家共识。随着近年来国内外专家前赴后继的探索,急性肺栓塞的评估与治疗又获得了新的进展。

一、流　行　病　学

　　肺栓塞作为三大常见的致死性心血管疾病之一,多数情况下急性肺栓塞继发于下肢深静脉血栓(deep vein thrombosis,DVT),现流行病学多将静脉血栓栓塞症(venous thromboembolism,VTE)作为一个整体来进行危险因素、自然病程等研究,其年发病率为100~200/10万人[1,2],在美国每年的发病率高达60万,死亡率高达7%~11%,而在我国的误诊漏诊率高达80%。急性肺栓塞死亡率高且发病迅速,发展成慢性疾病或者致残的几率也很高[3-6]。高达15%的肺栓塞患者在患病后1个月内死亡,而30%幸存的患者在未来的10年内复发[7]。肺栓塞的非完全缓解能够继发慢性血栓栓塞性肺动脉高压,其发生率在肺栓塞发病2年后预计可达到0.1%~4.0%[8]。目前,肺栓塞的预后主要基于患者入院时血流动力学状态、影像学资料(如CT、心脏彩超、CT血管造影)以及患者的基础情况(年龄、心率、肿瘤病史、心肺疾病病史等)[9]。

二、自　然　病　程

　　从20世纪60年代起就有人研究肺栓塞的自然病程,当时多于术后发生。手术后的两周肺栓塞的发生率最高,术后的两到三个月风险逐渐下降,但仍然存在。抗血栓预防措施能明显降低围术期下肢深静脉血栓的风险,活动期肿瘤和抗凝剂未快速达标是复发风险增高的独立预测因素[10,11]。VTE复发史的患者更易反复发作,抗凝治疗期间或停药后D-二聚体水平升高者复发风险增加。肺栓塞的高危因素除了VTE,还有COPD,心肌梗死、风心病、心力衰竭及恶性肿瘤等。

三、病　理　生　理

　　急性肺栓塞可导致肺循环阻力增加,肺动脉压升高。当30%~50%的肺血管横截面被血栓阻断时,肺动脉压力开始升高。肺血管床面积减少40%~50%时肺动脉平均压可达

40mmHg,右心室充盈压升高,心脏指数下降;肺血管床面积减少50%～70%时可出现持续性肺动脉高压;肺血管床面积减少>85%时可导致猝死。右心室的代偿机制与体循环血管收缩共同增加了肺动脉压力,以维持阻塞肺血管床的血流,暂时稳定体循环血压。但这种即刻的代偿程度有限,未预适应的薄壁右心室无法产生40mmHg以上的压力以抵抗增高的肺动脉阻力,最终可发生右心功能不全。有研究表明,急性肺栓塞患者右室心肌的神经递质过度激活,亦可能会导致右室张力改变,在急性肺栓塞发生48小时内死亡的患者,他们的右室心肌炎症反应能够解释某些急性肺栓塞发生的24～48小时内,血流动力学的不稳定情况[12,13]。另外,急性肺栓塞患者心肌损伤标志物的升高提示,肺栓塞后发生的右室梗死并不常见,可能是由于缺氧导致的心肌损伤,并进一步产生负性肌力所致。

四、临 床 表 现

肺栓塞的临床表现并不典型,很多时候缺乏特异性的临床症状和体征,容易漏诊。传统的肺栓塞三联征——呼吸困难、咯血、胸痛在临床上并不常见;表4-4-1是2011年某急诊科对疑似肺栓塞患者的临床表现调查[14],在急性肺栓塞患者中,呼吸困难占80%～90%,胸痛占40%～70%,晕厥占11%～20%,咯血占10%～20%。

表4-4-1 2011年某急诊科对疑似肺栓塞患者的临床表现调查

特征	确诊肺栓塞的 $n=1880$	未确诊肺栓塞的 $n=528$
呼吸困难	50%	51%
胸膜炎性胸痛	39%	28%
咳嗽	23%	23%
胸骨后疼痛	15%	17%
发热	10%	10%
咯血	8%	4%
晕厥	6%	6%
单侧腿痛	6%	5%
单侧肢体肿胀	24%	18%

五、诊 断

2014年ESC指南在前期研究的基础上,进一步强化了危险分层的概念。对于临床上怀疑急性肺栓塞的患者,首先应进行临床可能性评估,然后进行初始危险分层,最后逐级选择检查手段明确诊断。常用的临床可能性评估标准有加拿大Wells评分和修正的Geneva评分[15,16],二者简单易懂,所需临床资料易获得。2014年欧洲心脏病学会急性肺栓塞诊断和治疗指南[17]对Wells和Geneva评分法则均进一步简化,更增加了临床实用性,有效性也得到证实(表4-4-2、表4-4-3)。

表 4-4-2　Wells 评分法

Wells 评分	原版	简版
既往 PE/DVT 病史	1.5	1
心率>100 次/分	1.5	1
过去四周内手术或制动史	1.5	1
咯血	1	1
进展性肿瘤	1	1
DVT 临床征象	3	1
其他疾病可能性<PE	3	1
临床可能性		
三分法		
低	0~1	N/A
中	2~6	N/A
高	≥7	N/A
两分法		
不太可能 PE	0~4	0~1
可能 PE	≥5	≥2

表 4-4-3　Geneva 评分法

Geneva 评分	原版	简版
既往 PE/DVT 病史	3	1
心率 75~94 次/分	3	1
心率≥95 次/分	5	2
过去四周内手术或制动史	2	1
咯血	2	1
进展性肿瘤	2	1
单侧下肢痛	3	1
下肢深静脉触痛及单侧下肢水肿	4	1
年龄大于 65 岁	1	1
临床可能性		
三分法		
低	0~3	0~1
中	4~10	2~4
高	≥11	≥5
两分法		
不太可能 PE	0~5	0~2
可能 PE	≥6	≥3

2014 年欧洲心脏病学会急性肺栓塞诊断和治疗指南简化了肺栓塞严重指数评分（PESI），同时纳入包括患者的血流动力学（休克或低血压）、简化肺动脉栓塞严重指数（sPESI）评分以及右心室心肌损伤（心功能不全和心肌损伤标记物）在内的 3 项指标，简化PESI（sPESI）只纳入年龄、肿瘤、慢性心力衰竭和（或）肺部疾病、脉搏≥110 次/min、收缩压<100mmHg 和动脉血氧饱和度<90% 这 6 个项目，每项计 1 分，见表 4-4-4。将急性血栓性肺动脉栓塞分为高危、中危和低危 3 层。PESI 评分Ⅲ~Ⅴ级或简化版 PESI 评分≥1 分均分层为中危。以上条件均不成立的患者风险评估分层为低危。

表 4-4-4 肺栓塞严重指数（PESI）及其简化版本（sPEPI）的评分标准

	原版	简版
年龄	以年龄为分数	1（年龄>80 岁）
男性	10	—
肿瘤	30	1
慢性心力衰竭	10	1
慢性肺部疾病	10	
脉搏≥110 次/分	20	1
收缩压<100mmHg	30	1
呼吸频率>30 次/分	20	—
体温<36℃	20	—
精神状态改变	60	—
动脉血氧饱和度<90%	20	1

注：原始版本评分中，总分≤65 分为Ⅰ级，66~85 分为Ⅱ级，86~105 分为Ⅲ级，106~125 分为Ⅳ级，>125 分为Ⅴ级；简化版本中存在慢性心力衰竭和（或）慢性肺部疾病评为 1 分

同时也明确对中危患者进行进一步分层，根据右心功能和心肌损伤标记物，将中危患者分为中高危（右心功能不全和心肌损伤标记物同时阳性）和中低危（右心功能不全和心肌损伤标记物两者之一阳性或均为阴性）。最新的中危肺动脉栓塞溶栓治疗研究应用了该危险分层模型，同时也发现，年龄≤75 岁的患者，溶栓优于抗凝；年龄>75 岁的患者，溶栓并不优于抗凝，所以，将其纳入危险分层，使中危患者界定更清晰。见表 4-4-5。

表 4-4-5 基于早期死亡风险的急性肺栓塞患者危险分层

早期死亡		风险参数及评分			
		休克或低血压	PESI Ⅲ~Ⅳ级或 sPESI≥1	影像证实右室功能不全	心肌损伤标记物
高危		+	+	+	+
中危	中高危	−	+	均为阳性	
	中低危	−	+	仅一个或均不是阳性	
低危		−	−	机动，如评估均阴性	

注：PESI 评分Ⅲ~Ⅴ级提示发病 30 天内有很高的死亡风险，sPESI 评分≥1 分提示 30 天内高度死亡风险，存在低血压或休克的患者，不需要进行 PESI 评分

最近在 Chest 杂志上发表的一篇研究指出,危险分层同时还需要甄选患者,并根据患者病情的不断变化进行动态评估[18]。对危险分层的进一步细化,有助于更好地调整治疗策略,同时让合适的患者得到更有利的治疗,对于危险分层应考虑的因素以及各自所占的比例还须进一步研究。

六、治　疗

首先,对于确诊或疑诊为 PE 的患者,应注意连续监护呼吸、血压及心率等体征,首要保证的是血流动力学的稳定,其次呼吸支持。对于合并有 DVT 的患者,建议绝对卧床休息以防栓子脱落。急性右心衰竭导致的心输出量不足是急性肺栓塞患者死亡的首要原因,一味的扩容治疗有可能而恶化右心功能[19]。对血压正常的急性肺栓塞患者,给予适度的补液治疗(500ml)有助于增加心输出量[20]。对于血压低的急性肺栓塞患者,肾上腺素兼具去甲肾上腺素和多巴酚丁胺的优点,而无体循环扩血管效应,对患者有益[21]。因此对于这类患者,是有必要置入 PICCO 监测仪,对血流动力学参数进行监测的。在呼吸支持治疗方面,急性肺栓塞患者常伴中等程度的低氧血症和低碳酸血症,如果有需要给予机械通气的患者,当给予机械通气时高 PEEP 会减少静脉回流,因此,机械通气时调整 PEEP 要谨慎,通过给予较低的潮气量以保持一个较低的吸气末平台压力,尽量减少不良血流动力学效应。

急性期头 5～10 天是给予抗凝治疗的时机。对于高或中度临床可能性的患者,等待诊断结果的同时,应给予静脉抗凝剂,常用的有普通肝素、低分子量肝素或磺达肝癸钠等,均有即刻抗凝作用。初始抗凝治疗,普通肝素具有半衰期短,抗凝效应容易监测,可迅速被鱼精蛋白中和的优点,所以目前在我国,临床上仍偏向于使用肝素。如有条件,建议使用前和使用中检测抗凝血酶活性,如果活性下降,则需考虑更换抗凝药物。除了上面提到三种抗凝药,近年来,还有依诺肝素、那屈肝素、达肝素等多种肝素相继面世。在使用肝素时需要定时检查 APTT 水平,保证 APTT 维持在 1.5～2.5 倍正常对照值之间。口服抗凝药应尽早给予,最好与静脉抗凝剂同日,与静脉抗凝剂重叠应用。维生素 K 拮抗剂一直是口服抗凝治疗的基石,其中华法林国内最常用。亚洲人华法林肝脏代谢酶与西方人存在较大差异,中国人的推荐初始剂量为 1～3mg。为达到快速抗凝的目的,应与肝素重叠应用 5 天以上,当国际标准化比值(INR)达到目标范围(2.0～3.0)并持续 2 天以上时,停用肝素。

近年来大规模临床试验为非维生素 K 依赖的新型口服抗凝药用于急性肺栓塞或 VTE 急性期治疗提供了证据,包括达比加群、利伐沙班、阿哌沙班和依度沙班,新型口服抗凝剂有利也有弊,无需监测国际标准化比值(INR),但无拮抗剂,目前已开始逐渐广泛应用。RE-MEDY、RE-SONATE、EINSTEIN 研究和 AMPLIFY 扩展研究分别评估了新型口服抗凝剂达比加群、利伐沙班和阿哌沙班治疗 VTE 的长期抗凝效果[22-24],结果显示有效,且较常规华法林治疗更安全。

急性肺栓塞的溶栓时间窗为发病 48 小时内,此时为疗效最好的时机,对于有症状的急性肺栓塞患者在 6～14 天内溶栓治疗仍有一定作用。其主要目的是尽早溶解血栓疏通血管,减轻血管内皮损伤,减少慢性血栓栓塞性肺高压的发生。欧美多项随机临床试验证实,溶栓治疗能够快速改善肺血流动力学指标,提高患者早期生存率[25-27]。目前我国大多数医院采用的方案是 rt-PA 50～100mg 持续静脉滴注,无需负荷量。我国 VTE 研究组开展了 rt-PA 治疗急性肺栓塞的临床研究,结果显示半量 rt-PA 溶栓治疗急性肺栓塞与全量相比有效性相似且更安全[28]。在非高危肺栓塞中,溶栓的临床获益一直备受争议,最近一个多中心随机双盲的欧洲试验在1006例中危患者中,比较替奈普酶溶栓联合肝素与安慰剂联合肝素治疗[29],结果提示替奈普酶较安慰剂显著减少死亡。但替奈普酶目前尚未被批准用于急性肺栓塞治疗。

关于下肢静脉滤器的使用,尽管在部分国家的使用率在逐年增加,但指南仍然不推荐急性肺栓塞患者常规置入下腔静脉滤器。在有抗凝药物绝对禁忌证以及接受足够强度抗凝治疗后仍复发的急性肺栓塞患者,可选择静脉滤器置入。静脉滤器的观察性研究提示其可能减少急性期肺栓塞相关的病死率,但复发风险增加[30]。置入非永久性滤器后,一旦可安全使用抗凝剂,应尽早取出。

最近也有多个研究表明,通过超声辅助导管引导下介入治疗(包括低剂量溶栓治疗)与常规治疗比较,不仅疗效相当,而且可以显著降低大出血发生的风险及相关并发症[31]。Engelhardt[32]等的研究也发现,超声引导下导管内溶栓治疗与单纯肝素抗凝治疗比较,24小时内对右心功能的改善效果更佳。介入疗法适用于复发肺栓塞及大面积肺栓塞,但超声辅助下导管内介入溶栓治疗应具备必要的基础设施、专用器械及具有丰富介入经验的专家,因此,该项技术的发展和推广受到了一定的限制。对于内科治疗效果不理想、肺主干血管高度堵塞、肺梗死及巨块型PE,则应考虑采用手术疗法。

结　语

总而言之,日渐精准的诊治方案对患者的预后是有利的。危险分层和早期抗凝推荐用于所有血流动力学稳定的患者。多种非维生素K依赖的新型口服抗凝药物已经发展上市,这些药物较传统的口服抗凝治疗来说,具有起效快,监测便利,药物相互作用少等优点。随着新型抗凝药的出现、抗凝策略的演变以及病情风险评估的进展,肺栓塞的诊治取得了较大的突破。目前为止,我们仍需要更多的循证医学数据指导制定最优的治疗方案。因此,加深对肺栓塞的认识,根据患者具体情况采取合理的个体化治疗方案是目前治疗的最佳选择。

(彭丽滢　赵斌)

参 考 文 献

1. Heit JA. The epidemiology of venous thromboembolism in the community. Arterioscler Thromb VascBiol,2008,28(3):370-372.

2. Cohen AT, Agnelli G, Anderson FA, et al. Venous thromboembolism(VTE)in Europe. The number of VTE events and associated morbidity and mortality. Thromb Haemost,2007,98(4):756-764.

3. Klok FA,van Kralingen KW,van Dijk AP,et al. Quality of life in long-term survivors of acute pulmonary embolism. Chest,2010,138(6):1432-1440.

4. Bonderman D,Wilkens H,Wakounig S,et al. Risk factors for chronic thromboembolic pulmonary hypertension. Eur Respir J,2009,33(2):325-331.

5. Condliffe R,Kiely DG,Gibbs JS,et al. Prognostic and aetiological factors in chronic thromboembolic pulmonary hypertension. Eur Respir J,2009,33(2):332-338.

6. Fanikos J,Piazza G,Zayaruzny M,et al. Long-term complications of medical patients with hospital-acquired

venous thromboembolism. Thromb Haemost,2009,102(4):688-693.

7. Søgaard KK,Schmidt M,Pedersen L,et al. 30-year mortality after venous thromboembolism:a population-based cohort study. Circulation,2014,130(10):829-836.

8. Ganna A1,Ingelsson E. 5 year mortality predictors in 498,103 UK Biobank participants:a prospective population-based study. Lancet,2015,386(9993):533-540.

9. Tong C,Zhang Z. Evaluation factors of pulmonary embolism severity and prognosis. Clin Appl Thromb Hemost,2015,21(3):273-284.

10. Heit JA,Lahr BD,Petterson TM,et al. Predicting the risk of venous thromboembolism recurrence. Am J Hematol,2012,87:63-67.

11. Heit JA,Lahr BD,Petterson TM,et al. Heparin and warfarin anticoagulation intensity as predictors of recurrence after deep vein thrombosis or pulmonary embolism:a population-based cohort study. Blood,2011,118(18):4992-4999.

12. McIntyre KM,Sasahara AA. The hemodynamic response to pulmonaryembolism in patients without prior cardiopulmonary disease. Am J Cardiol,1971,28(3):288-294.

13. Begieneman MP,van de Goot FR,van der Bilt IA,et al. Pulmonary embolism causes endomyocarditis in the human heart. Heart,2008,94(4):450-456.

14. Pollack CV,Schreiber D,Goldhaber SZ,et al. Clinical characteristics,management,and outcomes of patients diagnosed with acute pulmonaryembolism in the emergency department:initial report of EMPEROR (Multicenter Emergency Medicine Pulmonary Embolism in the Real World Registry). J Am Coll Cardiol,2011,57(6):700-706.

15. Wells PS,Anderson DR,Rodger M,et al. Derivation of a simple clinical model to categorize patients probability of pulmonary embolism:increasing the models utility with the Simpli RED D-dimer. Thromb Haemost,2000,83(3):416-420.

16. Le GG,Righini M,Roy PM,et al. Prediction of pulmonary embolism in the emergency department:the revised Geneva score. Ann Intern Med,2006,144(3):165-171.

17. Konstantinides SV. 2014 ESC Guidelines on the diagnosis and management of acute pulmonary embolism. Eur Heart J,2014,35(45):3145-3146.

18. Bradford MA,Father HW. Are we correctly defining intermediate-risk pulmonary embolism? Chest,2014,146(5):e169.

19. Ghignone M,Girling L,Prewitt RM. Volume expansion versus norepinephrine in treatment of a low cardiac output complicating an acute increase in right ventricular afterload in dogs. Anesthesiology,1984,60(2):132-135.

20. Mercat A,Diehl JL,Meyer G,et al. Hemodynamic effects of fluid loading in acute massive pulmonary embolism. Crit Care Med,1999,27(3):540-544.

21. Szold O,Khoury W,Biderman P,et al. Inhaled nitric oxide improves pulmonary functions following massive pulmonary embolism:a report of four patients and review of the literature. Lung,2006,184(1):1-5.

22. EINSTEIN Investigators,Bauersachs R,Berkowitz SD,et al. Oral rivaroxaban for symptomatic venous thromboembolism. N Engl J Med,2010,363(26):2499-2510.

23. Schulman S,Kearon C,Kakkar AK,et al. Extended use of dabigatran,warfarin,or placebo in venous thromboembolism. N Engl J Med,2013,368(8):709-718.

24. Agnelli G,Buller HR,Cohen A,et al. Apixaban for extended treatment of venous thromboembolism. N Engl J Med,2013,368(8):699-708.

25. Meyer G,Sors H,Charbonnier B,et al. Effects of intravenous urokinase versus alteplase on total pulmonary resistance in acute massive pulmonary embolism:a European multicenter double-blind trial. The European Coop-

erative Study Group for Pulmonary Embolism. J Am Coll Cardiol,1992,19(2):239-245.

26. Dalla Volta S,Palla A,Santolicandro A,et al. PAIMS 2:alteplase combined with heparin versus heparin in the treatment of acute pulmonary embolism. Plasminogen activator Italian multicenter study 2. J Am CollCardiol, 1992,20(3):520-526.

27. Levine M,Hirsh J,Weitz J,et al. A randomized trial of a single bolus dosage regimen of recombinant tissue plasminogen activator in patients with acute pulmonary embolism. Chest,1990,98(6):1473-1479.

28. Wang C,Zhai Z,Yang Y,et al. Efficacy and safety of low dose recombinant tissue-type plasminogen plasminogen activator for the treatment of acute pulmonary thromboembolism:a randomized,multicenter,controlled trial. Chest,2010,137(2):254-262.

29. Meyer G,Vicaut E,Danays T,et al. Fibrinolysis for patients with intermediate-risk pulmonary embolism. N Engl J Med,2014,370(15):1402-1411.

30. Muriel A,Jiménez D,Aujesky D,et al. Survival effects of inferior vena cava filter in patients with acute symptomatic venous thromboembolism and a significant bleeding risk. J Am Coll Cardiol,2014,63(16):1675-1683.

31. Avgerinos ED,Chaer RA,et al. Catheter-directed interventions for acute pulmonary embolism. J Vase Surg, 2015,61:559-565.

32. Engelhardt TC,Taylor AJ,Simprini LA,et al. Catheter directed ultrasound-accelerated thrombolysis for the treatment of acute pulmonary embolism. Thromb Res,2011,128(2):149-154.

第五章　认识人感染 H7N9 禽流感

人感染 H7N9 禽流感病原体为甲型 H7N9 禽流感病毒,是以急性起病、发热、咳嗽、头痛、腹泻为主要临床表现的急性呼吸道传染病。目前病例并不像季节性流感大多为自限性,较大比例表现为重症肺炎,常并发急性呼吸窘迫综合征(ARDS)、脓毒性休克、多器官功能障碍综合征(MODS),甚至导致死亡。人感染 H7N9 禽流感救治原则要做到"四早",即早发现、早报告、早诊断、早治疗,加强重症病例救治,提高成功率。2013 年 3 月,我国暴发了人感染 H7N9 禽流感疫情,截至 2014 年 6 月确诊病例 450 例,病死率约 36%,病例均为我国(包括港澳台地区)居民[1-3]。

一、病　原　学

禽流感病毒属正粘病毒科,甲型流感病毒属。基因组为单股、负链、分节段 RNA 病毒。病毒颗粒呈多形性,其中,球形直径 80~120nm,有囊膜。禽流感病毒带有 8 个不同的 RNA 节段,编码至少 10 和 11 种蛋白。由于基因组是分节段的,故易产生同型不同株间基因重配,同时流感病毒 RNA 在复制过程中不具有校正功能,其发生突变的频率要高于其他病毒。甲型流感依据其外膜血凝素(H)和神经氨酸酶(N)蛋白抗原性不同,目前可分为 18 个 H 亚型(H1~H18)和 11 个 N 亚型(N1~N11)。甲型流感病毒的命名规则:类型、分离宿主(如果宿主是人则可以省略)、分离地点、分离序列号和分离年份(血凝素和神经氨酸酶亚型)[如 A/Brisbane/10/2006(H3N2)]。甲型流感病毒在动物中广泛存在,特别是在水禽中存在,甲型流感病毒还可以感染其他动物,如猪、马、海豹以及鲸鱼和水貂等。禽流感病毒除感染禽外,还可感染人、猪、马、水貂和海洋哺乳动物。可感染人的禽流感病毒亚型为 H5N1、H7N9、H9N2、H7N7、H7N2、H7N3、H5N6、H10N8 等,近些年主要为 H7N9 禽流感病毒[1]。

2013 年 3 月 31 日,中国疾病预防控制中心正式公布 3 例人感染 H7N9 型禽流感确诊病例。经检测,H7N9 禽流感病毒为新型重配病毒,编码 HA 的基因来源于 H7N3,编码 NA 的基因来源于 H7N9,其 6 个内部基因来自于两个不同源的 H9N2 禽流感病毒。与 H5N1 禽流感病毒不同,H7N9 禽流感病毒对禽类的致病力很弱,在禽类间易于传播且难以发现,增加了人感染的机会。本次是该类型病毒第一次被证实感染人类。首发的 3 例患者分别来自上海及安徽,此后该病迅速在中国大陆及港澳台地区蔓延,并呈现季节性流行趋势。该病发病凶险,死亡率高。2013 年 11 月,中国疾病控制中心(CDC)正式将其纳入乙类传染病范畴并按照甲类传染病标准进行管理,按月通报流行状况[4]。

2017 年 1 月,广东省疾控中心对两例人感染 H7N9 病例分离到的病毒分别进行了基因测序分析,发现在该两株病毒的血凝素链接肽位置发生了基因插入性突变,检测结果已经得到病毒病所国家流感中心复核确认。尚未出现该变异病毒发生对人感染力、毒力和人际传播能力增强的突变。H7N9 亚型流感病毒既往仅在禽间发现,在荷兰、日本及美国等地曾发生过禽间暴发疫情,但未发现过人的感染情况。

禽流感病毒普遍对热敏感,加热至 65℃ 30 分钟或 100℃ 2 分钟以上可灭活。对低温抵抗力较强[1,3],在 4℃ 水中或有甘油存在的情况下可保持活力 1 年以上。禽类,特别是水禽是 H7N9 禽流感病毒自然宿主。

二、流　行　病　学

(一) 流行概况

2013 年 3 月,新型 H7N9 型禽流感病毒感染病例起于华东地区,后蔓延全国。2014 年及 2015 年均有两次流行高峰,发病高峰期为冬春季节,这与较低的气温更适宜病毒生存有关。患者年龄跨度广,性别及年龄分布有其独特性。到了 2015 年 2 月 4 日中国国家卫生和计划生育委员会向世卫组织通报,新增 83 起人感染甲型 H7N9 禽流感病毒实验室确诊病例。发病日期处于 2014 年 12 月 20 日和 2015 年 1 月 27 日之间,病人年龄在 1～88 岁之间,年龄中位数为 56 岁。在 83 例病例中,有 19 例报告死亡病例,年龄在 7～78 岁之间,平均年龄为 50 岁。83 例病例中 60 例为男性。大多数病例(78 例,93%)报告有活禽或活禽市场接触史。

(二) 传染源

将患者咽拭子标本与呼吸道分泌物标本中分离得到的病毒基因与环境或家禽中得到的 H7N9 型禽流感病毒基因进行对比检测,证实两者具有高度同源性。中国通过关闭活禽类交易市场及扑杀感染的禽类,极大地降低了疾病的蔓延和发病率,这也从流行病学角度间接证明禽类为人类感染 H7N9 型禽流感的主要传染源。研究发现,活禽市场关闭后 2～3 天内人感染 H7N9 禽流感发病迅速下降,关闭活禽市场使城市居民的感染风险降低了 97%～99%[4-6],其中上海和杭州的平均每日感染数均降低了 99%,湖州和南京均降低了 97%。模型构建中考虑了季节性因素(绝对湿度)对评估结果的可能影响。另外,有报道 1 例江苏病例,女儿密切接触患病的父亲后 6 天发病,并最终相继死亡。经基因检测,两人感染病毒高度一致,提示该病例有可能是由于密切接触患者的分泌物导致的人传人病例[4-6]。

(三) 传播途径

流行病学证实,患者多有禽类直接或间接接触史,绝大多数病例曾接触禽类。禽流感病毒也可通过环境传播,接触病毒污染的水源等可能致病[1-3]。此外,目前报道的少数家族聚集性病例表明,病毒可能通过密切接触发生有限人传人,尚未发现 3 人以上可能的聚集性病例。目前的检测结果提示,H7N9 型禽流感病毒传播能力介于 H5N1 型高致病性禽流感和季节性流感病毒(H3N2)之间[4]。利用从人体分离得到的 H7N9 禽流感病毒感染雪貂,可致该病在雪貂间通过飞沫传播,这表明病毒具备在哺乳动物之间发生飞沫传播的能力[4-6]。

(四) 易感人群

在发病前 10 天内接触过禽类或者到过活禽市场者,特别是中老年人。病例对照研究发现疾病严重程度与年龄、基础疾病、免疫状况密切相关。如为老年人,有慢性支气管炎、高血压、糖尿病以及心肺疾病等基础疾病,有长期服用药物史[1-3]预后差。此外,患禽流感的患者约70% 为男性。且大多居住于农村,这与农村中老年男性因工作或生活原因有更多机会接触禽蛋类商品及饲养禽类环境密切相关[7-9]。

三、临床表现和诊断

潜伏期多为 7 天以内,也可长达 10 天[1-3]。

(一) 症状、体征

禽流感感染下呼吸道,肺炎为主要临床表现,患者常出现发热、咳嗽、咳痰,可伴有头痛、肌肉酸痛、腹泻或呕吐等中毒症状。重症患者病情发展迅速,多在发病 3 ~ 7 天出现重症肺炎,体温大多持续在 39℃ 以上,出现呼吸困难,可伴有咯血痰。快速进展为 ARDS、脓毒性休克。

少数患者可为轻症,仅表现为发热伴上呼吸道感染症状。

(二) 实验室检查

1. 血常规　早期白细胞总数一般不高或降低。重症患者淋巴细胞、血小板减少。

2. 血生化检查　多有 C 反应蛋白、乳酸脱氢酶、肌酸激酶、天门冬氨酸氨基转移酶、丙氨酸氨基转移酶升高,肌红蛋白可升高。

3. 病原学及相关检测　采集呼吸道标本(如鼻咽分泌物、痰、气道吸出物、支气管肺泡灌洗液)送检,下呼吸道标本检测阳性率高于上呼吸道标本。标本留取后应及时送检。

(1) 核酸检测:对高度怀疑人感染 H7N9 禽流感病例,应尽快送检呼吸道标本检测核酸。对可疑人感染 H7N9 禽流感病例宜首选核酸检测。

(2) 甲型流感病毒通用型抗原检测:呼吸道标本甲型流感病毒通用型抗原快速检测 H7N9 禽流感病毒阳性率低[10]。

(3) 病毒分离:从患者呼吸道标本中分离 H7N9 禽流感病毒。

(4) 血清学检测:动态检测急性期和恢复期双份血清 H7N9 禽流感病毒特异性抗体水平呈 4 倍或以上升高。

(三) 胸部影像学检查

发生肺炎的患者肺内出现片状阴影。重症患者病变进展迅速,常呈双肺多发磨玻璃影及肺实变影像,可合并少量胸腔积液[1-3]。

(四) 预后

人感染 H7N9 禽流感重症患者预后差。

(五) 诊断

诊断包括三方面:有发病前 10 天内,有接触禽类及其分泌物或者与人感染 H7N9 禽流感病例有密切接触史;有流感症状;病原学检测阳性。

四、治　疗

（一）就地隔离治疗

（二）一般治疗

与甲型 H1N1 流感一致，必要时吸氧；高热者可进行物理降温，或应用解热药物；咳嗽咳痰严重者可给予止咳祛痰药物[11]。

（三）抗病毒治疗

对怀疑人感染 H7N9 禽流感的患者，无需等待病原学检测结果，抗病毒药物应尽早使用。

1. 神经氨酸酶抑制剂

（1）奥司他韦（oseltamivir）：成人剂量每次 75mg，Bid，疗程 5～7 天，重症病例剂量可加倍，疗程可适当延长。1 岁及以上年龄的儿童患者应根据体重给药（宜选择儿童剂型）。

（2）帕拉米韦（peramivir）：重症病例或无法口服者可用帕拉米韦氯化钠注射液，成人用量为 300～600mg，静脉滴注，每日 1 次，常规疗程 5～7 天，可根据临床需要调整。

（3）扎那米韦（zanamivir）：适用于 7 岁以上人群。每日 2 次，间隔 12 小时；每次 10mg（分两次吸入）。不建议用于重症或有并发症的患者。

2. 离子通道 M2 阻滞剂　目前监测资料显示所有 H7N9 禽流感病毒对金刚烷胺（amantadine）和金刚乙胺（rimantadine）耐药，不建议使用。

（四）中医药辨证论治[1]

1. 热毒犯肺，肺失宣降证（疑似病例或确诊病例病情轻者）。

治法：清热解毒，宣肺止咳。

中成药：可选择疏风解毒胶囊、连花清瘟胶囊。

2. 热毒壅肺，内闭外脱证（临床表现高热、ARDS、脓毒性休克等患者）。

治法：解毒泻肺，益气固脱。

中成药：可选择参麦注射液、参附注射液、痰热清注射液。

（五）加强支持治疗

维持内环境稳定，防治继发感染。

（六）重症病例的治疗

重症病例治疗复杂，需要采取抗病毒、抗休克、纠正低氧血症、防治 MODS 和继发感染等综合措施。对出现呼吸功能障碍者给予吸氧及其他相应呼吸机支持治疗，有条件的可根据病情选择体外膜氧合（ECMO）[12-14]。

解除隔离标准：人感染 H7N9 禽流感住院患者，间隔 24 小时病毒核酸检测 2 次阴性，解除隔离。

五、预　　防

根据呼吸道及密切接触传播途径采取预防和控制措施,加强个人防护。在疾病的不同阶段,针对不同的有创操作,采取相应措施[7-9]。

（一）个人层面预防 H7N9 禽流感

减少暴露、做好个人防护,养成良好的卫生习惯。

1. 要尽量避免接触禽类;更要避免接触不明死亡的禽类。

2. 从正规渠道购买冰鲜禽肉,食用禽肉蛋时要充分煮熟,并注意生熟分开。

3. 勤洗手,注意个人卫生;合理饮食起居,保证充足的营养和睡眠;注意适时增减衣服。

（二）医院层面预防与控制人感染 H7N9 禽流感

1. 应当建立预检分诊制度,制定并完善重症患者的救治应急预案。

2. 应当设置一定的隔离区域以满足疑似或确诊患者就地隔离的需要[15-17]。

3. 医务人员应当严格遵照标准预防的原则进行个人防护。

4. 诊疗区域应保持良好的通风并定时规范的清洁消毒。

（三）医务人员的防护

1. 医务人员应当按照标准预防的原则,根据其传播途径采取飞沫隔离和接触隔离的防护措施。

2. 医务人员使用的防护用品应当符合国家有关标准。可能受到患者血液、体液、分泌物等物质喷溅时,应戴外科口罩或者医用防护口罩、护目镜、穿隔离衣。

3. 每次接触患者前后应当严格遵循《医务人员手卫生规范》要求进行手卫生。

4. 每个 H7N9 禽流感患者用后的医疗器械、器具应当按照《医疗机构消毒技术规范》的要求进行清洁与消毒。

（四）社会层面防控人感染 H7N9 禽流感

1. 中国政府已和世界卫生组织合作,监测流行病学形势并根据最新情况进一步开展风险评估。强化病例管理和医学救治。与公众进行风险沟通并发布信息。

2. 资料表明,2009～2010 年流感大流行的 H1N1 病毒是猪流感病毒在人间轻易传播并引发疾病的实例,多为轻症病例。由于猪有可能感染来自多种不同宿主(如鸟类和人类)的流感病毒,它们有可能扮演"搅拌舱"作用,促进不同的流感病毒基因重配并创造出"新型"流感病毒,令人担忧。世卫组织和动物卫生部门的合作伙伴正针对人类-动物相交点开展合作,以确定并减少国家面临的动物卫生和公共卫生风险[18-20]。

3. 监测禽类流感现状,发现疫情,及时扑杀。

4. 建立完善的疑似、确诊患者消毒隔离、转诊、救治的工作流程。

六、疫　苗

目前仍然缺乏特异性疫苗,但是,从2014年开始全病毒灭活疫苗及裂解疫苗(Jackson等 A/Shanghai/2/13 H7N9)、减毒活疫苗、亚单位疫苗、重组活载体疫苗(Kreijtz 等)DNA 疫苗(Yan 等)进入动物或临床试验,有望未来临床应用[12]。

七、结　束　语

人感染 H7N9 型禽流感目前仍为散发,且病毒突变速度快,针对其病原学、流行病学、实验室诊断、临床、疫苗、药物的研究应引起高度重视,提高人感染 H7N9 型禽流感的诊断防治水平,减轻禽流感对人类健康和社会造成的危害。

(李俊红)

参 考 文 献

1. 中国国家卫生和计划生育委员会. 人感染 H7N9 禽流感诊疗方案. 第 1 版. 2017.
2. 宋蕊,成军. 认识甲型 H7N9 禽流感. 首都医科大学学报,2013,34(3):475-478.
3. 许可,鲍倡俊. 人感染 H7N9 禽流感流行病学研究进展. 江苏预防医学,2015,26(1):43-47.
4. 陈雅,朱进,冯振卿. 新型人感染 H7N9 型禽流感病毒研究进展. 医学研究生学报,2016,29(7):759-763.
5. 中国国家卫生和计划生育委员会. 流行性感冒诊断与治疗指南. 2011.
6. 蒋文明. 当前我国禽流感流行情况分析. 中国动物检疫,2015,32(1):60-63.
7. Wu H,Peng X,Xu L,et al. Novel Reassortant Influenza A(H5N8)Viruses in Domestic Ducks,Eastern China. Emerg Infect Dis,2014,20(8):1315-1318.
8. 中国国家卫生和计划生育委员会. 人感染 H7N9 禽流感预防与控制技术指南. 2013.
9. 中华人民共和国卫生部. 流感样病例暴发疫情处置指南. 传染病信息,2012,25(6):321-323.
10. 闫铁成,肖丹,王波,等. 中国大陆 130 例人感染 H7N9 禽流感病例流行病学特征分析. 中华疾病控制杂志,2013,17(8):651-654.
11. 詹思延. 流行病学. 第 7 版. 北京:人民卫生出版社,2012:439.
12. 向妮娟,周蕾,怀扬,等. 中国人禽流感(H5N1)病例流行病学特征分析. 实用预防医学,2010,17(6):1070-1073.
13. 陆璐,宋黎黎,郦佳莹,等. 上海市卢湾区甲型 H1N1 流感与季节性流感流行特征比较分析. 中华疾病控制杂志,2012,16(9):781-784.
14. 刘颖,唐秀英,吴凤鸣. 禽流感疫苗的研究进展. 广东农业科学,2009,1:86.
15. 谭伟,徐倩,谢芝勋. 禽流感病毒研究概述. 基因组学与应用生物学,2014,33(1):194-199.
16. 张毅,王幼明,王芳,等. 我国禽流感研究进展及成就. 微生物学通报,2014,41(3):497-503.
17. World Health Organization. Avian influenza A(H7N9)virus. WHO risk assessment of human infection with avian influenza A(H7N9)virus[EB/OL].(2014-02-28)[2014-07-20]. http://www. Who. int/influenza/human_animal_interface/influenza_h7n9/Risk_Assessment/en/.
18. Yu H,Wu JT,Cowling BJ,et al. Effect of closure of live poultry markets on poultry-to-person transmission of avian influenza A H7N9 virus:an ecological study. Lancet,2014,83(9916):541-548.

19. World Health Organization. Avian influenza A（H7N9）virus. Map and epidemiological curve of confirmed human cases of avian influenza A（H7N9）［EB/OL］.（2014-07-14）［2014-07-20］http://www. Who. int/influenza/human_animal-interface/influenza_h7n9/Data_Reports/en/.

20. Cowling BJ,Jin L,Lau EH,et al. Comparative epidemiology of human infections with avian influenza A H7N9 and H5N1 viruses in China：a population-based study of laboratory-confirmed cases. Lancet,2013,382（9887）：129-137.

第六章　黄热病疾病诊治新进展

一、黄　热　病

　　黄热病(yellow fever, YF)是一种由黄热病病毒引起的,人和其他灵长类动物共患的急性传染性疾病。黄热病病毒为虫媒病毒,主要经蚊叮咬传播,其主要流行于非洲及南美洲的热带区域,呈地方性流行。

　　人感染黄热病病毒后可能无症状,也可能出现急性感染症状。黄热病的主要表现为发热、出血及黄疸,重症病例可致人死亡。随着国际交流的逐渐密切,前往黄热病流行国家的旅行者偶尔会将该病带到本无此病的国家。黄热病是我国《中华人民共和国国境卫生检疫法》规定的原三大检疫传染病之一,世界卫生组织(WHO)大力建议把疫苗接种作为一种预防措施,供前往流行国家的旅行者和当地居民使用,根据《国际卫生条例》,国家有权要求旅行者提供黄热病疫苗接种证明,但是否要求旅行者提供证明由缔约国酌情决定。

二、黄热病病毒简介

　　黄热病毒为黄病毒科黄病毒属,球形,直径为 40~60nm,有脂质包膜。其遗传物质为一条单链 RNA,编码 3 个结构蛋白和 7 个非结构蛋白。病毒包膜蛋白在细胞嗜性、毒力和免疫力方面起至关重要的作用。黄热病毒易被热、乙醚、氯仿等灭活,在冰冻干燥状况下存活 2 年[1-3]。

三、黄热病的传播

　　黄热病病毒是一种黄病毒属虫媒病毒,通过伊蚊属和嗜血蚊属的蚊子传播。根据不同蚊种的栖息地不同,可将黄热病的传播链分为三种[4,5]:

(一) 森林型(或丛林型)黄热病
　　此型黄热病主要由生活于树冠的伊蚊及嗜血蚊传播,在热带雨林中,猴子是黄热病的主要宿主,人类发病多因于森林中工作或旅行时由被受感染的蚊子叮咬而感染病毒,故感染者多为丛林附近工作的青年男性,此型为中美洲及南美洲最常见的类型。

(二) 中间型黄热病
　　此型传播媒介为非洲伊蚊,在这类传播中,半家居环境中的蚊子(在野外和房屋四周都能繁殖)感染猴子和人。人与受感染蚊子之间的更多接触导致病毒传播增加,并且一个地区中的许多独立村庄可能同时发生疫情。这类疫情在非洲最为常见。

(三) 城市型黄热病
　　如果受感染的人把病毒带入人口稠密的地区,而这些地区有很多人因缺乏疫苗接种而

276

几乎或根本不具免疫力,在这种情况下,受感染的蚊子在人与人之间传播病毒。同时这些地区的蚊虫密度高,就会发生大流行。

四、临　床　表　现

黄热病病毒在体内潜伏 3 至 6 天。感染病毒后,许多人并不会出现症状,但如果出现症状,最常见的是发热、肌肉疼痛(尤其是背痛)、头痛、食欲缺乏和恶心或呕吐,初时脉搏与发热相对平行,此后可出现相对缓脉,此时病毒在血液中滴度最高,感染者可成为新的传染源。大多数情况下,症状在 3 至 4 天后消失[5,6]。

但一小部分患者在从最初症状恢复后 24 小时内进入毒性更强的第二期。重新出现发热,同时出现多系统受累表现,最常累及的是肝脏和肾脏。在此阶段,患者可能出现黄疸(皮肤和眼睛发黄,"黄热病"的病名便由此而来),尿色深以及腹痛,并伴有呕吐,并可出现口、鼻、胃肠道等的黏膜出血。实验室检查可见凝血异常、血清胆红素升高、氮质血症、酸中毒、蛋白尿等肝肾功能损害表现,严重者可出现呕血、休克、谵妄等。进入毒性期的患者半数在 7~10 天内死亡[3,5-7]。

五、诊断及鉴别诊断

黄热病的临床诊断相对困难,尤其是早期病例。黄热病的诊断主要依靠发病表现及流行病学依据,近期有疫区旅游接触史的患者,如出现发热、黄疸、出血等症状应高度怀疑黄热病可能。

血液学检查方面,人体感染黄热病毒后,1 周内即可出现 IgM 抗体,约 2 周左右抗体达峰值,1~2 个月内下降,但可在人体中持续数年,故 IgM 抗体的存在不能作为近期感染的诊断证据。特异性的 IgG 抗体于感染后 1 周出现,可持续 30 余年甚至终身。对于临床高度怀疑黄热病的病例,可持续检测其抗体滴度,如疾病恢复期较急性期特异性 IgG 抗体有 4 倍以上升高,可作为黄热病的确诊依据[4,6,8]。

对疑似黄热病的患者应进行病原学检查,尤其对于早期病例,病人标本中可能检出黄热病毒或病毒 RNA,对早期诊断有一定意义。

黄热需与流感、登革热、流行性出血热、恶性疟、病毒性肝炎等出血发热性疾病相鉴别(表 4-6-1)。对有发热、黄疸、出血、肝肾功能损害等表现的患者应重点询问流行病学史,并尽早进行相关病原学检测,需注意的是黄热病可能与疟疾合并感染,故检出疟原虫不能完全除外黄热病可能。

表 4-6-1　黄热病及相关疾病鉴别

	媒介	地域	潜伏期	严重程度	特点
黄热病	蚊	非洲	3~6d	中	黄疸
流行性出血热	蚤、鼠	南方	1~2w	中	三红、三痛
新型布尼亚	蜱虫	淮阳山地区	1~2w	轻	肝损害
裂谷热	蚊	非洲	2~6d	轻	眼睛症状:畏光
埃博拉	接触	非洲	2~21d	重	全身出血

六、治疗与预防

黄热病现无特效药物,其治疗以支持对症为主。急性期患者应就地隔离,卧床休息,做好防护措施,以免病毒扩散。对高热的患者主要采用物理降温,避免应用可能引起出血的阿司匹林等解热镇痛药物,予以营养支持,补液,监测电解质水平及肝肾功能,预防出血、激发感染等。

我国非黄热病疫区,目前国内报道病例 11 例,均为输入病例[9]。目前黄热病疫苗已安全应用几十年,对有需要去往黄热病疫区,且无接种禁忌的人员建议接受黄热病疫苗。需要一提的是黄热病疫苗自接种起 10～14 天才可产生免疫力,接种后终身有效。黄热病疫苗接种证明自接种后 10 天起生效[5]。

（蔡笑 马剡芳）

参 考 文 献

1. Monath TP,Gershman M,Staples EJ,et al. Yellow fever vaccine. In:Plotkin SA,Orenstein WA,Offit PA,editors. Vaccines. 6th ed. Saunders Elsevier,2012.

2. Vasconcelos PF. Yellow fever in Brazil:thoughts and hypotheses on the emergence in previously free areas. Rev Saude Publica,2010,44(6):1144-1149.

3. Barrett AD,Higgs S. Yellow fever:a disease that has yet to be conquered. Annu Rev Entomol,2007,52:209-229.

4. 刘尧倩. WHO 关于黄热病疫苗的意见书. 国际生物制品学杂志,2013,36(6):326-329.

5. World Health Organization. Yellowfever—Fact sheet:WHO,2016. Available at http://www. who. int/mediacentre/factsheets/fs100/en/(Updated May 2016).

6. 杨卫东. 黄热病防治研究现况. 医学信息(中旬刊),2010,05(12):3491-3492.

7. 崔丽瑾,王兴龙. 黄热病研究进展. 中国畜牧兽医学会动物传染病学分会第十二次学术研讨会论文集,2007.

8. Monath TP,Vasconcelos PF2. Yellow fever. J Clin Virol,2015,64:160-73.

9. World Health Organization. Yellow fever-China Disease Outbreak News:WHO,2016. Available at ww. who. int/csr/don/22-april-2016-yellow-fever-china/en/.

第七章 炭疽研究进展

炭疽是《中华人民共和国传染病防治法》规定的乙类传染病,其中肺炭疽按照甲类传染病管理。炭疽呈全球分布,以温带、卫生条件差的地区多发。炭疽是炭疽芽孢杆菌引起的一种人兽共患传染病,主要存在于食草动物和牲畜群落之中,牛、羊、猪、犬等家畜极易受染,并能造成环境的广泛污染。近年来我国部分地区出血炭疽疫情,都及时得到了有效控制。下面从病原学、临床表现、诊断、预防和治疗等方面进展进行论述。

一、病 原 学

革兰阳性粗大杆菌,长 $5 \sim 10 \mu m$,宽 $1 \sim 3 \mu m$,两端平切,排列如竹节,无鞭毛,不能运动。在人及动物体内有荚膜,在体外不适宜条件下形成芽胞。本菌繁殖体的抵抗力同一般细菌,其芽胞抵抗力很强,在土壤中可存活数十年,在皮毛制品中可生存 90 年。能耐受高温和一般的消毒剂。在普通琼脂肉汤培养基上生长良好。现公认炭疽强毒菌有 2 个致病因子:抗吞噬的荚膜和炭疽毒素. 分别由炭疽杆菌质粒 pX02、pX01 编码。丢失其中任何一个质粒则毒力降低,若缺失 2 个质粒则毒力丧失。炭疽毒素含有水肿因子(EF)、致死因子(LF)和保护性抗原(PA)3 个蛋白分子,构成水肿毒素(ET)和致死毒素(LT)2 个毒素单位[1]。

二、临 床 表 现

(一) 皮肤炭疽

最为多见,约占炭疽病例的 95%。分为炭疽痈和恶性水肿。炭疽痈:多见于面、颈、肩、手和脚等裸露部位皮肤,初起为丘疹或斑疹,逐渐形成水疱、溃疡,最终形成黑色似煤炭的干痂,以痂下有肉芽组织,周围有非凹陷性水肿,坚实,疼痛不显著,溃疡不化脓为其特性。发病 1~2 天后出现发热、头痛、局部淋巴结肿大等。

恶性水肿:累及部位多为组织疏松的眼睑、颈、大腿等部位,无黑痂形成而呈大块水肿,扩散迅速,可致大片坏死。局部可有麻木感及轻度胀痛,全身中毒症状明显,如治疗不及时,可引起败血症、肺炎及脑膜炎等并发症。在未使用抗生素的情况下,皮肤炭疽病死率为 20%~30%。

(二) 肺炭疽

吸入炭疽芽孢所致,多发生于毛皮加工人员。初期感冒症状,之后发展成严重的支气管肺炎及全身中毒症状,2~3 天内死于中毒性休克。

(三) 肠炭疽

因食入未煮透的病畜肉制品所致,如牛、羊肉串等。有连续性呕吐、便血和肠麻痹,2~3

天死于毒血症。肺炭疽和肠炭疽可发展为败血症,常引起急性出血性脑膜炎而死亡。

三、诊断鉴别诊断

（一）诊断标准

1. 接触史　有与病畜或其皮毛的密切接触史。

2. 临床表现　皮肤炭疽的焦痂溃疡,肺炭疽的出血性肺炎,出血性肺炎,肠炭疽的出血性肠炎,败血症的严重全身毒血症与出血倾向等。

3. 确诊　需要细菌涂片染色检查,细菌培养以及动物接种等。

（二）鉴别诊断

皮肤炭疽应同痈、蜂窝组织炎、丹毒、恙虫病、野兔热等鉴别;肺炭疽应于大叶性肺炎、肺鼠疫、钩端螺旋体病等鉴别;肠炭疽应同沙门氏菌肠炎、出血坏死性肠炎及其他急性腹膜炎等鉴别;败血症应同其他细菌引起的败血症鉴别。

（三）实验室检查

血常规:白细胞增高,$10 \times 10^9 \sim 25 \times 10^9/L$。甚至可高达 $60 \times 10^9 \sim 80 \times 10^9/L$。中性粒细胞显著增多,血小板可减少。细菌涂片与培养:根据临床表现可分别取分泌物、痰液、大便、血液和脑脊液作直接涂片染色镜检,可见粗大的革兰阳性杆菌;培养可有炭疽杆菌。血清免疫学检查:有间接血凝试验,补体结合试验、免疫荧光法与 ELISA 法等检测血中抗荚膜抗体。炭疽患者发病后 3 天开始产生此抗体,1 周后大多呈阳性。恢复期血清抗体较急性期增加 4 倍以上,即为阳性。ELISA、免疫荧光法敏感性和特异性较高,阳性率达 80% ~ 100%。Ascoli 沉淀实验主要用于检验动物毛与脏器是否染菌。炭疽皮肤试验:用减毒株的化学提取物皮下注射,症状出现 2 ~ 3 天后,82% 的患者出现阳性结果,4 周后达 99%。炭疽杆菌主要检测方法:

（1）基于芽孢的检测方法,芽孢,作为有形的物质,存在着其独特的物理性质,利用这些性质,就可以完成对其检测。比如 Melissa 等人利用芽孢的高温裂解物在电场中的迁移率对芽孢进行分型,可以成功地对含 10^3 级别的芽孢、体积为数微升的样品进行分析[2]。

（2）基于细菌繁殖体的检测方法。以蜡状芽孢杆菌（Bacillus cereus）为模型,MiriYemini 等人研究了基于噬菌体的炭疽杆菌检测方法:利用特异性的噬菌体使炭疽杆菌繁殖体裂解,得以通过电化学方法测量 CME(cell-marker enzyme)的活性,从而可以检测到有活力的(亦即真正有威胁的)炭疽杆菌[3]。

（3）基于基因的检测方法,采用 TaqMan 荧光探针技术,针对炭疽芽孢杆菌质粒 pXO1、pXO2 上的基因设计引物;用炭疽芽孢杆菌(Sterne 株)污染环境土壤来模拟实际样本,比较了从土壤中提取 DNA 的不同方法对检测效果的影响,并与同类进口试剂进行了平行比对。结果以含有检测目的片段的线性质粒为模板,反应体系的灵敏度可达到 10^1 拷贝/μl;用 Sterne 株芽孢悬液污染土壤,检测灵敏度可达 2.5×10^1 cfu/g 土壤[4]。

（4）基于毒素蛋白的检测方法。通常被选作待检靶标的毒素蛋白是 PA 或 LF:一方面,细菌表达 PA 的量较其他毒素蛋白要高;另一方面,有研究表明,针对 LF 的抗体在炭疽患者体内出现较早,从而暗示 LF 可能较早地被细菌表达[5]。

四、预防和治疗

（一）疫苗

在美国唯一被批准用于人体的炭疽疫苗采用的是经过化学处理而不具致病作用的毒素分子，其制备过程包括以下几个步骤：培养炭疽杆菌的弱毒菌株使其大量生长，通过过滤去除培养基中的细菌，将剩下的毒素蛋白与免疫佐剂吸附在一起，最后经过甲醛处理将其灭活。研究证明，注射这种被称作 AVA（炭疽吸附疫苗）的制剂，能够有效地刺激免疫系统产生特异性结合毒素的抗体并将其灭活。AVA 在一定范围内的使用反映效果良好，尚存在的不足是它的制备产量有限，而且接种程序也是非常烦琐，要求在 18 个月内给药 6 次，然后每年还要进行加强[6]。炭疽感染过程涉及芽孢侵入、出芽，菌体繁殖及毒素等代谢产物形成和分泌，因此刺激机体免疫应答的组分复杂，其中 PA 在炭疽免疫保护中作用不能否定。根据 AVA 苗保护效果不如活芽孢苗及 rPA 不如粗制 PA 的实验结果，AVA 苗需改进。今后炭疽疫苗研制应设法找出炭疽菌在感染不同阶段产生的主要致病、毒力因子，与 PA 组成复合苗[7]。

（二）抗生素

是治疗炭疽的常规药物，对于清除体内的炭疽杆菌效果较好，但却无法清除细菌分泌的炭疽毒素，因此，必须在感染早期使用，且对病死率较高的肺炭疽、肠炭疽疗效不佳。近年来，针对炭疽毒素的特异性治疗药物发展较快，包括抗体、类受体、小分子抑制剂和毒素突变体等，其中一株单克隆抗体已经在美国获得批准与抗生素联合使用治疗吸入性炭疽，还有其他几类药物均处在不同的研究阶段。抗体类药物可以中和炭疽毒素，延长暴露后的窗口期和缩短抗生素治疗的时间，是目前国内外针对炭疽特异性治疗的研究热点。单克隆抗体具有半衰期长、性质稳定、较易获得及使用安全等优点，是抗体类药物研究的一个主要方向。PA 因其在炭疽杆菌致病过程中的重要作用而成为治疗性单克隆抗体的重要靶标。针对 PA 的单克隆抗体发挥作用的途径主要包括：抑制 PA 与其细胞膜上受体的结合[8-10]；抑制 PA 多聚体的形成[11-12]；阻止 PA 被蛋白酶切割成 PA63[13]；抑制 PA63 七聚体或八聚体与 LF 和 EF 的结合等。W1（national institute of allergy and infectious diseases）是目前在研的单抗中与 PA 亲和力最高的一种，其 Kd 值达到 0.04nmol/L，在动物模型中抵抗芽孢攻击的效果也表现出了较好的应用前景[14-16]。此外，与 PA 的 II 结构域结合的单抗嵌合型抗体 29（chimeric antibody29，cAb29）能够抑制 PA 在细胞膜上孔道的形成，进而抑制 EF 和 LF 的释放，也显示出了潜在的应用前景[17]。

（三）抑制剂

通过炭疽杆菌的致病机制可知，PA 只有与其细胞膜上的受体结合后才能介导 LF 和 EF 进入细胞，根据膜上受体设计的可溶性受体类似物（类受体，receptor decoy）理论上能够与膜上受体竞争结合 PA，阻断 PA 形成孔道，从而防止炭疽毒素进入细胞。目前，TEM8 和 CMG2 这两种受体的生理功能尚未完全清楚。2013 年 Liu 等[18]报道在炭疽致死过程中，CMG2 发挥了主要的作用，TEM8 仅起到了小部分作用，而之前报道的具有整合素 I 结构域的其他蛋白均不参与该过程。因为类受体的体内半衰期较短，不利于其作为治疗药物的使用。小分子抑制剂主要是通过阻断炭疽毒素的作用来达到治疗炭疽的目的,包括炭疽毒素内化抑制剂、LF 酶活性抑制剂和 EF 酶活性抑制剂。Rubert Pérez C1 等[19]报道了利用 CAVEAT(computer aided verification and transformation)设计并获得了 7 种可以抑制 PA 多聚体形成的小分子抑制剂,在 J774A.1 细胞模型上具有一定的保护活性,其中 2a 因细胞毒性小,保护性好,是这 7 种小分子中最具研究前景的复合物。Jiao 等[20]以默克公司的 L915 为先导化合物,利用 SAR 技术获得了抑制常数 Ki 为 0.05nmol/L 的毒素抑制剂,在 Fisher344 大鼠模型上也能够完全保护动物(10μg PA+10μg LF)。Singh 等[21]设想,将 PA 中的某个位点突变或使某个结构域缺失,致使这种 PA 突变体仍然能够与野生型 PA 结合形成多聚体,但不能转运 LF 和 EF 进入细胞,称之为 DN-PA。这种突变体在 J774A.1 细胞和 Fisher344 大鼠模型上体现出很好的保护效果,且未发现明显的毒副作用,是一种有效的毒素抑制剂。Kong 等[22]构建了缺失 N-末端 27 个氨基酸的 LFn 与 EFn 的融合蛋白。该融合蛋白在细胞水平上能够有效地抑制 LT 对 J774A.1 细胞的作用。虽然在大鼠模型上,融合蛋白与 PA 的摩尔比达到 16 : 1 才能完全保护动物,但作者认为这种融合蛋白因其未受 PA 位点突变的影响,也不影响细胞受体正常功能,获得又比较方便,成本低廉,可作为一种炭疽毒素抑制剂继续研究。

(四) 特异性抑制剂

随着对炭疽杆菌致病机制的了解不断深入,针对炭疽毒素的特异性抑制剂的研究也取得了一定的进展。目前,Raxibacumab 得到了 FDA 批准与抗生素联合使用治疗吸入性炭疽,是第一个获批的抗体类炭疽特异性治疗药物,开启了炭疽特异性治疗药物临床应用的先河[23]。目前毒素抑制剂相关药物的研究仍有局限性,但要想获得高效、安全使用简单的小分子抑制剂,仍需要通过更多的动物模型来反复论证和评价。总之,炭疽防治药物包括特异性治疗药物、疫苗、抗生素等,各种药物在实际应用过程中,因为其作用机制不同,优势各异,联合用药可能获得更好的疗效[24]。通过广大医务人员的研究努力,伴随着炭疽毒素特异性抑制剂的研究进展,与抗生素的联合应用,炭疽病的治疗策略将得到更好的完善。

(常宇飞 马刿芳)

参 考 文 献

1. 唐家琪.庄汉澜炭疽.自然疫源性疾病.北京:科学出版社,2005:913-939.

2. Krebs MD,Mansfield B,Yip P,et al. Novel technology for rapid species-specific detection of Bacillus spores. Biomol Eng,2006,23(2-3):119-127.

3. Yemini M,Levi Y,Yagil E,et al. Specific electrochemical phage sensing for Bacillus cereus and Mycobacterium smegmatis. Bioelectrochemistry,2007,70(1):180-184.

4. 曲识,史清海,何宁,等.定量 PCR 快速检测炭疽芽孢杆菌的实验研究.军事医学科学院院刊,2010,34(3):275-279.

5. Brenneman KE,Doganay M,Akmal A. The early humoral immune response to Bacillusan thracis toxinsin patients infected with cutaneous anthrax. FEMS Immunol Med Microbiol,2011,62(2):164-172.

6. 王刚,刘玉峰.炭疽病研究进展.西南国防医药,2003,13(3):335-336.

7. 庄汉澜,董梅.炭疽免疫预防研究的现状及动向.传染病信息,2006,19(2):51-52.

8. Albrecht MT,Li H,Williamson ED,et al. Human monoclonal antibodies against anthrax lethal factor and protec-

tive antigen act independently to protect against Bacillus anthracis infection and enhance endogenous immunity to anthrax. Infect Immun,2007,75(11):5425-5433.

9. Chen Z,Moayeri M,Zhou YH,et al. Efficient neutralization of anthrax toxin by chimpanzee monoclonal antibodies against protective antigen. J Infect Dis,2006,193(5):625-633.

10. Migone TS,Subramanian GM,Zhong J,et al. Raxibacumab for the treatment of inhalational anthrax. N Engl J Med,2009,361(2):135-144.

11. Peterson JW,Comer JE,Noffsinger DM,et al. Human monoclonal anti-protective antigen antibody completely protects rabbits and is synergistic with ciprofloxacin in protecting mice and guinea pigs against inhalation anthrax. Infect Immun,2006,74(2):1016-1024.

12. Peterson JW,Comer JE,Baze WB,et al. Human monoclonal antibody AVP-21D9 to protective antigen reduces dissemination of the Bacillus anthracis Ames strain from the lungs in a rabbit model. Infect Immun,2007,75 (7):3414-3424.

13. Brossier F,Lvy M,Landier A,et al. Functional analysis of Bacillus anthracis protective antigen by using neutralizing monoclonal antibodies. Infect Immun,2004,72(11):6313-6317.

14. Antoniu SA. Raxibacumab for inhalational anthrax:an effective specific therapeutic approach. Expert OpinInvestig Drugs,2010,19(7):909-911.

15. Riddle V,Leese P,Blanset D,et al. Phase I study evaluating the safety and pharmacokinetics of MDX-1303,a fully human monoclonal antibody against Bacillus anthracis protective antigen,in healthy volunteers. Clin Vaccine Immunol,2011,18(12):2136-2142.

16. Mohamed N,Clagett M,Li J,et al. A high-affinity monoclonal antibody to anthrax protective antigen passively protects rabbits before and after aerosolized Bacillus anthracis spore challenge. Infect Immun,2005,73(2): 795-802.

17. Mechaly A,Levy H,Epstein E,et al. A novel mechanism for antibody-based anthrax toxin neutralization:inhibition of prepore-to-pore conversion. J Biol Chem,2012,287(39):32 665-32 673.

18. Liu S,Zhang Y,Hoover B,et al. The receptors that mediate the direct lethality of anthrax toxin. Toxins(Basel), 2013,5(1):1-8.

19. Rubert Pérez C1,López-Pérez D,Chmielewski J,et al. Small molecule inhibitors of anthrax toxin-induced cytotoxicity targeted against protective antigen. Chem Biol Drug Des,2012,79(3):260-269.

20. Jiao GS,Kim S,Moayeri M,et al. Antidotes to anthrax lethal factor intoxication. Part 1:Discovery of potent lethal factor inhibitors with in vivo efficacy. Bioorg Med Chem Lett,2010,20(22):6850-6853.

21. Singh Y,Khanna H,Chopra AP,et al. A dominant negative mutant of Bacillus anthracis protective antigen inhibits anthrax toxin action in vivo. J Biol Chem,2001,276(25):22 090-22 094.

22. Kong Y,Guo Q,Yu C,et al. Fusion protein of Delta 27LFn and EFn has the potential as a novel anthrax toxin inhibitor. FEBS Lett,2009,583(8):1257-1260.

23. Fox JL. Anthrax drug first antibacterial mAb to win approval. Nat Biotechnol,2013,31(1):8.

24. 李亮亮,郭强,徐俊杰. 炭疽的特异性药物治疗进展. 中国生物制品学杂志,2014,27(8):1103-1107.

第八章 肠道菌群：急危重症感染控制新靶点

消化道为人体最大的细菌库，分共生菌、致病菌和中间性菌三个类型，正常状况下三者保持生态平衡。数量庞大的肠道菌群和宿主形成一个"超级生物体"，相互作用，实现生态共享，影响着人体的生理代谢，并为宿主提供不具备的酶和生化代谢通路[1]。危重症患者由于禁食、使用抑酸剂及抗菌药物或病情本身因素，微生物、宿主和环境发生改变，肠道生态平衡被破坏而发生肠道菌群紊乱，生理性细菌减少或致病性细菌增多而导致有害或致病作用。一直以来，有许多学者认为肠道是危重症的"发动机"[2]。内源性菌群与肠上皮细胞通常存在一种共生关系，严重的生理损伤改变这种关系，从而诱导毒力因子的微生物，其中，反过来，可以延续或加重危重病。近年来越来越多的学者研究肠道菌群靶向治疗的疗效及可行性，然而，肠道菌群在急危重症中的作用机制、肠道菌群对急危重症的疗效及预后的影响、肠道靶向治疗的副作用以及微生物种类、剂量、疗程等还在探索中，尚无数据证实，尚需进一步研究，但随诊诊断及检测肠道菌群技术的提高，使得微生物靶向治疗可能成为一种全新的治疗方法。

一、肠道正常菌群的组成及其对人体的作用

（一）肠道正常菌群的组成

健康人的胃肠道内寄居着种类繁多的微生物，大约 500~1500 种菌群，共同构成了人体肠道的微生态环境，而这些微生物中，超过 99% 都是细菌[3]，依其数量可分为主要/优势菌群和次要菌群，按其致病与否又可分为生理性细菌、条件致病菌以及病原菌。按其功能可分为益生菌、有害菌和中性菌。益生菌，主要是各种双歧杆菌、乳酸杆菌等，是人体健康不可缺少的要素。益生菌具有保护肠黏膜屏障、抑制病原菌的生长、减少细菌易位、防止感染的有益作用。有害菌，数量一旦失控大量生长，就会引发多种疾病，产生致癌物等有害物质，或者影响免疫系统的功能。中性菌，即具有双重作用的细菌，如大肠杆菌、肠球菌等，在正常情况下对健康有益，一旦增殖失控，或从肠道转移到身体其他部位，就可能引发许多问题[4]。

（二）肠道正常菌群的作用

生物屏障作用：在肠内正常定植的微生物形成动态平衡，可有效阻止致病菌或病毒入侵和繁殖。营养作用：双歧杆菌能辅助合成多种维生素，如维生素 B 族、维生素 K 族、叶酸。益生菌还可利用氨基酸分解产生的 NH_4 合成蛋白质或其他氨基酸的固氮能力。免疫调节作用：肠道微生物能刺激宿主建立完全的免疫系统，刺激机体产生"天然抗体"。肠道菌群也被认为是宿主免疫抗感染的主要活化成分，通过刺激粒细胞产生抗菌肽。肠道细菌本身或者细胞壁成分是某些免疫细胞的刺激剂，活化免疫细胞，激活免疫系统，分泌抗体、干扰素、白

介素等物质参与机体非特异性免疫反应,提高机体免疫力,以抵御外籍菌的侵袭[5]。代谢作用:肠道菌群能把不溶性蛋白质、糖类转化为可溶性,将多糖变为单糖,将葡萄糖变为乳酸,使酪氨酸水解。抑癌作用:肠内某些细菌能产生致癌物质,双歧杆菌能通过诱导宿主的免疫活性的方式发挥抗肿瘤作用。肠道细菌在代谢过程中产生的短链脂肪酸、细菌素等物质,可抑制条件致病菌的生长繁殖,减少毒性物质的释放,减少肠腔潜在致癌物质的数量[6]。

二、急危重症患者肠道的变化

急危重症对肠道及其内的微生物菌群造成很大的破坏性影响。急危重症患者肠道缺血,机体分泌大量应激激素,缺乏营养素,抗生素及免疫抑制剂的应用使肠道易激,微生物平衡遭到破坏,引起一系列变化。

（一）急性损伤增加继发感染

例如艰难梭菌结肠炎,大规模的流行病学数据显示,紧随难辨梭菌结肠炎,有70%患者因脓毒症再住院的风险增加[7],再次突出干扰微生物生态系统的影响。

（二）重症护理干预打破微生物平衡

1. 抗生素打破微生态平衡　抗生素不分青红皂白消融共生微生物(包括对机体有益的微生物),造成机体对继发感染的易感性及增加抗生素耐药基因[8]。
2. 宿主营养　危重症患者肠内营养差甚至无肠内营养,使肠道菌群失去营养供应[9]。
3. 药物干预　包括皮肤去污、抑酸治疗等药物干预措施可能改变身体特定部位的状态,有创性操作可能破坏自然的屏障机制,给微生物进入和扩散开放口岸(通道)。
4. ICU环境的生态系统　包括房间的表面,医疗设备甚至可以在医护人员手中形成微生物库,定植于虚弱患者,例如,房间环境里的细菌可以定植于极低出生体重儿的肠道内[10]。

（三）微生物是危重病患者的器官系统

共生的微生物群落丢失,我们便失去其帮助代谢药物、营养物质和激素,调节免疫反应,维持黏膜屏障平衡的作用。宿主也失去了通过抗菌肽直接抑制细菌或通过养分资源的竞争来抵御入侵的病原体的保护作用[8,11]。

三、肠道微生态失调对宿主的影响

（一）微生物群落的破坏可以对重症宿主产生代谢、免疫甚至神经认知障碍

肠道微生物的代谢作用的主要是将膳食纤维发酵成短链脂肪酸(SCFA),其中丁酸是结肠上皮细胞的主要能量来源,保持肠道完整性[11]。脓毒症患者粪便中短链脂肪酸浓度快速和持续的下降,使黏液上皮屏障退化,为病原易位开放端口,而且上皮细胞凋亡的发生,造成营养吸收不良,腹泻和粪便中的能量损失[9,12]。

（二）肠道是危重症的"发动机"

内源性菌群与肠上皮细胞通常存在一种共生关系,严重的生理损伤改变这种关系,从而

诱导毒力因子的微生物,其中,反过来,可以延续或加重危重病。以前认为:各种原因导致的危重病证导致肠道内致病菌的过度生长以及胃肠道的通透性增加,从而产生细菌或内毒素易位。但大量研究都没有证实危重症疾病中肠道高渗透性与细菌易位之间的直接关系。

1. 肠-淋巴循环假说　阻断肠系膜淋巴回流防止远处器官损伤的直接证据:结扎肠系膜淋巴管减弱内毒素血症大鼠的肺损伤和中性粒细胞活化[13]。

2. 肠道完整性破坏　亚细胞水平,脓毒症患者的腹膜炎氧化谷胱甘肽/谷胱甘肽氧化还原改变发生了改变[14]。发生脓毒症后,在细胞水平,隐窝增殖则明显减少和隐窝和绒毛细胞凋亡同时增加[15]。

3. 微生物毒力改变　细菌能够感觉到他们的环境,包括周围的细菌密度,并调整相应的行为/毒力,变成有毒力的有害微生物。

四、肠道菌群靶向治疗的研究进展

得益于以上关于肠道菌群与急危重症之间的关系的研究,我们开始了解到肠道共生菌群对抗疾病的保护性作用的重要性。而目前研究 ICU 危重患者肠道菌群的特征已取得巨大的进步,越来越多的临床前数据揭示微生物的靶向治疗的巨大潜力。治疗性调整肠道菌群,旨在恢复"致病性"微生物和"促进健康"的微生物的平衡。包括例如微生物替代疗法、改良菌株与病原菌遗传工程、工程噬菌体等针对肠道菌群的微生物靶向治疗和 SCFAs 疗法等。

(一) 微生物替代疗法

1. 减少潜在致病微生物的生长(非殖民化策略)——选择性消化道去殖民化(SSD)　选择性消化道净化对重症监护病房成人患者死亡率有良好的影响。选择性消化道净化和选择性口咽净化均优于口咽局部应用氯己定,口咽局部应用氯己定有增加死亡率的可能[16]。

2. 补充"有益"微生物　通过给肠道补充活的有益的微生物以修复肠道失调。Manzanares 及其同事的一项囊括了 2700 个 ICU 患者的最大的荟萃分析评估了益生菌和合生元的疗效:益生菌调节微生物,减少了感染性并发症(例如呼吸机相关性肺炎)的发生率。益生菌治疗有减少口服抗生素的趋势,但并不影响 ICU 死亡率或住院时间[17]。

3. 粪便移植治疗(FMT)　输注健康供者的过滤的粪便液体。健康者粪便移植治疗艰难梭菌感染的疗效显著优于万古霉素,并可增加肠道微生物种类增加(与健康供者类似)[18]。

(二) SCFAs 治疗急危重症

膳食纤维经肠道微生物代谢分解成为短链脂肪酸 SCFAs,主要是丁酸,是肠上皮细胞的主要能量来源,对维持正常的肠黏膜屏障具有重要的作用。已有许多研究证实了 SCFAs 和增加膳食纤维对于急危重症的治疗具有一定的潜能。Yamada T 等研究发现急危重症患者肠道粪便丁酸含量 4 倍低于对照组[19],给脓毒症大鼠丁酸钠灌注,可降低脓毒症大鼠的死亡率和器官衰竭的发生[20]。

五、目前治疗存在的问题及未来可望的发展

（一）目前存在的问题

微生物替代疗法研究甚多,在急危重症感染控制治疗方面已取得进步性的进展,然而,微生物制剂的使用方法、微生物类型、疗程、适应证、副作用等尚没有定论,其使用也受到限制。例如:SSD 可降低急危重症患者死亡率,然而 SSD 的广泛应用因害怕加重抗生素抵抗而受到限制。益生菌疗法尽管有许多鼓舞人心的结果,由于现有研究有非常显著的发表偏倚存在以及 ICU 内使用益生菌的总体结果在益生菌种类、剂量以及疗程上有很大的差异,目前并没有将益生菌用于治疗呼吸机相关性肺炎的强烈推荐。另外 PROPATRIA 试验[21]表明:相当数量的益生菌治疗导致小肠坏死以及重症胰腺炎随后的死亡率。因此,急危重症患者针对肠道菌群的微生物靶向治疗仍然需要大量的基础、临床研究证实,任重而道远。

（二）未来可望的发展

随着检测技术、样本保存技术及基因工程技术的提高,许多新型技术可望成为肠道菌群靶向治疗的潜在疗法。

1. 针对微生物功能修饰的潜在疗法　可能包括针对特定酶的小分子抑制[22]、获取微生物细菌素作为新型抗生素[23]、服用微生物产物类似物如受体激动剂以期获得微生物群的有益的作用。

2. 微生物自助银行　第一个供体粪便银行正在启动,"微生物自动银行"可能是另一个未来的概念(疗法)。在健康状态时在院外收集、存储自身粪便标本,在抗菌治疗时再移植或作为 ICU 的标准护理。

3. 特定的微生物源性成分及微生物代谢产物　已被证实可以驱动免疫反应以抵抗无数的细菌性和病毒性病原体[24-26]。与益生菌和 FMT 相比,这些产品和代谢产物可作为更稳定和更具体的免疫调节剂。

4. 肠道微生物检测技术提高　随着台式高通量 DNA 测序平台的问世以及可利用的计算机技术,任何解剖环境下的微生物的测定得到很大的改进[27]。因此,一个人的微生物利用高通量 DNA 测序方法,或许可以作为一个未来预测工具,识别出具有发展为医院获得性感染甚至是多器官功能衰竭高风险的重症患者。

5. 表皮生长因子　生长因子具有潜在的治疗作用,至少部分通过调节肠道屏障肠道屏障发挥作用。给 CLP 感染的动物给予外源性 EGF 可使生存率得到提高,这与预防脓毒症引起的肠道通透性增加、肠道绒毛长度、凋亡细胞和细菌计数增加有关[28]。

（王　真）

参 考 文 献

1. Zhang N,He QS. Commensal Microbiome Promotes Resistance to Local and Systemic Infections. Chin Med(Engl),2015,128:250-256.

2. Carrico CJ,Meakins JL,Marshall JC,et al. Multiple-organ-failure syndrome. Arch Surg. 1986,121(2):196-208.

3. Lozupone CA, Stombaugh JI, Gordon I, et al. Diversity, stability and resilience of the human gut microbiota. Nature, 2012, 489(7415): 220-230.

4. Weycker D, Akhras KS, Edelsberg J, et al. Long-term mortalityand medical care charges in patiens with severesepsis. Crit Care Med, 2003, 31(9): 2316-2323.

5. 刘瑞雪, 李勇超, 张波. 肠道菌群微生态平衡与人体健康的研究进展. 食品工业科技, 2016, 37(6): 383-391.

6. Soldavini J, Kaunitz J D. Pathobiology and potential therapeuticvalue of intestinal short-chain fatty acids in gutinflammation and obesity. Dig Dis Sci, 2013, 58(10): 2756-2766.

7. Prescott HC, Dickson RP, Rogers MA, et al. Hospitalization typeand subsequent severe sepsis. Am J Respir Crit Care Med, 2015, 192: 581-588.

8. Modi SR, Collins JJ, Relman DA. Antibiotics and the gut microbiota. J Clin Invest, 2014, 124: 4212-4218.

9. Morowitz MJ, Carlisle EM, Alverdy JC. Contributions of intestinal bacteria to nutritionand metabolism in the critically ill. SurgClin North Am, 2011, 91: 771-785.

10. Brooks B, Firek BA, Miller CS, et al. Microbes in theneonatal intensive care unit resemble those found in the gut of premature infants. Microbiome, 2014, 2(1): 1.

11. McKenney PT, Pamer EG. Fromhype to hope: the gut microbiota in enteric infectious disease. Cell, 2015, 163: 1326-1332.

12. Demehri FR, Barrett M, Ralls MW, et al. Intestinalepithelial cell apoptosis and loss of barrier function in the setting of altered microbiotawith enteral nutrient deprivation. Front Cell Infect Microbiol, 2013, 3: 105.

13. Watkins AC, Caputo FJ, Badami C, et al. Mesenteric lymph duct ligation attenuates lung injury and neutrophil activationafter intraperitoneal injection of endotoxin in rats. J Trauma, 2008, 64: 126-130.

14. Benton SM, Liang Z, Hao L, et al. Differential regulation of tissue thiol-disulfide redox status in a murine model of peritonitis. J Inflamm (Lond), 2012, 9(1): 36.

15. Perrone EE, Jung E, Breed E, et al. Mechanisms of methicillin-resistant Staphylococcus aureus pneumonia-inducedintestinal epithelial apoptosis. Shock, 2012, 38: 68-75.

16. Price R, MacLennan G, Glen J, et al. Selective digestive or oropharyngeal decontamination and topical oropharyngeal chlorhexidine for prevention of death in general intensive care: systematicreview and network meta-analysis. BMJ, 2014, 348: 2197.

17. Manzanares W, Lemieux M, Langlois PL, et al. Probiotic and synbiotic therapyin critical illness: a systematic review and meta-analysis. Crit Care, 2016, 20: 262.

18. Van Nood E, Vrieze A, Nieuwdorp M, et al. Duodenal infusion of donor fecesfor recurrent Clostridium difficile. N Engl J Med, 2013, 368: 407-415.

19. Yamada T, Shimizu K, Ogura H, et al. Rapid and Sustained Long-Term Decrease of Fecal Short-Chain Fatty Acids in Critically Ill Patients WithSystemic Inflammatory Response Syndrome. JPEN J Parenter Enteral Nutr, 2015, 39(5): 569-577.

20. Zhang LT, Yao YM, Lu JQ, et al. SSodium butyrate prevents lethality of severe sepsis in rats. Shock, 2007, 27(6): 672-677.

21. Besselink MG, van Santvoort HC, Buskens E, et al. Probiotic prophylaxis inpredicted severe acute pancreatitis: a randomised, double-blind, placebo controlled trial. Lancet, 2008, 371: 651-659.

22. Ng KM, Ferreyra JA, Higginbottom SK, et al. Microbiota-liberated host sugars facilitate post-antibiotic expansion of enteric pathogens. Nature, 2013, 502(7469): 96-99.

23. Ferreyra JA, Ng KM, Sonnenburg JL. The Enteric Two-Step: nutritional strategies of bacterial pathogens within the gut. Cell Microbiol, 2014, 16(7): 993-1003.

24. Schuijt TJ, van der Poll T, de Vos WM, et al. The intestinal microbiota andhost immune interactions in the criti-

cally ill. Trends Microbiol,2013,21:221-229.

25. Schuijt TJ,Lankelma JM,Scicluna BP,et al. The gut microbiota plays aprotective role in the host defence against pneumococcal pneumonia. Gut,2016,65:575-583.

26. Clarke TB,Davis KM,Lysenko ES,et al. Recognition of peptidoglycan fromthe microbiota byNod1 enhances systemic innate immunity. Nat Med,2010,16:228-231.

27. Sboner A,Mu XJ,Greenbaum D,et al. The real cost of sequencing:higherthan you think! Genome Biol,2011,12(8):125.

28. Yang J,Radulescu A,Chen CL,et al. Heparin-binding epidermal growth factor-like growth factor improves intestinalbarrier function and reduces mortality in a murine model of peritonitis. Surgery,2013,153(1):52-62.

第九章　急性坏死性筋膜炎
伴发多脏衰治疗进展

急性坏死性筋膜炎(acute necrotising fasciitis,ANF)是由多种细菌侵入皮下组织和深浅筋膜引起的急性坏死性软组织感染,常是多种细菌的混合感染,患者会出现全身中毒性休克,发病急、进展较快、破坏力强、可累及全身各个部位、病死率较高、会造成严重的残疾为其主要特征。该病是1871年,美国外科医师Josepoh Jones首先报道并称之为"医院内坏疽";1909年,Fedden描述该病,称之为"急性感染性坏疽";以后Mccafferty等称本病为"化脓性筋膜炎";1924年,Meleney命名本病为"溶血性链球菌坏疽";1952年,Wilson建议将皮下组织浅、深静脉的进行性坏疽统称为急性坏死性筋膜炎。该病还拥有"食肉细菌"感染、"食肉菌"感染等别称。急性坏死性筋膜炎是一种罕见的并可能致命的软组织感染,当合并糖尿病、免疫抑制、慢性酒精疾病、慢性肾衰竭、肝硬化时预后相对较差,尽管目前广谱抗生素不断问世,细菌培养及敏感实验技术明显改进,但死亡率仍很高(平均死亡率32.2%)。因此,对急性坏死性筋膜炎伴发多脏衰的综合治疗仍具有不断研究的必要性。

一、流行病学特征多样化

(一) 病因多样

病因不明,男性的发病率高于女性,多见于50~79岁男性。急性坏死性筋膜炎常见的危险因素包括糖尿病、免疫抑制剂治疗、晚期肾衰竭、慢性病、营养不良、静脉输液、肥胖、长期使用糖皮质激素治疗、外周血管病和肿瘤等[1]。李林强等[2]认为,其病因主要为病人免疫力低下或原发病治疗不当。根据感染源的不同,坏死性筋膜炎分为3型:Ⅰ型为多种细菌混合感染,包括溶血性链球菌、金黄色葡萄球菌、肠杆菌和厌氧菌等。发病部位多见于躯干、腹壁、肛周和会阴部,占所有坏死性筋膜炎的55%~75%[3];Ⅱ型为A组β-溶血性链球菌所致,可并发葡萄球菌感染[4]。Ⅲ型由海洋弧菌引起,常呈爆发性,在3型中最为严重[5]。

(二) 致病细菌混杂多样

急性坏死性筋膜炎为多种细菌的混合感染,致病菌包括革兰阳性的溶血性链球菌、金黄色葡萄球菌、革兰阴性菌和厌氧菌等。20世纪后期证实类杆菌和消化链球菌和球菌等厌氧菌常是本病的致病菌之一,但很少是单纯厌氧菌感染。Guiliano和Stone Martin报道的病例分析结果均证明,急性坏死性筋膜炎常是需氧菌和厌氧菌的协同作用,兼性菌先消耗了感染组织中的氧气,降低了组织的氧化还原电位差,细菌产生的酶使H_2O_2分解,从而利于厌氧菌的滋长和繁殖。

(三) 感染部位多样

致病菌入侵后首先在皮下沿深浅筋膜播散的感染同时引起浅深静脉引起炎性反应,然后在血管和淋巴管内形成血栓,阻塞血运和淋巴回流,导致大面积皮肤和皮下浅深筋膜变黑和坏死,并有恶臭渗液,患者同时伴有全身中毒症状[6]。可发生在全身各个部位,以四肢为多见,尤其是下肢;其次是会阴、颈部、面部、腹壁和背臀部等。儿童以臀部、腰部为主,成人则多见于腹部及会阴部。严重时受感染部位的内部组织完全暴露在体外,坏死部分形成凹陷。

二、病理生理复杂化

（一）局部或大面积皮肤筋膜坏死

在患者全身或局部组织出现免疫损害后,多种细菌侵入皮下组织和筋膜,需氧菌先消耗组织中的氧气,使氧化电势降低,体系还原性增强。同时细菌分泌的酶将组织中的过氧化氢分解,创造出适宜厌氧菌生存繁殖的少氧环境。由于细菌及毒素的作用引起浅筋膜炎症。目前认为多种细菌均可产生透明质酸酶、肝素酶等加速了血管内凝血,是小血管内血栓形成,导致血循环及淋巴回流障碍。酶可以分解、破坏组织,使病变沿皮下间隙迅速向周围扩散,引起感染组织广泛性地炎症充血、水肿,继而皮肤和皮下的小血管网发生炎性栓塞,组织营养障碍导致皮肤缺血性坑道样坏死甚至发生环行坏死。这种进程进展极为迅速,每小时扩散约1英寸。ANF病灶仅侵犯皮肤、皮下组织,一般不侵犯肌层。ANF病变迅速坏死液化,液体从破溃创口渗出,渗出液污黑、恶臭难闻,液体可随皮下间隙向外扩散,从而使病变迅速扩散。同时ANF病灶内细菌繁殖及组织坏死液化产生气体,气体充盈皮下间隙。因此在触及病变皮下时可有捻发音,气体及液体中有大量的细菌可迅速通过皮下间隙向外扩散。镜检可见血管壁有明显的炎性表现,真皮层深部和筋膜中有中性粒细胞浸润受累筋膜内血管有纤维性栓塞,动静脉壁出现纤维素性坏死,革兰染色可在破坏的筋膜和真皮中发现病原菌肌肉无损害的表现。

（二）全身中毒、多脏器衰竭

疾病早期,局部感染症状比较轻时,病人即有畏寒、高热、厌食、脱水、意识障碍、低血压、贫血、黄疸等严重的全身性中毒症状,此时如果不及时救治,可出现弥散性血管内凝血(DIC)、中毒性休克和多脏器衰竭等。

三、临床少见易误诊，须鉴别

（一）伤口探查和清创时软组织活检

是ANF诊断的金标准,同时行需氧菌及厌氧菌培养、革兰染色,以排除少见菌如梭状杆菌、弧菌及真菌感染[7]。手指试验可以帮助诊断。局麻下行2cm左右切口,手指探入皮肤与筋膜之间,如发现无出血,有恶臭味脓液,皮肤与筋膜易分离,则为手指试验阳性,应高度怀疑ANF[8]。对疑有ANF者,CT检查有助于早期确立诊断和发现初步手术清创后进展性组织坏死所致并发症[9]。

超声不仅用于ANF早期诊断,还可诱导脓肿抽吸培养从而识别致病菌,进行快速有效的诊断;MRI具有较高的软组织对比分辨率,发现液体积聚敏感,利于确定最佳活检部位和实施治疗方案并监测治疗反应,但MRI辅助检查费时,一旦病情危重、患者插管时,其作用受限[10]。Fisher 等[11]提出 ANF 诊断 6 项标准：①皮下筋膜广泛性坏死，伴有广泛潜行灶，逆行向周围扩散；②重度的全身性中毒症状，伴神志改变；③未累及肌层；④伤口血培养未发现梭状芽孢杆菌；⑤重要血管阻塞症状；⑥清创组织检查有广泛的细胞浸润，筋膜邻近组织灶性坏死，以及微小血管栓塞。

（二）鉴别诊断

1. 肌筋膜炎　又称纤维组织炎，在骶棘肌的表面或在髂嵴肌附着处有一些小结节，伴有疼痛及压痛，有时也可以在臀部发现。临床多表现为发病部位疼痛，多为酸痛不适，肌肉僵硬板滞，或有重压感，有时皮下可触及变性的肌筋膜及纤维小结，晨起或天气变化及受凉后症状加重，活动后则疼痛减轻，常反复发作。急性发作时，局部肌肉紧张、痉挛，活动受限。

2. 筋膜疼痛　主要原因是肌肉组织在运动中超负荷运动，使筋膜出现不同程度的劳损，出现疼痛、酸痛、麻木、肿胀的症状。肌筋膜软组织受伤后，即可继发骨膜及纤维性炎症，引发部分骨质增生，白细胞浸润，产生无菌性炎症，从而引起局部结缔组织病变粘连，造成缺血缺氧状态，直接影响到神经末梢，产生疼痛。疼痛又引起肌肉保护性痉挛，一旦疼痛痉挛形成恶性循环，无菌性炎症会进一步加重，导致局部周围组织疼痛机制加剧。

3. 皮下深部筋膜及脂肪进行性坏死性感染　多起始于创伤或手术局部出现红肿热痛很快向外扩展。24~48h 病变处颜色由红变紫，继而变蓝形成含有黄色液体的水疱和大疱。在第 4~5 病日时紫色区开始坏死，7~10 天时边界清楚坏死的皮肤脱落，显露出皮下广泛的坏死组织。患者发高热，反应迟钝极易引起菌血症、败血症，多伴有严重的软组织感染。主要依据细菌培养，除做溶血反应外，应以血清分类法确定其群别及型别，患者血清中抗链球菌溶血素 O 抗体效价在 1∶400 以上有诊断意义。

四、内外结合、中西合并综合治疗

急性坏死性筋膜炎的治疗措施主要包括全身用药和局部处理两个方面。全身治疗应早期应用抗生素、加强支持治疗并辅以高压氧治疗。

（一）全身治疗

1. 早期联合广谱高效抗生素治疗　广谱抗生素在疾病早期应用的效果已经被证实[12]，在无细菌培养和药敏试验结果前，不能消极等待细菌培养及药敏试验结果，建议在细菌培养结果出来前应用广谱青霉素或第三代头孢菌素、氨基糖苷类（如庆大霉素），加上甲硝唑或克林霉素[13,14]，再根据细菌培养和药敏试验结果及时调整用药。MallikaIjuna 等最近的一次表述中强调三重抗生素的应用，结合彻底清创是治疗急性坏死性筋膜炎的主要形式；佟林冬等[15]认为，未明确致病菌情况下，首先应用美罗培南或亚胺培南或结合万古霉素控制感染；俞楠泽等[16]认为，可使用大剂量青霉素、三代头孢或氨基糖苷类辅以甲硝唑，以覆盖所有致病菌。并指出，抗生素需使用至患者全身感染症状完全消失，一般疗程为 2 周；雷永军[17]选择早期予以大剂量头孢哌酮舒巴坦、甲硝唑、庆大霉素治疗；朱惠刚[18]也指出，一旦全身中毒症状控制，虽创口仍有脓性分泌物，可停用抗生素。适时停用抗生素并不影响感染性创口的愈合，既能避免长期应用抗生素带来的全身不良反应，又可以在一定程度上恢复提升患者的机体免疫力，缩短疗程。当患者感染了耐甲氧西林金黄色葡萄球菌（MRSA）应该使用万古霉素。在住院患者接受长期抗生素治疗时,还需使用利奈唑胺、达托霉素、替加环素等,罕见的情况下检测到真菌感染时,可应用两性霉素 B 或卡泊芬净。

2. 高能量营养支持　加强患者的全身支持疗法,充分补液,纠正患者的水电解质紊乱,纠正酸中毒、低血容量。在必要的时候,可给予患者新鲜血液、血浆或者是白蛋白等[19];充分的营养支持是治疗本病的重要保证。对全身症状明显、病程长,出现全身消耗性表现者,应及时给予支持和调整,纠正低蛋白血症、贫血及水电解质紊乱。对全身情况较好者,采用肠内营养,给予高热量、高蛋白、富含维生素的饮食。对全身情况不佳,食欲缺乏者,采用肠内、外营养支持[20];在创面大量渗出时,应注意防止水电解质紊乱,给予维生素及白蛋白[21];静脉补液的目的是维持血流动力学的稳定,并保证有足量的尿液排出[22];除全身支持疗法外,肌注免疫球蛋白,可增强抵抗力[23]。

3. 高压氧治疗　高压氧疗是一种常用的辅助治疗,可促进白细胞功能,增加抗生素药效[16],可以抑制组织中厌氧细菌的生长(特别是梭状芽胞杆菌),防止组织坏死的进一步扩展,减少系统性毒性,还能提高中性粒细胞吞噬功能,增加纤维母细胞增殖和血管生成,血管收缩,减少水肿和增加细胞内运输[24],起到消退炎症、刺激伤口修复、治疗组织低氧血症的作用[25]。

(二) 局部治疗

1. 手术清创处理　虽然抗生素治疗坏死性筋膜炎至关重要,但因为感染部位存在大量的血栓,局部很难达到有效药物浓度,所以局部有效清创处理至关重要[3]。局部清创手术原则是,病灶完全切开和充分引流,避免遗留死腔[25],手术治疗时应尽可能的切口多、切口大,切口应超过红肿区 2~3cm,充分减压,通畅引流,深度至深筋膜,以彻底清除坏死组织,术后创面用过氧化氢、生理盐水冲洗,填塞抗生素纱条,伤口换药至少 2~3 次/d[26]。佟林冬等[15]指出,局部应行多处切开引流,引流口为纵行或交错呈网状,深度达到各个感染的肌间隙。感染较深者,置入输液管持续冲洗。红肿范围加大时,则随时再次切新引流口,始终保持引流口终端与坏死范围纵径相同。选择合理的引流方式也至关重要,深部组织可放置冲洗管、引流管进行冲洗引流,浅部组织可进行橡皮筋挂线引流[19]。清创后创面的处理,郝伟秀[22]认为,病变局部早期使用抗炎药物冲洗及外敷极为重要。卜晓沛等[27]在清创后,交替更换百克瑞敷料及甲硝唑敷料进行引流。陈金新等[23]则使用过氧化氢冲洗,使创面组织氧化还原电位差升高,造成不利于厌氧菌生长、繁殖的条件。杨镓宁等[28]在清创后每日清洁创面,刀片搔刮创面至珠状出血,对创面喷洒重组人表皮生长因子,覆盖以混合庆大霉素、50% 高渗葡萄糖水的纱布敷料,以促进创面肉芽组织生长。

2. 封闭负压引流　坏死性筋膜炎传统治疗为脓肿切开开放引流,主要弊端是因坏死范围广,常常波及体表前后,低位引流难以充分。同时,患者往往病情重,需循环、气道支持治疗,多根输液通道、气管导管的留置也不便于体位引流,而且长时间换药增加了外源性感染和多重感染的机会,往往因引流不畅,感染加重扩散导致败血症、脓毒血症和多器官功能衰竭,最终死亡[29]。随着医疗技术的发展,负压封闭引流技术被越来越多的应用于本病。负压封闭引流技术(vacuum sealing drainage,VSD)由德国 Fleischmann 博士在 1992 年最先提出并应用于四肢感染性创面治疗,治疗慢性创面有明显疗效。该技术有能促进创伤面修复、防止创面内细菌感染、促进创面肉芽组织生长的优势,目前被广泛应用于创面修复处理中。VSD 与传统换药治疗比较,VSD 在创口的缩小程度,创面的清洁时间,肉芽创面的生长情况明显优于传统换药[30]。清创后 VSD 治疗与传统换药治疗比较,不但降低了患者的平均住院日,还因其诸多优势减少了急性坏死性筋膜炎并发症的发生[31];VSD 与常规负压封闭吸引进行对比,可提高治疗总有效率,且降低患者平均住院时间[32];对常规治疗效果不佳,感染扩散致脓毒血症的重症坏死性筋膜炎患者进行 VSD 治疗,脓毒血症和全身并发症等很快得到控制,可见 VSD 在充分引流方面有明显的优势[29];在治疗初期,感染未完全控制时,可在负压海绵最底层辅以碘仿纱布,既有助于控制感染消除死腔,又可促进肉芽组织生长[16]。VSD 具有以下优点[33,34]:①能够持续、均匀地负压吸引,不会因局部压力较高而出现组织缺血;②可持续有效地清除渗出液体及毒性产物,避免了因存在死腔而导致引流不畅,形成局部脓肿的可能;③能够促进组织微循环的再次建立,改善局部营养状况,加速肉芽组织生长;④降低了创口植皮手术率;⑤减少了医务人员的工作量;⑥有效避免交叉感染;⑦大大减少换药次数和病人的痛苦,缩短住院时间;⑧无需低位引流,对脓腔的切口可适当减少和减小,既可减少清创带来的创面出血和患者的手术创伤,减少手术时间,同时容易缝合伤口形成创腔密闭。

（三）中医药治疗

坏死性筋膜炎属于中医"烂疗"的范畴。中医病理认为,毒邪聚于肌肤是其致病的主要原因。隋《诸病源候论·丁疮候》载:"亦有肉突起,如鱼眼之状,赤黑,惨痛彻骨,久结皆变至烂成疮,疮下深孔如大针穿之状……令人恶寒、四肢强痛……一二日疮便变焦色黑,肿大光起,根脚强,全不得近"。该病多见于体弱久病又有外伤者,卫气不固,气血虚损,其发病迅速,病情凶险,若不及时治疗,邪毒走散易造成"走黄"而危及生命。

本病分为三种证型[35]:热毒湿盛型,治宜清热泻火,解毒利湿,方用黄连解毒汤和草薢化毒汤加减;毒入营血型,治宜凉血解毒,清热利湿,方用犀角地黄汤和黄连解毒汤加减。兼淤血阻塞者,可加全蝎、蜈蚣、山甲等;气阴两虚型,治宜益气养阴、和营解毒,多用黄芪、人参、石斛、玄参、丹参、牛膝、地丁、白芍等,其治愈率达 81.8%。马红莲[36,37]认为,病初起症见恶寒发热,皮肤焮红灼痛。治以清热解毒、和营利湿。方用清热利湿合剂。如发生在会阴部者,加龙胆草、栀子、柴胡各 15g;若症见神昏谵语、舌质绛、脉数者,加生地 15g,竹叶 12g,水牛角 30g(磨粉冲服)以清营凉血。病之后期出现短气懒言、自汗盗汗等症状,加用八珍汤以补气养血。其总有效率为 91.37%。孙玉芝等[38]采用化腐再生法联合小切口引流治疗糖尿病足坏死性筋膜炎。局部处理为多个小切口切开(切口大小 2~3cm)。小腿及足部坏死组织采取蚕食清创法,游离于创面基底部的疏松坏死肌腱和筋膜采用化腐再生散并生肌象皮纱条外敷。此方法与局部行大切口切开(切口>10cm)创面以碘伏纱布覆盖的方法比较,局部红肿面积有更明显的减小趋势,溃疡面积缩小程度更明显(p<0.05)。严豪杰等[35]在清创术的基础上,伤口脓腐较多时,在伤口内撒用五五丹;伤口脓腐较少用生肌橡皮膏。当脓腐已去,开始肉芽生长期,为促使肉芽生长,外敷珠母粉和生肌橡皮膏纱条。并在疮面肉芽组织生长良好时配合点状植皮法。沈祖强等[39]在手术治疗基础上,使用自拟中药坐浴方治疗肛周部坏死性筋膜炎。用药:当归、黄柏、桃仁、红花、乳香、没药、冰片等,煎取 400ml,用温开水 2000~3000ml 加入中药 200ml,水温约 40℃,坐浴 5min,2 次/天。坐浴时充分分开臀裂,将伤口浸没于坐浴液中,坐浴后常规换药。经治疗除 1 例死亡,余 3 例均治愈。

（四）并发症

急性坏死性筋膜炎主要的并发症包括呼吸衰竭、肾衰竭、败血性休克、贫血、感染性休克、多器官功能衰竭、肝衰竭、弥散性血管内凝血、消化道出血、功能紊乱和死亡。因此应及早诊断及治疗,尽量避免并发症的发生,出现并发症要及时对症处理。早期诊断、积极的液体复苏、彻底的清除坏死组织、联合应用广谱抗生素、并发症的对症处理将较大幅度地提高会急性坏死性筋膜炎患者的预后满意率。

五、未　来

　　急性坏死性筋膜炎是一个非常严重的疾病,死亡率高,虽发展迅速、病情凶险,但积极的全身治疗及局部处理,仍可有较好的治愈率。临床治疗应注意早期联合应用抗生素、加强支持治疗及局部有效清创处理。ADFI 的评估治疗应重视多学科团队合作,评估主要从影像和病原学两方面进行,严重者应住院治疗。目前主要有应用敏感抗生素、外科切开清创手术、外周血管病的治疗、骨髓炎治疗及局部减压及伤口外敷保湿疗法等。早期诊断、早期综合治疗对于减少 ADFI 的发病率,特别是截肢率,是至关重要的。

　　根据其临床表现、流行病学特征以及病理生理机制,及时诊断,采取更有针对性的治疗措施,同时在西医西药基础上结合传统中医中药,靶向选择患者,联合治疗,是一个不错的选择。

（李力卓　韩英娜　何婧瑜）

参 考 文 献

1. Al SS,Ommen J. Necrotizing Fasciitis-report of ten cases and review of recent literature. J Med Life,2013,6(2): 189-194.
2. 李林强,孟庆辉,梁德森,等.肛周脓肿致腹壁及腹膜后坏死性筋膜炎 1 例. 中国实用外科杂志,2010,7: 619-619.
3. Lancerotto L,Tocco I,Salmaso R,et al. Necrotizing fasciitis:classification,diagnosis,and management. J Trauma Acute Care Surg,2012,72(3):560-566.
4. Elliott D,Kufera JA,Myers RA. The microbiology of necrotizing soft tissue infections. Am J Surg,2000,179(5): 361-366.
5. Sarani B,Strong M,Pascual J,et al. Necrotizing fasciitis:current concepts and review of the literature. J Am Coll Surg,2009,208(2):279-288.
6. 李启明. 急性坏死性筋膜炎的临床诊治体会. 中国实用医药,2010,22:77-78.
7. Headley AJ. Necrotizing soft tissue infections:a primary care review. Am Fam Physician. 2003.68(2):323-328.
8. Nazir Z. Necrotizing fasciitis in neonates. Pediatr Surg Int,2005,21(8):641-644.
9. Becker M,Zbären P,Hermans R,et al. Necrotizing fasciitis of the head and neck:role of CT in diagnosis and management. Radiology,1997,202(2):471-476.
10. 肖恩华. 坏死性筋膜炎临床和影像学表现. 临床放射学杂志,2002,05:400-402.
11. Fisher JR,Conway MJ,Takeshita RT,et al. Necrotizing fasciitis. Importance of roentgenographic studies for soft-tissue gas. JAMA,1979,241(8):803-806.
12. Kuo CF,Wang WS,Lee CM,et al. Fournier's gangrene:ten-year experience in a medical center in northern Taiwan. J Microbiol Immunol Infect,2007,40(6):500-506.
13. Eke N. Fournier's gangrene:a review of 1726 cases. Br J Surg,2000,87(6):718-728.

14. Ayan F,Sunamak O,Paksoy SM,et al. Fournier's gangrene:a retrospective clinical study on forty-one patients. ANZ J Surg,2005,75(12):1055-1058.

15. 佟林冬,陈希涛,刘晓虹.13 例急性坏死性筋膜炎的临床治疗体会.当代医学,2010,32:71-72.

16. 俞楠泽,龙笑,白明,等.坏死性筋膜炎 18 例分析.临床皮肤科杂志,2015,05:291-293.

17. 雷永军.坏死性筋膜炎 15 例诊治体会.医学理论与实践,2010,03:309-310.

18. 朱惠刚.急性坏死性筋膜炎诊疗分析.医学信息(上旬刊),2010,12:4923-4924.

19. 王伟,孙新娟,罗宁.糖尿病合并坏死性筋膜炎诊治体会.世界最新医学信息文摘,2015,16:59-60.

20. 吴健,薛晓东,刘俊玲.坏死性筋膜炎的诊断与治疗(附 16 例分析).吉林医学,2012,13:2709-2710.

21. 冯建荣.急性坏死性筋膜炎 9 例诊疗分析.基层医学论坛,2011,29:891-892.

22. 郝伟秀.32 例坏死性筋膜炎诊断治疗体会.河南外科学杂志,2011,02:48-50.

23. 陈金新,李生祥.急性坏死性筋膜炎 28 例诊治体会.青海医药杂志,2011,04:13-14.

24. Chawla SN,Gallop C,Mydlo JH. Fournier's gangrene:an analysis of repeated surgical debridement. Eur Urol, 2003,43(5):572-575.

25. 吴昕,马志强,于健春,等.坏死性筋膜炎的诊断和治疗.中国普外基础与临床杂志,2014,10:1289-1291.

26. 王润生.7 例急性坏死性筋膜炎的诊治体会.山西职工医学院学报,2010,20 (3):50-50.

27. 卜晓沛,张金江,李兴杰,等.急性坏死性筋膜炎 2 例诊治分析.人民军医,2014 3:329-329.

28. 杨镓宁,潘宁,戴耕武,等.特殊部位坏死性筋膜炎的临床治疗.实用医院临床杂志,2013,01:59-61.

29. 马宗仁,许明卿,李松,等.封闭负压吸引技术治疗重症坏死性筋膜炎.云南医药,2014,03:285-289.

30. 陈雪观.坏死性筋膜炎 29 例诊治体会.中国初级卫生保健,2010,09:92-93.

31. 张庆凯.VSD 在治疗急性坏死性筋膜炎中的应用.求医问药(下半月),2012,06:47-47.

32. 欧阳斌.82 例改良持续负压封闭吸引技术应用在糖尿病合并坏死性筋膜炎治疗的效果.糖尿病新世界, 2015,01:72-72.

33. 万伟,朱晓亮.负压封闭引流技术成功治疗严重肛周坏死性筋膜炎 1 例报告.中国实用外科杂志,2013, 09:809-810.

34. 谢志进,王彦川,毛森.负压封闭引流治疗小腿坏死性筋膜炎 1 例.中国煤炭工业医学杂志,2012,06: 901-902.

35. 严豪杰,王军,矫浩然,等.糖尿病合并坏死性筋膜炎 11 例中西医诊治体会.中国中西医结合外科杂志, 2012,02:173-174.

36. 马红莲.中西医结合治疗糖尿病合并急性坏死性筋膜炎 47 例.山西中医,2010,09:28-29.

37. 马红莲.中西医结合治疗急性坏死性筋膜炎 58 例.吉林中医药,2010,04:317-318.

38. 孙玉芝,张朝晖,马静,等.化腐再生法联合小切口引流治疗糖尿病足急性坏死性筋膜炎.中国中西医结合外科杂志,2014,06:578-580.

39. 沈祖强,刘刚,吕发展.手术配合中药治疗坏死性筋膜炎 4 例.中国中西医结合外科杂志,2011,01: 106-108.

第十章　创伤后静脉血栓栓塞症

静脉血栓栓塞症（VTE）包括肺栓塞（pulmonary embolism，PE）及深静脉血栓（deep venous thromboembolism，DVT），是创伤患者致命性的并发症，其发生率较非创伤患者明显升高，且与创伤种类密切相关。为了便于系统了解创伤后 VTE 的发病机制，危险因素，诊断及预防等，现总结供参考。

一、创伤后 VTE 发生率

VTE 是继心梗和卒中之后的第三大心血管疾病，且创伤后 VTE 的发生率很高，甚至可达非创伤患者的 13 倍[1,2]，由于样本量，创伤种类，诊断方法及在治疗过程中是否应用 VTE 预防方案等因素影响，不同研究统计的创伤后 VTE 发生率存在很大差异。研究表明创伤后 VTE 的发生率为 0.27% 到 65% 不等[3-7]，而在重大创伤后尽管预防性抗栓治疗在 2 天内开始，VTE 的发生率仍然很高[8]。

二、创伤后 VTE 发病机制

VTE 的发生与 Virchow 三角密切相关，且血液淤滞，血管内皮损伤及血液高凝状态三要素在创伤发生后迅速出现[9]。有研究表明淤滞的血液比正常流动的血液形成血栓要快得多。而创伤患者如颅脑创伤，脊髓损伤，骨盆骨折或长骨骨折伤后均需制动，从而导致静脉血液淤滞，且创伤患者利用小腿肌肉泵的能力明显减弱，进一步减慢下肢静脉回流速度。以上均可促进静脉血栓形成，栓子脱落甚至发生肺栓塞[10-12]。

研究发现约 86% 的创伤患者即使进行抗凝治疗也存在血液高凝状态，甚至持续一周之久[8]，其他几项研究也得出相似结论[12-16]。外源性凝血途径由组织因子（tissue factor，TF）启动，创伤患者组织损伤后释放 TF，与活化的Ⅶ因子（FⅦ）结合，进一步激活 X 因子（FXa），促进凝血酶原活化为凝血酶，可将纤维蛋白原转化为纤维蛋白并激活血小板促进血栓形成[17,18]。一般情况下 TF 表达于心肌细胞，支气管及肺泡上皮细胞，脑星形胶质细胞等，且与血液循环分离。然而，一旦这些器官发生创伤，TF 就会被释放入血[19-22]。另外，创伤患者发生血管内皮损伤后发生炎症及缺氧反应可促使中性粒细胞及巨噬细胞表达 TF 并释放入血。TF 水平升高可促进血栓形成，但会在短时间内清除，有研究表明 TF 水平会在创伤后 4 天内下降[23]。微粒体（microparticles，MPs）存在于中性粒细胞，内皮细胞，血小板等，当血小板激活或发生内皮损伤时 MPs 水平升高。MPs 能够与 TF 结合并维持血液高凝状态[24-27]。另外，有研究表明组织因子途径抑制物（tissue factor pathway inhibitor，TFPI）直到创伤后 5 天才开始升高，说明 TFPI 早期被 TF 消耗且合成滞后，故而创伤患者存在高凝状态[12]。凝血酶在创伤患者高凝状态中也起到至关重要的作用。凝血酶的水平在创伤发生后 24 小时内即开始升高，在 5 天内保持上升状态，在 14 天才开始下降[12]。抗凝血酶Ⅲ（antithrombin Ⅲ，

AT Ⅲ)与内皮细胞表面的肝素硫酸盐结合成为抑制凝血酶生成的主要因子。创伤患者的AT Ⅲ降解速度增加,兼凝血酶水平升高消耗 AT Ⅲ使之后继无力,均可导致血液高凝状态[18,28]。血栓调节素(thrombomodulin,TM)可以降低凝血酶的活性。研究表明内皮损伤可以抑制 TM 的表达,然而也有研究得出相反结论[29,30]。创伤对 TM 的表达水平的影响仍存在争议。血管性血友病因子(von willebrand factor,vWF)是血管内皮细胞释放的多聚体,可以介导血小板黏附、聚积及血栓生长;也有研究表明炎症反应是创伤患者血液高凝状态的原因之一[31,32]。Ⅹa-TFPI 通过灭活Ⅶa-TF 来调节凝血途径,二者相互制约[12,33,34]。以上多种机制均可导致创伤患者血液呈高凝状态。

内皮细胞附着在血管内壁,使组织与循环系统分隔开来,一旦内皮损伤,血管收缩,内皮细胞的氧气及营养物质的供给会受到影响。内皮细胞损伤后通过释放 TF,vWF 等因子使血小板聚集,激活凝血系统产生凝血酶,使血液呈高凝状态,从而促进血栓形成[35]。

三、急性创伤性凝血病

除了 VTE 之外,急性创伤性凝血病(acute trauamtic coagulopathy,ATC)同样需要重视。在早期,创伤患者进行液体复苏后因凝血因子稀释而导致的凝血功能紊乱被称为弥散性血管内凝血(disseminated intravascular coagulation,DIC)[36]。然而近年来专家指出有许多其他因素参与其中,并不仅仅是 DIC,这种创伤后凝血功能紊乱的现象被称为 ATC[37,38]。ATC 出现在创伤早期,是一种纤溶亢进状态,分为三期。第一期即在创伤后立即激活多种止血途径,伴有与组织损伤和(或)组织低灌注相关的纤溶亢进。第二期涉及复苏治疗的相关因素。第三期为急性期反应相关的血栓形成前状态[38,39]。在创伤后的早期阶段,TF 暴露增加而导致血液呈高凝状态,因消耗而导致凝血因子及抗凝因子均减少,凝血酶水平升高而血小板功能减退,进而导致 ATC[40-42]。其中消耗最多的是纤维蛋白原和 Ⅴ 因子。与组织损伤相关的蛋白 C(protein C,PC)消耗,血栓调节蛋白水平的升高及 Ⅴ 因子水平降低均说明 PC 途径在ATC 中起重要作用[40,43]。组织低灌注可能会使凝血酶的功能从促使纤维蛋白形成转变为激活 PC 系统并产生系统性抗凝反应[44]。缺氧,酸中毒,低温等因素则影响血小板及凝血酶的功能,进而加重纤溶亢进状态[45]。组织损伤本身能够激活免疫系统,通过蛋白质降解及氧化应激反应进一步激活凝血途径而加重组织损伤[46,47]。不规范的复苏方式及创伤出血均可导致凝血因子稀释而加重 ATC[48]。总而言之,ATC 以纤溶亢进为主要表现,且在重大创伤患者中尤为突出[49]。

四、创伤种类与 VTE

VTE 是创伤的常见并发症,早在 1994 年就已经证明了创伤种类是影响 VTE 发生的重要因素,而创伤的严重程度对 VTE 的影响要小得多。重大的骨科创伤的 VTE 发生率最高[4,7,50-52]。例如,颅脑创伤(traumatic brain injury,TBI),脊髓损伤(spinal cord injury,SCI),盆骨骨折及下肢骨折的 VTE 发生率分别可达 25%,11%,32.7% 及 9.2%[53-57]。另外 TBI 患者如果出现颅内出血,或出现多发性损伤会使 VTE 的发生风险增加[53,54]。一项 meta 分析表明 SCIs 患者中 VTE 的发病率是最高的,而且不同种类的 SCI 患者 VTE 的发生风险几乎无差别,但不同层面的 SCI 对 VTE 的发生风险有明显的影响[58]。多发性骨折比单发性骨折患者患 VTE 的风险高,骨盆骨折要比单纯胫骨或股骨骨折的患者患 PE 的风险高[50,52,58,59]。尽管这些数据基于不同的人群,不同的分析方法,不同的预防措施,但结论很明确,创伤的种类而不是创伤的严重程度影响 VTE 的发生率。

创伤患者发生 VTE 的高危期为发生创伤后一周[52]。一项纳入 267 743 例包括骨盆骨折,椎体骨折,及脊髓损伤等创伤患者的回顾性研究表明 VTE 的发生风险在 3 个月内是最高的,在 12～15 个月后 VTE 的发生风险会降至正常水平。此研究的另一个结论是不同创伤种类其 VTE 风险随时间降低的速度也不相同,骨盆骨折及椎体骨折患者的 VTE 风险比 SCI 患者的 VTE 风险降低更加迅速[58]。而 VTE 复发发生在 6～12 个月居多,且一旦既往发生过 VTE,其复发风险会持续至少 10 年。患神经系统疾病、局部麻痹或者恶性肿瘤的患者复发风险要高于其他。因此创伤患者在 1 年内均需高度警惕 VTE 的发生[60]。且有研究表明患者 VTE 发生于在出院后居多,由此可见创伤患者家庭护理的重要性[61]。

五、创伤后 VTE 危险因素

有多种危险因素会影响创伤患者 VTE 的发生。首先年龄和吸烟会使 VTE 的发生风险增加,一项 meta 分析显示 60 岁以上的老年人发生 VTE 的风险几乎翻倍。也有研究将 40 岁以上作为发生 VTE 的高危年龄。且近期吸烟史也会 VTE 发生的重要影响因素。其次,一些临床因素包括 VTE,心衰,高血压病史,手术时间及卧床时间都会影响 VTE 的发生。有 VTE 病史的患者再次发生 VTE 的风险会增加 5 倍以上。还有一些因素包括癌症,糖尿病,静脉曲张,肥胖等也可作为 VTE 的危险因素,但一些研究得出相反结论。故还需进一步研究明确这些因素与 VTE 的相关性[4,59,62]。此外,输血 5 单位以上的患者患 VTE 的风险会明显增加[63]。另有研究显示钝器伤与锐器伤的危险因素有所不同。输血情况,神经系统症状及骨盆骨折是钝器伤患者发生 VTE 的重要影响因素,而对锐气伤患者而言,腹部严重损伤、血管损伤患者及年轻患者患 VTE 的风险更高[64]。以上或可对创伤患者 VTE 的预防起指导作用。

六、创伤后 VTE 诊断

由于 VTE 的发生率高,若漏诊创伤后 VTE 会增加患者的死亡率,而过度诊断会造成资源浪费并且增加发生重大出血时间的风险。大多数 VTE 的临床特点不典型,仅靠临床经验很难准确诊断 VTE,客观的检测手段是非常必要的[65]。静脉造影是诊断 DVT 的金标准,然而因价格昂贵,禁忌证较多,且为有创检查临床上应用并不多[66]。临床上常用评分系统根据患者的临床症状、体征及危险因素将患者患 VTE 的可能性分为低危,中危,高危,最常用的是 Wells 评分[65,67-69],然而在创伤患者中这些评分系统的功能有限[70]。另有针对创伤患者的 VTE 评分系统 TESS(Trauma Embolic Scoring System)[71],但是有研究表明应用 TESS 系统评估 VTE 的漏诊率很高[72],目前创伤患者的 VTE 评分表仍需完善。实验室检查中,D-dimer 是一种廉价易得的检测手段,对于除外 VTE 有较高应用价值。D-dimer 是交联纤维蛋白降解产物,反应纤溶系统的活跃程度[67,73]。研究表明在 SCI 发生 2 周后是检测 D-Dimer 的最佳时间,界值为 16μg/dl(敏感性 77.3%,特异性 69.2%)[74]。也有研究认为应该在创伤后 2 天或 1 周内检测 D-Dimer 的价值最高[75,76]。故需要进一步研究检测 D-Dimer 的最佳时间点。近期一项研究报道一种可溶性纤维蛋白单体复合物（soluble fibrin monomer complex，SFMC）反映血栓形成的早期变化，SFMC 在发生创伤后 1 天内即可升高。SFMC 水平在形成血栓前升高，一旦血栓形成，SFMC 的水平就会下降。结合 SFMC 和 D-Dimer 或许可以提高检测 VTE 的敏感性[77-79]。下肢静脉超声是诊断 DVT 应用最广泛的检测手段[80-82]。在正常情况下，静脉在超声探头按压下可以变形，而有血栓形成的静脉按压后也不变形的[83]。一项 meta 分析显示只要 D-Dimer 为阴性及双下肢超声无阳性结果即可安全除外 VTE，不用再进行临床评估[67]。然而超声诊断的特点使其对股静脉及腘静脉等部位的栓塞较为敏感，而对近端的髂动脉及远端的肌间静脉的敏感性较差[84]。诊断 PE 则需要肺动脉 CTA（CTPA）或肺通气灌注扫描等检查方法。在 50 多年以前，肺灌注扫面是诊断肺栓塞的主要手段，在 1980s 到 1990s 之间出现了肺通气灌注扫面，然而在 CTPA 出现之后，考虑到放射性的暴露尤其对女性乳房影响，已经由 CTPA 取代肺通气灌注扫描，成为诊断 PE 的主要方法[85-88]。CTPA 对肺动脉主干部位栓塞的敏感性较高，但对较小的、孤立的亚段栓塞敏感性很差[89,90]。虽然肺通气灌注扫描仪对亚段的栓塞检测效果更好，但此类亚段栓塞是否有诊断价值仍存在争议[91,92]。

七、创伤后 VTE 预防

创伤患者应该注意对血栓形成的预防，否则 VTE 的发生率会大幅升高。一项 meta 分析显示早期预防可以有效降低创伤患者的 VTE 发生风险（RR 0.52；95% CI 0.32 to 0.84）[93,94]。预防方法包括机械预防和药物预防两种。

（一）机械预防
包括弹力袜和间歇气压疗法等，可有效预防血栓形成且无出血风险[95]。弹力袜及间歇气压疗法等可以促进深静脉血液回流，可以单独应用，也可与药物预防联合应用[96]。
所有的药物预防都是基于阻断凝血瀑布的级联反应来抑制血栓形成。

（二）药物预防
1. LDUH 和 LMWH　与低剂量普通肝素（Low dose unfractionated heparin，LDUH）相比，低分子肝素（low molecular weight heparin，LMWH）是更特异的 Xa 抑制剂[97]。在创伤后 36 小时内应用 LDUH（5000U Q12h）或 LMWH（30mg Q12h）都可以安全有效预防 VTE 的发生，LMWH 的效果更佳[98-100]。近期有研究指出应用 LDUH Q8h 与标准剂量的依诺肝素作用相同，所以考虑到 LDUH 的价格优势，其应用价值更高[101,102]。

2. 口服维生素 K 拮抗剂抗凝（华法林）　华法林作为一种维生素 K 拮抗剂，能够抑制维生素 K 依赖的凝血因子 Ⅱ、Ⅶ、Ⅸ 及 X 在肝脏的合成[103]。但考虑到华法林延迟起效，需要定期监测 INR，半衰期长及出血风险等因素，且抗凝效果劣于 LMWH，华法林多用于创伤患者急性期后的 VTE 预防，而不适合创伤患者 VTE 的早期预防[104]。

3. 磺达肝葵钠　磺达肝葵钠是一种 Xa 因子抑制剂，有研究显示对创伤患者预防 VTE 的效果优于 LMWH[105]。也有研究显示磺达肝葵钠预防创伤后 VTE 的所用不弱于 LMWH，出血风险不增加[106]。但磺达肝葵钠的半衰期长且依靠肾脏代谢清除，一旦出现剂量累积则会增加出血风险[107]。

4. 新型口服抗凝药 新型口服抗凝药包括达比加群,利伐沙班和阿哌沙班等,与依诺肝素预防创伤后 VTE 的效果及出血风险类似[108]。然而考虑到新型口服抗凝药价格昂贵且缺少足够的证据,需要更多进一步研究为抗凝药的选择提供依据。

有报道称与小创伤的患者相比,重大创伤患者患 VTE 的风险会增加 6 倍以上[57]。SCI 患者预防性抗凝治疗甚至应持续到康复期;TBI 患者由于脑组织中含丰富的组织因子等因素 VTE 的发生风险大幅增加,故在除外脑出血事件后应在 24 ~ 48 小时内开始抗凝治疗,对于没有禁忌证的患者药物预防为首选[109-113]。

总　　结

创伤患者发生 VTE 的风险与创伤部位密切相关,应及早予以预防;创伤患者早期纤溶亢进给 VTE 高危患者的抗凝预防带来一定风险,需要全面评估,确保预防性抗凝治疗的安全。

（王丹丹　米玉红）

参 考 文 献

1. Næss A,Christiansen SC,Romundstad P,et al. Incidenceand mortality of venous thrombosis:a population-based study. Journal of Thrombosis and Haemostasis,2007,5(4):692-699,2007.

2. Meissner MH,Chandler WL,Elliott JS. Venous thromboembolismin trauma:a local manifestation of systemic hypercoagulability? J Trauma,2003,54(2):224-231.

3. Menaker J,Stein DM,Scalea TM. Incidence of early pulmonary embolism after injury. J Trauma,2007,63(3):620-624.

4. Knudson MM,Ikossi DG,Khaw L,et al. Thromboembolism after trauma:an analysis of 1602 episodes from the American College of Surgeons National Trauma Data Bank. Ann Surg,2004,240(3):490-496,discussion 496-498.

5. SEVITT S,GALLAGHER N. Venous thrombosis and pulmonary embolism. A clinico-pathological study in injured and burned patients. Br J Surg,1961,48:475-89.

6. Silver JR,Morris WR,Otfinowski JS. Associated injuries in patients with spinal injury. Injury,1980,12(3):219-224.

7. Geerts WH,Code KI,Jay RM,et al. A prospective study of venous thromboembolism after major trauma. N Engl J Med,1994,331(24):1601-1606.

8. Van Haren RM,Valle EJ,Thorson CM,et al. Hypercoagulability and other risk factors in trauma intensive care unit patients with venous thromboembolism. J Trauma Acute Care Surg,2014,76(2):443-449.

9. Bagot CN,Arya R. Virchow and his triad:a question of attribution. Br J Haematol,2008,143(2):180-190.

10. Deykin D. The role of the liver in serum-induced hypercoagulability. J Clin Invest,1966,45(2):256-263.

11. Spaniolas K,Velmahos GC,Wicky S,et al. Is upper extremity deep venous thrombosis underdiagnosed in trauma patients. Am Surg,2008,74(2):124-128.

12. Selby R,Geerts W,Ofosu FA,et al. Hypercoagulability after trauma:hemostatic changes and relationship to venous thromboembolism. Thromb Res,2009,124(3):281-287.

13. Brohi K,Cohen MJ,Ganter MT,et al. Acute coagulopathy of trauma:hypoperfusion induces systemic anticoagu-

lation and hyperfibrinolysis. J Trauma,2008,64(5):1211-7,discussion 1217.

14. Differding JA,Underwood SJ,Van PY,et al. Trauma induces a hypercoagulable state that is resistant to hypothermia as measured by thrombelastogram. Am J Surg,2011,201(5):587-591.

15. Park MS,Owen BA,Ballinger BA,et al. Quantification of hypercoagulable state after blunt trauma:microparticle and thrombin generation are increased relative to injury severity,while standard markers are not. Surgery,2012,151(6):831-836.

16. Park MS,Martini WZ,Dubick MA,et al. Thromboelastography as a better indicator of hypercoagulable state after injury than prothrombin time or activated partial thromboplastin time. J Trauma,2009,67(2):266-275,discussion 275-276.

17. Owens AP,Mackman N. Tissue factor and thrombosis:The clot starts here. ThrombHaemost,2010,104(3):432-439.

18. Palta S,Saroa R,Palta A. Overview of the coagulation system. Indian J Anaesth,2014,58(5):515-523.

19. Drake TA,Morrissey JH,Edgington TS. Selective cellular expression of tissue factor in human tissues. Implications for disorders of hemostasis and thrombosis. Am J Pathol,1989,134(5):1087-1097.

20. Eddleston M,de la Torre JC,Oldstone MB,et al. Astrocytes are the primary source of tissue factor in the murine central nervous system. A role for astrocytes in cerebral hemostasis. J Clin Invest,1993,92(1):349-358.

21. Pawlinski R,Fernandes A,Kehrle B,et al. Tissue factor deficiency causes cardiac fibrosis and left ventricular dysfunction. Proc Natl Acad Sci USA,2002,99(24):15 333-15 338.

22. Erlich J,Parry GC,Fearns C,et al. Tissue factor is required for uterine hemostasis and maintenance of the placental labyrinth during gestation. Proc NatlAcadSci USA,1999,96(14):8138-8143.

23. Gando S,Nanzaki S,Sasaki S,et al. Significant correlations between tissue factor and thrombin markers in trauma and septic patients with disseminated intravascular coagulation. Thromb Haemost,1998,79(6):1111-1115.

24. Kasthuri RS,Glover SL,Boles J,et al. Tissue factor and tissue factor pathway inhibitor as key regulators of global hemostasis:measurement of their levels in coagulation assays. Semin Thromb Hemost,2010,36(7):764-771.

25. Burnier L,Fontana P,Kwak BR,et al. Cell-derived microparticles in haemostasis and vascular medicine. Thromb Haemost,2009,101(3):439-451.

26. Piccin A,Murphy WG,Smith OP. Circulating microparticles:pathophysiology and clinical implications. Blood Rev,2007,21(3):157-171.

27. Levi M,ten CH,van der Poll T,et al. Pathogenesis of disseminated intravascular coagulation in sepsis. JAMA,1993,270(8):975-979.

28. Cohen JR,Sarfati I,Birnbaum E,et al. The inactivation of antithrombin Ⅲ by serum elastase in patients with surgical infections. Am Surg,1990,56(11):665-667.

29. Boehme MW,Galle P,Stremmel W. Kinetics of thrombomodulin release and endothelial cell injury by neutrophil-derived proteases and oxygen radicals. Immunology,2002,107(3):340-349.

30. Maeda S,Takahashi S,Sato M. Serum thrombomodulin as a newly identified biomarker for postoperative lung injury:a prospective observational study. Tohoku J Exp Med,2012,228(2):135-141.

31. Titani K,Kumar S,Takio K,et al. Amino acid sequence of human von Willebrand factor. Biochemistry,1986,25(11):3171-3184.

32. Mendolicchio GL,Ruggeri ZM. New perspectives on von Willebrand factor functions in hemostasis and thrombosis. SeminHematol,2005,42(1):5-14.

33. Gouin-Thibault I,Dewar L,Craven S,et al. Probable regulation of factor VIIa-tissue factor and prothrombinase by factor Xa-TFPI and TFPI in vivo. Br J Haematol,1996,95(4):738-746.

34. Craven S, Dewar L, Yang X, et al. Altered regulation of in-vivo coagulation in orthopedic patients prior to knee or hip replacement surgery. Blood Coagul Fibrinolysis, 2007, 18 (3): 219-225.

35. Kazmi RS, Boyce S, Lwaleed BA. Homeostasis of Hemostasis: The Role of Endothelium. Semin Thromb Hemost, 2015, 41 (6): 549-555.

36. Bergentz SE, Leandoer L. Disseminated intravascular coagulation in shock. Ann ChirGynaecolFenn, 1971, 60 (4): 175-179.

37. Brohi K, Singh J, Heron M, et al. Acute traumatic coagulopathy. J Trauma, 2003, 54 (6): 1127-1130.

38. Dobson GP, Letson HL, Sharma R, et al. Mechanisms of early trauma-induced coagulopathy: The clot thickens or not. J Trauma Acute Care Surg, 2015, 79 (2): 301-309.

39. Cap A, Hunt B. Acute traumatic coagulopathy. Curr Opin Crit Care, 2014, 20 (6): 638-45.

40. Floccard B, Rugeri L, Faure A, et al. Early coagulopathy in trauma patients: an on-scene and hospital admission study. Injury, 2012, 43 (1): 26-32.

41. Jansen JO, Scarpelini S, Pinto R, et al. Hypoperfusion in severely injured trauma patients is associated with reduced coagulation factor activity. J Trauma, 2011, 71 (5 Suppl 1): S435-440.

42. Hayakawa M, Sawamura A, Gando S, et al. Disseminated intravascular coagulation at an early phase of trauma is associated with consumption coagulopathy and excessive fibrinolysis both by plasmin and neutrophil elastase. Surgery, 2011, 149 (2): 221-230.

43. Chesebro BB, Rahn P, Carles M, et al. Increase in activated protein C mediates acute traumatic coagulopathy in mice. Shock, 2009, 32 (6): 659-665.

44. Cohen MJ, Call M, Nelson M, et al. Critical role of activated protein C in early coagulopathy and later organ failure, infection and death in trauma patients. Ann Surg, 2012, 255 (2): 379-385.

45. Dirkmann D, Radü-Berlemann J, Görlinger K, et al. Recombinant tissue-type plasminogen activator-evoked hyperfibrinolysis is enhanced by acidosis and inhibited by hypothermia but still can be blocked by tranexamic acid. J Trauma Acute Care Surg, 2013, 74 (2): 482-488.

46. Johansson PI, Sørensen AM, Perner A, et al. High sCD40L levels early after trauma are associated with enhanced shock, sympathoadrenal activation, tissue and endothelial damage, coagulopathy and mortality. J ThrombHaemost, 2012, 10 (2): 207-216.

47. Johansson PI, Windeløv NA, Rasmussen LS, et al. Blood levels of histone-complexed DNA fragments are associated with coagulopathy, inflammation and endothelial damage early after trauma. J Emerg Trauma Shock, 2013, 6 (3): 171-175.

48. Ledgerwood AM, Lucas CE. A review of studies on the effects of hemorrhagic shock and resuscitation on the coagulation profile. J Trauma, 2003, 54 (5 Suppl): S68-74.

49. Moore HB, Moore EE, Chapman MP, et al. Viscoelastic measurements of platelet function, not fibrinogen function, predicts sensitivity to tissue-type plasminogen activator in trauma patients. J Thromb Haemost, 2015, 13 (10): 1878-1887.

50. Paffrath T, Wafaisade A, Lefering R, et al. Venous thromboembolism after severe trauma: incidence, risk factors and outcome. Injury, 2010, 41 (1): 97-101.

51. Stannard JP, Singhania AK, Lopez-Ben RR, et al. Deep-vein thrombosis in high-energy skeletal trauma despite thromboprophylaxis. J Bone Joint Surg Br, 2005, 87 (7): 965-968.

52. Godzik J, McAndrew CM, Morshed S, et al. Multiple lower-extremity and pelvic fractures increase pulmonary embolus risk. Orthopedics, 2014, 37 (6): e517-524.

53. Denson K, Morgan D, Cunningham R, et al. Incidence of venous thromboembolism in patients with traumatic brain injury. Am J Surg, 2007, 193 (3): 380-383, discussion 383-384.

54. Valle EJ, Van Haren RM, Allen CJ, et al. Does traumatic brain injury increase the risk for venous thromboembo-

lism in polytrauma patients. J Trauma Acute Care Surg,2014,77(2):243-250.

55. Piran S,Schulman S. Incidence and risk factors for venous thromboembolism in patients with acute spinal cord injury:A retrospective study. Thromb Res,2016,147:97-101.

56. Kim JW,Oh CW,Oh JK,et al. The incidence and the risk factors of venous thromboembolism in Korean patients with pelvic or acetabular fractures. J Orthop Sci,2014,19(3):471-477.

57. Chu CC,Haga H. Venous thromboembolism associated with lower limb fractures after trauma:dilemma and management. J OrthopSci,2015,20(2):364-372.

58. Godat LN,Kobayashi L,Chang DC,et al. Can we ever stop worrying about venous thromboembolism after trauma. J Trauma Acute Care Surg,2015,78(3):475-80,discussion 480-481.

59. Park SJ,Kim CK,Park YS,et al. Incidence and Factors Predicting Venous Thromboembolism After Surgical Treatment of Fractures Below the Hip. J Orthop Trauma,2015,29(10):e349-354.

60. Heit JA,Mohr DN,Silverstein MD,et al. Predictors of recurrence after deep vein thrombosis and pulmonary embolism:a population-based cohort study. Arch Intern Med,2000,160(6):761-768.

61. Park MS,Perkins SE,Spears GM,et al. Risk factors for venous thromboembolism after acute trauma:A population-based case-cohort study. Thromb Res,2016,144:40-45.

62. Tan L,Qi B,Yu T,et al. Incidence and risk factors for venous thromboembolism following surgical treatment of fractures below the hip:a meta-analysis. Int Wound J,2016,13(6):1359-1371.

63. Spinella PC,Carroll CL,Staff I,et al. Duration of red blood cell storage is associated with increased incidence of deep vein thrombosis and in hospital mortality in patients with traumatic injuries. Crit Care, 2009, 13 (5):R151.

64. Karcutskie CA,Meizoso JP,Ray JJ,et al. Association of Mechanism of Injury With Risk for Venous Thromboembolism After Trauma. JAMA Surg,2017,152(1):35-40.

65. Goodacre S,Sutton AJ,Sampson FC. Meta-analysis:The value of clinical assessment in the diagnosis of deep venous thrombosis. Ann Intern Med,2005,143(2):129-139.

66. Bates SM,Jaeschke R,Stevens SM,et al. Diagnosis of DVT:Antithrombotic Therapy and Prevention of Thrombosis,9th ed:American College of Chest Physicians Evidence-Based Clinical Practice Guidelines. Chest,2012,141 (2 Suppl):e351S-418S.

67. Wells PS, Owen C, Doucette S, et al. Does this patient have deep vein thrombosis. JAMA, 2006, 295 (2): 199-207.

68. Büller HR,Ten CAJ,Hoes AW,et al. Safely ruling out deep venous thrombosis in primary care. Ann Intern Med,2009,150(4):229-235.

69. Douma RA,Gibson NS,Gerdes VE,et al. Validity and clinical utility of the simplified Wells rule for assessing clinical probability for the exclusion of pulmonary embolism. Thromb Haemost,2009,101(1):197-200.

70. Kim YJ,Choi DH,Lee ES,et al. Utility of the simplified Wells and revised Geneva scores to exclude pulmonary embolism in femur fracture patients. Am J Emerg Med,2017,S0735-6757(17)30192-30194.

71. Rogers FB,Shackford SR,Horst MA,et al. Determining venous thromboembolic risk assessment for patients with trauma:the Trauma Embolic Scoring System. J Trauma Acute Care Surg,2012,73(2):511-515.

72. Zander AL,Van Gent JM,Olson EJ,et al. Venous thromboembolic risk assessment models should not solely guide prophylaxis and surveillance in trauma patients. J Trauma Acute Care Surg,2015,79(2):194-198.

73. Di NM,Squizzato A,Rutjes AW,et al. Diagnostic accuracy of D-dimer test for exclusion of venous thromboembolism:a systematic review. J Thromb Haemost,2007,5(2):296-304.

74. Masuda M,Ueta T,Shiba K,et al. D-dimer screening for deep venous thrombosis in traumatic cervical spinal injuries. Spine J,2015,15(11):2338-2344.

75. Sugimoto Y,Ito Y,Tomioka M,et al. Deep venous thrombosis in patients with acute cervical spinal cord injury in

a Japanese population：assessment with Doppler ultrasonography. J Orthop Sci,2009,14（4）:374-376.

76. Chung SB,Lee SH,Kim ES,et al. Incidence of deep vein thrombosis after spinal cord injury：a prospective study in 37 consecutive patients with traumatic or nontraumatic spinal cord injury treated by mechanical prophylaxis. J Trauma,2011,71（4）:867-870,discussion 870-871.

77. Mitani G,Takagaki T,Hamahashi K,et al. Associations between venous thromboembolism onset,D-dimer,and soluble fibrin monomer complex after total knee arthroplasty. J Orthop Surg Res,2015,10:172.

78. Wada H,Kobayashi T,Abe Y,et al. Elevated levels of soluble fibrin or D-dimer indicate high risk of thrombosis. J Thromb Haemost,2006,4（6）:1253-1258.

79. Ota S,Wada H,Nobori T,et al. Diagnosis of deep vein thrombosis by plasma-soluble fibrin or D-dimer. Am J Hematol,2005,79（4）:274-280.

80. Kearon C,Julian JA,Newman TE,et al. Noninvasive diagnosis of deep venous thrombosis. McMaster Diagnostic Imaging Practice Guidelines Initiative. Ann Intern Med,1998,128（8）:663-677.

81. Haut ER,Schneider EB,Patel A,et al. Duplex ultrasound screening for deep vein thrombosis in asymptomatic trauma patients：a survey of individual trauma surgeon opinions and current trauma center practices. J Trauma, 2011,70（1）:27-33,discussion 33-34.

82. Furlan JC,Fehlings MG. Role of screening tests for deep venous thrombosis in asymptomatic adults with acute spinal cord injury：an evidence-based analysis. Spine（Phila Pa 1976）,2007,32（17）:1908-1916.

83. Polak JF,Culter SS,O'Leary DH. Deep veins of the calf：assessment with color Doppler flow imaging. Radiology,1989,171（2）:481-485.

84. Cogo A,Lensing AW,Koopman MM,et al. Compression ultrasonography for diagnostic management of patients with clinically suspected deep vein thrombosis：prospective cohort study. BMJ,1998,316（7124）:17-20.

85. Wagner HN,Sabiston DC,Iio M,et al. RegIionalpulmonary blood flow in man by radioisotopes scanning. JAMA, 1964,187:601-603.

86. Value of the ventilation/perfusion scan in acute pulmonary embolism. Results of the prospective investigation of pulmonary embolism diagnosis（PIOPED）. JAMA,1990,263（20）:2753-2759.

87. Freeman LM,Stein EG,Sprayregen S,et al. The current and continuing important role of ventilation-perfusion scintigraphy in evaluating patients with suspected pulmonary embolism. Semin Nucl Med,2008,38（6）: 432-440.

88. Stein PD,Kayali F,Olson RE. Trends in the use of diagnostic imaging in patients hospitalized with acute pulmonary embolism. Am J Cardiol,2004,93（10）:1316-1317.

89. Hayashino Y,Goto M,Noguchi Y,et al. Ventilation-perfusion scanning and helical CT in suspected pulmonary embolism：meta-analysis of diagnostic performance. Radiology,2005,234（3）:740-748.

90. Perrier A,Roy PM,Sanchez O,et al. Multidetector-row computed tomography in suspected pulmonary embolism. N Engl J Med,2005,352（17）:1760-1768.

91. Le GG,Righini M,Parent F,et al. Diagnosis and management of subsegmental pulmonary embolism. J Thromb Haemost,2006,4（4）:724-731.

92. Konstantinides SV,Barco S,Lankeit M,et al. Management of Pulmonary Embolism：An Update. J Am Coll Cardiol,2016,67（8）:976-990.

93. Datta I,Ball CG,Rudmik L,et al. Complications related to deep venous thrombosis prophylaxis in trauma：a systematic review of the literature. J Trauma Manag Outcomes,2010,4:1.

94. Ekeh AP,Dominguez KM,Markert RJ,et al. Incidence and risk factors for deep venous thrombosis after moderate and severe brain injury. J Trauma,2010,68（4）:912-915.

95. Heit JA. Estimating the incidence of symptomatic postoperative venous thromboembolism：the importance of perspective. JAMA,2012,307（3）:306-307.

96. Lewis CE, Antoine J, Mueller C, et al. Elastic compression in the prevention of venous stasis. A critical reevaluation. Am J Surg, 1976, 132(6):739-743.

97. Weitz JI. Low-molecular-weight heparins. N Engl J Med, 1997, 337(10):688-698.

98. Geerts WH, Jay RM, Code KI, et al. A comparison of low-dose heparin with low-molecular-weight heparin as prophylaxis against venous thromboembolism after major trauma. N Engl J Med, 1996, 335(10):701-707.

99. Barrera LM, Perel P, Ker K, et al. Thromboprophylaxis for trauma patients. Cochrane Database Syst Rev, 2013, (3):CD008303.

100. Joseph B, Pandit V, Harrison C, et al. Early thromboembolic prophylaxis in patients with blunt solid abdominal organ injuries undergoing nonoperative management: is it safe. Am J Surg, 2015, 209(1):194-198.

101. Arnold JD, Dart BW, Barker DE, et al. Gold Medal Forum Winner. Unfractionated heparin three times a day versus enoxaparin in the prevention of deep vein thrombosis in trauma patients. Am Surg, 2010, 76(6):563-570.

102. Olson EJ, Bandle J, Calvo RY, et al. Heparin versus enoxaparin for prevention of venous thromboembolism after trauma: A randomized noninferiority trial. J Trauma Acute Care Surg, 2015, 79(6):961-968, discussion 968-969.

103. Peetz D, Hafner G, Hansen M, et al. Dose-adjusted thrombosis prophylaxis in trauma surgery according to levels of D-Dimer. Thromb Res, 2000, 98(6):473-483.

104. Chana-Rodríguez F, Mañanes RP, Rojo-Manaute J, et al. Methods and Guidelines for Venous Thromboembolism Prevention in Polytrauma Patients with Pelvic and Acetabular Fractures. Open Orthop J, 2015, 9:313-320.

105. El-Daly I, Reidy J, Culpan P, Bates P. Thromboprophylaxis in patients with pelvic and acetabular fractures: A short review and recommendations. Injury, 2013, 44(12):1710-1720.

106. Tsiridis E, Gamie Z, George MJ, et al. Early postoperative bleeding in polytrauma patients treated with fondaparinux: literature review and institutional experience. Curr Vasc Pharmacol, 2011, 9(1):42-47.

107. Falck-Ytter Y, Francis CW, Johanson NA, et al. Prevention of VTE in orthopedic surgery patients: Antithrombotic Therapy and Prevention of Thrombosis, 9th ed: American College of Chest Physicians Evidence-Based Clinical Practice Guidelines. Chest, 2012, 141(2 Suppl):e278S-325S.

108. Prevention of venous thromboembolism in the acute treatment phase after spinal cord injury: a randomized, multicenter trial comparing low-dose heparin plus intermittent pneumatic compression with enoxaparin. J Trauma, 2003, 54(6):1116-1124, discussion 1125-1126.

109. Zahn HR, Skinner JA, Porteous MJ. The preoperative prevalence of deep vein thrombosis in patients with femoral neck fractures and delayed operation. Injury, 1999, 30(9):605-607.

110. Maegele M. Coagulopathy after traumatic brain injury: incidence, pathogenesis, and treatment options. Transfusion, 2013, 53 Suppl 1:28S-37S.

111. Lederle FA, Zylla D, MacDonald R, et al. Venous thromboembolism prophylaxis in hospitalized medical patients and those with stroke: a background review for an American College of Physicians Clinical Practice Guideline. Ann Intern Med, 2011, 155(9):602-615.

112. Saadeh Y, Gohil K, Bill C, et al. Chemical venous thromboembolic prophylaxis is safe and effective for patients with traumatic brain injury when started 24 hours after the absence of hemorrhage progression on head CT. J Trauma Acute Care Surg, 2012, 73(2):426-430.

113. Lenchus JD. Transitions in the Prophylaxis, Treatment and Care of Patients with Venous Thromboembolism. Adv Ther, 2016, 33(1):29-45.

第五篇

消化系统急症

第一章　上消化道大出血病情评估进展

上消化道出血是指屈氏韧带以上的消化道,包括食管、胃、十二指肠或胰胆等病变引起的出血,胃空肠吻合术后的空肠病变出血亦属这一范围。大量出血是指在数小时内失血量超出 1000ml 或循环血容量的 20%,其临床主要表现为呕血和(或)黑便,往往伴有血容量减少引起的急性周围循环衰竭,是常见的急症,病死率高达 8% ~ 13.7%。对于病情危重的患者,临床上需要迅速对病情及预后做出正确评估[1]。2015 年《急性上消化道出血急诊诊治流程专家共识》提出,首先对患者进行危险性分层,高危患者在救治中分阶段地进行紧急评估、二次评估、三次评估,每次评估后根据具体病情分别给予紧急处理、临床治疗及治疗方案的再调整。

一、早期危险分层

根据临床表现、实验室和内镜检查指标进行早期危险分层,将出血患者分为高危和低危。高危因素包括:年龄>60 岁;休克、体位性低血压;意识障碍加重;急性消化性溃疡出血;食管胃底静脉曲张破裂出血;恶性肿瘤出血;合并凝血功能障碍的出血及慢性肝病出血[1]。多个研究表明,很多患者并不是死于血液的丢失,而是死于靶器官的损伤、合并症的失代偿以及继发于输血的并发症[2]。在一项有 10 000 多名消化性溃疡患者的研究中,发现有 80% 的患者死于非失血相关的原因,主要死因是多脏器功能衰竭、心肺疾病和恶性肿瘤终末期,研究表明患者的预后与其合并症具有明显的相关性[3]。靶器官损伤的高危因素是基于患者的慢性疾病情况来明确的,主要是慢性肺病、冠状动脉性心脏病、癌症、肝病、慢性酗酒和肾脏疾病末期。另外,腹部血管手术史、抗凝剂的应用,如华法林、新型抗凝剂、非甾体消炎药、阿司匹林等,均为预后差的独立危险因素[2]。高危预测指标包括难以纠正的低血压、鼻胃管抽出物可见红色或咖啡样胃内容物、心动过速、血红蛋白进行性下降或<80g/L。高危患者往往是持续性的出血并且再出血的风险高,需要进一步治疗,如胃镜、输血或手术,具有较高的病死率。

二、　紧　急　评　估

对于上消化道大出血患者危险分层后,随即进行紧急评估,内容包括[1]:

(一) 意识状态的评估

意识障碍既是急性失血严重程度的重要表现之一,也是患者呕吐误吸、导致窒息死亡和坠积性肺炎的重要原因。根据格拉斯哥昏迷评分(GCS)对患者的意识状态作出判断,评分<

8 分提示昏迷,应当对呼吸道采取保护措施。

（二）气道评估

评估患者气道是否通畅。

（三）呼吸评估

评估患者的呼吸频率、呼吸节律是否正常,是否有呼吸窘迫的表现,是否有氧合不良(末梢发绀或血氧饱和度下降)等。

（四）血流动力学状态评估

测量脉搏、血压、毛细血管再充盈时间,以估算失血量,判断患者的血流动力学状态是否稳定。血流动力学状态不稳定的指征包括:心率>100 次/分,收缩压<90mmHg(或在未使用药物降压的情况下收缩压较平时水平下降>30mmHg),四肢末梢冷,出现发作性晕厥或其他休克的表现,以及持续的呕血或便血。

三、 二 次 评 估

急性上消化道大出血患者在解除危及生命的情况、液体复苏和药物治疗开始后,进行二次评估(预后及全面评估)。内容包括全面的病史采集、全面查体、必要的辅助检查。通过此次评估,对病情严重程度、可能的疾病诊断、有无活动性出血及出血预后做出判断。

（一）病史及查体

首先根据患者的临床表现来判断其失血量和血流动力学状态。头晕、晕厥、意识障碍和虚弱等提示存在低血容量,胸痛、呼吸困难可能是心肌缺血的表现,眼睑及甲床苍白提示有贫血,心动过速往往是大量失血最敏感和最初的重要体征[4]。虽然很多指南均提出体位性低血压可用于低血容量的判断,但它的临床价值目前仍有争议[2]。

（二）实验室检查

血红蛋白<10g/L 与病死率增高相关,但正常的血红蛋白值有可能导致错误的评估,因为发病后 24 小时的数值才能正确反应血液的丢失,因此建议每 2～12 小时复查一次[4]。凝血功能检测、血小板计数和肝功能化验,有助于判断患者是否存在凝血功能障碍性疾病,INR>1.5 是急性非静脉曲张性上消化道出血死亡的独立危险因素[5]。心电图和心肌损伤标记物的异常,可以帮助诊断由于低血红蛋白而诱发的急性冠脉综合征。血尿素氮/肌酐比值可作为判断出血部位的指标,因为在急性上消化道出血中,血液降解后在小肠吸收,引起血尿素氮的升高,若比值>36,那么上消化道出血的敏感性是 90%[4]。血乳酸已经很好的应用于在创伤性失血的诊治,EI-Kersh 等在研究表明,入院时血乳酸水平预测上消化道出血患者的预后具有高的敏感性,但特异性低。研究发现,死亡组与存活组血乳酸的中位数分别为 8.8 和 2.2[6]。Shah 等研究发现,急诊血乳酸>4mmol/L 的住院病人,死亡率增高 6.4 倍。在血液流动力学稳定的病人,如果血乳酸>2.5mmol/L 且 24 小时内出现低血压,其特异性是 90%,阴性预测值 84%;若乳酸>5mmol/L,则特异性增加到 98%,阴性预测值为 87%[7]。

（三）病情严重程度的评估

急性上消化道出血患者的病情严重程度与失血量呈正相关,但临床上难以根据呕血或黑便量准确判断真实失血量,一般采用休克指数(心率/收缩压)作为重要的指标之一,根据血容量减少导致周围循环的改变来判断失血量[1](表 5-1-1)。

表 5-1-1　消化道出血病情严重程度分级

分级	失血量 （ml）	血压 （mmHg）	心率 （次/分）	血红蛋白 （g/L）	症状	休克 指数
轻度	<500	基本正常	正常	无变化	头昏	0.5
中度	500~1000	下降	>100	70~100	晕厥、口渴、少尿	1.0
重度	>1500	收缩压<80	>120	<70	肢冷、少尿、意识模糊	>1.5

（四）是否存在活动性出血的评估

临床上出现下列情况考虑有活动性出血:①呕血或黑便次数增多,呕吐物由咖啡色转为鲜红色或排出的粪便由黑色干便转为稀便或暗红色血便,或伴有肠鸣音活跃;②经快速输液输血,周围循环衰竭的表现未见显著改善,或虽暂时好转而又再恶化,中心静脉压仍有波动,稍稳定又再下降;③红细胞计数、血红蛋白与血细胞比容继续下降,网织红细胞计数持续增高;④补液和尿量足够的情况下,血尿素氮持续或再次增高;⑤胃管抽出物有较多新鲜血[1]。

四、三次评估

包括死亡风险、再出血风险评估及脏器功能障碍的诊断评估。在过去的几十年中,已有很多临床预测评估系统被开发,急诊常用的评价系统包括 Rockall 评分、Glasgow-Blachford 评分以及 Child-Pugh 分级。近期有学者提出 AMIS65 评分系统,显示出良好的预测能力,且临床上简便易行。

各评分系统的简介与评价:

（一）Rockall 评分系统

常用来进行急性上消化道出血患者再出血和死亡危险性的评估。早在 1996 年,Rockall 等研究证明一些独立危险因素可用来预测患者的病死率[8]。该评分系统将患者分为高危、中危和低危,评分 5 分为高危,3~5 分为中危组,0~2 分为低危组(表 5-1-2)。但其缺点为变量中有内镜诊断内容,限制了其在早期急救及基层医疗单位的应用。为此,国外亦将其不包含内镜内容的几项变量组合成一种简化的评分系统,称为内镜前 Rockall 评分。内镜前 Rockall 评分只包含 3 个变量,分别为年龄、血流动力学指标和合并症,如果评分=3 分,提示患者再出血率、死亡率及临床治疗需求明显增加。

表 5-1-2　急性上消化道出血患者的 Rockall 再出血和死亡危险性的评分系统

积分	年龄（岁）	休克体征	并存症	内镜诊断	内镜下近期出血征象
0	<60	无	无	无病变、贲门撕裂综合征	无或有黑斑
1	60～79	收缩压>100mmHg△ 心率>100 次/分	–	溃疡等其他病变	–
2	≥80	收缩压<100mmHg 心率>100 次/分	心功能不全、缺血性心脏病、其他主要并存症	上消化道恶性病变	血液潴留、黏附血块、裸露血管或喷血
3	–	–	肝肾衰竭、肿瘤播散	–	–

△1mmHg＝0.133kPa

（二） Glasgow-Blachford（GBS）评分

Blachford 于 2000 年研究报道,用于评估患者是否需要干预治疗,如输血、胃镜等。该评分基于简单的临床与实验室检查变量,包括 8 项临床和实验室检查变量(心率、血红蛋白、血尿素氮、收缩压、便血情况、晕厥、肝病、心衰等),无需内镜检查且敏感性高,适合在急诊救治中早期应用(表 5-1-3)[8]。评分为 0～23,分值越高,表明需要内镜干预的可能性就越高。评分为 0 者,可直接安排出院,无需内镜检查;评分≥6 分为中高危,<6 分为低危。在预测治疗需求或死亡风险方面,优于 Rockall 评分。

表 5-1-3　急性上消化道出血病人的 Blatchford 评分

项目	检测结果	评分
收缩压（mmHg）	100～109	1
	90～99	2
	<90	3
血尿素氮（mmol/L）	6.5～7.9	2
	8.0～9.9	3
	10.0～24.9	4
	≥25.0	6
血红蛋白（g/L）男性	120～129	1
	100～119	3
	<100	6
女性	100～119	1
	<100	6
其他表现	脉搏≥100 次/分	1
	黑便	1
	晕厥	2
	肝脏疾病	2
	心力衰竭	2

（三）AIMS65 评分系统

是一种全新的评价方法,于 2011 年由美国哈佛医学院建立,用于预测急性上消化道出血住院患者死亡率。AIMS65 评分系统共有 5 项变量:白蛋白<30g/L、国际标准化比值（INR）>1.5、意识状态改变、收缩压<90mmHg、年龄>65 岁。符合 1 项计 1 分,总分 5 分（表 5-1-4）[8]。2015 年 10 月,澳大利亚的研究团队发表了他们的初步研究成果,证实了 AIMS65 的准确性和价值[9]。此项研究的目的是对 AIMS65 评分作为急性上消化道出血患者住院死亡率的预测因子进行验证,并与之前已有的内镜前和内镜后危险评分进行对比。

表 5-1-4　急性上消化道出血 AMIS65 评分

变量	评分
血浆白蛋白<30g/L	1
INR>1.5	1
收缩压<90mmHg	1
意识改变（GCS<15）	1
年龄>65 岁	1

研究者使用 ICD-10 编码识别需要内镜处理的 UGIB 患者。所有患者均使用 AIMS65、Glasgow-Blatchford（GBS）、内镜前 Rockall 和 Rockall 评分进行危险分层。主要结局指标是住院患者的死亡率。次要结局指标有:住院患者死亡率、再出血和内镜、放射介入或外科干预的复合终点、输血需要、重症监护病房收治、再出血以及住院时间,对每一个评分均计算受试者工作特征曲线下面积（AUROC）。

在 424 位研究患者中,18 位（4.2%）死亡,69（16%）达到复合终点。在预测住院患者死亡率方面,AIMS65 评分优于 GBS（AUROC 0.80 vs 0.76,$P<0.027$）和内镜前 Rockall（0.74,$P=0.001$）评分,与 Rockall 评分等同（0.78,$P=0.18$）。在预测重症监护病房收治需要和住院时间方面,AIMS65 评分优于所有其他评分。在预测复合终点方面,AIMS65、GBS 和 Rockall 评分等同（AUROCs 0.63 vs.0.62 vs.0.63）,并且优于内镜前 Rockall 评分（AUROC 0.55）。在预测输血方面,GBS 优于所有其他评分。

研究者得出结论,对于上消化道出血患者而言,AIMS65 是一种简单的危险分层评分,在预测住院死亡率和重症监护病房收治需要方面优于 GBS 和内镜前 Rockall 评分。住院死亡率方面,AIMS65 具有良好预测作用。鉴于 AIMS65 选择的变量简单易获得,不包括内镜检查的内容,因此具有更大的优越性。也许从今往后,临床医生在面对危重的急性上消化道出血患者时,有一个简单有效地工具,迅速对病情和预后做出准确预测。

（四）Child-Pugh 分级

是评价肝硬化门脉高压症患者肝储备功能的最常用手段,有重要的预后价值,也是采用不同治疗手段的基本参照标准,=3 分预后较好,=8 分死亡率高（表 5-1-5）[1]。

表 5-1-5　肝硬化肝功能损害严重程度的 Child-Pugh 分级

	分数		
	1	2	3
肝性脑病（级）	无	1~2 级	3~4 级
腹水	无	轻~中度,对利尿剂有反应	张力腹水,对利尿剂反应差
胆红素（μmol/L）	<34	34~51	>51
白蛋白（g/L）	>35	28~35	<28
凝血酶原时间（秒）	<4	4~6	>6
或 INR	<1.7	1.7~2.3	>2.3

注:A 级 =6 分;B 级 7~9 分;C 级 =10 分

（五）内镜后评分系统

临床上最常用的是 Rockall 评分,另外还有 PNED 评分和 CUHK 评分。PNED 评分系统是 2010 年意大利研究团队研发的,用来预测急性非静脉曲张性上消化道出血患者的死亡率,包括 10 个变量（临床和内镜数据）,评分为 0~24 分（表 5-1-6）[10]。PNED 评分是首个将内镜下止血治疗失败作为一项加权变量的评分系统,研究发现 PNED 评分能准确的预测死亡率（AUROC 0.81,95% 置信区间 0.72~0.90）,=2 分者死亡率是 0,5~8 分者死亡率是 10%,而=9 分者死亡率可达 32%。在预测 30 天死亡率方面,PNED 评分系统要优于 Rockall 评分,但需要较多的变量。CUHK 评分是 2009 年中国香港研究团队研发的,用来预测消化性溃疡出血患者的死亡率。该评分系统将内镜下的表现,如活动性出血、裸露的血管、血凝块等,和死亡危险因素综合进行回归分析,得出一个预测模型。预测模型中包含年龄、合并症、低血压休克、院内出血、再出血、外科手术等危险因素。经过相关性验证,模型能很好地预测死亡率（AUROC 0.73）[11]。

表 5-1-6　PNED 评分

分数	1 分	2 分	3 分	4 分
变量	麻醉风险评分 3 分 入院时长<8 小时	血红蛋白 =70g/L 年龄>80 岁 肾衰	再出血 麻醉风险评分 4 分 肿瘤 肝硬化	内镜治疗失败

（六）胶囊内镜

为了提高危险分层和明确中高危患者,近几年来越来越多的研究聚焦于实时床旁胶囊内镜检查,用于快速明确高危出血患者。目前有不少研究报道,快速胶囊内镜能准确地预测高危出血患者,具有高度的敏感性和特异性。2013 年 Meltzer 等研究发现胶囊内镜检查能准确识别急性上消化道出血高危内镜特征人群[12]。胶囊内镜的优点有:在急诊危险分层上可以便捷快速的应用、不需要镇静、病人风险小、可以准确筛查出需要急诊胃镜干预的患者、不干扰后续的胃镜检查。但是,目前为止还没有大型随机试验来比较胶囊内镜和其他评分系统,而且该项检查费用比较高[13]。

五、结　语

　　大多数急性上消化道出血,尤其是大出血患者都首诊于急诊科,虽然目前治疗措施有了很大的改善,如质子泵抑制剂的应用、胃镜下治疗、放射介入治疗等,但其仍具有较高的病死率,这就要求临床医生在接诊急性上消化道大出血患者时,应快速有效地给以正确的病情评估与处理。根据血流动力学状态、出血情况、合并症、年龄、实验室检查等进行危险分层,选择合适的内镜前和内镜后评分系统,准确地预测患者的死亡率、再出血率和治疗干预,从而改善患者的预后,减少医疗费用。

(涂家红　赵斌)

参 考 文 献

1. 中国医师协会急诊医师分会.急性上消化道出血急诊诊治流程专家共识.中国急救医学,2015,35(10):865-873.

2. Jose V,Nable MD,Autumn C,et al. Gastrointestinal Bleeding. Emerg Med Clin N Am,2016,34:309-325.

3. Sung J,Tsoi KE,Ma T,et al. Cause of mortality in patients with peptic ulcer bleeding:a prospective cohort study of 10,428 cases. Am J Gastroenterol,2010,105:84-89.

4. Tracey G,Simon MD,Anne C,et al. Initial assessment and resuscitation in nonvariceal upper gastrointestinal bleeding. Gastrointestinal Endoscopy Clinics of North America,2015,25(3):429-442.

5. Jairath V,Kahan BC,Stanworth SJ,et al. Prevalence,management,and outcomes of patients with coagulopathy after acute non-variceal upper gastrointestinal bleeding in the United Kingdom. Transfusion,2013,53(5):1069-1076.

6. EI-Kersh K,Chaddha U,Siddhartha R,et al. Predictive role of admission lactate level in critically ill patients with acute upper gastrointestinal bleeding:point of care lactate testing. Crit Care Med,2015,49(3):318-325.

7. Shah A,Chisolm-Straker M,Alexander A,et al. Prognostic use of lactate to predict inpatient mortality in acute gastrointestinal hemorrhage. Am J Emerg Med,2014,32:752-755.

8. Sara Monteiro,Tiago Cúrdia Goncalves,Joana Magalhães,et al. Upper gastrointestinal bleeding risk scores:Who,When and Why? World J Gastrointest Pathophysiol,2016,7(1):86-96.

9. Marcus Robertson,Avik Majumdar,et al. Risk stratification in acute upper GI bleeding:comparison of the AIMS65 score with the Glasgow-Blatchford and Rockall scoring systems. Gastrointest Endosc,2016,83:1151-1160.

10. Marmo R,Koch M,Cipolletta L,et al. Predicting mortality in non-variceal upper gastrointestinal bleeders:balidation of the Italian PNED score and prospective comparison with the Rockall score. Am J Gastoenterol,2010,105:1284-1291.

11. Chiu PW,Ng EK,Cheung FK,et al. Predicting mortality in patients with bleeding peptic ulcers after therapeutic endoscopy. Clin Gastroenterol Hepatol,2009,7:311-316.

12. Meltzer AC,Ali MA,Kresiberg RB,et al. Video capsule endoscopy in the emergency department:a prospective study of acute upper gastrointestinal hemorrhage. Ann Emerg Med,2013,61(4):438-443.

13. Gralnek IM,Ching JY,Maza I,et al. Capsule endoscopy in acute gastrointestinal hemorrhage:a prospective cohort study. Endoscopy,2013,45:12-19.

第二章　重度药物性肝损伤诊治进展

药物性肝损伤(drug-induced liver injury,DILI)[1]是指由各类处方或非处方的化学药物、生物制剂、传统中药(TCM)、天然药(NM)、保健品(HP)、膳食补充剂(DS)及其代谢产物乃至辅料等所诱发的肝损伤。TCM 是指在我国中医等传统民族医药学理论指导下生产和使用的各种草药和非草药的中药材、饮片和复方中成药,NM 是指应用现代医药理论和技术制备的天然药用物质及其制剂。

发达国家,DILI 发病率估计介于 1/100 000～20/100 000[2-3],而我国目前报道的 DILI 发病率主要来自相关医疗机构的住院或门诊患者,其中急性 DILI 约占急性肝损伤住院比例的 20%[4],尚缺乏大规模的流行病学数据。已知的全球有约 1100 种上市药物就具有潜在肝毒性,在欧美发达国家,NSAIDS、抗感染药物、草药和膳食补充剂(DS)是导致 DILI 的常见原因。其中,对乙酰氨基酚(APAP)是引起急性肝衰竭(ALF)最主要的原因。国内有报道相关药物涉及 TCM(23%)、抗感染药物(17.6%)、抗肿瘤药(15%)、激素类药(14%)、心血管药物(10%)、NSAIDs(8.7%)、免疫抑制剂(4.7%)、镇静和神经精神药物(2.6%)等,在抗感染药物当中,抗结核药物所致 DILI 居各类 DILI 的首位(38.6%)[5]。

一、DILI 临床分型

(一) 基于病程的分型

分为急性 DILI 和慢性 DILI。慢性 DILI 定义为:DILI 发生 6 个月后,血清 ALT、AST、ALP 及 TBIL 仍持续异常,或存在门静脉高压或慢性肝损害的影像学和组织学证据。临床上,急性 DILI 占绝大多数,其中 6%～20% 发展为慢性。

(二) 基于受损靶细胞类型

可分为肝细胞损伤型、胆汁淤积型、混合型和肝血管损伤型。前 3 种依据国际医学组织理事会修订的诊断标准为:①肝细胞损伤型:ALT≥3 正常上限(ULN),且 R≥5[R=(ALT 实测值/ALT ULN)/(ALP 实测值/ALP ULN)];②胆汁淤积型:ALP≥2ULN,且 R≤2;③混合型:ALT≥3ULN,ALP≥2ULN,且 2<R<5。

急性 DILI,目前国际上依严重程度分为 1～5 级,而我国结合肝衰竭指南,对分级略作修正[4]:

0 级(无肝损伤):患者对暴露药物可耐受,无肝毒性反应。

1 级(轻度肝损伤):血清 ALT 和(或)ALP 呈可恢复性升高,TBil<2.5ULN(2.5mg/dl 或 42.75μmol/L),且 INR<1.5。多数患者可适应,可有或无乏力、虚弱、恶心、厌食、右上腹痛、黄疸、瘙痒、皮疹或体重减轻等症状。

2 级(中度肝损伤):血清 ALT 和(或)ALP 升高,TBIL≥2.5ULN,或虽无 TBIL 升高但 INR≥1.5,上述症状可有加重。

3 级(重度肝损伤):血清 ALT 和(或)ALP 升高,TBIL≥5ULN(5mg/dl 或 85.5μmol/L)伴或不伴 INR≥1.5。患者症状进一步加重,需要住院治疗,或住院时间延长。

4 级(急性肝衰竭 ALF):血清 ALT 和(或)ALP 升高,TBIL≥10ULN(10mg/dl 或 171μmol/L)或每日上升≥1.0mg/dl(17.1μmol/L),INR≥2.0 或 PTA<40%,可同时出现 ①腹水或肝性脑病;或②与 DILI 相关的其他器官功能衰竭。

5 级(致命):因 DILI 死亡,或需接受肝移植才能存活。

二、重度药物性肝损伤疾病特点

临床症状上,通常无特异性,潜伏期差异大,短则一至数日、长达数月,多数患者无明显症状,部分患者有乏力、食欲减退、厌油、肝区胀痛等表现,淤胆明显者可有皮肤黄染瘙痒等表现[6]。少数患者有发热、皮疹、嗜酸粒细胞增多甚至关节酸痛等过敏表现。严重患者可出现急性肝衰竭(ALF)和亚急性肝衰竭(SALF)的表现[7]。

实验室检查,血常规通常无明显改变,过敏特异质患者可能见嗜酸粒细胞增高(>5%),血清 ALT、ALP、GGT 和 TBIL 等改变是诊断 DILI 的主要实验室指标。而血清 TBIL 升高、白蛋白水平降低和凝血功能下降均提示肝损伤较重。影像学上肝脏超声多无明显改变或有轻度肿大,药物性 ALF 患者会出现肝脏体积缩小,CT 或 MRI 等常规检查对胆汁淤积性 DILI 合并胆道病变或胰胆管恶性肿瘤有重要价值。近年来,随着研究的不断深入,新的生物标志物发现同 DILI 诊断有相关性,如与细胞凋亡相关的细胞角蛋白 18 片段(SK-18Fr),可溶性 Fas 和 FasL(sFas/sFasL),可溶性 TNF-a 和 TNF 受体(sTNF-a/sTNFR),以及可溶性 TNF 相关性凋亡诱导性配体(sTRAIL),但上述标志物对 DILI 诊断均缺乏特异性,临床应用价值需广泛验证[1]。

对于临床及实验室检查仍不能确诊 DILI 或需进行鉴别诊断的,行肝活检病理组织学可明确和评估病损程度。

三、重度药物性肝损伤诊断思路

当前 DILI 诊断属排他性诊断,首先要确认存在肝损伤,后排除其他肝病,通过因果关系评估(RUCAM)来确定肝损伤与可疑药物的相关程度。流程见图 5-2-1 和表 5-2-1。

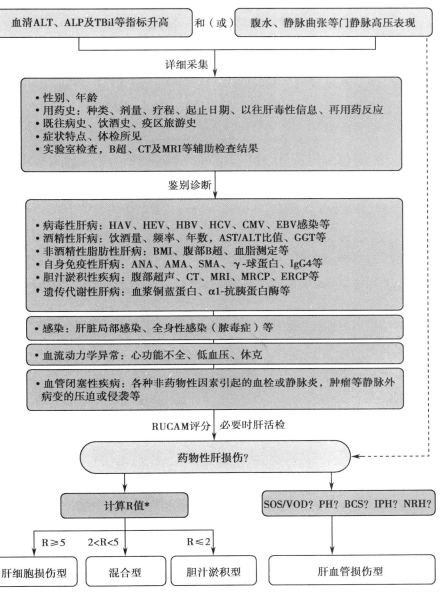

图 5-2-1 药物性肝损伤诊断和鉴别诊断流程图

表 5-2-1 R 值评分表

	肝细胞型	胆汁淤积或混合型	评价
1. 服药至发病时间			
不相关	反应发生在开始服药前或停药后超过 15 天*	反应发生在开始服药前或停药后超过 30 天*	无相关性
未知	无法获得服药至发病时间	无法获得服药至发病时间	无法评价
	初次治疗 随后的治疗	初次治疗 随后的治疗	计分

续表

	肝细胞型		胆汁淤积或混合型		评价
从服药开始					
提示	5~90 天	1~15 天	5~90 天	1~90 天	+2
可疑	<5 天或>90 天	>15 天	<5 天或>90 天	>90 天	+1
从停药开始					
可疑	≤15 天	≤15 天	≤30 天	≤30 天	+1
2. 病程	ALT 峰值与正常上限之间的差值		ALP 或 TBil 峰值与正常上限之间的差值		
停药后					
高度提示	8 天内降低>50%		不适用		+3
提示	30 天内降低≥50%		180 天内下降≥50%		+2
可疑	在 30 天后不适用		180 天内下降<50%		+1
无结论	没有相关资料或在 30 天后下降≥50%		不变、上升或没有资料		0
与药物作用相反	30 天后下降<50%或再升高		不适用		−2
如果药物仍在使用					
无结论	所有情况		所有情况		0
3. 危险因子	酒精		酒精或怀孕		
有					+1
无					0
年龄≥55 岁					+1
年龄<55 岁					0
4. 伴随用药					
无或伴随用药使用时间与发病时间不符合					0
伴随用药使用时间与发病时间相符合					−1
已知伴随用药有肝毒性且使用时间与发病时间相符合					−2
有证据表明伴随用药致肝损伤(再用药反应或有价值的检测)					−3
5. 除外其他原因					
(1) 近期感染过甲肝病毒(anti-HAV-IgM)或乙肝病毒(anti-HBc-IgM)或丙肝病毒(anti-HCV)或有其他非甲非乙型肝炎感染的证据;胆道梗阻(B 超);酗酒(AST/ALT≥2)。近期(2 周内)有低血压、休克或肝缺血史		● 所有原因,包括(1)和(2)完全排除			+2
			● (1)中所有原因被排除			+1
			● (1)中 4~5 个原因被排除			0
(2) 有重要疾病并发症;临床和(或)实验室提示 CMV、EBV 或疱疹病毒感染		● (1)中少于 4 个原因被排除			−2
			● 高度怀疑非药物因素			−3
6. 药物既往肝损伤的报告					
产品说明中有肝毒性报告					+2

续表

	肝细胞型	胆汁淤积或混合型	评价
有文献报道但产品说明中无相关信息			+1
尚无肝毒性报道			0
7. 再用药反应			
阳性	单用该药物 ALT 升高≥2×ULN	单用该药物 ALP 或 TBil 升高≥2×ULN	+3
可疑	与首次发生肝损伤时的合并用药一起给药致 ALT 升高≥2×ULN	与首次发生肝损伤时的合并用药一起给药致 ALP 或 TBil 升高≥2×ULN	+1
阴性	再用同样药物 ALT 仍在正常范围	再用同样药物 ALP 或 TBil 仍在正常范围	−2
未做或不可判断	其他状况	其他状况	0

注: * 慢代谢型药物除外,最后判断:>8 分,非常可能;6～8 分,很可能;3～5 分,可能;1～2 分,不像;≤0 分,无关

四、重度肝损伤的初始评估及处置

重度肝损伤如果以意识改变为主要表现且黄疸轻微或亚急性发作时,诊断容易被延迟,甚至会被误诊为慢性肝病。早期同肝脏中心的专家评估病人,能更好地对患者进行诊治(表5-2-2[8])。

表 5-2-2　重度药物性肝损伤常见问题评估及处置

器官功能状况	评估	处置
心血管系统		
低血压	有创检测;右室衰竭及低心输出量表现的行心脏超声检查	
有效血容量不足		纠正容量不足
血管舒张性增加		升压药
心室射血减低及右心衰竭		正性肌力药物支持
肝脏系统		
肝功能衰竭	凝血检测及生化检测	乙酰半胱氨酸输注
呼吸系统		
吸入性肺炎风险	神经系统检测来评估意识水平	早期气管插管
代谢及肾脏系统		
低血糖症	生化检测	维持正常血糖
低钠血症		加强液体管理
肾功能不全,乳酸酸中毒,高血氨		肾替代治疗

续表

器官功能状况	评估	处置
药物代谢受损		加强药品管理
中枢神经系统		
肝性脑病	神经系统检测;血清氨水平;血清氨水平;经颅超声检查;必要时颅内压监测	治疗发热及低钠血症;预防脓毒症严重脑病;气管插管;避免二氧化碳分压<30mmHg 或 >45mmHg;血清钠水平保持 145～150mmol/L;评估颅内压
颅内压升高		控制颅内压:应用甘露醇,高渗盐水;温度控制;抢救疗法(吲哚美辛,硫喷托纳)
血液系统		
凝血功能障碍	凝血检查	无需常规处理;侵入性检查时(应用血小板、维生素 K 及纤维蛋白原)
免疫系统		
高脓毒症风险	临床评估	应用广谱抗生素

基本原则是:①及时停用可疑肝损伤药物,避免再次使用可疑同类药物;②应充分权衡对原发病进展和继续用药导致肝损伤加重的风险;③根据具体临床类型选用适当的药物治疗;④急性肝衰竭/亚急性肝衰竭等重症患者必要时可考虑紧急肝移植。

早期维持循环血量即组织灌注能预防减少严重的器官功能衰竭。严重的对乙酰氨基酚中毒,应用乙酰半胱氨酸的时间同预后密切相关[10-11],乙酰半胱氨酸(NAC),在细胞内,脱去乙酰基,形成 L-半胱氨酸,这是一种合成谷胱甘肽(GSH)的必需氨基酸。GSH 是一种广泛存在于各种动物组织的高活性的三肽。谷胱甘肽是细胞内最重要的保护剂,可以保持细胞功能和细胞形态的完整性,它可防止细胞免受体内外的氧自由基和各种细胞毒素物质的损害。成人应用剂量为 50～150mg/(kg·d),总疗程不低于 3 天,在治疗过程中应严格控制给药速度,以防不良反应。在非对乙酰氨基酚中毒引起的急性肝损伤中,应用乙酰半胱氨酸治疗亦有获益。Lee WM 等人,入组了 173 名非对乙酰氨基酚中毒的 DILI 病人,随机双盲分为两组,一组静脉应用乙酰半胱氨酸,另一组为安慰剂组,结果表明,静脉应用乙酰半胱氨酸组生存率相较安慰剂组更高,但获益主要在轻度肝性脑病的患者。静脉应用乙酰半胱氨酸耐受性尚可,仅有较频繁的恶心呕吐[12]。

糖皮质激素对 DILI 疗效缺乏随机对照研究。经验表明,轻中度肝细胞损伤型和混合型 DILI,炎症较重者可试用双环醇和甘草酸制剂,炎症轻者可试用水飞蓟素。胆汁淤积型可选用熊去氧胆酸。但上述药物确切疗效待严格的前瞻性随机对照研究加以证实。

肝移植:对出现肝性脑病和严重凝血功能障碍的急性肝衰竭/亚急性肝衰竭及失代偿性肝硬化患者,可考虑肝移植。发达国家,约有小于 10% 的急性肝衰竭患者接受肝移植手术[9-10]。术后生存率逐渐提高,1 年生存率约 79%,5 年生存率约 72%,大多数由于感染而死亡,多发生在移植后 3 个月内[13]。

五、重度肝损伤并发症的处置

（一）肝性脑病

急性肝功能衰竭的核心便是肝性脑病,其出现反映肝脏严重受损,其进展速度可以反映患者的预后。临床治疗的目标是预防肝性脑病的出现,限制其发展,减少脑组织水肿。在肝衰竭患者中,正常的氨代谢受阻,血氨的升高同脑病的进展有密切关系,当血氨水平在150～200μmol/L颅内高压风险增大[14-15],门冬氨酸鸟氨酸可以在肌肉组织中增强血氨降解为谷氨酰胺。但在一个急性肝衰竭的大型随机试验中,门冬氨酸鸟氨酸没有降低血氨水平,减少脑病的严重性或改善患者的生存率[16]。肝性脑病发生时,治疗应聚焦在通过减低大脑对血氨的吸收代谢来减小颅高压的风险。一个随机试验,对严重肝性脑病病人,静脉注射高渗盐水来延迟颅内高压的出现[17]。低体温可以影响脑水肿发展的各个进程,包括减慢机体代谢,降低氨的产生及大脑对氨的吸收代谢[18]。临床观察表明,轻度亚低温(32～33℃)得到改善颅内血流动力学和控制高血压,但多中心试验发现,对于严重的肝性脑病,适度的低体温(34℃)没有显示推迟或减少颅内的严重性高血压[19-20]。而务实的方法管理是避免发烧和保持体温35℃到36℃。对于持续颅内压升高的患者,可以采用弹丸静脉注射高渗盐水(剂量20ml的30%氯化钠或200ml 3%的氯化钠,保持血清钠在<150mmol/L)或甘露醇(浓度20%每公斤体重2ml维持血渗透压<320mOsm/L)。

（二）肾衰竭

约50%以上的急性肝衰竭患者合并肾衰竭,在老年病人及对乙酰氨基酚中毒患者更为常见[21]。当患者需行肾替代治疗时,持续血液滤过治疗较间歇治疗能更好地清除并稳定血流动力学[22]。这样的治疗能有效地控制高血氨及其他离子紊乱。

总之,关于重度药物性肝损伤诊治,具体的发病机制并未完全研究清晰,可应用的药物治疗又非常有限,而如何应用特异标志物结合临床评分系统综合评估,及时诊断,采取更有针对性的治疗措施,降低重度药物性肝损伤的死亡率,我们任重道远。

（张明清　涂家红　王海英）

参 考 文 献

1. 中华医学会肝病学分会药物性肝病学组. 药物性肝损伤诊治指南. 肝脏,2015,(10):750-767.

2. Björnsson ES,Bergmann OM,Björnsson HK,et al. Incidence,presentation,and outcomes in patients with drug-induced liver injury in the general population of Iceland. Gastroenterology,2013,144(7):1419-1425.

3. Björnsson ES. Epidemiology and risk factors for idiosyneratic drug-induced liver injury. Semin Liver Dis,2014,34(2):369-376.

4. 范颖,赵红,谢雯. 中国首部《药物性肝损害防治指南》解读,中华全科医师杂志,2016,15(6):418-420.

5. 刘旭东,王炳元. 我国药物性肝损害2003-2008年文献调查分析. 临床误诊误治,2010,23(5):487-488.

6. Martinez MA,Veppalanchi R,Fontana RJ,et al. Clinical and histologic features of azithromycin-induced liver injury. Clin Gastroenterol Hepatol,2015,13(2):369-376.

7. Khandelwal N,James LP,Sanders C,et al. Unrecognized acetaminophen toxicity as a cause of indeterminate acute

liver failure. Hepatology,2011,53(2):567-576.

8. Bernal W,Wendon J,Ch B. Acute Liver Failure. N Engl J Med,2013,369:2525-2534.

9. Simpson KJ,Bates CM,HendersonNC,et al. The utilization of liver transplantation in the management of acute liver failure:comparison between acetaminophen and non-acetaminophen etiologies. Liver Transpl,2009,15:600-609.

10. Craig DG,Bates CM,Davidson JS,et al. Staggered overdose pattern and delay to hospital presentation are associated with adverse outcomes following paracetamol induced hepatotoxicity. Br J Clin Pharmacol,2012,73:285-294.

11. Heard KJ. Acetylcysteine for acetaminophen poisoning. N Engl J Med,2008,359:285-292.

12. Lee WM,Hynan LS,Rossaro L,et al. Intravenous N-acetylcysteine improves transplant-free survival in early stage non-acetaminophen acute liver failure. Gastroenterology,2009,137:856-864.

13. Germani G,Theocharidou E,Adam R,et al. Liver transplantation for acute liver failure in Europe:outcomes over 20 years from the ELTR database. J Hepatol,2012,57:288-296.

14. Bernal W,Hall C,Karvellas CJ,et al. Arterial ammonia and clinical risk factors for encephalopathy and intracranial hypertension in acute liver failure. Hepatology,2007,46:1844-1845.

15. Kumar R,Shalimar,Sharma H,et al. Persistent hyperammonemia is associated with complications and poor outcomes in patients with acute liver failure. Clin Gastroenterol Hepatol,2012,10:925-931.

16. Acharya SK,Bhatia V,Sreenivas V,Khanal S,Panda SK. Efficacy of L-ornithineL-aspartate in acute liver failure:a double-blind,randomized,placebo-controlled study. Gastroenterology,2009,136:2159-2168.

17. Wendon J,Lee W. Encephalopathy and cerebral edema in the setting of acute liver failure:pathogenesis and management. Neurocrit Care,2008,9:97-102.

18. Vaquero J. Therapeutic hypothermia in the management of acute liver failure. Neurochem Int,2012,60:723-735.

19. Jalan R,Olde Damink SW,Deutz NE,et al. Moderate hypothermia in patients with acute liver failure and uncontrolled intracranial hypertension. Gastroenterology,2004,127:1338-1346.

20. Larsen FS,Murphy N,Bernal W,et al. Prophylactic effect of mild hypothermia to prevent brain edema in patients with acute liver failure:results of a multicenter,randomized,controlled trial. J Hepatol,2011,54:Suppl:S26.

21. Leithead JA,Ferguson JW,Bates CM,et al. The systemic inflammatory response syndrome is predictive of renal dysfunction in patients with non-paracetamol-induced acute liver failure. Gut,2009,58:443-449.

22. O'Riordan A,Brummell Z,Sizer E,et al. Acute kidney injury in patients admitted to a liver intensive therapy unit with paracetamol-induced hepatotoxicity. Nephrol Dial Transplant,2011,26:3501-3508.

第三章　腹腔间隔室综合征的研究进展

腹腔间隔室综合征(abdominal compartment syndrome,ACS)是各种原因引起的急性或渐进性腹腔内压(intra-abdominal pressure,IAP)升高,当持续的 IAP>20mmHg(伴或不伴有腹腔灌注压<60mmHg)时,并有新发的器官功能不全或衰竭[1]。ACS 是各种原因引起的症候群,不是一种疾病,其多数起病急、病情重[2]、病死率极高[3-4]。临床医师早在 1911 年就认识到了 IAP[5]的存在,有很多疾病可引起 IAP 升高,而且机体内 IAP 的变化会对机体造成重大影响。Kron 等人早在 1984 年就用 ACS 来描述腹腔主动脉瘤术后腹内高压所致的病理生理学改变[6]。2006[7]年及 2007 年世界腹腔间隔室综合征联合会(World Society on Abdominal Compartment Syndrome,WSACS)发表了关于腹腔内高压(intra-abdominal hypertension,IAH)和 ACS 的专家共识和诊疗指南,2013 年 WSACS 对这两项指南做了更新[1]。虽然,近年来 ACS 已成为外科医生和 ICU 医生研究热点之一,但是广大内外科临床医师对 IAH、ACS 的诊断和治疗等诸多方面的认识尚不充分、重视程度较差,常常更多关注 ACS 患者的原发病而忽略 ACS 诊断及治疗,患者得不到及时正确的诊疗,错过了治疗时机,终而导致患者多系统器官功能不全或衰竭,甚至死亡。故本文就 ACS 的研究进展作一综述,希望可以引起广大临床医师的重视,增加其对 ACS 诊治的认知,以帮助其在临床工作中全面分析病情、精准诊疗,高效高质量完成临床诊疗工作,使患者受益。

一、相 关 概 念

(一) 腹腔内压(IAP)

1. 定义　腹腔内压(intra-abdominal pressure,IAP)是指腹腔内的稳态压力,正常情况下,IAP 为 0 或接近 0mmHg,受腹腔内容积和腹壁顺应性的影响。呼吸运动可引起腹腔容积变化,吸气时腹腔容积减少,IAP 升高,呼气时腹腔容积增加,IAP 下降[8]。成人危重患者的 IAP 大约为 5～7mmHg(1mmHg=0.133kPa)。

2. 测量方法

(1) 直接测量法:采用金属套管针或粗针进行腹腔穿刺,通过连接压力计直接测定腹腔压力。腹腔穿刺为有创操作,具有易损伤腹腔器官、易致腹腔内感染、易被腹腔内组织堵塞而影响读数[9]等缺点,所以该方法主要在临床研究及动物实验中使用,临床上应用较少。

(2) 间接测量法:几乎腹腔内所有空腔脏器都可用来监测 IAP,如膀胱、胃、直肠、子宫、腔静脉压测量法等。临床上多通过测量膀胱压力间接反映 IAP,且膀胱压力被认为是间接测定 IAP 的"金标准"。目前 WSACS 推荐的标准膀胱压力测量方法:患者取仰卧位、放松腹肌,经尿道插入成人 18#Foley 导管至膀胱,排空膀胱内尿液,充入最多 25ml 无菌生理盐水,通过与压力传感器相连,以腋中线为零点,记录呼气末读数,3min 后再复测 1 次,取 2 次的平均值[1]。该方法具有无创、简便、相关性好等优点,是目前临床上最常用的方法。虽然有学者报告了一些连续测量膀胱内压监测 IAP 的方法,但 Cheatham[10]等认为连续性测量膀胱内压时由于膀胱残余量对压力有影响,会导致测量数值偏差,因此连续测量膀胱内压的方法仍需改进。

（二）　腹腔内高压（IAH）

IAH（Intra-abdominal hypertension,IAH）为持续性或反复的 IAP 病理性升高≥12mmHg。IAH 分级:Ⅰ级 IAP 12~15mmHg;Ⅱ级 IAP 16~20mmHg;Ⅲ级 IAP 21~25mmHg;Ⅳ级 IAP>25mmHg[1]。

（三）　间隔室综合征（compartment syndrome）

是指在一局限的间隙室内,压力升高所引起组织功能和循环障碍的表现,多发生于肢体筋膜间隔室,即骨筋膜室综合征,若发生在腹腔即称为腹腔间隔室综合征（abdominal compartment syndrome,ACS）。多间隔室综合征是指两个或两个以上解剖部位的间隔室压力增高状态[1]。

（四）　腹腔灌注压（APP）

APP（abdominal perfusion pressure）= 平均动脉压-腹内压,建议 ACS 患者的 APP 维持在50~60mmHg（Grade 1C）。

（五）　腹腔间隔室综合征（ACS）

ACS（abdominal compartment syndrome）为持续性的 IAP>20mmHg（伴或不伴有腹腔灌注压<60mmHg）时,并有新发的器官功能不全或衰竭[1]。

（六）　腹壁顺应性

是衡量腹壁可扩张性的指标,取决于腹壁与膈肌的弹性,以单位腹内压变化引起腹腔容积的改变来表示[1]。

二、ACS 的病因及分类

ACS 的危险因素有:腹壁顺应性下降、胃肠道内容物增加、腹腔内容物增加、毛细血管渗漏/液体复苏、年龄/肥胖/全身性疾病等因素[1]。任何引起腹腔有效空间减少或实际腹腔容积减少的因素均可能导致 ACS 的发生[11]。按 ACS 发病原因可以分为原发性、继发性、复发性。

（一）　原发性 ACS

是指由于腹盆腔创伤或病变引起,通常需要早期外科或放射介入治疗。腹盆腔病因主要有以下几方面:

1. 严重腹部外伤、手术　严重的腹部创伤、腹腔手术如腹主动脉瘤破裂术后、张力性关腹、腹外挤压[12]、气腹、肝移植术后等。

2. 腹部脏器病变　重症胰腺炎、腹腔感染、腹腔或腹膜后出血、肠腔缺血-再灌注损伤、大量腹水、腹腔肿瘤、肠梗阻、肠系膜静脉栓塞、腹腔填塞、急性胃扩张、肝功能不全等。重症胰腺炎是 ACS 最常见的原发病之一,其发病率及死亡率均较高[13]。

3. 盆腔因素 产科出血、羊水栓塞[14]等。

(二) 继发性 ACS

是指原发病变起源于腹盆腔之外的部位。主要病因有:

1. 重要脏器的衰竭 急性呼吸衰竭、心功能衰竭、肾衰竭等。

2. 全身因素 过量输液或液体复苏[15-16]、大面积烧伤、巨大切口疝术后[17]、创伤性下肢血管损伤后继发 ACS[18]、脓毒血症、毛细血管渗漏综合征等。Mchelis J 通过临床研究表明:24h 液体输入量与 ACS 的发生关系密切,是 ACS 发生的独立危险因素;Sugrue M[19]认为大量液体复苏近年来已经成为腹腔间隙室综合征的主要原因之一。

3. 其他因素 过度肥胖、药物因素[20]等。Malbrain 则认为体重指数(body mass index,BMI)是 ACS 发生的唯一危险因素[21]。

(三) 复发性 ACS

是指原发或继发的 ACS 经手术或者药物治疗后再次复发。

三、ACS 的病理生理

腹腔内脏、腹壁水肿及腹腔积液等均可引起 ACS,可损害腹内及腹外器官,导致其功能不全或障碍,甚至死亡。研究表明 ACS 最易累及呼吸系统、循环系统和泌尿系统,其次是胃肠道、肝脏、腹壁和中枢神经系统。心输出量减少和肺顺应性下降是引起脏器功能障碍的始动因素。目前研究认为 ACS 的病理生理机制主要有以下几个方面。

(一) 对腹壁的影响

ACS 时腹腔压力升高,直接压迫腹壁导致其血流减少、腹壁紧张、腹壁顺应性下降,腹壁的缓冲能力下降。由于腹腔 dV/dP(容量/压力)曲线是类似氧解离曲线那样陡然上升的曲线,所以至一定限度后,腹腔内容量的微小增加就足以使腹腔内压大幅度升高。

(二) 对腹腔脏器的影响

研究表明:IAH 时,除肾上腺以外,腹腔内其他器官的血流量均有不同程度的减少[22]。ACS 时腹腔压力升高,会使得腹腔内脏器受压导致器官灌注减少,表现为脏器缺血、缺氧,器官功能障碍。

1. 对肾脏的影响 腹腔内压在 15~20mmHg 时会发生少尿,>30mmHg 时会发生无尿,且扩容及利尿剂治疗无效[23]。主要有以下机制:①IAH 时会减少回心血量及心输出量,进而减少肾灌注量和肾小球滤过率;②IAH 时可直接压迫肾动脉及肾静脉,减少肾血流量,增加肾血管阻力;③IAH 时会激活肾素-血管紧张素-醛固酮系统,醛固酮分泌增加,加重肾损害,导致急性肾小管坏死和肾衰竭。

2. 对肝脏的影响 ACS 时肝血流明显减少,血乳酸清除率下降,葡萄糖代谢减少,肝线粒体和细胞色素 P450 功能下降。主要机制有:①IAH 时,回心血量减少,心输出量减少,使得肝动脉血流减少;②IAH 时,由于肝脏机械性受压以及肝静脉穿过膈肌处的解剖性狭窄,从而使肝静脉和门静脉血流量降低;③IAH 时,采用近红外分光镜法测定血流,发现肝动脉、门静脉和肝静脉血流量均下降,而肝血管及门脉血管的阻力却显著增加[24]。

3. 对胃肠功能的影响　肠黏膜的血流量是维持肠上皮细胞正常生理功能及黏膜屏障功能的重要基础。IAH 会减少小肠黏膜及黏膜下血流的灌注,导致组织无氧代谢增加、酸中毒出现,同时释放氧自由基及细胞炎性因子,进一步损伤胃肠脏器;胃肠缺血、缺氧造成肠壁通透性增高,胃黏膜 pH 值下降,内毒素及肠道菌群移位,从而诱发或加重多器官功能障碍综合征(MODS)。研究显示:当 IAP>20mmHg 时,肠黏膜层及黏膜下层的血液灌注明显受损;当 IAP>40mmHg 时,肠黏膜血流量减少 67%[24]。

（三）对腹腔外脏器的影响

ACS 时腹腔压力升高,影响膈肌运动、增加循环后负荷、减少心脏前负荷,改变胸腔压力、减少有效循环血量,进而影响腹腔外器官功能,主要涉及呼吸系统及心脑循环系统的等主要脏器。

1. 对呼吸系统影响　腹腔内压升高,膈肌上抬,胸腔容积减少,胸腔内压力升高,肺扩张受限,顺应性降低,肺通气量下降;气道阻力增加,肺毛细血管楔压增加,肺通气/血流比值失调、肺死腔量增加;持续的胸内压升高和缺氧性肺血管收缩会引起肺动脉高压。当 IAP 达到 16~30mmHg 时,由于膈肌上抬及胸腔内压力升高造成肺实质受压,出现低氧血症和高碳酸血症,常表现为呼吸增快、呼吸困难等。

2. 对循环系统的影响　腹腔内压升高,直接压迫下腔静脉,回心血量减少,膈肌上抬导致胸腔内压力的升高,进一步减少下腔静脉和上腔静脉的回心血量,心脏前负荷降低;胸内压增高后静脉回流障碍,心脏受压,心室舒张末期容积减少,心室顺应性下降,室壁运动减弱;腹腔内压升高,压迫毛细血管床和小动脉,使心脏后负荷增加。结果是心输出量(CO)减少,心率代偿性加快,外周阻力增加,肺毛细血管楔压和中心静脉压升高。当 IAP 达到 10mmHg 时,就有回心血量减少;当 IAP 达到 20mmHg 时,可直接压迫下腔静脉和门静脉使回心血量进一步减少;当 IAP 达到 30mmHg 时,出现心肌收缩力降低,心输出量下降 27%,同时 IAH 导致大量血管内容量丢失,胸腔内血量和全身循环血量分别下降 55% 和 67%,而中心静脉压增加 40%[25]。腹内压升高,导致胸腔内压和中心静脉压升高,颅内静脉回流受阻,引起颅内压升高;同时心输出量减少,脑灌注不足。

四、ACS 的临床表现

患者一般有引起 ACS 的原发病表现;有腹腔压力增高的表现,腹膨胀和腹壁紧张是腹腔内容量增加导致腹腔高压的最直接表现,腹腔压力持续高于 20mmHg;有 ACS 引起的器官功能障碍的表现,呼吸系统方面,早期表现为呼吸急促,氧分压降低,吸气压峰值增加,其峰值大于 85cmH$_2$O,难治性低氧血症和高碳酸血症;循环系统方面,心率加快和(或)血压下降;肾脏方面,肾血流灌注不足,醛固酮和 ADH 增高,少尿或者无尿,扩容或者利尿剂无效[23]。消化系统可见胃肠道功能障碍及肝淤血等表现。

五、ACS 的诊断与治疗

（一）诊断

ACS 的诊断主要依靠患者的病史、临床表现及相应的辅助检查。

（1）有引起 IAH 的明确病因，如急性胰腺炎、腹腔感染、腹部外伤等，并新发进行性器官功能不全。出现腹胀、腹肌紧张、腹膨隆等症状；吸气压峰值增加，其峰值大于 $85cmH_2O$，难治性低氧血症和高碳酸血症；心率加快和（或）血压下降；少尿或者无尿，扩容或者利尿剂无效等。

（2）辅助检查提示：持续性的 IAP>20mmHg，伴或不伴有腹腔灌注压<60mmHg；胸片可见横膈上抬，肺容量下降；腹部 CT 可见胃肠肠管扩张、肠壁水肿、腹腔积液、下腔静脉受压变窄、肾脏受压或移位、"球腹征"（腹前后径/横径>0.8）；超声心动图可见左室舒张末径减小，室壁运动减弱，心输出量减少。

（3）采用腹腔减压术治疗有效。但是一些特殊情况，IAP 正常，但不能完全排除 ACS，如部分患者结肠上区水肿、渗出严重，上腹张力很高，而下腹张力基本正常；胰腺炎病变局限，腹膜后血肿，游离腹腔内压升高不明显，必须结合临床和其他检查结果才能明确诊断。

（二）治疗

1. 内科治疗　ACS 被公认需要紧急干预及治疗，否则会对患者机体造成严重影响[26]。WSACS 根据多数专家意见制定了 IAH 及 ACS 基本治疗法则[8]，临床上使用该法则能有效改善患者预后，并明显降低住院费用[27]。治疗原则的相关内容为：清空腹腔脏器内容物，包括留置鼻胃管、直肠引流管，使用胃肠动力药物（如红霉素、甲氧氯普胺、西沙必利等，2D）、减少肠内营养、使用灌肠剂，必要时经结肠镜减压；结肠造口、回肠造口进行减压；解除腹腔内占位：完善腹腔超声或 CT 检查确定病变性质，经皮穿刺可引流腹水、脓肿及血肿、术后进行充分引流及使用内镜减压等，腹腔实质性病变需要手术解除。早期重症胰腺炎合并 IAH 时，小切口腹腔置管灌洗、经皮穿刺引流有较好的效果[28]；优化液体管理：避免过度液体复苏（2C），最好第 3 天达到液体平衡或负平衡，纠正毛细血管渗漏和正液平衡状态，联合使用白蛋白与利尿剂、纠正毛细血管渗漏（限制过多液体输注）、尽量使用胶体，必要时可行连续性血净化治疗也被 WSACS 所推荐[1]；改善腹壁顺应性，去除紧缩的衣物及腹壁焦痂，予以足够的镇静、镇痛、使用神经肌肉阻断剂、改变体位（Trendelenburg 位）及减轻体重等。合理使用抗生素对于 ACS 患者预后有良好效果。大承气汤联合非手术手段治疗也被越来越多报道。

2. 外科治疗

（1）WSACS 推荐如果患者 IAP>20mmHg（伴或不伴有腹腔灌注压<60mmHg）并新出现器官功能障碍或衰竭，内科疗效不佳时应选择外科手术治疗（Grade 1D）。Cheatham 等[29]的回顾分析表明延迟剖腹减压可能造成器官功能障碍加重，增加死亡率。

（2）外科手术目的是手术减压去除 IAP 升高因素、扩大腹腔容积，迅速缓解 ACS，大多数患者的各器官功能障碍可在手术减压后有效的逆转。主要方法有剖腹探查术和内镜皮下前腹壁筋膜切开术。剖腹探查术可探知和处理腹腔病变，可引流腹腔积液而显著降低 IAP，缓解 IAH 和 ACS 导致的器官功能障碍，有效治疗 ACS。当手术能去除腹腔压力升高因素时可选择临时性腹腔关闭(temporary abdominal closure,TAC)[30],防止术后一系列腹部并发症。内镜皮下前腹壁筋膜切开术能避免传统剖腹探查术的并发症,创伤小,并发症少,能有效缓解IAH。2006年Leppäniemi等[31]对首次使用该方法解除人体ACS(2例急性胰腺炎后ACS),取得了良好效果。

六、未　来

ACS多有起病急、病情重、并发症多等特点,常合并多种严重基础疾病,虽然可以行内科保守治疗、外科腹腔减压手术治疗,但其病死率仍极高。而且目前广大临床医师对ACS的认识仍然匮乏。未来关于ACS的认识与诊治,我们任重道远。第一,我们需要不断提高临床医师对IAP、IAH、ACS、腹腔内外脏器灌注及它们之间关系的认识;第二,对有ACS高危危险因素的患者,预防ACS的发生。积极治疗其原发病,避免诱发因素;动态监测IAP;综合评估、合理管理液体量;密切监测患者生命体征变化,时刻警惕ACS发生等。第三,进一步深化ACS发病机制及更有效治疗措施的研究。

(张红　成娜娜)

参　考　文　献

1. Kirkpatrick Aw,Roberts DJ,De Waele J,et al. Intra-abdominal hypertension and the abdominal compartment syndrome:up-dated consensus definitions and clinical Practice guidelines from the World Society of the Abdominal Compartment Syndrome. Intensive care Med,2013,39(7):1190-1206.

2. Loftus IM,Thompson MM. The abdominal compartment syndrome following aortic surgery. Eur J Vasc Endovasc Surg,2003,25(20):97-109.

3. Mchelis J,Marini CP,Jurkiewicz A,et al. Predicive factors associated with the development of abdominal compartment syndrome in the surgical intensive care unit. Arch Surg,2002,137(2):13-26.

4. Malbrain ML,Chiumello D,Pelosi P,et al. Incidence and prognosis of intra-abdominal hypertension in a mixed population of critically ill patients:a multiple-center epidemiological study. Crit Care Med,2005,33(2):315-322.

5. Emerson H. Intra-abdominal pressures. Arch Intern Med,1911,7(6):754-784.

6. Kron IL,Harman PK,Nolan SP. The measurement of intra-abdominal pressure as a criterion for abdominal re-exploration. Ann Surg,1984,199(1):28-30.

7. Malbrain ML,Cheatham ML,Kirkpatrick A,et al. Results from the International Conference of Experts on Intra-abdominal Hypertension and Abdominal Compartment Syndrome. I. Definitions. Intensive Care Med,(2006)32:1722-1732.

8. Cheatham ML,Malbrain ML,Kirkpatrick A,et al. Results from the international conference of experts on intra-abdominal hypertension and abdominal compartment syndrome. Recommendations. Intensive Care Med,2007,33(6):951-962.

9. Chionh JJ,Wei BP,Martin JA,et al. Determining normal values for intra-abdominal pressure. ANZ J Surg,2006,76(12):1106-1109.

10. Cheatham ML,De Waele JJ,De Leat I,et al. The impact of body position on intra-abdominal pressure measurement:a multicenter analysis. Crit Care Med,2009,37(7):2187-2190.

11. 吴在德,吴肇汉.外科学.第 7 版.北京:人民卫生出版社,2008:419-420.

12. Miller RS,Morris JA Jr,Diaz JJ Jr,et al. Complications after 344 damage control open celiotomie. J Trauma, 2005,59(6):1365-1374.

13. Malbrain ML,Chiumello D,Cesana BM,et al. A systematic review and individual patient data meta-analysis on intra-abdominal hypertension in criticallv ill patients:the wake-up project. World initiative on Abdominal Hypertension Epidemiology,a Unifying Project (WAKE-Up!). Minerva Anestesiol,2014,80:293-306.

14. Kendrick JE,Leath CA,Melton SM,et al. Use of fascial prosthesis for management of abdominal compartment syndrome secondary to obstetric hemorrhage. Obstet Gynecol,2006,107(2):493-496.

15. Gracias VH,Braslow B,Johnson J,et al. Abdominal compartment syndrome in the open abdomen. Arch Surg, 2002,137(11):1298-1300.

16. Oda J,Yamashita K,Inoue T,et al. Resuscitation fluid volume and abdominal compartment syndrome in patients with major. Burns,2006,32(2):151-154.

17. 邓巍,闵凯,彭枫.腹壁巨大切口疝术后并发腹腔间隔室综合征的诊治.临床外科杂志,2015,23(6):470-471.

18. Macedo FI,Sciarretta JD,Otero CA,et al. Secondary abdominal companment syndrome after complicated traumatic lower extremity vascular injuries. Eur J Trauma Emerg,2016,42(2):207-211.

19. Sugrue M,et al. Abdominal compartment syndrome. Curr Opin Crit Care,2005,11(4):33-38.

20. Jambet S,Guiu B,Olive-Abergel P,et al. Psychiatric drug-induced fatal abdominal compartment syndrome. Am J Med,2012,30(3):513. e5-7.

21. Malbrain ML,Chiumello D,Pelosi P,et al. Preva-lence of intra-abdominal hypertension in critically ill patients: a multi-centre epidemiological study. Intensive Care Med,2004,30 (5):2-29.

22. Joynt GM,Ramsay SJ,Buckley TA. Intra-abdominal hypertension implications for the intensive car physician. Ann Acad Med Singapore,2001,30(3):310-319.

23. Sugrue M,Jones F,Deane SA,et al. Intra-abdominal hypertension is an independent cause of postoperative renal impairment. Arch Surg,1999,134(10):1082-1085.

24. Varela JE,Cohn SM,Giannotti GD,et al. Near-infrared spectroscopy reflects changes in mesenteric and systemic perfusion during ab-dominal compartment syndrome. Surgery,2001,129(3):363-370.

25. Schachtrupp A,Graf J,Tons C,et al. Intravascular volume depletion in a 24-hour porcine model of intra-abdominal hypertension . Trauma,2003,55:734-740.

26. De waeIe JJ,De Laet I,Kirkpatrick Aw,et al. Intra-abdominal hypertension and abdominal compartment syndrome. Am J Kidney Dis,2011,57(1):159-169.

27. Cheatham ML,Safcsak K. Is the evolving management of intra-abdominal hypertension and abdominal compartment syndrome improving survival? Crit Care Med,2010,38(2):402-407.

28. 绚丽,杨建锋,楼立兰.经皮穿刺腹腔置管引流治疗重症急性胰腺炎并发腹腔感染的效果分析.中华医院感染学杂志,2014,24(6):1491-1493.

29. Cheatham ML,Safcsak K,Llerena LE,et al. Long-term physical,mental,and functional consequences of abdominal decompression. J Trauma,2004,56(2):237-241.

30. Leppäniemi A. Surgical management of abdominal compartment syndrome:indications and techniques. Scand J Trauma Resusc Emerg Med,2009,17:17.

31. Leppäniemi AK,Hienonen PA,Siren JE,et al. Treatment of abdominal compartment syndrome with subcutaneous anterior abdominal fasciotomy in severe acute pancreatitis. World J Surg,2006,30(10):1922-1924.

第四章　感染性腹泻

感染性腹泻为一组广泛存在并流行于各地的胃肠道传染病,也是当今全球性重要的公共卫生问题之一,世界卫生组织估计,全球每天有数千万人罹患腹泻病,每年发生腹泻病达17亿次,其中有220万例患者因严重腹泻而死亡[1-3]。我国的感染性腹泻位居法定传染病发病率首位,致病菌种类复杂,耐药性不断增强,多重耐药现象也日趋增多,更加大了感染性腹泻的防控难度[4]。

一、病原学和流行病学特征

(一) 病原学

感染性腹泻一般表现为散发,也经常有暴发报告。引起感染性腹泻的病原体包括细菌、病毒、寄生虫和真菌等。细菌中志贺菌、大肠埃希菌、沙门菌、O1 群及 O139 群霍乱弧菌、副溶血弧菌及空肠弯曲菌等占有重要位置;病毒中最多见的是轮状病毒;肠寄生虫病原能引起腹泻症状的也有数 10 种之多,但以溶组织阿米巴原虫和兰氏贾第鞭毛虫较为多见。随着近年来微生物学鉴定技术和分子生物学的发展及应用,临床上又发现不少新的肠道病原体,但仍有 20% ~ 35% 的腹泻患者未能检出病因,而被称为"非特异性急性胃肠炎"。

在我国,90% 以上的感染性腹泻由致病性病毒引起,如轮状病毒、诺如病毒、星状病毒、肠道腺病毒等[5-7]。病毒是我国感染性腹泻病的主要致病原,轮状病毒引起的腹泻发病则有明显的季节性,发病集中在秋冬季节。诺如病毒在各个年龄段均有检出,其中 12 ~ 17 岁年龄组的检出阳性率最高,而轮状病毒感染主要以 0 ~ 5 岁的学龄前儿童为主,可能与幼儿免疫系统尚未发育成熟、抵抗力较弱有关[8]。诺如病毒共有 GI-GV 5 种基因分型,在我国,诺如病毒染主要以 G II 型为主[7,9]。

(二) 传染源

主要是受感染的人,包括急性和慢性期患者、病原携带者(恢复期、"健康"携带者)。还包括受感染的动物。

(三) 传播途径

主要传播途径是粪-口传播,少数由个体接触传播和(或)呼吸道飞沫传播(诺如病毒等),但是仍然有些病例病原体的实际传播途径不明。人与人接触传播、气溶胶形式或通过飞沫传播,是引起疫情蔓延扩散的重要原因[10]。因此,养成良好的卫生习惯,如饭前便后洗手等是预防和控制疫情发生的必要措施[11-13]。

(四) 人群易感性

人对感染性腹泻普遍易感,感染后可获得一定的免疫力,对于不同的病原体,免疫力持续时间不同。但是,轮状病毒主要侵犯 6 月龄~5 岁幼儿,成人轮状病毒则侵犯少年及成人。据报道,5 岁以下儿童,为其他感染性腹泻发病的高危人群,可能与免疫系统发育不完全、居住环境及其周边环境卫生较差有关[14,15]。

（五）地区分布

全世界分布,发展中国家流行较严重;时间分布:感染性腹泻全年均可发病,夏秋季节为发病、暴发与流行的高峰。夏季多见细菌性感染,秋季多见诺如病毒和轮状病毒性腹泻,冬春季节亦多见各种病毒性腹泻;流行形式:散发、暴发或流行。

二、诊　断

感染性腹泻的诊断包括临床诊断和病原学诊断,后者不仅为治疗提供了依据,还为流行病学调查以及预防和控制腹泻病的传播与流行提供了线索。

（一）临床诊断

1. 流行病学　①发病季节、地点,近期外出旅行史;②可疑食物进食史可作为经验性诊断依据[16];③了解当地致病菌谱、流行菌(毒)株和群体免疫状。

2. 临床表现　①腹泻的起病方式与病程经过。②腹泻特点:分泌性腹泻:指病原体或其产物作用于肠上皮细胞,引起肠液分泌增多和(或)吸收障碍而导致的腹泻。患者多不伴有发热、腹痛,粪便性状为稀便或水样便,属于此类腹泻的除霍乱外,还有肠产毒性大肠杆菌肠炎、致泻性弧菌肠炎、非 O1/非 O139 霍乱弧菌肠炎,诺如、轮状等病毒肠炎,贾第鞭毛虫、隐孢子虫肠炎,以及常以食物中毒形式出现的蜡样芽胞杆菌腹泻,金黄色葡萄球菌腹泻等;炎症性腹泻:病原体侵袭上皮细胞,引起炎症而致的腹泻,常伴有发热,腹痛、里急后重,粪便多为黏液便或黏液血便,属于此类感染性腹泻的除细菌性痢疾外,还有侵袭性大肠杆菌肠炎、肠出血性大肠杆菌肠炎、弯曲菌肠炎、小肠结肠炎耶尔森氏菌肠炎、艰难梭菌性肠炎等。③腹泻的伴随症状与体征:腹痛是仅次于腹泻的另一症状,侵犯小肠,故多有中上腹痛和脐周痛,局部可有压痛,无反跳痛;侵犯直肠者可有左下腹痛和里急后重;呕吐的表现多见于细菌性食物中毒,系细菌性毒素所致[17]。④患者全身状况,包括神志意识、血压、脉搏与皮肤弹性等。

（二）实验室诊断

1. 粪便常规检测　简便易行,临床实用价值大。肉眼观粪便性状更可提示可能的病原:水样便,见于病毒性、弧菌性、毒素性、大肠杆菌及多数细菌性食物中毒;洗肉水样便、淘米水样便,量多,不伴发烧与腹痛,以霍乱类疾病多见;黏液脓血便,伴发烧腹痛,以志贺菌、空肠弯曲菌、沙门菌感染多见;黏液无脓血便见于蓝氏贾第鞭毛虫感染或过敏伴有明显呕吐的水样或血样便,多见于各种细菌性食物中毒等。光学显微镜高倍视野下见多个红细胞和白细胞,有助于诊断急性细菌性腹泻[18];发现虫卵、滋养体、包囊和卵囊是确诊阿米巴病、贾第虫感染和隐孢子菌病的重要方法。

2. 粪便细菌培养　常规的粪便培养应连续进行 3 次,必要时可重复。粪便培养时须注意选择粪便中带有脓液及黏液部分,最好在患者服用抗菌药物前采样。粪便细菌培养结果的数据在流行病学和病原学监测方面有重要意义[19]。

3. 免疫学检查　免疫学检查法包括 ELISA 法、固相放射免疫法及反向被动血凝法,可用于检测粪便中细菌、病毒抗原和血清中特异性抗体。

4. 循环抗体测定　大多数抗体检测系统(包括血凝抑制法、ELISA 法等)对病毒和细菌均具有特异性。血清抗体滴度的变化已用于轮状病毒、产肠毒素性大肠杆菌的鉴定。

5. 聚合酶链反应　PCR 及其衍生技术具有快速、特异和敏感的特点,可检查病原体特异性基因,还可用于病原体特异性毒力基因检查[20]。

三、治　　疗

治疗原则:纠正水和电解质紊乱、继续饮食、合理用药。

(一) 饮食

急性感染性腹泻患者一般不需禁食(严重呕吐除外),口服补液疗法或静脉补液开始后4h 应恢复进食,少吃多餐(建议每日 6 餐),进食少油腻、易消化、富含微量元素和维生素的食物,尽可能增加热量摄入。避免进食罐装果汁等,以免加重腹泻。婴儿继续母乳喂养;非母乳喂养的,按日常习惯的进食,继续进食奶类及奶制品,粥、面条,蔬菜等易于消化的。

(二) 补液疗法

WHO 推荐应用"口服补液盐"(oral rehydration salt,ORS)治疗腹泻伴脱水或即将脱水的患者,严重的腹泻、头晕或者排尿减少则需要补充更多的液体,必要时需要静脉补液。WHO推荐的口服补液可按如下比例配制:向每升清水中加入 3.5g 氯化钠、2.5g 碳酸氢钠(或者2.9g 柠檬酸钠)、1.5g 氯化钾、20g 葡萄糖或葡萄糖聚合物(比如 40g 蔗糖或 4 汤匙的糖,50~60g 煮熟的谷物面粉如水稻、玉米、高粱、小米、小麦或马铃薯)。这种口服液中含有大约 90mM 的钠、20mM 的钾、80mM 的氯、30mM 的碳酸氢根离子和 11mM 的葡萄糖。

(三) 抗生素

不作为首选,因为感染性大多是自限性的。WHO 根据感染性腹泻病菌谱的组成及部分细菌性腹泻自愈倾向的特点指出,90% 的腹泻不需要抗菌药物治疗。以下 2 种情况不适用抗生素:病毒性腹泻及大肠杆菌、弧菌、沙门菌等细菌引起的非侵袭性肠毒素型腹泻,以呕吐、稀水样便为主的表现。以下情况考虑使用抗感染药物:①发热伴有黏液脓血便的急性腹泻;②持续的志贺菌、沙门菌、弯曲菌感染或原虫感染;③感染发生在老年人、免疫功能低下者、败血症或有假体患者;④中、重度的旅行者腹泻患者。应用抗菌药物前应首先行粪便细菌培养和药敏,若无结果,则行经验性抗菌治疗。对于细菌性腹泻可选择喹诺酮类(有效、方便、经济)、第三代头孢菌素、氨基糖苷类等。伪膜性肠炎:万古霉素、甲硝唑。

(四) 微生态制剂

在国内已开始广泛应用。有助于恢复肠道正常菌群的生态平衡,抑制病原菌定植和侵袭,有利于控制腹泻。婴幼儿使用宜慎重,他们尚未建立稳定的肠道菌群,有可能导致益生菌的过度繁殖;合并使用抗生素(无论是口服还是静脉用药)时有效性需进一步阐明。

（五）对症治疗

抗分泌:水杨酸铋剂;脑啡肽酶抑制剂;肠黏膜保护剂:蒙脱石散剂;活性炭有吸附作用。抑制肠蠕动:洛哌丁胺胶囊(西安杨森:易蒙停);复方苯乙哌啶(复方地芬诺酯):地芬诺酯+阿托品;感染性腹泻不推荐使用;制酸止吐、退热、抗惊厥;解痉止痛等。

四、预　防

加强以预防肠道传染病为重点的卫生宣传教育,搞好环境卫生,提倡喝开水,不吃生的半生的食品;加强宣传和严格执行《中华人民共和国食品卫生法》特别要加强对饮食行业、农贸集市、集体食堂等的食品卫生管理;加强饮用水卫生管理。

（马素霞　张红）

参 考 文 献

1. Kose M,Bern C,Guerrant RL. The global burden of diarrhoeal disease,as estimated from studies published between 1992 and 2000. Bull World Health Organ,2003,81:197-204.

2. Thielman NM,Guerrant RL. Clinical practice. Acute infectious diarrhea. N Engl J Med,2004,350:38-47.

3. 缪晓辉,冉路,张文宏. 成人急性感染性腹泻诊疗专家共识. 中华传染病杂志,2013,31(12):705-714.

4. 邵占涛,王园园,李颖,等. 2013-2014 年北京市顺义区感染性腹泻病原菌监测分析. 实用预防医学,2015,22(10):1244-1246.

5. 林羡华,冉陆,马莉,等. 2010 年全国其他感染性腹泻报告病例信息分析. 中国食品卫生杂志,2011,23(5):385-389.

6. 刘海霞,张静. 2011 年中国其他感染性腹泻监测现状分析. 中华预防医学杂志,2013,47(4):328-332.

7. 耿倩,石平,纪璘,等. 2013-2015 年无锡市病毒性腹泻监测结果分析. 现代预防医学,2017,44(5):903-906.

8. Parashar UD,Hummelman EG,Bresee JS,et al. Global illness and deaths caused by rotavirus disease in children. Emerging Infectious Diseases,2003,9(5):565-572.

9. 胡飞飞,张健陶,林琴,等. 诺如病毒的研究进展. 中国儿童保健杂志,2016,167(5):483-485.

10. 白书媛,刘淑岭,高波,等. 2011-2013 年北京某城区感染性腹泻患者致病菌检测分析. 中国感染控制杂志,2015,14(6):361-365.

11. 孙静,刘明,王建强. 一起高校诺如病毒感染性腹泻暴发疫情流行病学调查. 中国学校卫生,2015,36(7):1069-1071.

12. 李刚山,王意银,朱姝媛,等. 西南战区感染性腹泻病原监测及流行病学分析. 中国热带医学,2014,14(7):799-802.

13. 苗永红. 儿童感染性腹泻流行病学调查及相关危险因素分析. 中国妇女保健,2015,30(27):4685-4688

14. 马钰,王大虎,汪慧,等. 2011-2015 年广州市其他感染性腹泻流行病学特征分析. 医学动物防制,2017,33(1):5-8.

15. 刘国栋,古锦泰,蔡庭玉. 2010-2014 年深圳市大鹏新区其他感染性腹泻流行病学特征分析. 职业与健康,2015,31(18):2528-2530.

16. Eckardt AJ,Baumart DC. Viral gastroenteritis in adult. Recent Pat Anti-infect Drug Discov,2011,6:54-63.

17. Brett MM. Food poisoning associated with biotoxins in fish and shellfish. Curr Opin Infect Dis,2003,16:461-465.

18. 聂青和. 感染性腹泻的临床诊治. 传染病信息,2009,22:132-136.

19. Guerrant RL,Van Gilder T,Steiner TS,et al. Practice guidelines for the management of infectious diarrhea. Clin Infect Dis,2001,32:331-351.

20. Platts-Mills JA,Operario DJ,Houpt ER. Molecular diagnosis of diarrhea:current status and future potential. Curr Infect Dis,2001,32:331-351.

第五章　急性胰腺炎诊疗进展

急性胰腺炎(acute pancreatitis AP)是临床上常见的消化系统急症,是由多种原因所导致的胰酶激活,继以胰腺局部炎症反应为主要特征的疾病,病情严重者可发生全身炎性反应综合征(systemic inflammatory response syndrome, SIRS)并可伴有器官功能障碍(organ dysfunction, OD),是急诊临床工作中不可回避的问题,也是临床医学研究的热点。近5年来,包括国际胰腺病学会(International Association of Pancreatology, IAP)、美国胃肠病学会(American College of Gastroenterology, ACG)、日本肝胆胰外科学会(Japanese Society of Hepato-Biliary, Pancreatic Surgery JSHBPS)、意大利胰腺研究协会(The Italian Association for the Study of the Pancreas AISP)、中华医学会外科分会胰腺外科学组、中华医学会消化病学分会胰腺疾病学组、中华中医病学会脾胃病分会、中国中西医结合学会普通外科专业委员会均从各自学科的角度制定和更新相应的诊断和治疗指南。这也说明了对于急性胰腺炎,尤其是重症胰腺炎(severe acute pancreatitis SAP)仍有不断深入研究的必要。

一、AP 的病因

急性胰腺炎的病因多样,目前认为主要有如下因素可导致急性胰腺炎的发生:

(一)胆源性疾病

胆石症是 AP 的主要病因[1],胆囊的形态、结石大小及数量、并发胆总管结石与否均是影响其发生的相关因素[2,3],即便直径小于 2mm 的胆管微结石也可导致 SAP 的发生。当胆总管末端因胆道结石、壶腹部结石、胆道蛔虫等原因而阻塞或导致 oddi 括约肌痉挛,胆管内压力升高,造成胆汁逆流入胰管,激活胰酶,诱发 AP[4]。

(二)高脂血症和高钙血症

高脂血症性急性胰腺炎(hyperlipidemic acute pancreatitis, HAP)的发病率已逐步升高[5]。高脂血症致胰腺微小血管阻塞,血清三酰甘油水解而成的游离脂肪酸引起血管内皮损伤,诱发 SAP。但血脂水平高低与 AP 严重程度无明确相关性[6]。同时由甲状旁腺功能亢进、多发性骨髓瘤等病因导致的血钙水平异常升高可形成微小结石阻塞胰管,另一方面又刺激胰腺大量分泌,也可导致 SAP。

(三)酗酒

也是 AP 发病的主要因素[7]。在某些地区酒精性胰腺炎发病率可达 12.07%,且易发展成 SAP[8]。如在俄罗斯因 AP 死亡的患者中,男性患者中 63.1% 和女性患者中 26.8% 与酒精有关[8]。酒精导致胰液分泌增多,腺泡分泌水电解质大幅减少,胰液变稠,蛋白成分增加而形成蛋白栓阻塞小胰管,引起胰液分泌障碍;同时酒精刺激十二指肠乳头,导致 oddi 括约肌水肿、痉挛、开放与收缩失调,引起胰管梗阻与高压;有时还可导致胆汁及十二指肠液反流入胰管,激活胰酶,引发胰腺自身消化,病情严重者可进展为 SAP。

（四）胰腺解剖和生理异常

胰腺分裂和 Oddi 括约肌功能障碍可见于胰腺炎患者,有学者认为 oddi 括约肌发生功能障碍,尤其是胆管和胰管末端括约肌舒缩不同步时可导致胰液胆管逆流,严重者可导致 SAP 的发生,目前对这一情况是否可导致 AP 仍有争议。

（五）创伤

创伤性胰腺炎是继胰腺损伤后出现的一种急性非感染性胰腺炎,约占全部 SAP 的 10%[9],可分为创伤性和手术性,其原因主要为:①对胰腺组织及腺管造成损伤,引起水肿、胰管受压梗阻或血供障碍;②创伤或手术时伴随的低血容量性休克导致胰腺血液灌注不足或微血栓形成;③手术后胰液内胰酶抑制因子减少;④内窥镜逆行胰胆管造影术时注射造影剂压力过高,引起胰管上皮和腺细胞的损伤;或导致胰管内高压,胰酶分泌受阻,与酶原颗粒在腺泡细胞内聚集,并与溶酶体融合使胰酶酶原被提前激活从而诱发 AP。

（六）药物

临床上约有 500 多种药物可能会导致 AP,其中 30 多种药物已被证实可明确引起胰腺炎。大多数药物性胰腺炎是个体差异导致的,与药物剂量无明确关系。

（七）免疫系统疾病

自身免疫性胰腺炎与自身免疫异常有关,这类患者血液中往往 γ-球蛋白、IgG 水平升高,同时伴有自身抗体。急性间质型胰腺炎患者补体系统成分均下降,且与病情轻重相关。在对 SAP 的回顾性研究中,其病情严重程度与自身抗体水平相关。自身免疫性胰腺炎患者还可伴有其他自身免疫性疾病如系统性红斑狼疮、原发性硬化性胆管炎、原发性胆汁性肝硬化、干燥综合征、糖尿病等,往往激素治疗有效。

（八）其他因素

胰腺良恶性占位导致胰液引流障碍、胰管内高压等可引起 SAP,约 5% ～14% 胰腺良性或恶性肿瘤病人表现为明显特发性胰腺炎(idiopathic acute pancreatitis,IAP),精神因素、遗传因素(如胰蛋白酶原基因突变,SPINK 或 CFTR 突变等)也可导致 AP[10,11]。

二、AP 的发病机制

AP 的发病机制复杂,目前主要有如下学说:

（一）胰酶自身消化

消化酶原颗粒和溶酶体在于胰腺内不同的分泌泡内,二者大量相遇时且不能被胰管内含有的少量胰蛋白酶抑制物灭活时,就会导致 AP 的发生。正常情况下胰腺组织与胰管之间存在压力差使得胰液不会倒流回胰腺组织,但当出现胆道结石梗阻或各种原因所致 oddi 括约肌痉挛时,压力出现逆差,胆汁反流引起胰酶原位激活,导致胰腺出现自身消化,胰腺细胞的坏死进一步导致各种酶的释出,形成恶性反馈,从而导致 SAP 的发生[12]。

(二) 炎症介质和细胞因子

SAP 时胰腺细胞损伤,导致胰酶释放、单核-巨噬细胞激活、代谢产物过度刺激中性粒细胞产生大量细胞因子等可触发细胞因子等炎症介质的瀑布反应,形成全身炎症反应综合征和多器官功能障碍综合征。其中 NF-κB、IL-1、IL-6、IL-8、TNF-α、血小板活化因子等发挥着主要作用。其中 NF-κB 被认为在胰腺炎发病过程中占据了关键地位,有研究表明,IL-1、IL-6、IL-8、TNF-α 表达受到 NF-κB 的调控。动物实验[13]也表明降低 NF-κB 的活性可抑制急性胰腺炎时炎症因子的水平减轻组织学损害并提高生率。

(三) 氧化应激反应

在 SAP 时,机体内活性氧生成和抗氧化物质失衡,氧自由基增加,抗氧化能力减弱。这种失衡通过信号转导通路引起细胞的损伤,导致微血管通透性的改变,进而激活炎性细胞,加重炎性反应及诱发微循环障碍,促进胰腺及其他器官的损伤。抗氧化能力减弱还导致机体清除氧自由基能力下降,也加重胰腺损伤。

(四) 胰腺腺泡凋亡

在 AP 中可见到胰腺细胞的凋亡和坏死,但随胰腺炎程度不同而不同。研究表明胰腺细胞在急性水肿型 AP 时凋亡明显,但炎症反应轻;而 SAP 中胰腺细胞凋亡程度反而较轻,但伴有大量组织坏死及脓肿形成。胰腺腺泡的凋亡指数与 SAP 的严重程度呈负相关,诱导胰腺细胞凋亡能够减轻胰腺炎的严重程度[14]。

(五) 肠道菌群异位

与"二次打击"学说正常情况下肠道内的常驻细菌,因肠道屏障的阻隔难以突破黏膜移位到肠外组织。而在 SAP 时,因心输出量减少及肠道缺血-再灌注损伤、伴随的肠道运动功能障碍,内毒素产生过多等均可导致肠黏膜屏障功能减退,从而使肠道细菌及内毒素穿过肠道屏障发生异位。同时在 SAP 时因循环中 TNF-α 和 IL-1 等水平升高,刺 IL-6 和 IL-8 等细胞因子产生,导致体内出现第一次高细胞因子血症。而异位的细菌及内毒素还可刺激巨噬细胞、中性粒细胞、肥大细胞等产生更多的细胞因子、刺激炎症介质,引起循环中第二次细胞因子高峰,造成炎症级联反应,对机体造成"二次打击",最终形成多器官功能障碍综合征(multiple organs dysfunction MODS)。

(六) 胰腺微循环障碍

胰腺小叶间血管存在丰富的弓状吻合,但胰腺小叶内由彼此独立,互不交通的多支小叶内动脉供血,因而胰腺对缺血缺氧耐受差,易缺血和坏死。微循环障碍可导致重型胰腺炎的发生。小叶内动脉起始部括约肌的痉挛和损伤在 SAP 胰腺局部缺血和胰腺微循环障碍中起关键作用;在胰腺炎中,因动脉的可逆收缩,可导致缺血-再灌注损伤,造成过量的自由基对胰腺进一步损伤;微血管通透性随之发生变化,导致胰腺组织水肿,胰周大量渗出;血液黏滞度也随之上升,进一步降低胰腺血流灌注;随后因白细胞-内皮细胞相互作用,白细胞黏附于微血管壁,微血栓形成,最后发生微循环衰竭。这种微循环障碍并非仅限于胰腺本身,胰外器官如肝脏、肺、肾、胃肠道等均可受累[15],这也是重症胰腺炎导致其他脏器损伤的基础。

（七）钙超载

胰腺组织自身消化也可因胰腺腺泡细胞钙超载和胰酶异常激活引起[16]。其机制为胰腺腺泡细胞钙超载的形成及正常钙信号的破坏可导致胰酶分泌受阻,大量酶原颗粒积聚,酶原颗粒与钙离子结合,相互融合形成浓缩空泡,自噬溶酶体吞噬浓缩空泡形成自噬空泡,酶原被溶酶体激活成为有活性的胰酶;此外胰蛋白酶原活性肽与钙离子结合,导致抑制胰蛋白酶自身催化活性的作用消失,进而引起胰蛋白酶原的自身激活,启动胰腺自身恶性消化程序,导致腺泡细胞坏死,进而引起 SAP[17]。虽然钙通道阻滞剂已用于对 SAP 的治疗,但目前仍缺乏临床随机对照试验结果支持。

三、AP 的诊断

（一）AP 诊断标准

目前国内外指南对于 AP 的诊断标准基本相同,均认为临床确诊 AP 必须具备以下 3 项中的至少 2 项:①符合 AP 的腹痛症状;②血清淀粉酶和(或)脂肪酶至少高于正常上限 3 倍;③腹部影像学检查具备 AP 的影像学特征。

对于血清脂肪酶相比淀粉酶是否可作为更好的诊断指标,目前国内和国际指南尚未统一。但需要注意的是这两项指标的高低均与急性胰腺炎的轻重程度无相关性,因此如临床表现与化验结果不符合时必须进行腹部影像学的检查以确认。

（二）AP 影像学评估

国内外指南中对 AP 的初始影像学检查手段存在争议,2013 ACG、2013 IAP 和 2015 JSS 均建议腹部 B 超用于疑似或诊断 AP 的患者,这一是基于大部分 AP 患者是轻型 AP 而制定的。但 2015 年中国急性胰腺炎多学科(MDT)共识意见(草案)建议入院 12 小时内行平扫 CT 确诊 AP,入院 72 小时内行增强 CT 以评估严重程度。因为 CT 可避免胃肠道积气的影响,而国内外大量研究也认为在诊断 AP 时 CT 优于腹部 B 超[18-23]。同时考虑到绝大部分 AP 患者为急诊就诊,从急腹症鉴别诊断的角度而言腹部 CT 优于 B 超。

（三）AP 局部并发症

1. 急性胰周液体积聚(acute peripancreatic fluid collection,APFC)　发生于病程早期,表现为胰周或胰腺远隔间隙液体积聚,并缺乏完整包膜,可以单发或多发。

2. 急性坏死物积聚(acute necrotic collection,ANC)　发生于病程早期,表现为混合有液体和坏死组织的积聚,坏死物包括胰腺实质或胰周组织的坏死。

3. 包裹性坏死(walled-off necrosis,WON)　是一种包含胰腺和(或)胰周坏死组织且具有界限清晰炎性包膜的囊实性结构,多发生于 AP 起病 4 周后。

4. 胰腺假性囊肿(pancreatic pseudocyst)　有完整非上皮性包膜包裹的液体积聚,起病 4 周后假性囊肿的包膜逐渐形成。

上述局部并发症存在无菌性及感染性两种情况。其中 ANC 和 WON 继发感染称为感染性坏死(infected necrosis)。对于上述并发症的检查方法,目前认为 CT 和 MRI 具有同样的效果。但在假性囊肿可能与胰管相通或辨别胰周积液内是否含有固态坏死组织以及脓液时,MRI 可能优于 CT。

(四) AP 严重程度的分级

目前国内及欧美国家均采用 2012《亚特兰大分类标准(修订版)》[20]进行评估,分为 3 类:①轻症急性胰腺炎(mild acute pancreatitis,MAP):AP 不伴有 OF 或局部并发症或全身并发症。②中度重症急性胰腺炎(moderately severe acute pancreatitis,MSAP):AP 伴有短暂 OF (48h 以内)或局部并发症或全身并发症。③重症急性胰腺炎(severe acute pancreatitis,SAP):AP 伴有持续 OF(>48h)。国内外指南均以改良的 Marshall 评分 ≥2 作为器官功能衰竭的标准。而日本在 2015 年采用的是日本胰腺炎严重程度评分(JPN Severity Score,JSS)作为 AP 严重程度分级的标准,其评估标准更为细致。而其他的常用评分标准包括 APACHE Ⅱ、Ranson、MCTSI(modified computed tomography severity index)评分、床旁 AP 严重度评分 (bedside index for severity in acute pancreatitis,BISAP)评分、Balthazar CT 评级等。在这些评分标准中,APACH Ⅱ 中参数众多,过程烦琐,需要具备重症监护条件方可完成;Ranson 标准以入院时和入院 48h 后患者的实验室检查指标和对液体复苏治疗的反应来判断 AP 的严重程度,操作也较为繁琐;MCTSI 和 Balthazar CT 评级则均需要具备相应的影像设备,依据影像学结果评估,病人还必须具备接受影像检查的条件。BISAP 评分则其变量少而简便易行,而且时间窗小(24 小时内),有助于早期快速评估病情。且与其他评分相比较,对于胰腺炎严重程度和脏器功能不全预测能力相当或更优,且在老年患者分型中具有较高的敏感性和特异性[24-28]。而 Ranson 评分对不同年龄差异不大,CTSI 则在低龄患者中有较高的敏感性和特异性。国内的回顾性研究表明 BISAP 对 AP 的预测价值与其他传统评分相近甚至更优[29-32]。且在全身并发症预测方面与 Ranson 和 MCTSI 评分相近或更优[33]。

四、AP 的治疗

AP 治疗需要多学科的综合治疗,2015 AISP 指南指出对于 AP 的救治应在具备多学科 (内镜、ICU、介入等)的医院进行,2015 中国 MDT 指南草案也提出建议成立 MDT 救治小组,通过定期组织内科、外科和 ICU 等学科的会诊讨论,力争提高救治成功率。治疗的重点在不同分型中有所区别:①MAP 在病情急性期应以缓解症状、阻止病情加重为主,一旦病情改善寻找病因、防止复发;②MSAP 的治疗重点则是治疗重点是有效控制炎症反应、防治并发症,密切注意 MSAP 向 SAP 演变的迹象,同时注意保护肠道功能和感染的防治;③SAP 因其病情进展迅速,易出现多脏器功能衰竭(循环、呼吸和肾脏为主)治疗的重点是器官功能的维护,以及腹腔高压的处理。当疾病后期发生胰腺囊肿、感染、出血、消化道瘘等并发症时,则需要多学科的联合治疗。

(一) 早期液体复苏

治疗早期液体复苏是 AP 治疗的基础。2013 IAP、2013 ACG、2015 JPN、2015 AISP 其原则可概括为:①早期补液:病人诊断一经确定即应开始,不迟于确诊后 24h。②推荐使用等渗乳酸林格液作为补液首选液体,生理盐水也可。③补液速度:对于心、肺、肾脏功能良好的

AP 患者,因人种不同各指南推荐补液速度差异较大,为每小时 2 ~ 10ml/kg。最佳的液体组合可按晶体液/胶体液＝3/1 的比例给予。不推荐大量补液,应采取采取目标导向性策略,避免因容量符合过重而导致组织水肿影响脏器功能。④均强调应定时评估液体需求,均要求入院后的 24 ~ 48h 内应定时评估液体需求。液体复苏标准中均包括尿量、血压。如 2013 IAP 认为应达到以下指标之一:①心率<120 次/min,平均动脉压>65mmHg,<85mmHg,每小时尿量>0.5 ~ 1.0ml/kg;②红细胞比容达到 35% ~ 44%。2015 JPN 则指出以平均动脉压>65mmHg 和每小时尿量>0.5 ~ 1.0ml/kg 作为判断补液是否充分的指标最为合适。2015 AISP 认为早期液体复苏的目标是尿量>0.5 ~ 1ml/(kg·h)、平均动脉压(MAP)>65mmHg、心率<120 次/min、尿素氮(BUN)<7.14mmol/L(如果 BUN>7.14mmol/L,在 24h 内下降至少 1.79mmol/L)、红细胞压积(Hct)在 35% ~ 44% 之间。而我国 2015 MDT 的标准为推荐的补液速度是 5 ~ 10mL/(kg·h),特殊情况下可达到 12mL/(kg·h)。液体复苏的目标为患者平均动脉压 65 ~ 85mmHg,心率<120 次/min,血乳酸显著下降,尿量>1ml/(kg·h),HCT 下降到 30% ~ 35%(满足 2 项以上)。SIRS 消失也是液体复苏成功的标志之一。

(二) SAP 患者转入重症监护室(intensive care unit,ICU)的指征

2013 IAP 采用重症医学协会(Society of Critical Care Medicine,SCCM)指南的推荐标准作为 SAP 转入 ICU 的指征;2015 JPN 指出,凡是按照 JSS 评级标准诊断为 SAP 的患者都需转入 ICU 进行治疗。而 2013 ACG 和 2015 MDT 均指出伴有器官功能衰竭时即应进入 ICU 治疗。

(三) 抗生素使用

国内外指南均不建议推荐对 SAP 及无菌坏死性 AP 患者常规预防性应用抗生素。但 2015 JPN 认为对于 SAP 及坏死性 AP 患者早期(72h 内)预防性应用应用抗生素可能改善患者预后,2015 MDT 认为非胆源性 AP 不推荐预防性使用抗生素,对伴有胰腺坏死 AP 患者预防性应用抗生素可降低患者的病死率及胰腺感染的发生率[34]。这可能是因为人种的差异导致的治疗策略差异,尚需进一步的研究以证实其合理性。应选择抗菌谱为针对革兰阴性菌和厌氧菌为主、脂溶性强的药物。推荐方案:碳青霉烯类;青霉素+β-内酰胺酶抑制剂;第三代头孢菌素+β-内酰胺酶抑制剂+抗厌氧菌药物;喹诺酮类。疗程为 7 ~ 14 天。特殊情况下可延长应用时间。国外指南不推荐应用抗真菌药物,但应注意鉴别是否存在真菌感染可能。

(四) AP 镇痛

2015 JPN 指出对于伴有持续严重疼痛的 AP 患者应积极给予止痛处理,但并未使用何种药物止痛给出建议。而我国《重症急性胰腺炎中西医结合指南(2014 年,天津)》及 2015 MDT 均推荐使用盐酸哌替啶镇痛,而不建议吗啡或者胆碱能受体拮抗剂,前者会收缩壶腹乳头括约肌,后者则会诱发或加重肠麻痹。

(五) 质子泵抑制剂、蛋白酶抑制剂和生长抑素

2012 年的韩国的一项研究显示质子泵抑制剂对不会产生影响急性胰腺炎的临床进程[35],故 2015 AISP 不推荐使用。对于蛋白酶抑制剂和生长抑素,多项研究也表明没有降低

患者死亡率的作用[36~38]。故国外指南均不推荐使用,仅 2015 JPN 认为蛋白酶抑制剂(甲磺酸加贝酯)在重症患者可以持续高剂量静脉给药,但尚需进一步评估效果。2015 MDT 从病因学的角度出发推荐使用上述药物。上述药物是否确切有效尚需进一步的临床 RCT 研究以证实。

(六) 营养支持

国内外指南均推荐在 AP 早期尽早启动肠内营养,对于轻型 AP 患者,推荐只要临床症状好转,便可经口进食,且推荐患者早期经口进食。对于 MSAP 患者,推荐肠内营养以防止肠道黏膜萎缩及肠道菌群失调,从而预防感染并发症的发生[39,40]。若条件允许应在入院48h 之内给以肠内营养,国内指南建议入院 3~5 天内即开始,最晚不超过 1 周。肠内营养的途径建议首选通过内镜引导或 X 线引导下放置鼻空肠管,其耐受性较好,鼻胃管因部分患者存在胃流出道梗阻的情况有可能导致反流。2105 JPN 则不推荐使用鼻胃管。

(七) 胆源性胰腺炎处理

国内外指南对于胆源性 AP 的治疗目前意见基本一致:

(1) ERCP 的指征和时间:伴有急性胆管炎或者持续胆管梗阻的 AP 患者,应在入院24h内行急诊 ERCP(或+EST);不伴有胆管炎或者无胆管梗阻的患者,无早期行 ERCP 的必要。如怀疑伴有胆总管结石但无胆道梗阻表现的患者,应行 MRCP 或超声内镜检查,而不建议行诊断性 ERCP。为避免高危患者出现 ERCP 相关的术后 SAP,可行胰管支架和(或)术后直肠给予非甾体类抗炎药(NSAID)栓剂。

(2) 对于伴有胆囊结石的轻型胆源性 AP 者,当次住院期间即应行胆囊切除术[41]。

(3) 重症胆源性 AP 患者,应待炎症缓解,胰周液体积聚消退或者推迟 6 周后再行胆囊切除术以减少感染的发生率。

(八) 高脂血症性急性胰腺炎

急性胰腺炎并静脉乳糜状血或血甘油三酯>11.3mmol/L 可明确诊断,需要短时间降低甘油三酯水平,尽量降至 5.65mmol/L 以下。这类病人要限用脂肪乳剂,避免应用可能升高血脂的药物。治疗上可以采用小剂量低分子肝素和胰岛素,或血脂吸附和血浆置换快速降脂。

(九) 细针穿刺活检(fine-needle aspiration,FNA)

2013 推荐 FNA 作为一种安全有效且能够准确鉴别无菌坏死性胰腺炎和感染坏死性胰腺炎的方法。但因 FNA 存在一定的假阴性结果(约 12%~25%),故 2013 IAP、2015 JPN 均不推荐 FNA 诊断感染坏死性胰腺炎。目前国内指南推荐通过临床症状(如持续高热)、血中炎症标志(如降钙素原(PCT)、C-反应蛋白(CRP)的升高以及影像学检查(如 CT 表现为胰周积气,"气泡征")等判断感染坏死性胰腺炎。

(十) 腹腔高压和(或)腹腔间隔室综合征(intra-abdominal hypertension,IAH/abdominal compartment syndrome,ACS)

MSAP 和 SAP 病人可合并 ACS,当腹内压(intra-abdominal pressure,IAP)>20mmHg 时常

伴有新发器官功能衰竭,是 MSAP 或 SAP 死亡的重要原因之一。IAP 可经导尿管膀胱测压法测定。对于 MSAP 和 SAP 患者应密切监测腹腔压、腹腔灌注压以及脏器功能的变化;限制液体输入,如出现循环不足表现,应及早使用升压药物以维持腹腔灌注压和限制液体入量;接受机械通气的病人应根据 IAH 的变化调整机械通气的参数;降低空腔脏器量,包括胃肠道减压及导泻。镇痛镇静以降低腹壁肌肉张力、使用肌松剂及床边血滤减轻组织水肿,B 超或 CT 引导下腹腔内与腹膜后引流减轻腹腔压力。不建议在 AP 早期将 ACS 作为开腹手术的指征,只有在 IAP 持续>25mmHg 并伴有新发的脏器功能不全,且非手术措施治无效时,需经多学科讨论后方可谨慎进行开腹减压手术。

(十一) 后期并发症的处理

建议以非手术治疗为主,采用介入、内镜、肠内营养等手段,如效果不佳可考虑手术治疗。

1. 胰腺假性囊肿　大多数胰周液体积聚和坏死物积聚可在发病数周后自行消失,无菌的假性囊肿和坏死物包裹大多可自行吸收而无需干预。少数直径>6cm 且有胃肠道压迫症状,影响肠内营养或进食者,或继发感染者、或经持续观察直径增大者,可考虑微创穿刺引流或外科手术治疗,外科治疗方法以腹腔镜下手术或开腹手术的内引流手术为主。

2. 胰周血管并发症　大约20%的 AP 患者可形成脾静脉血栓导致远期出现胰源性门脉高压,可行脾切除手术。3.4% ~ 10%的 AP 病例中会出现炎性动脉假瘤,可导致腹腔或囊肿内出血,一线治疗手段为腹腔动脉造影+动脉栓塞。

3. 胰瘘以非手术治疗为主　包括禁食水、空肠营养、应用生长抑素等或内镜下治疗。大多数过 3 ~ 6 个月的引流可恢复。胰管完全断裂的可考虑手术治疗。

4. 消化道瘘　以十二指肠瘘和直肠瘘最为常见。前者通过空肠营养,保持消化液引流通畅,通常不需要手术可自愈。而直肠瘘因腹腔污染严重,往往需要手术治疗。

五、中医药对急性胰腺炎的作用

中医药在急性胰腺炎治疗中的作用越来越受到重视,在西医基础上联合中医药治疗可显著提高疗效[42]。中医认为急性胰腺炎病性以里、实、热证为主。病位在脾、胃、肝、胆,并涉及心、肺、肾、脑、肠,现代中医学者认为其治疗应以"益气养阴、清热解毒、活血化瘀、通里攻下"为治疗原则[43-47]。其治疗应辨证论治及辨证施治并随症状加减用药。如丹参制剂可用于改善 AP 时的急性微循环障碍[48]。中药灌胃、肠:生大黄 15g,胃管内灌注或直肠内滴注,每日 2 次。可有效防止肠功能衰竭及细菌移位,提高临床疗效,减少并发症,降低死亡率[49,50]。动物实验[51]发现针灸治疗可以降低 AP 时促炎因子的水平,临床研究也已表明可改善患者胃肠道功能[52]。腹部外敷芒硝、金黄散(金黄膏)也可起到保护胰腺,减少渗出的作用。现有的研究已表明中药复方制剂在 AP 中可抑制炎症细胞因子释放、改善微循环、清除氧自由基及抑制胰酶分泌,从而促进胰腺炎的恢复[53-58]。但目前大部分研究中多数都是复方制剂,仍需进行大量的基础及临床研究来揭示在急性胰腺炎治疗中有效的重要单体成分及其作用机制。中医药在防治胰腺炎的作用必将随着对急性胰腺炎发病机制研究的不断深入,而起到越来越重要的作用。

展　望

　　急性胰腺炎其临床表现多样化,病理生理机制复杂,评估手段尚未统一标准,合并症繁多,重症胰腺炎患者死亡率仍高。目前仍需要进一步阐明其病生理机制,优选评估手段,在西医基础上结合祖国传统医学,尽量减少因严重并发症而导致病人的死亡。这仍然是临床医师所面临的严峻挑战,相信随着对这一疾病认识的不断深入,对其诊断和治疗必将面临一个更加光明的前景和未来。

（李振华　王国兴　谢苗荣）

参 考 文 献

1. 徐克成,江石湖. 消化病现代治疗. 南京,江苏科学技术出版社,1993:572-579.

2. 聂玉强,谢飚,李瑜元. 胆结石大小与急性胰腺炎的关系. 广东医学,2003,24(4):405-407.

3. 陆斌,罗和生. 胆囊结石与急性胰腺炎的关系. 中华胰腺病杂志,2014,14(4):252-254.

4. Costi R,Violi V,Roncoroni L,et al. Small gallstones,acute pancreatitis,and prophylactic cholecystectomy. Am J Gastroenterol,2006,101(7):1671-1672.

5. 赵登秋,邬叶锋,程邦君,等. 急性胰腺炎217例病因与临床诊治分析. 中华肝胆外科杂志,2012,18(8):615-617.

6. 薛平,黄宗文,郭佳,等. 高脂血症相关性重症急性胰腺炎临床特点的探讨. 中华胰腺病杂志,2006,6(1):27-29.

7. Anderson F,Thomson SR,Clarke DL,et al. Acute pancreatitis:demographics,aetiological factors and outcomes in a regional hospital in South Africa. S Afr J Surg,2008,46(3):83-86.

8. Razvodovsky YE. Alcohol consumption and pancreatitis mortality in Russia. JOP,2014,15(4):365-370.

9. Faroudy M,Mosadik A,Mouelhi S,et al. The post-traumatic pancreatitis:about four cases. Ann Fr Anesth Reanim,2006,25(6):652-656.

10. Hashimoto D,Ohmuraya M,Hirota M,et al. Involvement of autophagy in trypsinogen activation within the pancreatic acinar cells. J Cell Biol,2008,181(7):1065-1072.

11. Aatur DS,Reetesh KP,Jeffrey AK,et al. The histopathology of PRSS1 hereditary pancreatitis. Am J SurgPathol,2014,38(3):346-353.

12. 王胜忠,彭勃. 急性重症胰腺炎的发病机制研究新进展. 医学信息:西安,2013,(7):576-577.

13. Fujita M,Masamune A,Satoh A,et al. Ascites of rat experimental model of severe acute pancreatitis induces lung injury. Pancreas,2001,22(4):409-418.

14. Kaiser AM,Saluja AK,Lu L,et al. Effects of cycloheximide on pancreatic endonuclease activity,apoptosis,and severity of acute pancreatitis. Am J Physiol,1996,271(3Pt1):C982-993.

15. 李想,王湘. 英急性胰腺炎微循环障碍的治疗进展. 医学临床研究,2009,26(2):352-355.

16. Gorelick FS,Thrower E. The acinar cell and early pancreatitis responses. Clin Gastroenterol Hepatol,2009,7(11 Suppl):S10-14.

17. 邓力珲,夏庆. 急性胰腺炎腺泡细胞钙超载发病机制及其研究方法. 胃肠病学,2006,11(2):120-123.

18. 李超明. B超在急性胰腺炎诊断价值分析. 中国现代药物应用,2011,12(1):133-135.

19. 曾亚菲,梁钧. 多层螺旋CT在轻微胰腺及胰周改变对诊断早期急性胰腺炎的临床价值. 中国医学工程,2013,5(1):155-158.

20. 梁凯. 多层 CT 与超声影像检查对急性胰腺炎诊断价值. 中外医学研究,2015,13(15):64-65.

21. Balthazar EJ. Complications of acute pancreatitis clinical and CT evaluation. RadiolClin North Am,2002,40 (6):1211-1227.

22. 朱敏,袁琼昌. 螺旋 CT 在急性胰腺炎诊断中的应用价值. 现代中西医结合杂志,2014,23(6):53-654.

23. 王廷昱,陈晶,陈奋,等. 螺旋 CT 在急性胰腺炎诊断中的应用价值. 中国 CT 和 MRI 杂志,2004,2(2):39-42.

24. CHO YS,KIM HK,JANG EC,et al. Usefulness of the bedside index for severity in acute pancreatitis in the early prediction of severity and mortality in acute pancreatitis. Pancreas,2013,42(3):483-487.

25. Gompertz M,Fernandez L,Lara I,et al. Bedside index for severity in acute pancreatitis (BISAP) score as predictor of clinical outcome in acute pancreatitis:retrospective review of 128 patients. Revistamedica de Chile, 2012,140(8):977-983.

26. Papachristou GI,Muddana V,Yadav D,et al. Comparison of BISAP,Ranson's,APACHE-II,and CTSI scores in predicting organ failure,complications,and mortality in acute pancreatitis. Am J Gastroenterol,2010,105(2): 435-441.

27. Singh VK,Wu BU,Bollen TL et al. A prospective evaluation of the bedside index for severity in acute pancreatitis score in assessing mortality and intermediate markers of severity in acute pancreatitis. Am J Gastroenterol, 2009,104(4):66-971.

28. Thandassery RB,Yadav TD,Dutta U,et al. Prospective validation of 4-category classification of acute pancreatitis severity. Pancreas,2013,42(3):392-396.

29. 郭子皓,郝建宇. AP 评分系统综述. 临床肝胆病杂志,2011,27(11):1170-1174.

30. 郭小燕,万荣,徐萍. BISAP 评分对急性胰腺炎患者病情严重度及预后评估价值的研究. 胃肠病学和肝病学杂志,2012,21(12):1097-1104.

31. 黄玲,徐萍,史先芳. 三种评分标准对急性胰腺炎病情和预后的评估作用. 中华消化杂志,2012,32(6): 400-403.

32. 陈丽芬,陆国民,周群燕,等. BISAP 评分对急性胰腺炎严重程度及预后评估的临床价值. 中华胰腺病杂志,2012,12(4):219-222.

33. 黄玉莲,张玫,马丽娜. 急性胰腺炎严重程度床边指数评分对急性胰腺炎严重程度的早期评估价值. 中华临床医师杂志(电子版),2011,17(5):5090-5092.

34. Ukai T,Shikata S,Inoue M,et al. Early prophylactic antibiotics administration for acute necrotizing pancreatitis: a meta-analysis of randomized controlled trials. J HepatobiliaryPancreatSci,2015,22(4):316-321.

35. Yoo JH,Kwon CI,Yoo KH,et al. Effect of proton pump inhibitor in patientswith acute pancreatitis-pilot study. Korean Journal of Gastroenterology,2012,60:362-367.

36. Zhou M,Chen B,Sun H,et al. The efficiency of continuous regional intra-arterial infusion in the treatment of infected pancreatic necrosis. Pancreatology,2013,13:212-215.

37. Ino Y,Arita Y,Akashi T,et al. Continuous regional arterial infusion therapy with gabexatemesilate for severe acute pancreatitis. World Journal of Gastroenterology,2008,14:6382-6387.

38. Xu W,Zhou YF,Xia SH. Octreotide for primary moderate to severe acute pancreatitis:a meta-analysis. Hepato-Gastroenterology,2013,60:1504-1508.

39. Mirtallo JM,Forbes A,McClave SA,et al. International consensus guidelines for nutrition therapy in pancreatitis. J Parenter Enteral Nutr,2012,36(3):284-291.

40. Wereszczynska-Siemiatkowska U,Swidnicka-Siergiejko A,Siemiatkowski A,et al. Early enteral nutrition is superior to delayed enteral nutrition for the prevention of infected necrosis and mortality in acute pancreatitis. Pancreas,2013,42(4):640-646.

41. da Costa DW,Bouwense SA,Schepers NJ,et al. Same-admission versus interval cholecystectomy for mild gall-

stone pancreatitis（PONCHO）：a multicentre randomized controlled trial．Lancet，2015，386（10000）：1261-1268．

42. 刘冬一，雷力民，廖昭海，等．中医药治疗急性胰腺炎研究进展．长春中医药大学学报，2015，31（4）：877-880．

43. 廖化明．中西医结合治疗急性胰腺炎例临床疗效观察．中国中医急症，2007，16（4）：411-412．

44. 顾宏刚，张静喆．朱培庭治疗重症急性胰腺炎的经验．上海中医药杂志，2005，39（12）：33-34．

45. 宋雅芳，姬爱冬．刘友章教授中西医治疗急性胰腺炎经验．中国中医急症，2006，15（5）：510-511．

46. 胡翀蔚．张照兰教授治疗急性胰腺炎经验．光明中医，2010，25（2）：194-195．

47. 王增苏．王宁治疗急性胰腺炎经验举隅．山西中医，2010，26（8）：7-8．

48. 石星亮，陈垦，王辉．丹参治疗急性胰腺炎的研究进展．医药导报，2009，28（4）：487-490．

49. 楼恺娴，龚自华，袁耀宗，等．大黄素对急性胰腺炎胰腺组织 TGFβ1 表达的影响．中国中西医结合杂志，2001，21（6）：433-436．

50. 高保华，牛春燕，汪雯．生大黄外敷治疗急性胰腺炎 65 例观察．陕西医学杂志，2010，39（5）：607-608．

51. 薛奇明，黄露，李宁．电针天枢穴对重症急性胰腺炎大鼠血清促炎和抗炎因子的影响．中西医结合学报，2011，9（6）：658-664．

52. 焦旭、卢云．中医药治疗急性胰腺炎的进展．中国中医急症，2016，25（10）：1922-1925．

53. 雷力民，林寿宁，田玉玲，等．安胰颗粒对重症急性胰腺炎大鼠 NF-κB 活化的影响．时珍国医国药，2014，25（10）：2330-2332．

54. 郑俊全．血府逐瘀口服液联合生长抑素治疗急性胰腺炎的临床研究．现代药物与临床，2014，29（8）：907-910．

55. 邓文宏，郭闻一，陈辰，等．生长抑素联合复方丹参注射液治疗急性胰腺炎疗效的 Meta 分析．微循环学杂志，2014，24（4）：54-59．

56. 王艳红．抗氧化剂 α-硫辛酸对大鼠急性胰腺炎的治疗作用．世界华人消化杂志，2014，22（20）：2887-2892．

57. 王宏志，何仁胜，方春华，等．奥曲肽与丹参多酚酸盐合用对急性胰腺炎大鼠氧自由基影响的研究．中国中西医结合消化杂志，2013，21（7）：359-362．

58. 吴丽，徐春蕾，季易彦，等．大黄及大黄蒽醌类有效成分对胰腺腺泡细胞损伤的保护作用．中药新药与临床药理，2014，25（5）：590-594．

第六章 急性胃黏膜病变研究进展

急性胃黏膜病变(acute gastric mucosal lesions，AGML)是以胃黏膜发生不同程度糜烂、浅溃疡和出血为特征的病变。以急性黏膜糜烂、黏膜出血改变为主者可称为急性出血性胃炎，发生于应激状态，以多发性溃疡为主者可称为应激性溃疡[1,2]。本病是上消化道出血的常见病因之一，约占 20%～30%。口服胃黏膜屏障破坏剂为导致急性胃黏膜病变的首要原因，常表现为上消化道出血，胃镜检查是诊断本病的首选手段。

一、病　　因

（一）应激性因素

多种疾病可引起机体应激反应，导致 AGML 的发生，其中最常见的应激源如脑复苏术后；心脑血管意外；严重心理应激，如精神创伤、过度紧张等[3]。

（二）非应激性因素

1. 药物　主要包括阿司匹林等非甾体抗炎药物(nonsteroidal anti-inflammatory drugs，NSAIDs)、氯吡格雷等抗血小板类药物、皮质类固醇等激素类药物、抗肿瘤以及抗生素类药物。NSAIDs 和阿司匹林等抗血小板类药物可通过局部和全身作用造成胃黏膜损伤：①对局部黏膜表面直接的损害；②全身前列腺素合成的抑制；③抗血小板凝集效应；④其他机制：与前列腺素有关或无关的机制，可能与白细胞功能和淋巴细胞的免疫调节有关。药物性损伤是胃黏膜损伤常见的因素。

2. 酒精　乙醇具有的亲脂性和脂溶性可导致胃黏膜糜烂和胃黏膜出血，此时，炎症细胞浸润多不明显，尤其是空腹及大量饮酒的情况下对胃黏膜损伤更为明显。

3. 吸烟、进食刺激性食物等也可以通过直接及间接的机制造成胃黏膜损伤而产生急性胃黏膜病变。

4. 创伤和物理因素　放置鼻胃管、剧烈恶心或干呕、胃内异物、食管裂孔疝、胃镜下各种止血技术、息肉摘除等微创手术以及大剂量放射线照射均可导致胃黏膜糜烂甚至溃疡[4]。

二、发 病 机 制

（一）胃黏膜缺血

胃黏膜血流的作用主要是维持黏膜的完整性。当机体遭受严重疾病损害时，交感神经兴奋，肾上腺髓质分泌儿茶酚胺增多，使胃黏膜血管发生痉挛收缩，组织灌流量骤减，致使胃黏膜缺血、缺氧，细胞代谢障碍。

（二）胃黏膜屏障受损

所谓胃黏膜屏障是胃黏膜保持 pH 梯度在胃黏膜本身和胃腔之间，正常胃黏膜有良好的屏障作用。若胃黏膜屏障缺陷或破坏,通透性增加,胃腔内 H^+ 能反向弥散至胃黏膜,继之钠、钾、水和蛋白可流出胃腔。如反向弥散继续增加,则造成胃黏膜损伤,继之毛细血管破裂出血,最后胃黏膜破坏脱落。

（三）胃内酸度和胃蛋白酶的作用

胃内胃酸的存在是形成 AGML 的先决条件,中和在胃腔内的胃酸可防止 AGML 的发生。目前已知形成溃疡所需要的胃酸和胃蛋白酶水平随黏膜血流、酸碱平衡等因素的变化而变化。

（四）类固醇激素和前列腺素

类固醇激素对胃黏膜既有保护作用也有损害作用。它稳定胃黏膜细胞溶酶体膜,故能防止溶酶体对细胞的破坏作用,胃肠道黏膜含丰富的前列腺素(prostaglandin,PG),产生多种效应有益于胃黏膜的细胞保护作用。

上述因素均不是孤立的,应是多种因素综合所致,然而这些机制尚待进一步研究。

三、分子机制研究进展

近年来,学者们又开始从分子机制探讨 AGML 的病因,并已发现了一些与之相关的防御因子,涉及抗氧化应激、黏膜保护、修复相关的信号和受体、热休克蛋白、激素等方面[5]。

（一）抗氧化应激

活性氧作为第二信使可激活对氧化还原反应敏感的信号转导级联反应,包括丝裂原活化蛋白激酶和下游的转录因子如核因子-KB、激活蛋白-1,这些信号通路的激活促进大量促炎症基因的表达,从而促进组织炎症损伤[6]。如超氧化物歧化酶(Superoxide Dismutase,SOD),血红素加氧酶-1(heme oxygenase-1,HO-1),硫化氢(hydrogen sulfide,H_2S),谷氨酸盐。

（二）黏膜保护和修复相关的信号和受体

黏膜损伤是与受损组织释放的化学物质相关联的,这些化学物质能够激活细胞参与炎症及凋亡过程,还有一些化学物质参与黏膜保护和修复过程。如环氧化酶-2((Cyclooxygenase-2,COX-2)[7],Toll 样受体(Toll-like receptors,TLRs)[8-10],生长因子(growth factor,GF)[11,12],三叶因子(trefoil factors,TFFs)[13,14]。

（三）热休克蛋白(heat shock protein,HSP)

HSP 尤其是 HSP70,可以通过折叠或降解应激源产生的变性蛋白来保护细胞抵抗应激源导致的组织损伤。此外,HSP70 还通过抑制细胞凋亡、促炎细胞因子及黏附因子的产生保护胃黏膜[15,16]。

（四）激素

多种激素可以通过改变攻击因子(如胃酸、胃蛋白酶)、防御因子(如血流和碳酸氢盐)

的分泌及增加细胞增殖速率来保护胃肠道黏膜屏障的完整性。如降钙素基因相关肽（Calcitonin gene related peptide，CGRP）[17]，胰高血糖素样肽-2（glucagon-like peptide 2，GLP-2）[18]。

四、临 床 诊 断

（一）临床特点

AGML 的临床特点是突然发病，有上腹部剧烈疼痛，嗳气和呕吐，严重病人多发生呕血和便血，短期内好转。此特点是诊断 AGML 是重要依据。不同病因所致 AGML，又有其特殊性：

（1）应激状态：多发生在严重创伤、烧伤、脑血管病、大手术后、严重脏器功能衰竭、休克、癌症和脓毒血症等。并且多在伤后 3～7 天发生多发性浅表的应激性溃疡，其表现为上消化道出血，而很少有上腹痛。

（2）烧伤后 Curling 溃疡：烧伤面积大于 35% 体表面积者有 1/2 的病人发生应激性溃疡，其表现是出血，但胃酸多不高。

（3）中枢神经系统疾病产生的 Cushing 溃疡：其特点是溃疡较深、胃酸增高，易发生出血和穿孔。

（4）药物性 AGML：常在服用致溃疡药物后出现上腹不适、疼痛、恶心、呕吐、便血或呕血及穿孔。服药量大，疗程长，年龄大，服用 2 种以上药物者发生率较高。在发病前 24～28h 有服药史者，而出血以上消化道出血位主要症状者，应考虑到药物性 AGML。

（二）内镜检查

内镜检查不仅可明确诊断，并可进行内镜下治疗和确定今后的治疗方案，是极为重要的检查方法，一般应在发病后 24～48h 内检查。80%～90% 病人得以确诊，95% 的病变可以明确出血部位。内镜可见到急性糜烂性胃炎局限在酸性胃黏膜区，即大多数发生在壁细胞分布区（胃底和胃体），而急性胃溃疡则多发生在碱性黏膜区，即胃幽门窦和十二指肠。

（三）胃黏膜活体组织检查

在内镜下作胃病区黏膜活检，可以了解病变性质。其特征性病理表现是胃黏膜糜烂，有时在显微镜下才能发现。另外，还可以看到黏膜下水肿和出血，黏膜下血管充血，黏膜表面上皮缺如。

（四）X 线检查

X 线检查诊断意义尚未统一，有学者认为胃黏膜糜烂和浅表性溃疡，钡餐或气钡双重对比造影均不宜发现。而又学者认为 AGML 的病灶用 X 线，83% 可出现。

（五）超声波检查

虽不是诊断 AGML 的必要检查，但可提供胃壁断层面的图像，可较准确地判断胃壁厚度。

（六）选择性或超性动脉造影

内镜检查仍不能明确出血部位和原因时，方可考虑作选择性动脉造影。出血大多数来自胃冠状动脉,因而应将导管插到胃冠状动脉。如怀疑出血来自胃窦部位应将导管插到胃右动脉,出血来自十二指肠则插到十二指肠动脉,无法确定出血部位时插到腹腔动脉或肠系膜上动脉。

（七）放射性核素血池扫描

此法为非损伤性检查,用核素锝在体内标记红细胞,血池扫描比血管造影更为灵敏,小量出血也能显示[19,20]。

五、治 疗

（一）内科治疗

在各种不同的致病因素中,精神因素、药物、酒精以及一些辛辣食物对胃黏膜的直接刺激、动脉硬化致胃缺血等引起的 AGML 属内科范畴。于学忠,郭树彬等[4]《中国急性胃黏膜病变急诊专家共识》对急性胃黏膜病变的急诊治疗,推崇 AGML 的危险分层,和根据不同危险分层采取有所区别的治疗方案。但无论何种病因或诱因,控制、去除诱因,积极治疗原发病是早期 AGML 治疗的关键。而针对性治疗 AGML 治疗原则首先是抑制胃黏膜损害因素如:抑制胃酸、升高胃内 pH 值;其次,加强胃黏膜的保护机制;再次,调整止凝血功能预防消化道出血加重。危险性 AGML 主要"风险"一方面来源于失血量较大或难以控制止血的消化道出血、继发性失血性休克、多器官功能障碍及衰竭,另一方面也来源于危险性 AGML 出现的消化道穿孔、细菌移位进而导致病情进展出现多器官功能障碍及衰竭。早期治疗的重点在于紧急器官功能评价和紧急器官功能复苏和支持。后期才是针对性地治疗AGML[4,20]。

1. 全身性治疗

（1）积极治疗和控制外科并发症:大手术前若病人有肝肾功能不全、黄疸、手术中发生过低血容量甚至休克、术后发生严重感染或胃肠道麻痹等并发症,以及创伤后或烧伤后创面出现严重感染或败血症时,消化道黏膜的应激性损害即会加重以致发生大出血。因此,积极控制和治疗手术后的各种并发症及烧伤创面感染,包括增加敏感抗生素用量,加强静脉营养及纠正水、电解质平衡失调等。持续胃肠减压有助于将胃肠麻痹后潴留于胃腔中的氢离子和胆汁吸出。

（2）抑制胃酸分泌:H_2受体拮抗剂的应用;抗酸剂的应用。

（3）前列腺素的应用:前列腺素对各种原因引起的 AGML 具有预防作用。

（4）营养物质的作用:鼻饲要素饮食能很好地预防应激性溃疡的发生。

2. 内镜治疗

（1）经内镜注射或喷洒药物,此法具有相当高的疗效,而且操作简单,在进行紧急内镜检查的同时完成。

（2）经内镜热凝固止血,此法主要通过热凝固后血管闭塞和血管接合而止血。

（3）经内镜机械钳夹止血,通过内镜活检管道将持夹钳送人胃腔,在直视下将金属夹对准出血部位进行钳夹止血,适用于喷射性小动脉出血。

3. 选择性动脉栓塞或滴注垂体后叶加压素治疗:主要用于两种情况:

（1）胃内出血量太多无法用内镜辨认出血源。

（2）采用上述各种止血措施仍然不能奏效,病情危重不能耐受再次手术者。

（二）外科治疗

手术指征：

（1）在药物治疗中,每日仍需输血 3 个单位尚不能维持血压者。

（2）经输血及药物治疗,红细胞压积不升,仍有出血倾向者。

（3）诊断明确,原发病是应激性溃疡的主原因,经各种治疗仍继续出血者。

（4）拟有胃及十二指肠穿孔者[3,21,22]。

（蒋志锋　李凤杰）

参 考 文 献

1. 《普通外科应激性粘膜病变的预防与治疗-中国普通外科专家建议》编审委员会. 普通外科应激性粘膜病变的预防与治疗-中国普通外科专家建议. 中国实用外科杂志,2009,29(11):881-882.

2. 郑吉祥,彭德恕. 急性胃粘膜病变的诊治. 中国实用外科杂志,1994,(7):420-422.

3. 中华医学杂志编辑委员会. 应激性溃疡防治建议. 中华医学杂志,2002,82(14):1000-1001.

4. 中国医师协会急诊医师分会. 中国急性胃粘膜病变急诊专家共识. 中华急诊医学杂志,2015,24(10):1071-1077.

5. 薛祥,聂时南. 应激性溃疡相关防御因子的研究进展. 中华急救医学杂志,2015,35(2):173-177.

6. Dröge W. Free radicals in the physiological control of cell function. Physiol Rev,2002,82(1)1:47-95.

7. Schmedtje JF,Ji YS,Liu WL,et al. Hypoxia induces cyclooxygenase-2 via the NF-kappaB p65 transcription factor in human vascular endothelial cells. J Biol Chem,1997,272(1):601-608.

8. Scott T,Owens MD. Thrombocytes respond to lipopolysaccharide through Toll-like receptor-4,and MAP kinase and NF-kap-paB pathways leading to expression of interleukin-6 and cyclooxygenase-2 with production of prostaglandin E2. Mol Immunol,2008,45(4):1001-1008.

9. Voss T,Barth SW,Rummel C,et al. STAT3 and COX2 activation in the guinea-pigbrain during fever induced by the Toll-like receptor-3 agonist polyinosinic:polycytidylic acid. Cell Tissue Res,2007,328(3):549-561.

10. Zhang Y,Chen H,Yang L. Toll-like receptor 4 participates in gastric mucosal protection through Cox-2 and PGE2. Dig Liver Dis,2010,42(7):472-476.

11. Florkiewicz RZ,Ahluwalia A,Sandor Z,et al. Gastric mucosal injury activates bFGF gene expression and triggers preferential translation of high molecular weight bFGF isoforms through CUG-initiated,non-canonical codons. Biochen Biophys Res Commun,2011,409(3):494-499.

12. Wang T,Leng YF,Zhang Y,et al. Oxidative stress and hypoxia-induced factor lalpha expression in gastric ischenia. Word J Gastroenterol,2011,17(14):1915-1922.

13. 聂时南,孙海晨,吴学豪,等. 三叶肽对胃黏膜适应性细胞保护的调节作用. 中华危重病急救医学,2005,17(5):302-306.

14. Zhang BH,Yu HG,Sheng ZX,et al. The therapeutic effect of recombinant human trefoil factor 3 on hypoxia-induced necrotizing enterocolitis in immature rat. Regulatory Peptides,2003,116(1-3):53.

15. 郇姗姗. 腺病毒介导的热休克蛋白70对脑缺血缺氧大鼠保护作用的研究. 中国危重病急救医学,2011,23(6):365-367.

16. Tanaka K,Mizushima T. Protective role of HSF1 and HSP70 against gastrointestinal diseases. International Journal of Hyperthermia,2009,25(8):668.

17. Luo XJ, Li NS, Zhang YS, et al. Vanillyl nonanoate protects rat gastric mucosa from ethanol-induced injury through a mechanism involving calcitonin gene-related peptide. European Journal of Pharmacology, 2011, 666 (1-3):211.

18. Rowland KJ, Brubaker P L. The "cryptic" mechanism of action of glucagon-like peptide-2. Am J Physiol Gastrointest Liver Physiol, 2011, 301(1):G1-G8.

19. 陈灏珠, 实用内科学. 第 10 版, 北京:人民卫生出版社, 1997:1542.

20. 中国医师协会急诊医师分会. 急性上消化道出血急诊诊治流程专家共识. 中华急救医学杂志, 2015, 35 (10):865-873.

21. Gerbes A L, Gulberg V, Gines P, et al. Therapy of hyponatremia in cirrhosiswitha vandomized double-blind. Gastroenterology, 2003, 124(4):93.

22. 任高, 陆再英, 内科学. 第 6 版, 北京:人民卫生出版社, 2005:480.

第七章 急性肠衰竭管理

肠功能衰竭(IF)是由于肠道功能降低以至于胃肠道无法吸收营养的结果。由 I 型和 II 型 IF 组成急性肠功能衰竭(AIF)。虽然其发病率相对较低,但 II 型 AIF 十分严重且需要多学科专家治疗,并常在得到缓解之前持续很长时间。管理关键点为:控制脓毒症,液体和电解质复苏,优化营养状况,伤口护理,适当的手术和积极康复。

一、介　　绍

肠功能衰竭(IF)已经被定义为肠道功能减低至肠道满足吸收宏量营养素和(或)水和电解质的最低需求之下,并需要静脉营养支持以保持健康和(或)生长[1]。吸收功能的减退并不需要静脉内营养以维持健康或生长可以被认为是"肠功能不全或缺乏"。IF 可为获得性或先天性,胃肠道性或全身性,良性起源或恶性起源。IF 可能突然发生,或表现为慢性疾病缓慢、逐渐的演变过程,可表现为自限性短期过程或长期持续病程(慢性肠衰竭,CIF)。

根据发病的基础情况,与代谢和预后标准,IF 被归类为: I 型-急性,短期,通常为自限性。 II 型-急性病情的延续,经常出现在代谢情况不稳定的患者,并在数周或数月期间需要复杂多学科护理和静脉营养补充。 III 型-慢性病情况下(CIF),代谢稳定的患者,数月或数年需要静脉补充营养。可为可逆的或不可逆的(表 5-7-1)。

I 型和 II 型 IF 共同组成急性肠功能衰竭(AIF)。 I 型 AIF 是一种常见的、短暂的、在大多数情况下自我限制的情况,在腹部手术后围术期约 15% 患者诊断为 AIF,或与重大疾病如颅脑损伤、肺炎,或急性胰腺炎、心脏术后相关。术后肠梗阻通常在几天内自行恢复,只需极少治疗。这些患者通常在外科病房,虽然有一些患者处于重症监护条件但也适合这一类分类。急性胃肠道损伤这一术语是为了描述重症患者中作为多脏器功能不全一部分的胃肠道功能不全(无论是否具有原发腹部病理情况)而提出的。急性胃肠功能损伤 I 型(自限型)以及二型(需干预治疗)大致对应 AIF I 型,有着一致的评估方法和管理需求。

II 型 IF 是伴随脓毒症的/代谢性/复杂营养性并发症的少见临床情况。可作为创伤结果逐步发生;也可伴随因急性情况(如肠扭转、绞窄性疝、肠系膜血栓形成或腹部创伤)而需要行肠切除后发生;或肠道手术并发症(吻合口漏,无法识别的肠道损伤、瘘管形成、腹壁撕裂,腹腔镜探查或开腹)发生,常常出现在先前存在的明显的临床并发症情况下。 II 型 AIF 的患者往往需要专门的医疗设施,如专门 IF 单元,重症监护,具有多学科 IF 团队护理能力。 II 型 IF 年发病率估计为 9 例/每百万人口。最常见的结果为全肠康复(约 40%),长期肠内营养(包括管远端喂养灌肠或食糜回输),或转变为 III 型 IF 并需要长期 HPN(家庭肠外营养)(约 50%)。 II 型 IF 院内死亡率报道为高达 9.6% ~ 13%。

二、 管 理 总 则

表现为瘘或肠造口出量增多的典型 II 性 AIF 患者可能伴有脓毒症或可能伴有短肠综合

征(占新入院 AIF 的 30%)。虽然这种现象在某种程度上一定会在所有胃肠道手术情况下被观察到,但没有统一治疗 AIF 的临床手段。

虽然治疗的关键方面在于治疗导致 AIF 的潜在情况,但普遍认为一些涉及多学科的治疗措施(表 5-7-1)必须应用以成功治疗 AIF。对于有着肠-皮肤瘘的 AIF 患者,马斯特里赫特小组提出的方案总结在表 5-7-2。英国索尔福德单元也提出了非常相似的指导意见(首字母缩略词 SNAP:败血症,营养,解剖,计划)。

表 5-7-1　多学科综合治疗 Ⅱ 型 AIF

控制脓毒症	外科医师,放射科医师,感染科医师,重症监护医师
代谢/液体优化,控制/避免脏器衰竭	重症医师,护士,肾脏病医师,呼吸治疗师以及其他相脏器功能不全对应的医师
优化营养状态。转诊到合适的机构	营养学专家,重症医师,护士,胃肠科医师,外科医师
评估胃肠功能	护士,重症医师,胃肠科医师,外科医师
伤口/瘘护理	外科医师,护士,伤口/造瘘口护理师
活动/理疗	护士/理疗科医师
避免如胃内容物误吸,压疮,导管感染等并发症	护士,理疗科医师,重症监护医师,外科医师,麻醉师

表 5-7-2　肠衰竭分类

		描述	持续	举例	治疗目标
Ⅰ 型	AIF Ⅰ 型	急性情况。其他脏器功能不全常出现,当其他脏器功能不全纠正时,AIF 常为自限性	数天	术后麻痹性肠梗阻或作为 MODS 的一部分出现	度过急性期。稳定动态平衡。缓解 IF
Ⅱ 型	AIF Ⅱ 型	急性病情的延续。持续的代谢不稳定	数周到数月	伴或不伴瘘的复发性腹腔脓毒症。短肠综合征急性期	达到无脓毒症并无脏器功能不全的稳态,缓解 IF 或过渡到慢性 IF
Ⅲ 型	CIF	慢性器官衰竭不伴有伴随急性器官衰竭。稳态临床情况	数月至数年	短肠综合征。肠动力障碍	保持动态平衡。优化营养和伤口状态。可能的情况下保持恢复肠完整性

控制脓毒症包括发现脓毒症的征象,射线下或应用手术引流液体和脓肿,个体化的抗生素治疗。应优先考虑应用肠外或肠内营养应以优化酸碱、电解质和水化状态,方法包括液体补液(静脉、肠、和(或)口服)以及抗酸和抗动力药物的使用(通常是质子泵抑制剂和洛哌丁胺)。也需要防止严重营养不良患者开始营养支持后出现再喂养综合征的手段。伤口护理需要专科护理,可能包括伤口管理者,造口用具,双套管吸引,真空连接敷料系统等。应行积极康复并使用任何保留/排除肠道,这通常会包括肠内喂养,有时经造瘘口喂养,或近端液体回输。之后,通过影像学手段精确评估胃肠道状态和功能将允许后续的手术计划,直到初始损伤经过至少 3 个月且只有当有证据表明急性炎性反应在很大程度上缓解以后(体重及血

清白蛋白的改善;炎症标志物正常水平;较低的瘘出量),否则手术是不明智的。

认真遵守上述项目可预测对 ECF 治疗成功的机会。类似"SNAP"方法也侧重于依照培养、拭子结果、腹部成像、识别其他可能感染源(如呼吸道和泌尿道感染,心内膜炎)而进行的脓毒症检测和治疗。需要进行营养与饮食评估,以便当必须进行补充饮食时应用最合适的方法:肠内(鼻胃管,灌肠,食糜回灌)或肠外(外周或中央静脉)。

三、管理 AIF 的主要方面

(一)控制脓毒症

脓毒症是 AIF 患者死亡的主要原因。如果脓毒症起源于腹腔,须立即去除感染源并进行合适的引流。然而,在某些情况下,没有发现明显可去除的感染源,这时脓毒症可能是由细菌易位引起的(如结肠炎、严重肠管扩张,无穿孔的亚急性肠缺血等)。寻找和识别脓毒症的早期症状是十分必要的。患者可能没有表现出典型的感染迹象,如发热或血清 C-反应蛋白(CRP)水平升高。然而,未控制的败血症的临床症状可能包括心动过速,疲劳,脑病,液体潴留和水肿,黄疸,最终出现新发或恶化的器官功能衰竭的临床特点。实验室检查可以提示白细胞较少或白细胞增多,单独出现的淋巴细胞减少、血红蛋白减低,作为肝功能异常指标而出现的血浆白蛋白和转铁蛋白水平的降低。

虽然根据培养结果的个体化的、有针对性的抗生素治疗是必需的,但只进行抗生素治疗只能满足少数 AIF 患者的需求。因此,必须识别和治疗脓毒症来源,如经皮或外科手术引流腹腔脓肿。此外,需要考虑非腹源性败血症来源,肺炎是其中最常见的。中心静脉导管应始终被认为是可能的感染源。需意识到伴迁延不愈感染以及长期应用抗生素的重症病人的继发真菌脓毒症风险,特别可能是在那些口腔卫生差的病人中。

(二)优化水合和营养状态

AIF 患者的临床和代谢状况取决于胃肠功能障碍的程度和部位以及潜在的疾病和其他器官功能。在短肠综合征的病例(SBS)中,这也取决于手术切除范围以及是否存在回肠盲肠瓣和(或)结肠。在最初阶段,AIF 液体和营养的管理目的是通过补充体液和电解质达到血流动力学稳定。此后,控制液体损失和满足能源需求变为主要任务。

1. 补充液体和电解质　液体复苏是所有 AIF 患者基本步骤,并需要在任何营养干预前开始执行。经小肠的液体流量每天约 6~8L,主要为胃肠道分泌物但也包括饮用的液体。80% 左右的液体在空肠和回肠吸收,通常只有 1~1.5L 的液体进入结肠,其中只有约 150ml 不被吸收。结肠的储备能力十分巨大,在 24 小时内结肠能增加再摄取水量至 5L。在接受了广泛肠切除的患者中,肠液丢失与残余小肠长度成反比,并由于部分或全结肠切除而恶化。末端空肠造口或近端回肠造口的病人常发展为脱水以及电解质缺乏(特别是镁、钾和钠)。尤其是电解质紊乱可加重胃肠动力障碍,应使所有 AIF 病人中电解质处于正常值。相较于失去空肠,由于部分多余的胆盐和未吸收的脂肪达到结肠以及空肠不能够适应此类物质,回肠切除术导致相应的更严重的吸收不良以及腹泻(胆盐腹泻和脂肪泻)。AIF 患者肠道损失的数量级在早期肠切除后是最大的,并可能因伴随因素如肠道炎症、肠道运动不良而加重。无论多少小肠存在,存在腹内脓毒症或其他潜在的疾病(如 Crohn,腹腔疾病,放射性肠炎或艾迪生氏病)可以显著提高肠输出(即没有短肠综合征)。

应输入液体以弥补所有的丢失并保持尿量至少为 1 毫升/公斤/小时(或 25 毫升/公斤/天)。患者应接受足够量的水,通常超过 30～40 毫升/公斤/天的标准体积。大量的液体和电解质通过腹泻、过量造口流出物丢失,鼻胃引流管必须仔细监测和更换。尿钠浓度是水化状态的敏感指标,尿钠小于 20mmol/L(或<50mmol/24h),钠/钾比<1,表示液体和(或)钠耗竭。这将先于血液尿素或肌酐的变化。应每周监测数次,直到达到液体平衡稳态。

治疗脓毒症的液体疗法是最具挑战性的,因为液体状态优化用于维持足量器官灌注以防止进一步脏器损伤所代替,所以在这个阶段不可避免的达到正平衡。同时,需要迅速合理的控制脓毒症来源以限制不稳定期持续时间,并允许早期"去复苏"(晚期目标导向性液体清除/反向容量复苏)以实现临时液体负平衡而不影响血流量。

2. 营养支持　营养干预是所有 AIF 患者的关键方面,需进行相应的评估、计划、治疗和监测。

(1) 营养状况评价:一些筛查营养不良的工具可以用来评估营养状况或营养方面风险。这些量表都包括类似的变量,通常包括体重减轻,体质指数(BMI)、食物的摄入,和持续疾病严重程度分级(NRS-2002)。营养不良诊断有两种方法,其一需要身体质量指数(BMI)小于 18.5 公斤/平方米来定义营养不良。其二需要满足无意识的体重下降(强制标准)和 BMI 降低或无脂质量指数(FFMI)降低两项标准之一。体重减少可以是在不确定时间内大于 10% 的平常体重减少,超过 3 个月>5% 的平常体重减少。BMI 降低在受试人群中指年轻人 BMI<20kg/m^2,大于 70 岁老年人小于 22kg/m^2。低无脂质量指数在男性和女性中分别为<15kg/m^2 和<17kg/m^2。

然而所有 AIF 患者的初步筛查必须扩展到营养状况的全面评估。人体测量学是可靠的诊断方式。最常见的人体测量方法是体重(实际,理想,调整),体质指数(BMI),臂围,皮褶厚度。然而,在 AIF 患者中,尤其是重症早期阶段每天体液波动或处于高度脱水风险中的肠输出量不稳定的病人中,这些测量方法的可靠性有所损失。同样的偏差出现在生物电阻抗分析(BIA)中。BIA 是一个身体组分的评估,理论上可以被用来评估组织的水合作用和细胞膜的完整性。然而 BIA 的结果只有在稳态液体平衡的患者中具有完全说服力。BIA 测量可得出阻抗,电阻和电抗,相位角(PHA),与阻抗矢量分析(BIVA)。特别是 PHA 是目前被认为是组织健康的标志,因为它是由身体细胞质量,细胞膜完整性和功能所决定。各种临床情况下的许多文章,包括艾滋病毒感染,癌症,手术和慢性肝病已经证明 PHA 的预后价值。目前对于身体组分,PHA,或水合状态的 BIA 有效性没有专门在 AIF 患者中进行评估。握力(或肌力测定法)来评估肌肉力量和功能是有效的,但又在特定的 AIF 环境下,其有效性还有待证明。

一些血液测试被用来评估 AIF 情况下的营养状态。这些措施包括:血清蛋白(白蛋白、转铁蛋白、转甲状腺素蛋白)、血肌酐、血尿素氮(BUN)、淋巴细胞计数。然而,这些指标都没发现能够明确定义营养状态。

血清白蛋白应被视为疾病严重程度和手术风险的标志。它不应该被用作在急性期营养状态的标志物。此外,与炎性细胞因子反应类似,白蛋白会从血液循环渗透到血管外间隙,导致其血浆浓度降低。这种下降与病人的潜在营养状况没有直接关系。

(2) 确定营养需求和喂养途径:身体组分评估后,必须确定营养要求。衡量能源需求最准确的方法是间接测热法。如 ICU 患者身上所证明的一样,应用其以发现代谢变化并允许合理地调整营养计划,可能会改善临床结果。如果间接测热法不可行,应根据患者分解/合成代谢状态,或疾病时相,接受 25 ~ 35kcal(kg·d)(1kcal=4.184kJ)的热量[2]。其他预测公式的使用一般不准确。在 AIF 病人中,在肠外营养中蛋白摄入量通常应增加至 1.5g/(kg·d)或给予等量氨基酸。所有的微量营养素(维生素和微量元素)和电解质应该从营养治疗开始时应用。需要小心患者有再喂养综合征风险。

由于高代谢状态不仅要使负能量和总蛋白平衡、肌肉丢失最小化,还需要维持组织功能,尤其是肝脏、免疫系统、骨骼肌和呼吸肌,所以脓毒症营养计划尤其具有挑战性。尽管间接测热法是评估能源需求的方法,但简单的公式也可应用于制定营养干预计划。可以得出结论,对脓毒症患者,总能源需求很少超过 25 ~ 35kcal/(kg·d),而蛋白质摄入通常应增加到 1.5g/(kg·d)。过量能量摄入,如过度喂养或静脉高营养,可能会损害肝功能,引起胆汁淤积性黄疸、精神混乱和代谢亢进,需要更多的氧气,产生更多的二氧化碳,因此需要增加肺通气,所以是有害的、必须避免的。

足量口服营养摄入在多数 AIF 患者是不现实的。因此,需要明确一个最佳替代方案。营养可通过肠内途径(经鼻胃管或鼻空肠管,有时或通过胃或空肠造口术,或通过进入远端小肠的造瘘口)或肠外营养途径(通过外周或通常经中央静脉)。即使肠内喂养是首选喂养方式,但必须记住,经过肠内唯一途径往往难以满足腹腔脓毒症患者的能量和蛋白质需求。积累性能量净负平衡与越来越多的并发症相关。因此,如果不是全肠外营养补充应予以肠内营养。然而,由于即使是最精确的营养摄入不会导致肌肉质量增加,其在未被控制的脓毒症情况下也无法发挥作用。此外,营养支持过程中,发育停滞或缺乏体重增加可能是持续性败血症的主要特征。

(3) 肠外营养:虽然肠内营养在绝大多数病人群体已被证明为最有益的营养方式,但是由于 AIF/ECF 患者胃肠道完整性受损,肠内营养相对难以满足此类病人营养需求。因此,肠外营养往往是主要的选择,单独应用肠外营养或与肠内营养一起应用(补充性 PN)。

静脉脂肪乳剂是肠外营养(PN)配方的基本组成部分,是能量和必需脂肪酸的主要来源。大豆油脂肪乳剂是第一种商业化的静脉脂类,具有高含量的必需脂肪酸和长链多不饱和脂肪酸(PUFA)。在各种临床情况下,它已被证明是安全的并具有良好耐受性。然而,其高含量具有促炎作用的 ω-6 多不饱和脂肪酸,促使开发应用其他脂类例如中链甘油三脂(MCT)、橄榄油、鱼油部分代替大豆油的脂肪乳。MCT 和富含橄榄油的乳剂相较于多不饱和脂肪酸不易发生脂质过氧化,且鱼油中的二十碳五烯酸和二十二碳六烯酸,ω-3 多不饱和脂肪酸具有良好的免疫调节可能甚至具有抗炎特性。

(4) 肠内营养:即使选择肠外营养作为营养支持手段,也应始终考虑通过肠道途径喂养。这种支持手段在伴有胃肠道梗阻性疾病、穿孔或无效体外引流时是不可行的,胃肠道血流受损时或血流动力学不稳定时也视为禁忌。肠内营养可能不需要针对疾病的特异性配方;许多不同标准口服营养补剂或肠内营养制剂可能对肠道衰竭有利,可根据其能量和易用性选择。如谷氨酰胺或 ω3 多不饱和脂肪酸之类的特殊免疫营养应用还需进一步研究。由于如此多的 AIF 患者患有净分泌型短肠综合征,要素膳溶液不作为首要推荐,但是对于胃肠道不耐受聚合配方患者可以考虑要素膳溶液。

(5) 远端喂养:除了肠内营养一般的积极效果之外、远端食物给予锻炼胆胰分泌负反馈,即所谓的回肠制动。胃肠道特有的运动形式,如 fistuloclysis 和食糜再输注,被认为能够刺激患者的远端小肠,否则食糜难以达到或进行往复运动。这些胃肠运动方式导致近端分泌和(或)营养配方剂从近端吻合口或 ECF 进入小肠远端。这代表了一种产生下游(发出的)小肠和结肠重建消化道的连续性生理方式,这将有助于预测和避免术后问题(腹泻、大便失禁、结肠狭窄的识别等等)。这种再输注方式包括肠液收集和肠道远端部分的输注。支持这一点的肠外需求减少(或避免)已经令人信服地显示能够使 ECF 相关性肝病 PN 患者碱性磷酸酶、谷氨酰转肽酶及胆红素恢复正常[3]。食糜再输注似乎能增强肠道功能及营养状态。

(6)经口营养:禁食被认为有利于促进瘘的愈合和恢复(例如急性期近端高输出瘘),除此之外建议患者普食。应该考虑规律饮食及口服营养液。有经验的营养师监督能够带来最好的结果,这些患者中的许多净分泌状态问题的人后续需要严格限盐饮食。

(7)营养摄入的监控:尽可能精确的记录营养摄入以利于及时修改营养物质及液体摄入。在重症监护室的患者,频繁的检查和操作可能会引起喂养的中断(尤其是肠内营养的情况),导致临床上预先规定及实际实施营养素方面的分歧。模拟视觉尺度的应用可能是有帮助的但是在这种情况下不是需要特别验证。

(三) 减少胃肠丢失和(或)增加肠道吸收的药物

一些药物可以用来减少瘘或造口漏出。对于一个小肠切除的患者高胃肠纤维蛋白血是正常反应,这将导致胃增加胃酸的分泌。质子泵抑制剂的使用(开始是静脉注射后来是口服或肠内使用)极大地减少了高胃肠纤维蛋白血反应,减少了远端输出[4]。

抗运动疗法,用于治疗腹泻和改善营养吸收,这样的药物包括洛派丁胺、磷酸可待因和抗胆碱能药物(如地芬诺酯)。洛派丁胺并不被明显吸收,没有影响大脑的副作用,因此高剂量可安全有效地用于减少胃肠分泌。为了延长胃肠道内经过的时间,可能建议病人在摄入前打开胶囊(并将其与乳制品或果汁混合)以提高药率。磷酸可待因可被吸收,并容易通过血脑屏障导致嗜睡。但是与洛派丁胺相比它有更长的作用时间并对不同肠道阿片受体有部分拮抗作用,因此这两种药物可以互补。抗胆碱能药物有时被用于抵抗运动,但抗胆碱能作用(特别是口干副作用会与脱水相混淆)限制了其使用。抗胃肠运动的药物应当避免在难治性梭状芽孢杆菌相关腹泻的情况下应用,在危重病患者中仅用于除外肠道感染的病人[5,6]。考来酰胺或降脂树Ⅱ号应考虑患者的结肠连续性,如腹泻可能是由于胆汁酸盐的结肠毒性所致。然而,胆酸螯合剂使用的时机需要考虑的因素是不要与病人服用的其他药物相互作用。都应被告知在任何药物或食物摄入两个小时后服用。在广泛的小肠切除的情况下,应避免应用这些药物,因为应用它们可能增加脂肪的吸收。

生长抑素是一种由 14 个氨基酸组成的肽激素。它会抑制生长激素、胃肠和胰腺激素的释放。它可以减少消化液的分泌(特别是胰液),促进水和电解质吸收,维持水电解质和酸碱平衡,改善肠壁血液循环,减少细菌和毒素的吸收,降低血浆毒素水平,加快炎症消退,刺激T细胞增殖,提高身体免疫力。合成的生长抑素,如奥曲肽,通常用来降低肠内流体载荷。然而,最近的一项荟萃分析表明生长抑素和奥曲肽两种药物增加瘘关闭的可能性并减少瘘关闭的时间。

(四) 避免并发症、通过护理促进康复

1. **伤口护理**　良好的伤口护理、造瘘护理和肠道分泌物和伤口分泌物的收集及伤口一丝不苟的皮肤保护护理对于成功治疗 AIF 是必要的。许多的药物可以用于常规的伤口护理,但是成功干预的关键点是伤口护理的专门小组和瘘道护理人员。瘘管位于腹壁缺陷部位构成最大的挑战,带或不带引流管通常会得到伤口处理者最好的治疗。放置一个吸引引

流管造成袋子里负压("轻微的真空")导致液体不断从伤口流出,帮助伤口愈合。该系统还创造了一个潮湿的环境,刺激了正常的肉芽组织的生长。应用特定的真空辅助闭合技术也有好处。然而,当应用于暴露于腹壁缺陷的肠管,与促进肠瘘和伤口闭合相比,真空辅助闭合技术很可能造成肠管损害:不常规推荐。有计划的用生理盐水加抗生素每天清洗两到三次,这与营养护理必然相联系,以增加瘘管闭合的机会。

2. 口腔护理　在病人很长时间需要禁食或"不允许吞咽"的情况下,特定的耐心指导和护理是必要的,以减少不适,并鼓励继续保持这种状态。禁食经常导致病人不适,包括:口腔干燥(嘴巴和舌头干涩);说话困难;唾液厚腻黏性,牙齿觉得被包裹和不洁净;并出现嘴唇干裂[7]。在禁食人员中严格的以证据为基础的口腔护理方法被证明能降低吸入性肺炎的风险。因此,在病情严重的Ⅱ型 AIF 患者中应考虑到这一点。

3. 导管护理　重要的是,只有适当的训练有素的人才能负责置入静脉导管。同样,所有参与护理的护士应该训练严格的无菌操作规定。减少中心静脉导管(CVC)感染的方法包括指导洗手的方法,使用完整的消毒隔离技术,氯己定皮肤准备,提醒去掉不必要的导管,避免股静脉定位。抗微生物涂层的导管可能会降低导管菌斑定植和导管相关性感染,但已证明对于临床诊断脓毒症或死亡率没有益处这一点已被证明[8]。使用导管的护理比它的选择更重要。如果病人需要家庭肠外营养一个共同的折中办法是最初使用 PICC。所有导管应在完全无菌条件下放置,理想的情况是在一个专用的区域[9]。

4. 运动　尽管缺乏具体的证据证明Ⅱ型 AIF 患者的早期康复治疗有益,卧床休息的有害影响需要护理人员早期活动病人。在理疗师的监督下及严格护理督促协议评估病人的能力后,需要实现普通 ICU 和中级保健人群早期离床活动[10]。

5. 避免呼吸道并发症及其他并发症　营养不良病人接受择期上腹手术时胸壁扩张度减少伴有呼吸肌虚弱,肺部并发症增加。急诊腹部手术后增加肺部并发症的风险因素包括年龄>50 岁,体重指数<21 或≥30kg/m²,上或上/下腹部切口。误吸胃内容物的危险因素包括气管插管、呕吐、平仰卧位,胃管,年龄的增加,腹部手术,清醒度降低。显然在长时间脓毒症的 AIF 患者所有这些不利因素都是常见的,这些患者有极度疲劳,增加了脑病和危重病多神经肌病的风险。他们的多种干预措施以及对镇痛的相关高需求进一步增加了风险。

这些病人自主呼吸时,避免应用镇静剂是至关重要的。放射学检查例如腹部 CT 扫描表现在平仰卧位给对比造影剂给自主呼吸的 AIF 患者也带来了额外的风险,应合理谨慎进行。在日常护理,在管理病人,包括诸如保持尽可能床头升高,呼吸练习、在任何口服摄入之前保证适当的吞咽动作,应该发生在一个严格的最佳(最好是坐)位置,在这些方面护士扮演着重要的角色。

由于肺不张肺换气不足需要足够的疼痛控制达到让病人感觉舒适及减小呼吸道并发症的风险。腹部手术后硬膜外镇痛可以达到优越的疼痛控制和避免阿片类制剂的效果,由于漫长的过程和感染并发症的高风险,这种方法通常不适用于Ⅱ型 AIF 患者[11]。

6. 心理学　Ⅱ型 AIF 型患者常常需要与家人分开住院数周。创伤后紧张综合征,尤其是有手术后并发症时,经常发生。一位经验丰富的心理学家在管理这些病症时,既能治疗病人,又能帮助指导病房工作人员。

(五) 外科手术方法

腹部脓毒症的有效管理是决定 AIF 患者预后的最重要因素。任何延迟管理都将加重患者的预后。腹腔脓毒症的治疗需要从源头控制,可以通过剖腹手术或腹腔镜检查或放射引导下微创手术方式引流,有时甚至是通过两种方法的结合。旨在针对特定病原体的抗微生物治疗都应该随手术处理局部同时进行。从外科手术的角度如果小肠被打开,当有腹膜炎时,不要尝试吻合术,这一点很重要。相反,如果不进行切除术不能排出肠内容物,应将两个肠端由腹取出。必须记住,在最初的剖腹手术后,腹腔可能会有几周甚至几个月的易激惹状态,因此在这种情况下,任何重建手术都是危险的。因此,早期的手术应该仅限于控制脓毒症控制。在腹部严重污染的情况下,可能持续缺血坏死/持久化高腹压可以将伤口敞开("开放腹部"或"腹腔造口")几天。

(六) 肠衰竭相关性肝病

AIF 病人有患肝脏并发症的风险。这些异常应该命名为"肠道衰相关性肝病(IFALD)",因为这个词充分描述了肝脏畸变替代了现在过时的术语"肠外营养相关性肝病(PNALD)"。根据作者的定义,PN 中出现异常肝功能测试的概率从 15% 到 85%。一般来说,那些数值轻度升高,即使 PN 继续,也会在恢复肠内或经口进食后正常化,一旦停止通常解决完全。IFALD 的严重程度还取决于基础疾病,尤其是持续的脓毒症和原本存在的肝脏疾病。特别常见于新生儿和婴儿。IFALD 病原学的因素可分为三个主要群体,大多数病人有多个原因:PN 相关性(例如过剩或不足的营养物质,或供料不足,营养毒性);IF 相关性(短肠综合征、禁食、细菌过度生长,肝肠循环的破坏,药物尤其是抗生素等)和系统性和(或)腹部炎症相关的(如脓毒症、腹腔感染)。

毫无疑问,AIF 患者肝脏并发症的主要原因是脓毒症。因此,对脓毒症的有效处理是所有干预措施的关键。预防其他类型的 IFALD 包括消除可能的其他上述风险因素。管理集中于治疗非营养性原因(胆囊结石手术,治疗脓毒症,等等);优化肠外营养(调整脂质和葡萄糖,避免能量超载,第二和第三代脂质乳剂,等等)。

当这些还不够充分的时候,我们就会考虑:药物治疗(其中可能包括熊去氧胆酸、胆碱和牛磺酸);肝脏和小肠的移植(IFALD 是进行肠移植最常见的原因之一)。

尽管尽了最大努力 IFALD 仍然是肠道衰竭患者一个主要的不良预后的标记,胆红素吸收的增加是与短期和长期不良预后相关。

(七) 肠衰竭中心

为改善 AIF 患者的预后,推荐由专业的,有经验的和多学科的团队提供治疗方案,在单元提供充足的诊断、治疗和财政资源。IF 中心的专家只存在一些国家-同一单元也管理家庭肠外营养。

经验是决定 IF 中心质量的关键因素之一,AIF SIG 提出中心旨在专注于Ⅱ型肠衰竭的管理,应该看到至少 20 例患者/年。危重病学专家、介入放射科医师,泌尿科医生,妇科医生,整形外科医生、心理学家、职业理疗师以及社会工作者都是有价值的多学科团队的必要成员。病人需要开放性腹部伤口的复杂的管理。为了实现这一目标,需要更多的康复中心,而不是急症医院来管理这些病人。只有少数几个单位有必要的资源,但这些完整的康复中心应该在世界范围内发展起来以改善病人的管理。AIF 团体提出以下的质量措施来治疗肠道衰竭中心 2 型肠衰竭的患者。

1. 结构　病房内的专科或专用区域;一定数量的有肠衰竭管理经验的员工。

2. 肠衰竭多学科团队　专门时间用于肠道衰竭护理的肠胃科 & 外科专家;用于肠衰竭治疗团队的专业护士(营养、瘘道护理、伤口护理),药剂师和营养师团队。

3. 可用的基本设施　适当的肠衰竭患者病房护理率;重症监护现场设备;介入放射学的支持;静脉通路经验;多学科专业肠衰竭门诊;24 小时可获得专家建议的安排。

4. 流程　评估和管理协议(如营养评估、导管护理、伤口护理、液体平衡、肠外和肠内营养);病人管理、跟踪和质量控制结构化数据收集;定期审计临床实践。

5. 结果评估　死亡率;再次造瘘率;CVC 感染率;计划外再住院率;计划外手术/侵入性治疗和生活质量(QoL)监测。

四、未来研究领域

未来的研究应该关注流行病学、风险因素以及 I 和 II 型 AIF 的预后。应更好地探讨胆盐信号在肝功能测试异常时的作用。对外科手术和内科治疗的研究应该旨在为最初治疗方法的选择和时机提供证据,但也应为后期可能出现多次手术/干预措施提供证据。应特别关注避免瘘管形成或促进愈合的治疗措施。病人的数量是很小的,因此鼓励多中心研究。其他研究领域包括外科和放射技术,以及内科治疗,包括形成肠道适应性能和促进瘘管闭合的生长因子。在他们对 II 型 AIF 型患者的治疗规则有信心之前,新的营养和外科干预措施以及一般的药物创新都需要正式的评估。尽管对非均质人群中相对罕见的情况进行调查具有挑战性,在这种情况下充足的研究动力很难构建,但仍有一些重要的进展开始出现。

(宣靖超　崔立建　刘禹赓　曾红)

参 考 文 献

1. Pironi L, Arends J, Baxter J, et al. ESPEN position paper. Definition and classification of intestinal failure in adults. Clin Nutr,2015.

2. Klek S, Chambrier C, Singer P, et al. Four week parenteral nutrition using a third generation lipid emulsion (SMOFlipid) e a double-blind, randomised, multicentre study in adults. Clin Nutr,2013 Apr,32(2):224-231.

3. Pflug Adriano M, Utiyama Edivaldo M, Fontes Belchor, et al. Continuous reinfusion of succus entericus associated with fistuloclysis in the management of a complex jejunal fistula on the abdominal wall. Int J Surg Case Rep, 2013,4(8):716-718.

4. Allen PJ, Gonen M, Brennan MF, et al. Pasireotide for postoperative pancreatic fistula. N Engl J Med,2014,370: 2014-2022.

5. Thibault R, Graf S, Clerc A, et al. Diarrhoea in the intensive care unit:respective contribution of feeding and anti-biotics. Crit Care,2013,17:R153.

6. Reintam Blaser A, Deane AM, Fruhwald S. Diarrhoea in the critically ill. Curr Opin Crit Care,2015 Apr,21(2): 142-153.

7. Liddle C. Nil by mouth:best practice patient education. Nurs Times,2014 Jun 25eJul 1,110(26):12-14.

8. Lai NM, Chaiyakunapruk N, Lai NA, et al. Catheter impregnation, coating or bonding for reducing central venous catheterrelated infections in adults. Cochrane Database Syst Rev,2013 Jun 6,6:CD007878.

9. Hammarskjold F, Berg S, Hanberger H, et al. Sustained low incidence of central venous catheter-related infections over six years in a Swedish hospital with an active central venous catheter team. Am J Infect Control,2014,42

（2）:122-128.

10. Drolet A. Move to improve: the feasibility of using an early mobility protocol to increase ambulation in the intensive and intermediate care settings. Phys Ther February, 2013, 93（2）:197-207.

11. Hughes MJ, Ventham NT, McNally S, et al. Analgesia after open abdominal surgery in the setting of enhanced recovery surgery: a systematic review and meta-analysis. JAMA Surg, 2014 Dec, 149（12）:1224-1230.

第八章　危重患者肠内营养支持的进展

　　自 20 世纪 60 年代末,Dudrick 与 Wilmore 开始使用静脉营养以来,临床营养支持历经将近半个世纪的实践,快速发展,疗效显著,同时输注技术、营养制剂、疾病代谢研究等方面也有着迅速的进步。"营养支持"这一名词已逐渐被"营养支持疗法"所替代,可见临床营养在现今医疗中的重要地位。随着临床营养的发展,临床营养支持疗法的概念、技术改进和更新,不同国家的不同学会都意图在使用的选择、应用方法、制剂、效果判定等方面作些建议,以求合理应用临床营养支持疗法。

一、开始肠内营养的时机

　　对于不能维持自主进食的危重病患者,文献中推荐在 24~48 小时内通过早期肠内营养(enteral nutrition,EN)开始营养支持治疗。

　　EN 是通过维持上皮细胞的紧密联系,刺激血液流通,诱导内源性营养物质释放(如胆囊收缩素,胃分泌素,铃蟾肽,胆汁盐类)保证了肠功能的完整性。EN 通过维持绒毛长度,维持产生分泌型 IgA 免疫细胞(B 细胞和浆细胞)量,其中这些细胞组成肠相关淋巴组织,并且会影响肺,肝和肾处黏膜的相关淋巴组织,来维持肠结构完整性[2-4]。

　　因丧失功能完整性从而导致的肠渗透性的不良变化是时间依赖的动态变化(损伤处的通道需要在几个小时内打开)。渗透性改变导致的结果包括细菌刺激增加(肠淋巴组织与肠内有机体相互作用),系统性感染风险增高,多器官功能障碍症发生率增加[3,4]。随着病情不断恶化,肠渗透性增加不断扩张,肠道喂养法很可能影响感染,器官损伤,和预后[5]。

　　提供 EN 主要是为了维持肠完整性,调节压力和系统性免疫反应,缓解疾病。EN 疗法的附加治疗还包括把肠作为导管递送免疫调节制剂和肠制剂来有效预防压力性溃疡[6]。

　　对于需要营养支持治疗的危重症患者,依然建议首选 EN 而非 PN 的营养供给方式。

　　大多数重症患者,EN 比 PN 更加实用安全。EN 相比于 PN 的有利影响在很多随机临床实验中都有详细记录,包含了大量不同的重症患者,包括外伤,烧伤,颅脑损伤,大手术,急性胰腺炎患者[7,8,9-11]。尽管少有研究显示对于死亡率的不同影响,EN 最一致的效果就是低的感染发生率(整体肺炎和大多数病人的中心感染;尤其是外伤患者的腹部水肿)和低 ICU 住院时间(Length of Stay,LOS)。

二、EN 安全性评估

　　基于专家共识建议,对于多数 MICU 和 SICU 患者,尽管启用 EN 时需要对胃肠道蠕动情况进行评估,但此前并不需要有肠道蠕动的体征。

　　文献中支持 EN 治疗不需要肠鸣音和肠功能等体征的观念。ICU 环境下,30%~70% 的患者会出现 GI 功能障碍,这取决于诊断和发病前身体状况,呼吸模式,用药情况和代谢状态[12]。

ICU 拟定机制和术后的 GI 功能障碍都与黏膜屏障破坏,黏膜萎缩变型,肠淋巴细胞量减少相关。GI 不耐受有多种表现(如没有或者异常的肠鸣音,呕吐,肠扩张,腹泻,GI 出血,高 GRVS),并且 50% 的机械通气患者都会发生此症状。肠鸣音只反映收缩性,却未必与黏膜完整性,屏障功能或是吸收能力相关。

对于进行 EN 而不需考虑肠鸣音的支持是基于科学研究的(大部分包括重症手术患者),这些研究报道了在进入 ICU 的 36~48 小时内进行 EN 的可行性和安全性。

然而,减少或缺乏肠鸣音会极大影响危重程度或者是恶化程度的诊断。有正常肠鸣音的患者比弱化或缺乏肠鸣音的患者 ICU 死亡率低(11.3% vs 22.6% vs 36.0%)[13]。ICU LOS 在出现 GI 不耐受的病人中大大增加[14]。不足为奇的是,成功的 EN 输送极大的降低 GI 不耐受症状的发生率。多种不耐受症状出现时警示着应进行 EN,并且应进行进一步的临床评估。

(一) 危重病患者胃肠道输注 EN 的最佳速度

对于具有误吸高危因素或不能耐受经胃喂养的重症患者,推荐减慢 EN 输注的速度。基于专家的共识建议经胃开始喂养是多数危重病患者可接受的 EN 方式。

在对比胃和小肠 EN 重症患者预后的最大型的多中心随机对照试验中,并没有发现显著的预后差异,包括 LOS,死亡率,营养运输,和肺炎发生率[15]。从随机对照试验中整合符合入选标准的数据,六个实验报道了小肠灌输有更好的营养传递作用(WMD = 11.06%;95% CI,5.82% ~ 16.30%;$P<0.00001$)[15-20],十二个实验表明相对胃灌 EN 小肠灌输肺炎风险更低(RR = 0.75;95% CI,0.60 ~ 0.93;$P = 0.01$)[15-26]。尽管小肠灌输 EN 肺炎风险低,在死亡率上二者并无差别。因此,如果小肠灌输设施不能用,尽早的胃灌输 EN 也要比等待小肠灌输而延迟营养灌输更有利[15]。

(二) 血流动力学对 EN 的影响

根据专家共识,建议在血流动力学不稳定时,应当暂停 EN 直至患者接受了充分的复苏治疗和(或)病情稳定。对于正在撤除升压药物的患者,可以考虑谨慎开始或重新开始 EN。

在危重患者重症期,会对具有 GI 动力障碍,败血症,低血压症倾向的患者进行 EN,此种做法会增加肠道微环境损伤的风险——临床症状不明显的局部缺血和再灌注损伤。肠道缺血是很罕见的 EN 并发症[27]。在一项对于需要进行稳定低剂量血管加压素患者的回顾性调查中,早期接受 EN 治疗的患者 ICULOS 和住院死亡率都比延迟接受 EN 的患者低。早期 EN 治疗的有利影响在接受多种血管加压素治疗的患者中更加明显。为了匹配倾向分数进行调整后,早期的 EN 具有较低的住院死亡率[28]。

接受长期,稳定低剂量血管加压素治疗的病人进行 EN 时应谨慎[18],应该限制对于低血压患者(平均动脉压低于 50mmHg),使用儿茶酚胺制剂(去甲肾上腺素,去氧肾上腺素,肾上腺素,多巴胺)患者和为维持血流动力学稳定需求计量不断上升的患者进行 EN。

对血管加压素治疗患者进行 EN,任何不耐受迹象(腹胀,NG 漏出增加,GRV,排便和肠通气减少,异常肠鸣音,代谢性酸中毒,碱缺失)都应该尽早详细检查是否存在肠缺血的早期症状,等到症状和介入治疗稳定后再进行 EN。

（三）EN 的剂量

根据专家共识建议那些营养风险较低及基础营养状况正常、疾病较轻（例如 NRS-2002 ≤3 或 NUTRIC 评分≤5）的患者，即使不能自主进食，在入住 ICU 的第一周内不需要特别给予营养治疗。

进入 ICU 的患者具有不同程度的营养风险和危重程度。有些情况下，病人处于低营养风险，正常基础营养状态，以及病重程度较轻状态也会在 ICU 停留很多天。在可能的情况下，这些病人应该口服维持营养状态，适当调节免疫反应，和保持最佳器官功能。针对重症患者营养治疗临床实验大多包含严重外伤病人，因此，在低风险个体中因缺乏适当的主动吸收而导致营养状态破坏的时间并不很明确。对不能主动进食的患者置入和维持肠灌输装置会引起潜在并发症。置入式的 EN 对于进入 ICU 一周的低风险患者益处并不多。然而，患者病情恶化时，他们的营养风险病重程度会迅速发生变化。应每天对低风险患者进行评估，如果他们的代谢状况，病重程度，或者是预期 LOS 延长，风险受益比率也许会支持 EN 治疗。

对于急性呼吸窘迫综合征（ARDS）/急性肺损伤（ALI）患者以及预期机械通气时间≥72 小时的患者，我们推荐给予滋养型或充分的肠内营养，这两种营养补充策略对患者住院第一周预后的影响并无差异。

滋养型喂养即以 10~20kcal/h 或 10~30ml/h 的输注速率给予患者肠内营养（EN）支持疗法。2009 年，美国危重病医学会（SCCM）与美国肠外肠内营养学会（ASPEN）成人重症患者营养支持疗法实施与评定指南认为，滋养型喂养能防止黏膜的萎缩，但并不能达到全量的 EN 支持疗法所取得的临床效果。2016 年，SCCM 和 ASPEN 成人重症患者营养支持疗法实施与评定指南指出，对急性呼吸窘迫综合征（ARDS）/急性肺损伤（ALI）患者以及预期机械通气时间≥72h 的患者推荐给予滋养型或充分的 EN，同时指出这两种营养补充策略对患者住院第 1 周结局的影响并无差异。

滋养型喂养作为一种营养支持疗法策略，给予患者允许性低剂量的 EN 支持，虽不能显著改善患者的临床结局，但却具有良好的胃肠耐受性，为胃肠耐受性差的患者带来福音。同时，目前对滋养型喂养的评价和定义仍存在争议，故仍需在该领域进行深入研究，如探讨不同滋养型喂养的组成、滋养型喂养开始的时机、滋养型喂养中蛋白质和微量元素的供给对不同人群的影响等。

根据专家共识建议具有高营养风险患者（如：NRS-2002＞5 或不考虑 IL-6 情况下 NUTRIC 评分≥5）或严重营养不良患者，应在 24~48 小时达到耐受目标喂养量；监测再喂养综合征。争取于 48~72 小时提供＞80% 预计蛋白质与能量供给目标，从入院第一周的 EN 中获益。

营养喂养（通常定义为 10~20mL/h 或 10~20kcal/h）可以有效防止黏膜萎缩并保持低至中度风险患者的肠道完整性，但对于高危患者的 EN 治疗不足以达到所需终点。研究表明，可能需要＞50%~65% 的目标能量来防止烧伤和骨髓移植患者的肠道通透性和全身感染增加，促进头部损伤患者的认知功能恢复更快，并降低高危住院患者的死亡率[1,4,22,29-31]。

（四）EN 耐受性与充分性的监测

根据专家共识，建议应每日监测 EN 耐受性。建议应当避免不恰当的中止 EN。专家共识建议，患者在接受诊断性检查或操作期间，应当尽可能缩短禁食状态（NPO）的医嘱，以免肠梗阻加重,并防止营养供给不足。

患者的耐受程度可以通过体检,胃肠胀气、大便,放射评估以及患者对于疼痛,腹部膨胀的反馈。胃肠道不耐受通常表现为呕吐,腹部膨胀,不适,高 NG 输出,高 GRV,腹泻,大便减少或者腹部射线照片异常。Metheny 等报道,超过 97% 的护士仅仅通过观测 GRV 值来评估患者是否耐受[32,33]。不到一半的患者在 ICU 入住期间,能达到他们的目标摄入量。在重症监护条件,诸多因素阻碍了 EN 的递送。患者往往一天只能获取目标能量摄入量的 50%。EN 的中止发生在超过 85% 的患者中[34],虽然患者不耐受占三分之一,但其中真实的只有一半,一项研究表明,患者被随机分组,进行全身麻醉烧伤创面清创术,维持 EN 的患者发生感染的几率明显低于 EN 中止的患者[35]。

同时专家建议不应当把 GRV 作为接受 EN 的 ICU 患者常规监测的指标。对于仍然监测 GRV 的 ICU,应当避免在 GRV<500ml 且无其他不耐受表现时中止 EN。

GRVs(胃残余量)并不与肺炎,反流,误吸的发生相关[36~39]。尽管有研究使用闪烁扫描方法表明,当 GRV 累积大于 250ml 超过 24 小时与胃排空有关。在一项试验中,GRVs 也同样为证明不适合作为误吸的指标,敏感率只有 1.5% ~ 4.1%[40-44]。4 个随机对照实验的结果也同样显示,提高 GRVs 的阈值,从 50 ~ 150mL 提高到 250 ~ 500mL,反流、误吸、肺炎的发病率并没有增加[22,37~39]。而降低 GRVs 患者也并没有因此而减少发生并发症的几率。

如果 GRVs 的方法被淘汰,其他的比如详细的身体检查,腹部放射的复审,误吸的临床危险因素的评估,就需要被用来监测重症患者接受 EN 治疗。并且重新起草 EN 协议,努力减少吸入性肺炎的风险。GRVs 在 200 ~ 500mL 范围内需要引起注意并启动降低误吸风险的措施,但是对于 GRVs 低于 500mL 并且没有其他不耐受的患者,EN 不应该被自动停止[37~39,44]。

(五) 误吸风险评估的必要性以及预防措施

根据专家共识建议对接受 EN 的患者,应当评估其误吸风险,并主动采取措施以减少误吸与吸入性肺炎的风险。

误吸是 EN 最令人担忧的并发症之一。患者的误吸风险增加可能包括多种因素,如无法保护气道,存在鼻内通道进入装置,机械通气,年龄>70 岁,意识水平降低,口腔护理不良,护士不足:患者比例,仰卧位,神经功能缺损,胃食管反流,从 ICU 转出,以及使用推注间歇性EN。上呼吸道的肺炎和细菌定植与受污染的口咽分泌物的误吸比反胃和吸入胃内容物的更紧密相关[45-47]。

对于误吸风险高的患者,我们推荐改变喂养层级,放置幽门后置管喂养通路。

将 EN 从胃输送到小肠的水平已经显示可以减少反流,误吸和肺炎的发生[48,49]。在 13 例 RCT 中,小肠 EN(RR = 0. 75;95% CI,0. 6 ~ 0. 93;P = 0. 01)患者的肺炎明显降低,即使限于使用呼吸机相关性肺炎(VAP)证据的研究(RR = 0. 72;95% ,CI,0. 55 ~ 0. 93;P = 0. 01),与胃 EN 患者相比,死亡率,ICU LOS,医院 LOS,机械通气持续时间或目标 EN 时间没有差异[50]。

根据专家共识,对于高危患者或不能耐受经胃单次输注 EN 的患者,我们建议采用持续输注的方式给予 EN。

研究显示,侵袭性快速输注 EN 导致吸入性肺炎风险增加的潜在危害。RCT 显示连续 EN 降低死亡率的趋势(13. 9% 间歇性 vs 7. 4% 连续;P = 0. 18)[51]。比较推注和连续输注的五个小型 RCT 显示,连续输送体积越大 EN 中断越少,但对患者结果没有显著影响[52-56]。

对于存在误吸高风险的患者,建议一旦临床情况允许,即给予药物促进胃肠蠕动,如促动力药物(甲氧氯普胺或红霉素)。

增加促动力药物如红霉素或甲氧氯普胺显示可以改善胃排空和耐受 EN,但是对 ICU 患者的临床结果几乎没有变化。到目前为止,还没有研究 mu-阿片受体拮抗剂(特别是甲基纳曲酮和阿维莫班)作为促动力剂的使用。

依据专家共识,我们建议采取相应护理措施降低误吸与 VAP 的风险。对于接受 EN 且有气管插管的所有 ICU 患者,床头应抬高 30°~45°,每日 2 次使用氯己定进行口腔护理。

研究显示,将床头抬高 30°~45°,将肺炎发生率从 23% 降低到 5%,分别与仰卧位相比($P=0.018$)[57,58]。在两项研究中显示了用氯己定漱口水每日两次改善口腔健康,以减少心脏手术患者的呼吸道感染和医院内肺炎。虽然在一般 ICU 人群中评估氯己定使用情况的研究显示,没有什么结果效果,但是在组合干预措施中,包括氯己定口腔护理的 2 项研究显示医院呼吸道感染显著减少[59,60]。减少误吸风险的其他步骤包括在可能的情况下降低镇静/止痛水平,并尽量减少 ICU 转出进行诊断和手术[39,61]。

(六) 成年危重病患者 EN 相关性腹泻

根据专家共识建议不要因 ICU 患者发生腹泻而自动中止 EN,而应继续喂养,同时查找腹泻的病因以确定适当的治疗。

患者在 ICU 接受 EN 发生腹泻很常见,有时也会很严重,因为发病率在 2%~95% 之间,并且经常导致电解质失衡,脱水,肛周皮肤破裂和伤口污染[62]。如果不能控制腹泻,临床医生经常停止 EN,导致营养摄入不足。以下因素可能有助于急性腹泻:配方中纤维的类型和数量,配方的渗透压,输送模式,EN 污染,药物(抗生素,质子泵抑制剂,原动力学,葡萄糖降低剂,非甾体抗炎药,选择性 5-羟色胺再摄取抑制剂,泻药和含山梨糖醇的制剂)和感染性病因,包括难辨梭菌(Clostridium difficile)[62]。研究表明,短链碳水化合物可发酵的寡糖,二糖和单糖以及多元醇(FODMAPS)和腹泻之间的关联,因为它们是高渗透性的,并且被肠细菌快速发酵。具有高含量 FODMAPS 的配方可能在腹泻中起作用,特别是如果患者也接受对肠道微生物群体有不利影响的抗生素[63]。医院内腹泻的大部分发作是轻度和自限性的[64]。腹泻评估应包括腹部检查,粪便定量,艰难梭菌(和(或)毒素测定)的粪便培养物,血清电解质板(评估过度电解质损失或脱水)和药物检查。应该尝试区分感染性腹泻与渗透性腹泻[65-66]。

三、肠内营养制剂的选择

(一) 危重病患者的早期 EN 配方

根据专家共识建议 ICU 患者开始 EN 时应选择标准多聚体配方肠内营养制剂。共识建议 MICU 的危重病患者应避免常规使用各种特殊配方制剂,SICU 患者应避免常规应用疾病专属配方肠内营养制剂。

对于绝大多数 ICU 患者,使用一个标准的聚合物等渗压或等渗压大约维持在 1 至 1.5 大卡/毫升的配方是合适的,并且患者耐受性良好。有文献表明,在一般的 ICU 环境中,常规使用特殊配方的患者可以明显获益。免疫调节配方的使用在 MICU 条件下没有显示出超过标准 EN 公式的结果。肺配方(高脂肪至碳水化合物减少呼吸商)的原理已被证明是错误的(只有过量喂食才会发挥作用),而且它们高含量的 ω-6 脂肪酸可能会引起炎症反应。疾病特异性和严重的流行限制性配方很少用于需要视情况而定的一小部分患者。

(二) 免疫调节型肠内营养制剂对 ICU 危重患者预后的影响

在 MICU 不应常规使用免疫调节型肠内营养制剂(精氨酸及其他药物,包括二十碳五烯酸[EPA]、二十二碳六烯酸[DHA]、谷氨酰胺与核苷酸)。上述制剂可用于颅脑创伤与 SICU 的围术期患者。

在为危重病人选择免疫调节肠内制剂时(补充精氨酸,EPA,DHA,谷氨酰胺和核酸),临床医生必须首先决定患者是否适合免疫调节制剂[67]。虽然早期荟萃分析显示,在一般 ICU 条件(医学和外科)中使用这种配方可以减少感染,使患者获益。

(三) 特殊肠内营养配方

有关 ARDS 与严重 ALI 患者使用含有抗炎作用的脂肪(例如 ω-3 FOs,琉璃苣油)及抗氧化剂的肠内营养制剂,目前临床资料相互矛盾,因此不做任何推荐。

大量研究均显示,与标准化 EN 配方比,在 EN 中添加 ω-3 PUFA 并不会显著减少 ICU 住院时间、机械通气时间、器官衰竭或院内病死率等。研究结论的不一致是由于重症患者的异质性和 EN 中鱼油含量和脂肪酸种类的不同。因此,目前指南不推荐 ARDS/ALI 患者在 EN 中常规使用具有抗炎作用的脂肪。而对严重创伤或重症患者,指南推荐使用鱼油。

(四) 可溶性纤维或短肽配方的肠内营养制剂

建议成年危重病患者不应常规预防性应用混合纤维配方的商品化肠内营养制剂,以促进肠动力或预防腹泻。

根据专家共识建议如有持续性腹泻表现,可考虑应用含有混合纤维配方的肠内营养制剂。对于肠道缺血或严重胃肠道动力障碍的高危患者,我们建议避免选择含有可溶性与不可溶性纤维的配方。对于持续性腹泻、可疑吸收不良、肠缺血或纤维耐受不佳的患者,我们建议使用短肽型肠内营养配方。

持续性腹泻的患者(排除其他腹泻的因素,例如药物和难治性的)使用含混合纤维,小型肽或可溶性纤维添加到配方公式中,可以从中获益。混合纤维的商业配方,含有可溶性和不溶性纤维,在非 ICU 患者中常规提供市售的混合纤维制剂可用于促进肠道规律性。但是在接受含有不溶性纤维制剂的外科手术和创伤患者中肠梗阻的报道显示,重症监护室条件下,有高危风险的肠缺血或严重的运动障碍的患者中使用应受到关注。虽然已经显示混合纤维配方可以减少接受广谱抗生素的危重病人的腹泻,但结果并不一致。脓毒症 SICU 患者的一项 RCT 发现 14 天内累积腹泻评分显著低于接受混合纤维饮食的组。相比之下,澳大利亚的 RCT 在 ICU 患者中比较含混合纤维的肠内饲料和非纤维标准配方,发现大豆多糖作为甲基纤维素并没有减少这个人群的腹泻。实验室数据,理论概念和专家意见将支持使用含小肽的肠内配方,但目前的大量前瞻性试验无法使其成为强有力的建议。添加到标准肠内配方中的可溶性纤维补充剂的使用将是第三种替代方案。

(魏兵　曾红)

参 考 文 献

1. Heyland DK, Dhaliwal R, Jiang X, et al. Identifying critically ill patients who benefit the most from nutrition therapy: the development and initial validation of a novel risk assessment tool. Crit Care, 2011, 15(6): R268.

2. Kang W, Kudsk KA. Is there evidence that the gut contributes to mucosal immunity in humans? JPEN J Parenter Enteral Nutr, 2007, 31(3): 246-258.

3. Kudsk KA. Current aspects of mucosal immunology and its influence by nutrition. Am J Surg, 2002, 83(4): 390-398.

4. Jabbar A, Chang WK, Dryden GW, et al. Gut immunology and the differential response to feeding and starvation. Nutr Clin Pract, 2003, 18(6): 461-482.

5. Windsor AC, Kanwar S, Li AG, et al. Compared with parenteral nutrition, enteral feeding attenuates the acute phase response and improves disease severity in acute pancreatitis. Gut, 1998, 42(3): 431-435.

6. Ammori BJ. Importance of the early increase in intestinal permeability in critically ill patients. Eur J Surg, 2002, 168(11): 660-661.

7. Braunschweig CL, Levy P, Sheean PM, et al. Enteral compared with parenteral nutrition: a meta-analysis. Am J Clin Nutr, 2001, 74(4): 534-542.

8. Peter JV, Moran JL, Phillips-Hughes J. A metaanalysis of treatment outcomes of early enteral versus early parenteral nutrition in hospitalized patients. Crit Care Med, 2005, 33(1): 213-220.

9. Adams S, Dellinger EP, Wertz MJ, et al. Enteral versus parenteral nutritional support following laparotomy for trauma: a randomized prospective trial. J Trauma, 1986, 26(10): 882-891.

10. Casas M, Mora J, Fort E, et al. Total enteral nutrition vs total parenteral nutrition in patients with severe acute pancreatitis. Rev Esp Enferm Dig, 2007, 99(5): 264-269.

11. Dunham CM, Frankenfield D, Belzberg H, et al. Gut failure-predictor of or contributor to mortality in mechanically ventilated blunt trauma patients? J Trauma, 1994, 37(1): 30-34.

12. Stechmiller JK, Treloar D, Allen N. Gut dysfunction in critically ill patients: a review of the literature. Am J Crit Care, 1997, 6(3): 204-209.

13. Reintam A, Parm P, Kitus R, et al. Gastrointestinal symptoms in intensive care patients. Acta Anaesthesiol Scand, 2009, 53(3): 318-324.

14. Nguyen T, Frenette AJ, Johanson C, et al. Impaired gastrointestinal transit and its associated morbidity in the intensive care unit. J Crit Care, 2013, 28(4): 537. e11-e17.

15. Davies AR, Morrison SS, Bailey MJ, et al. A multicenter, randomized controlled trial comparing early nasojejunal with nasogastric nutrition in critical illness. Crit Care Med, 2012, 40(8): 2342-2348.

16. Acosta-Escribano J, Fernandez-Vivas M, Grau Carmona T, et al. Gastric versus transpyloric feeding in severe traumatic brain injury: a prospective, randomized trial. Intensive Care Med, 2010, 36(9): 1532-1539.

17. Hsu CW, Sun SF, Lin SL, et al. Duodenal versus gastric feeding in medical intensive care unit patients: a prospective, randomized, clinical study. Crit Care Med, 2009, 37(6): 1866-1872.

18. Kearns PJ, Chin D, Mueller L, et al. The incidence of ventilator-associated pneumonia and success in nutrient delivery with gastric versus small intestinal feeding: a randomized clinical trial. Crit Care Med, 2000, 28(6): 1742-1746.

19. Montecalvo MA, Steger KA, Farber HW, et al. Critical Care Research Team. Nutritional outcome and pneumonia in critical care patients randomized to gastric versus jejunal tube feedings. Crit Care Med, 1992, 20(10): 1377-1387.

20. Montejo JC, Grau T, Acosta J, et al. Multicenter, prospective, randomized, single-blind study comparing the effi-

cacy and gastrointestinal complications of early jejunal feeding with early gastric feeding in critically ill patients. Crit Care Med,2002,30(4):796-800.

21. Kortbeek JB,Haigh PI,Doig C. Duodenal versus gastric feeding in ventilated blunt trauma patients:a randomized controlled trial. J Trauma,1999,46(6):992-996.

22. Taylor SJ,Fettes SB,Jewkes C,et al. Prospective,randomized,controlled trial to determine the effect of early enhanced enteral nutrition on clinical outcome in mechanically ventilated patients suffering head injury. Crit Care Med,1999,27(11):2525-2531.

23. Minard G,Kudsk KA,Melton S,et al. Early versus delayed feeding with an immune-enhancing diet in patients with severe head injuries. JPEN J Parenter Enteral Nutr,2000,24(3):145-149.

24. Day L,Stotts NA,Frankfurt A,et al. Gastric versus duodenal feeding in patients with neurological disease:a pilot study. J Neurosci Nurs,2001,33(3):148-149,155-159.

25. Davies AR,Froomes PR,French CJ,et al. Randomized comparison of nasojejunal and nasogastric feeding in critically ill patients. Crit Care Med,2002,30(3):586-590.

26. White H,Sosnowski K,Tran K,et al. A randomised controlled comparison of early post-pyloric versus early gastric feeding to meet nutritional targets in ventilated intensive care patients. Crit Care,2009,13(6):R187.

27. McClave SA,Chang WK. Feeding the hypotensive patient:does enteral feeding precipitate or protect against ischemic bowel? Nutr Clin Pract,2003,18(4):279-284.

28. Khalid I,Doshi P,DiGiovine B. Early enteral nutrition and outcomes of critically ill patients treated with vasopressors and mechanical ventilation. Am J Crit Care,2010,19(3):261-268.

29. National Heart,Lung,and Blood Institute Acute Respiratory Distress Syndrome (ARDS) Clinical Trials Network;Rice TW,Wheeler AP,Thompson BT,et al. Initial trophic vs full enteral feeding in patients with acute lung injury:the EDEN randomized trial. JAMA,2012,307(8):795-803.

30. Rice TW,Mogan S,Hays MA,et al. Randomized trial of initial trophic versus full-energy enteral nutrition in mechanically ventilated patients with acute respiratory failure. Crit Care Med,2011,39(5):967-974.

31. Hiesmayr M,Schindler K,Pernicka E,et al. Decreased food intake is a risk factor for mortality in hospitalised patients:the NutritionDay survey 2006. Clin Nutr,2009,28(5):484-491.

32. Metheny NA,Stewart BJ,Mills AC. Blind insertion of feeding tubes in intensive care units:a national survey. Am J Crit Care,2012,21(5):352-360.

33. McClave SA,Sexton LK,Spain DA,et al. Enteral tube feeding in the intensive care unit:factors impeding adequate delivery. Crit Care Med,1999,27(7):1252-1256.

34. Passier RH,Davies AR,Ridley E,et al. Periprocedural cessation of nutrition in the intensive care unit:opportunities for improvement. Intensive Care Med,2013,39(7):1221-1226.

35. Jenkins ME,Gottschlich MM,Warden GD. Enteral feeding during operative procedures in thermal injuries. J Burn Care Rehabil,1994,15(2):199-205.

36. Caddell KA,Martindale R,McClave SA,et al. Can the intestinal dysmotility of critical illness be differentiated from postoperative ileus? Curr Gastroenterol Rep,2011,13(4):358-367.

37. Montejo JC,Minambres E,Bordeje L,et al. Gastric residual volume during enteral nutrition in ICU patients:the REGANE study. Intensive Care Med,2010,36(8):1386-1393.

38. Pinilla JC,Samphire J,Arnold C,et al. Comparison of gastrointestinal tolerance to two enteral feeding protocols in critically ill patients:a prospective,randomized controlled trial. JPEN J Parenter Enteral Nutr,2001,25(2):81-86.

39. McClave SA,DeMeo MT,DeLegge MH,et al. North American summit on aspiration in the critically ill patient:consensus statement. JPEN J Parenter Enteral Nutr,2002,26(6):S80-S85.

40. Nguyen NQ,Bryant LK,Burgstad CM,et al. Gastric emptying measurement of liquid nutrients using the (13)C-

octanoate breath test in critically ill patients: a comparison with scintigraphy. Intensive Care Med,2013,39(7): 1238-1246.

41. Tarling MM,Toner CC,Withington PS,et al. A model of gastric emptying using paracetamol absorption in intensive care patients. Intensive Care Med,1997,23(3):256-260.

42. Landzinski J,Kiser TH,Fish DN,et al. Gastric motility function in critically ill patients tolerant vs intolerant to gastric nutrition. JPEN J Parenter Enteral Nutr,2008,32(1):45-50.

43. Cohen J,Aharon A,Singer P. The paracetamol absorption test: a useful addition to the enteral nutrition algorithm? Clin Nutr,2000,19(4):233-236.

44. McClave SA,Lukan JK,Stefater JA,et al. Poor validity of residual volumes as a marker for risk of aspiration in critically ill patients. Crit Care Med,2005,33(2):324-330.

45. Elpern EH. Pulmonary aspiration in hospitalized adults. Nutr Clin Pract,1997,12(1):5-13.

46. Marik PE. Aspiration pneumonitis and aspiration pneumonia. N Engl J Med,2001,344(9):665-671.

47. Bonten MJ,Gaillard CA,van Tiel FH,et al. The stomach is not a source for colonization of the upper respiratory tract and pneumonia in ICU patients. Chest,1994,105(3):878-884.

48. Heyland DK,Drover JW,MacDonald S,et al. Effect of postpyloric feeding on gastroesophageal regurgitation and pulmonary microaspiration: results of a randomized controlled trial. Crit Care Med,2001,29(8):1495-1501.

49. Lien HC,Chang CS,Chen GH. Can percutaneous endoscopic jejunostomy prevent gastroesophageal reflux in patients with preexisting esophagitis? Am J Gastroenterol,2000,95(12):3439-3443.

50. Ibrahim EH,Mehringer L,Prentice D,et al. Early versus late enteral feeding of mechanically ventilated patients: results of a clinical trial. JPEN J Parenter Enteral Nutr,2002,26(3):174-181.

51. MacLeod JB,Lefton J,Houghton D,et al. Prospective randomized control trial of intermittent versus continuous gastric feeds for critically ill trauma patients. J Trauma,2007,63(1):57-61.

52. Bonten MJ,Gaillard CA,van der Hulst R,et al. Intermittent enteral feeding: the influence on respiratory and digestive tract colonization in mechanically ventilated intensive-care-unit patients. Am J Respir Crit Care Med, 1996,154(2,pt 1):394-399.

53. Steevens EC,Lipscomb AF,Poole GV,S et al. Comparison of continuous vs intermittent nasogastric enteral feeding in trauma patients: perceptions and practice. Nutr Clin Pract,2002,17(2):118-122.

54. Hiebert JM,Brown A,Anderson RG,et al. Comparison of continuous vs intermittent tube feedings in adult burn patients. JPEN J Parenter Enteral Nutr,1981,5(1):73-75.

55. Kocan MJ,Hickisch SM. A comparison of continuous and intermittent enteral nutrition in NICU patients. J Neurosci Nurs,1986,18(6):333-337.

56. Ciocon JO,Galindo-Ciocon DJ,Tiessen C,et al. Continuous compared with intermittent tube feeding in the elderly. JPEN J Parenter Enteral Nutr,1992,16(6):525-528.

57. Drakulovic MB,Torres A,Bauer TT,et al. Supine body position as a risk factor for nosocomial pneumonia in mechanically ventilated patients: a randomised trial. Lancet,1999,354(9193):1851-1858.

58. van Nieuwenhoven CA,Vandenbroucke-Grauls C,van Tiel FH,et al. Feasibility and effects of the semirecumbent position to prevent ventilator-associated pneumonia: a randomized study. Crit Care Med,2006,34(2):396-402.

59. Simmons-Trau D,Cenek P,Counterman J,et al. Reducing VAP with 6 sigma. Nurs Manage,2004,35(6):41-45.

60. Zack JE,Garrison T,Trovillion E,et al. Effect of an education program aimed at reducing the occurrence of ventilator-associated pneumonia. Crit Care Med,2002,30(11):2407-2412.

61. Kollef MH. Prevention of hospital-associated pneumonia and ventilatorassociated pneumonia. Crit Care Med, 2004,32(6):1396-1405.

62. Chang SJ,Huang HH. Diarrhea in enterally fed patients:blame the diet? Curr Opin Clin Nutr Metab Care, 2013,16(5):588-594.

63. Halmos EP. Role of FODMAP content in enteral nutrition-associated diarrhea. J Gastroenterol Hepatol,2013,28 (suppl 4):25-28.

64. Kenneally C,Rosini JM,Skrupky LP,et al. Analysis of 30-day mortality for clostridium difficile-associated disease in the ICU setting. Chest,2007,132(2):418-424.

65. Maroo S,Lamont JT. Recurrent clostridium difficile. Gastroenterology,2006,130(4):1311-1316.

66. Pacht ER,DeMichele SJ,Nelson JL,et al. Enteral nutrition with eicosapentaenoic acid,gamma-linolenic acid, and antioxidants reduces alveolar inflammatory mediators and protein influx in patients with acute respiratory distress syndrome. Crit Care Med,2003,31(2):491-500.

67. Kudsk KA,Moore FA. Consensus recommendations from the U. S. summit on immune-enhancing enteral therpay. JPEN J Parenter Enteral Nutr,2001,25:S61.

第九章　危重患者肠外营养支持现状

危重病人由于创伤或应激等因素使机体处于高代谢状态,容易出现营养不良、免疫功减弱。因此,营养支持已成为危重患者救治中不可缺少的重要内容。实施合理临床营养支持对严重应激条件下的组织分解代谢水平有抑制作用,对器官结构和机体免疫功能也会起到一定的维护作用,减少不良临床结局的发生率[1]。营养支持包括肠内营养(enteral nutrition,EN)和肠外营养(parenteral nutrition,PN)两大方面。当存在使用人工营养指征时,与肠外营养相比,更推荐肠内营养[2]。因为肠内营养具有感染率低、可更好保持胃肠上皮的完整性、价格低廉等优势。但是,早期肠内营养经常由于存在各种禁忌证和胃肠道不耐受而不能达到营养目标。因此,一些作者提出,只要能谨慎避免过度喂养及高血糖,早期肠外营养可能优于早期肠内营养[3]。本文将针对 PN 的发展现状进行概述。

PN 是指从静脉内供给营养作为手术前后及危重患者的营养支持,全部营养从肠外供给称全胃肠外营养(total parenteral nutrtion,TPN)。理想的 PN 可提供患者所需要的营养要素,包括热量(碳水化合物、脂肪乳剂)、必需和非必需氨基酸、维生素、电解质及微量元素。

一、PN 起止时机

营养风险是指病人已经存在的或潜在的与营养因素相关的、导致不良临床结局的风险,其与临床结局密切相关。营养风险评估是临床营养支持首先面临的问题,也是制定营养支持方案的第一步。临床调查性研究表明,营养风险与住院病人的临床结局有关,只有存在营养风险的病人才能从营养支持中获益,所以确定获益人群等同于确定适应证。这一观念已经在国际营养支持指南中予以明确。临床常用的营养风险评估标准有:NRS-2002、NUTRIC 评分。2016 SCCM/ASPEN 重症营养指南推荐:对于低营养风险(如:NRS-2002 ≤ 3 或 NUTRIC 评分≤5)、不适宜早期肠内营养、且入 ICU 7 天仍不能保证经口摄食量的患者,7 天后给予 PN 支持。其中,在 EPaNiC 研究的一个亚组中,Casaer 等人的研究结果表明,对于存在使用 EN 绝对禁忌证的患者,在入住 ICU 第 3 天开始使用 PN 的患者,感染率及死亡率均较低于第 8 天开始 PN 的患者[4]。但是由于这些人群营养风险的变化波动较大,因此在治疗过程中临床医师需要加强对疾病的整体判断,提高患者的 PN 获益。同时,Braunschweig 等人对胰腺炎、创伤、炎症肠病和多器官功能衰竭的患者进行的早期荟萃分析结果表明,对于营养状况尚可的患者建议延迟 PN 的开始时间[5]。结合其他相关试验结果,专家建议对于符合上述条件的患者,以 7 天为节点,开始接受 PN;对于确定存在高营养风险(如:NRS-2002 ≥5 或 NUTRIC 评分≥6)或严重营养不良的患者,如果 EN 不可行,建议入 ICU 后尽早开始 PN。在 Braunschweig 等人的荟萃分析中,入住 ICU 的危重患者接受 PN 治疗后,感染率及死亡率均有所下降[3]。无论低或高营养风险患者,接受肠内营养 7 ~ 10 天,如果经 EN 摄入能量与蛋白质量仍不足目标的 60% ,推荐应考虑给予补充型 PN。而在开始 EN7 天内给予补充型 PN,不仅不能改善预后,甚至可能有害。目前,肠外营养启动的安全时机尚不明确。从理论上讲,早期补充性肠外营养引发的不良反应可以通过营养方式或营养剂量两个方面来解释。然而,CALORIES 研究和最新的 meta 分析表明,这种危害是由高剂量导致而非不同营养方式导致[6]。所以,科学的营养素配比,或许是理想的 PN 的研究重点,目前仍需进行大量的 RCT 研究来证实。

由于 EN 的显著效益,对于接受病情逐渐趋于稳定且接受 PN 的危重病人,应尽早转为 EN 治疗。当 EN 耐受性提高,达到目标能量 60% 以上时,建议经 PN 途径供给的能量可逐渐减量至终止[7]。

二、PN 适应证与相对禁忌证

PN 的适应证包括:胃肠道功能障碍的重症患者;由于手术或解剖问题胃肠道禁止使用的重症患者;存在有尚未控制的复制情况,如腹腔感染、肠梗阻等。PN 的禁忌证是相对的,主要包括以下几种情况:早期复苏阶段、血流动力学尚未稳定或存在严重水电解质与酸碱失衡;严重肝功能衰竭、肝性脑病;急性肾衰竭存在严重氮质血症;严重高血糖尚未控制。存在相对禁忌证的患者,需结合营养风险评估结果,决定是否接受 PN。

三、PN 营养供给量的计算

病人能量代谢消耗不仅取决于原发病,而且还与是否卧床、有无应激等因素密切相关,因此,机体代谢消耗水平处于变化之中。目前被大家认可的评估方法包括以下 3 种:a. 间接能量测定(间接测热法,indirect calorimetry,IC),基本原理是测定机体在一定时间内的 O_2 耗量和 CO_2 的产生量来推算呼吸商,根据相应的氧热价间接计算出这段时间内机体的能量消耗;b. HB 公式(通常偏高 10%),计算公式如下:BEE(男)kcal/d = 66.47 + 13.75W + 5.0H − 6.76A,BEE(女)kcal/d = 65.10 + 9.56W + 1.85H − 4.68A[A = 年龄(y),H = 身高(cm),W = 体重(kg)];c. 根据体重计算,理想体重(IBW):男性 = 50kg + [2.3kg × (身高 cm − 152)]2.54,女性 = 45.5kg + [2.3kg × (身高 cm − 152)]2.54,当 IBW 高于或低于实际体重 30% 应计算校正体重:校正体重(ABW) = IBW + 0.4(实际体重 − IBW),当 BMI ≥ 30kg/m² 使用调整体重:调整体重 = IBW + 0.25(ABW − IBW)或 1.1 × IBW。

对于危重患者,在考虑基础能量需求的同时,也要重视其吸收利用功能、既往营养状况、代谢情况[8]。在实施个体化营养支持过程中,建议采用间接能量测定法监测病人的能量消耗,如患者病情危重或者存在恶性肿瘤、肥胖等情况,也是采取间接测热法进行静息能量消耗测量的指征[9]。PN 供能由非蛋白质和蛋白质能量组成,前者包括糖类和脂肪。标准 PN 配方中,糖、脂、氨基酸三者供能比例大约为 50% ~ 60%:30% ~ 40%:15% ~ 20%,脂糖比为 1:2,热氮比为 150:1。对危重症病人,因糖类氧化受限,输注葡萄糖的速度宜 < 2 ~ 2.5mg/(kg·min),且葡萄糖日供给量不应超过 350g,并应与脂肪乳剂合用。危重症患者出现应激性高血糖是很常见的,且是影响患者预后的独立危险因素。高血糖与细胞因子大量释放、组织胰岛素抵抗、机体葡萄糖氧化抑制等有关。对是否要将危重症病人血糖水平严格控制在正常范围内,观点尚未统一[10,11]。目前的观点认为,将应激性危重症病人的血糖水平控制在 7.8 ~ 10mmol/L 较为理想,既能避免增加并发症发生率,又能降低低血糖发生的风险。在非蛋白质热量提供中,葡萄糖与热量的比例应减少,而脂肪与热量的比例应相应提高

至 $1/3 \sim 1/2^{[12]}$。

一般情况下,供给热量 104.6kJ(25kcal)/(kg·d)能满足一般应激病人的能量需求。2016 SCCM/ASPEN 重症营养指南推荐:对于高营养风险或严重营养不良、需要 PN 支持的患者,建议住 ICU 第一周内给予低热卡 PN[≤20kcal/(kg·d)或能量需要目标的 80%],以及充分的蛋白质补充[≥1.2g/(kg·d)]。Singer 等人在一项初步研究中比较了基于间接能量测定法的喂养是否优于基于公式计算的喂养[目标为 25kcal/(kg·d)]。间接能量测定发在 ICU 住院期间每 48 小时重复一次。虽然主要终点(住院病死率)并无统计学差异,但使用间接能量测定法组的患者各种并发症出现率增加,其接受的能量约比对照组多出 600kcal/d,这也许提示,在重症疾病的急性期,较少的喂养热量效果更好[8]。最近有一项 meta 分析,纳入了所有肠内摄入在组间存在显著差异的研究,并没有发现热量的摄入与病死率之间存在联系,但发现热量摄入减少与血流感染风险降低和肾脏替代治疗风险降低有关[13]。总之,在重症疾病的急性期限制能量摄入是安全的并可能是更优的选择。

在补充三大营养物质的同时,还需补充矿物质、维生素和微量元素[14,15]。谷氨酰胺是一种条件必需氨基酸,可为机体所有快速增生细胞提供代谢能量,对免疫平衡和肠道屏障起着维持作用。但近期有一项在全球 40 个 ICU 中 1223 例成人危重症患者中展开的随机对照研究结果表明,接受谷氨酰胺治疗组的死亡率(37.2% vs 31%;$P=0.02$),住院时间(43.7% vs 37.2%;$P=0.02$)均高于未接受组[16],故危重病患者肠外营养期间无需常规补充谷氨酰胺。

四、PN 制剂分类及特点

(一)碳水化合物制剂

碳水化合物制剂是最简单有效的 PN 制剂,可提供机体代谢所需能量的 50%~60%,葡萄糖是 PN 最常选用的能量制剂。临床上还会用到果糖、麦芽糖及糖醇类(如山梨醇和木糖醇)。由于这些制剂可能会诱发高乳酸血症、高胆红素血症、高尿酸血症等代谢紊乱的不良情况,故不易长期应用。目前已不主张单独应用葡萄糖制剂,而应与脂肪乳剂合用,以减少葡萄糖用量,避免糖代谢紊乱的发生。

(二)氨基酸制剂

现有的复方氨基酸溶液品种繁多,可归纳为二类:平衡型与非平衡型氨基酸溶液。临床选择须以应用目的、病情、年龄等因素为依据。平衡型氨基酸溶液中所含必需与非必需氨基酸的比例符合人体基本代谢所需,生物利用度高,适用于多数营养不良病人。非平衡型氨基酸溶液的配方系针对某一疾病的代谢特点而设计,兼有营养支持和治疗的作用,目前主要指肝病、肾病、创伤和婴幼儿用的氨基酸。氨基酸过多或过少均会影响氨基酸的体内代谢,因为机体内氨基酸合成蛋白质是遵守"木桶理论",即含量最少的氨基酸决定机体蛋白的合成质量与数量。

(三)脂肪乳制剂

脂肪乳剂是一种重要的能源物质。根据甘油三酯的碳原子的长短,分为长链甘油三酯(LCT,14~24 个碳原子)、中链甘油三酯(MCT,6~12 个碳原子)及短链甘油三酯(2~4 个碳原子）。LCT脂肪乳剂能提供人体的必需脂肪酸和能量,但其氧化代谢速度较慢。MCT与其相比,具有快速供能、基本不在组织内沉积、较少影响脂蛋白代谢和网状内皮系统功能等优势,因而适用于危重患者和肝功能不良者。短链脂肪酸尚处于动物实验和临床试验阶段。

（四）其他

包括有维生素、微量元素、电解质等。维生素分为水溶性维生素及脂溶性维生素,前者在体内无储备,长期PN时常规提供多种维生素可预防其缺乏,后者在体内有一定的储备,短期禁食者不缺乏。微量元素如锌、铜、铁、硒等,参与酶的组成、三大营养物质的代谢、上皮生长、创伤愈合等生理过程。电解质则是维持人体水、电解质和酸、碱平衡,保持人体内环境的稳定的一类重要物质。

在医学不断发展的过程中,各种风险评估量表更加完善,由于风险评估是合理选择治疗策略的基础,对于危重症患者是否需要接受PN治疗,需进行科学的评估。在临床诊疗过程中,更需要基于病生理与代谢改变来进行个性化调整,将危重症患者加速康复理念和临床营养支持原则、方法有机结合,发挥临床营养支持的最大作用,使患者获益。

（田甜　魏兵　曾红）

参 考 文 献

1. Germano B, Oliveira Nascimento Freitas R, Negrao Nogueira RJ, Hessel G. Protein needs of critically ill patients receiving parenteral nutrition. Nutr Hosp,2015,32(1):250-255.
2. McClave SA, Taylor BE, Martindale RG, et al. Society of Critical CareMedicine; American Society for Parenteral and Enteral Nutrition. Guidelinesfor the provision and assessment of nutrition support therapy in the adultcritically ill patient:Society of Critical Care Medicine (SCCM) and AmericanSociety for Parenteral and Enteral Nutrition (A.S.P.E.N.). JPEN J ParenterEnteral Nutr,2016,40:159-211.
3. Harvey SE, Parrott F, Harrison DA, et al. CALORIES Trial Investigators. Trialof the route of early nutritional support in critically ill adults. N Engl J Med,2014,371:1673-1684.
4. Casaer MP, Mesotten D, Hermans G, et al. Early versus late parenteral nutrition in critically ill adults. N Engl J Med,2011,365(6):506-517.
5. Braunschweig CL, Levy P, Sheean PM, et al. Enteral compared with parenteral nutrition:a meta-analysis. Am J Clin Nutr,2001,74(4):534-542.
6. Elke G, van Zanten AR, Lemieux M, et al. Enteral versus parenteral nutrition incritically ill patients:an updated systematic review and meta-analysis ofrandomized controlled trials. Crit Care,2016,20:117.
7. Heidegger CP, Berger MM, Graf S, et al. Optimisation of energy provision with supplemental parenteral nutrition in critically ill patients:a randomised controlled clinical trial. Lancet,2013,381(9864):385-393.
8. Singer P, Anbar R, Cohen J, et al. The tight calorie control study (TICACOS):a prospective, randomized, controlled pilot study of nutritional support in critically ill patients. Intensive Care Med,2011,37(4):601-609.
9. Tajchman SK, Tucker AM, Cardenas-Turanzas M, et al. Validation study ofenergy requirements in critically ill, obese cancer patients. JPEN J Parenter Enteral Nutr,2016,40(6):806-13.
10. Olveira G, Tapia MJ, Ocónet J, et al. Prevalence of diabetes, prediabetes, and stress hyperglycemia:insulin therapy and metabolic control in patients on total parenteral nutrition (prospectivemulticenter study). Endocr Pract,

2015,21(1):59-67.

11. Mousavi SN,Nematy M,Norouzy A,et al. Comparison of intensiveinsulin therapy versus onventional glucose control in traumaticbrain injury patients on parenteral nutrition:A pilot randomizedclinical trial. JRes Med Sci, 2014,19(5):420-425.

12. Hoekstra M,Schoorl MA,Van Der Horst IC,et al. Computer-assisted glucose regulation during rapid step-wise increases of parenteral nutrition in critically ill patients:a proof of concept study. JPEN,2010,34(5):549-553.

13. Al-Dorzi HM,Albarrak A,Ferwana M,et al. Lower versus higher dose of enteralcaloric intake in adult critically ill patients:a systematic review and metaanalysis. Crit Care,2016,20:358.

14. Botran M,Lopez HJ,Mencia S,et al. Enteral nutrition in the critically ill child:comparison of standard and protein-enriched diets. J Pediatr,2011,159(1):27-32.

15. Boisrame HJ,Toti F,Hasselmann M,et al. Lipid emulsions forparenteral nutrition in critical illness. Prog Lipid Res,2015,60:1-16.

16. Heyland D,Muscedere J,Wischmeyer PE,et al. A randomized trial of glutamine and antioxidants in critically ill patients. N Engl J Med,2013,368(16):1489-1497.

第十章 急腹症影像学应用进展

急腹症在急诊医疗工作中占 4% ~ 10%,包括了自轻微自限性腹痛至严重危及生命的一大类疾病,因此对急腹症的早期识别、病因诊断、严重程度评估有重要临床意义。然而急腹症的原因复杂、病种繁多、并发症多样,仅依靠临床症状体征及实验室检查难以有效判断急腹症的原因及严重程度。近年来,随着影像学技术的不断发展,影像学检查在急腹症诊治中发挥了重要作用,从早期的 X 线平片检查至目前广泛普及的超声及 CT 检查、介入放射学、磁共振检查等,影像学检查在急腹症的病因诊断、严重程度评估、疗效评价等方面均有重要意义[1]。本文就近年来急腹症影像学的应用进展进行综述。

一、X 线平片及胃肠道造影

急腹症诊疗中常用的 X 线平片检查包括立卧位腹平片、侧卧位腹平片,必要时可辅以立位胸片,其中立、卧位腹平片最为常用。因气体、软组织、骨组织 X 线吸收系数的差异,在 X 线平片中三者存在天然的对比,因此可以较好的用于气体及高密度结石的观察。X 线平片在急腹症中的应用主要包括:识别腹腔游离气体、判断是否存在肠梗阻、观察尿路结石、观察异物等四方面[2],如图 5-10-1 ~ 图 5-10-4 所示。

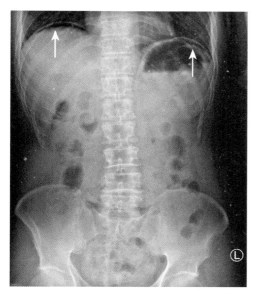

图 5-10-1 消化道穿孔(双膈下游离气体)

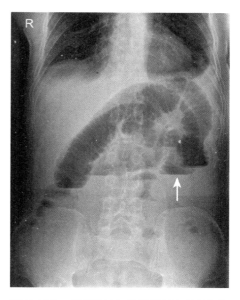

图 5-10-2 肠梗阻(多发阶梯状气液平面)

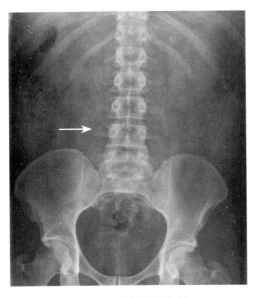

图 5-10-3　右侧输尿管结石

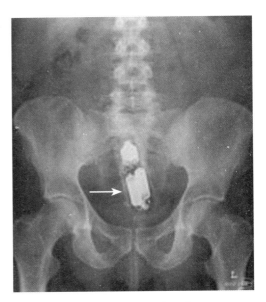

图 5-10-4　直肠内异物

　　X 线平片检查快速、价格较低、能较便捷检出部分急腹症,多年来在临床中有广泛应用,但仍存在很大局限性。文献报道,X 线平片只能检出 60% ~83% 的腹腔游离气体(远低于 CT 检查100% 的检出率),且无法判断腹腔游离气体的来源及穿孔的部位[3-4];在肠梗阻的判断中,对于完全性肠梗阻 X 线平片的敏感度仅为 46%,对于部分性肠梗阻 X 线平片的敏感度仅为 30%,且 X线平片难以确定梗阻的部位及原因,无法早期识别是否存在肠绞窄等严重并发症[5-6];在尿路结石检出中,做好充分胃肠道准备后 X 线平片检查的敏感度仅为 44% ~77%,特异性为 77% ~87%,且无法观察尿路积水情况及其他并发症[7];在腹盆腔异物的判断中,X 线平片的敏感度为90%[8],但无法准确判断异物的位置,且难以评估是否存在严重并发症(图 5-10-5,图 5-10-6)。

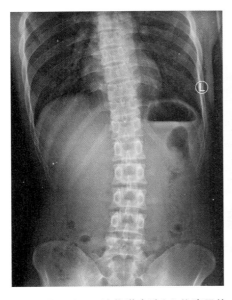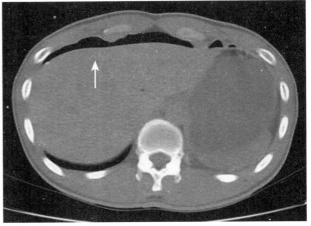

图 5-10-5　消化道穿孔(立位腹平片未见明确膈下游离气体,CT 发现腹腔内大量游离气体)

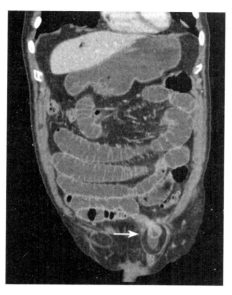

图 5-10-6　左侧腹股沟疝引起的肠梗阻

　　临床情况中的急腹症病因复杂、种类繁多、严重程度不一,远不止上述的几种情况,Ahn 等[9]通过对比 871 例患者的 X 线平片检查和 CT 检查,发现 X 线平片检查仅能检出 10% 的异常。因此近年来多数学者认为在急腹症诊疗中 X 线平片检查几乎已经没有临床意义了,随着超声和 CT 检查的普及,急腹症的 X 线平片检查将完全被取代[2]。

　　胃肠道造影检查较为复杂、耗时长、射线剂量大,且胃肠道穿孔、肠梗阻为口服钡剂的禁忌证,因此目前在急腹症诊疗中应用较少。

二、超 声 检 查

　　超声检查快速、方便、无辐射,可实时动态观察,无需任何造影剂即可显示血管结构,且可进行床边操作及超声引导下穿刺、引流等,并可反复多次进行动态随访观察,在急腹症中诊疗中有非常重要的价值,是多数急腹症首选的影像学检查。

　　急腹症中常见的疾病依次为:急性阑尾炎(14%)、肠梗阻(9%)、尿路异常(9%)、急性憩室炎(8%)、急性胆道系统炎症(5%)、急性胰腺炎(4%)、妇产科疾病(3%)、穿孔(1%)、腹膜炎(1%)[10]、腹部外伤等,超声检查均能对上述疾病做出较好的诊断。

　　超声检查中急性阑尾炎表现为阑尾肿大、呈腊肠样,可以观察到是否存在坏死、阑尾脓肿、阑尾穿孔等严重并发症(图 5-10-7),敏感性为 76%,特异性为 95%[11],阴性预测值高于 CT 检查,因此作为疑诊阑尾炎患者的首选影像学检查。

　　肠梗阻超声检查中可见肠管扩张积气积液、肠管蠕动异常、肠管张力状态改变、肠管黏膜皱襞、腹腔积液等征象(图 5-10-8),超声诊断肠梗阻的特异度为 99%,但敏感性仅为 63%[11],且超声检查受扩张肠管内气体干扰,无法明确梗阻的部位及原因,也难以评估深部的肠管是否存在绞窄,因此超声疑诊肠梗阻的患者宜早期进行 CT 检查。

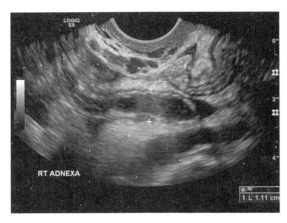

图 5-10-7　急性阑尾炎

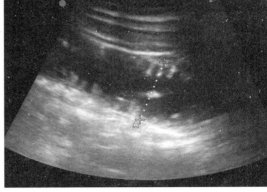

图 5-10-8　小肠梗阻

胆道系统及泌尿系统结石在超声检查中均表现为小团块状、斑点状的强回声,其后伴有声影,梗阻的上方管道扩张,呈无回声,同时可以观察到炎症反应的管壁增厚;泌尿系统结石常发生在输尿管的三个狭窄处,而胆囊内的结石可随体位变动(图 5-10-9、5-10-10)。在胆道系统疾患中,超声检查敏感度为 73%,特异度为 97%[11],因此常作为首选检查。对于部分因肠气干扰观察不清或难以探测的部位,可早期行 CT 检查或 MR 检查明确病因。

妇产科急腹症中,超声为首选检查,可避免 CT 检查对胎儿造成的随机性或确定性效应损伤。文献报道妇产科急腹症中超声检查的特异度为 98%,但敏感度仅为 47%[11],因此对于超声诊断阴性但临床高度疑诊的病例,应早期进行 MR 检查或允许时进行 CT 检查,以降低漏诊率。

急性胰腺炎、急性憩室炎、穿孔、腹膜炎、血管疾病中,超声检查的敏感度为 27% ～73%[11],尤其在胃肠道疾病的观察中存在的很大的局限性,因此在上述情况中,应早期、合理地选择 CT 检查(图 5-10-7 ～图 5-10-12)。

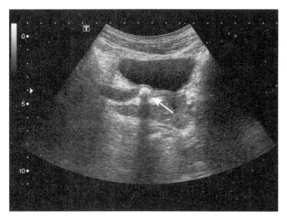

图 5-10-9　输尿管末端结石引起输尿管积水

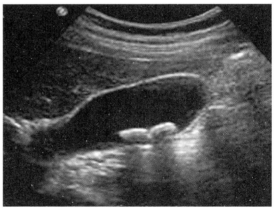

图 5-10-10　胆囊结石

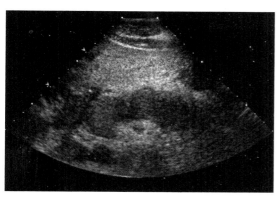

图 5-10-11　急性胰腺炎

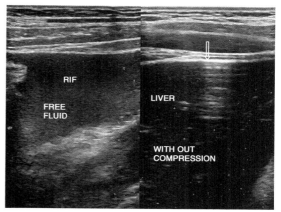

图 5-10-12　消化道穿孔

RIF(right lilac fossa):右髂窝；FREE FLUID：游离液体；LIVER：肝脏；WITHOUT COMPRESSION：没有压缩

超声检查实时动态、无辐射、操作简便,对于腹部实质脏器及胆道系统、泌尿系统的观察有很大优势,且能进行超声引导下穿刺和引流,因此在急腹症中广泛应用,尤其在胆道疾病、急性阑尾炎、妇产科急腹症中为首选检查,文献报道42%[12]的急腹症患者接受了超声检查。但超声检查仍有一定局限性,如结果高度依赖于操作者的经验、对于肥胖患者超声波穿透力差、肠管内大量气体干扰观察等,导致超声检查结果的一致性不高[13]。因此在急腹症患者的诊疗中,应根据实际情况合理选择相应的影像学检查,在超声阴性但高度疑诊的患者中,应尽早进行 CT 或 MR 检查,避免引起不良后果。

三、CT 检查

CT 检查是目前急腹症诊断中敏感度和特异度最高的影像学检查手段。在胃肠道穿孔中 CT 平扫可以发现腹腔内小于 1ml 的游离气体,可观察到穿孔部位周围的炎性反应,帮助确定穿孔部位(图 5-10-13)。CT 平扫的敏感度和特异度均大于99%,穿孔部位诊断的准确性为84.6%,穿孔原因诊断的准确性为78%[14]。

在急性阑尾炎 CT 平扫可见阑尾增粗,周围脂肪间隙模糊,可以判断是否存在阑尾穿孔或脓肿等并发症(图 5-10-14)。急性憩室炎 CT 表现为憩室周围多发炎性渗出,可以帮助判断是否存在脓肿或穿孔等并发症(图 5-10-15)。急性胰腺炎中 CT 平扫可以观察到胰腺肿胀,胰腺周围的炎性渗出,同时可以观察胆道系统结石,帮助明确急性胰腺炎的病因,增强CT 扫描可以帮助判断急性胰腺炎是否存在胰腺坏死、周围坏死性液体积聚等不同的疾病严重程度(图 5-10-16)。在上述疾病中 CT 检查诊断的敏感度和特异度均大于95%[11]。

对于急性肠梗阻,CT 检查可以观察到扩张积气积液的肠管,找到梗阻的部位,判断梗阻的原因,明确是否存在肠绞窄等严重并发症。早在 1994 年 CT 平扫诊断的敏感度和特异度均为100%,术前梗阻部位的诊断准确性94%,术前梗阻原因诊断的准确性85%[15],近年来诊断的准确性仍在不断提高。

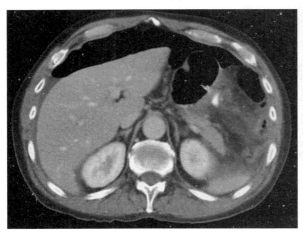

图 5-10-13 消化道穿孔

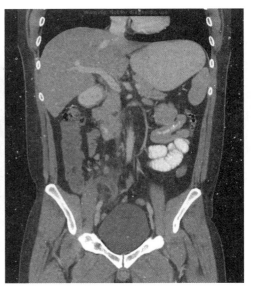

图 5-10-14 急性阑尾炎

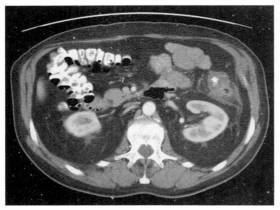

图 5-10-15 急性憩室炎

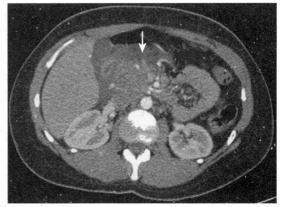

图 5-10-16 急性胰腺炎

在评估肠管血运情况、观察腹腔内血管疾病(如肠系膜血管栓塞、动脉瘤、动脉夹层、动脉壁内血肿)、观察腹腔内异物等急腹症中,CT 增强扫描也有重要意义,诊断的敏感度和特异度为 98% ~ 100%(图 5-10-17 ~ 图 5-10-20)。

CT 检查结果敏感度和特异度高,结果客观,不同阅片者之间一致性高[16],在急腹症诊疗中有重要临床价值,因此近年来 CT 在急腹症中的应用迅速普及并不断增长。自1996 年至 2005 年,急诊 CT 检查增长率为 141%[17],目前急腹症中进行 CT 检查的患者超过 40%[12]。CT 检查的快速增长和广泛普及使得 CT 辐射剂量成为一个重要的研究课题。

常规急腹症患者 CT 扫描接受的平均辐射剂量约为 14 ~ 20mSv,相当于 140 ~ 240 次胸片的剂量,尚未达到引起体部确定性效应损伤的阈值,但对于庞大的检查人群来讲,随机性效应（即辐射致癌）的发生率不容忽视。Jones 等[18] 通过分析 2010 年以前所有发表的急诊影像学检查相关的研究文章，发现对于绝大多数急诊 CT 检查来讲，CT 检查带来的益处远远大于可能造成的辐射潜在伤害。但有三种急诊 CT 检查的收益可能小于辐射引起的潜在伤害，这三种检查分别为：除外肺栓塞时进行的 CTPA 检查、泌尿系统结石的 CT 检查、炎症性肠病引起的复发性腹痛患者的 CT 检查，这其中后两种涉及了急腹症范围内的检查。推荐对于泌尿系统结石可首选超声检查辅以 MRU 检查，对于复发性炎症性肠病引起的腹痛可选择超声或 MR 检查来评价肠壁情况。

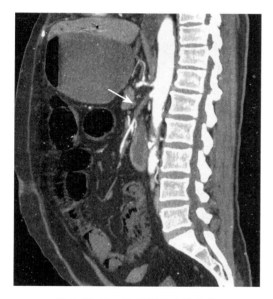

图 5-10-17　肠系膜上动脉血栓

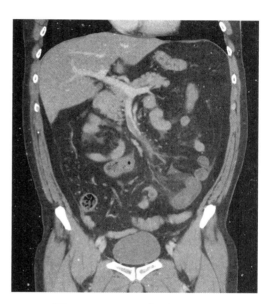

图 5-10-18　肠系膜上静脉血栓

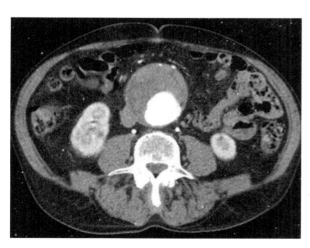

图 5-10-19　主动脉瘤

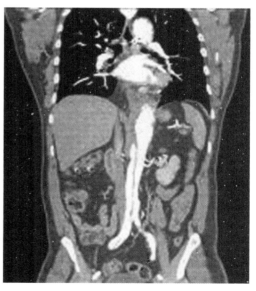

图 5-10-20　主动脉夹层

　　针对急诊 CT 检查剂量的问题,部分学者提出采用低剂量 CT 进行急诊 CT 检查,目前多数研究关注尿路结石的低剂量 CT 检查。Haller 等[19]通过比较腹部平片、常规 CT、低剂量 CT 在急腹症患者中诊断的准确性和剂量,结果显示低剂量 CT 诊断的准确性与常规 CT 相近,但辐射剂量明显减低,因此可以考虑低剂量 CT 在急腹症检查中的应用。但低剂量 CT 的噪声较大,可能影响部分急腹症原因的不明确,导致需要二次检查,引起累积辐射剂量增加,因此在临床实际情况中,推荐对于单纯尿路结石患者可以进行低剂量 CT 进行检查,而对于急腹症的原因复杂、患者病情较重等情况,应尽快完成检查明确病因,此时辐射剂量的问题不再是主要矛盾。对于儿童、孕产妇等对辐射敏感的人群,应尽量采用超声或 MR 检查替代 CT 检查。

　　对于 CT 增强扫描的急腹症患者,静脉注射的碘对比剂可能存在过敏风险,需在检查前预先检查肾功能情况,做好知情同意及检查前准备。而在怀疑主动脉夹层等凶险临床情况时,可根据患者情况进行具体分析,紧急情况下可不进行准备,及时检查,节省时间。

四、磁共振检查

　　磁共振检查无辐射、软组织分辨力高、可任意断面成像,在急腹症的原因判别中有重要价值。但磁共振检查复杂、耗时长、花费较高;腹部磁共振扫描部分序列需要屏气,急腹症患者因腹痛或疾病较为严重难以配合屏气序列的扫描,易导致检查失败;且急腹症患者的监护设备无法进入磁体间,因此磁共振检查在急腹症中的应用受到一定限制。目前,急腹症中磁共振检查主要的应用人群为孕妇,在盆腔内疾病诊断、部分胆道系统疾病术前检查、无法应用 CT 对比剂观察血管情况的患者中也有重要临床价值。

　　美国放射学院的 MR 安全手册指出任何孕期的孕妇均可进行磁共振检查[20],但我国磁共振专家共识认为 3 个月以内的孕妇尽量避免进行磁共振检查[21],因此在孕妇急腹症磁共振检查的选择应慎重。Heverhagen 等[22]和 Spalluto 等[23]均报道使用 MR 检查来诊断孕妇急腹症,通过采用快速 MR 序列,可以清楚的显示阑尾炎、肠壁增厚、卵巢扭转等多种孕妇期急腹症(图

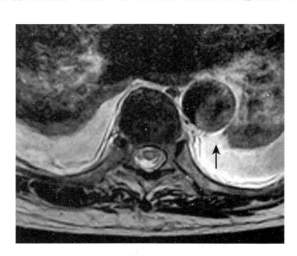

图 5-10-21　磁共振观察主动脉夹层

5-10-21,图 5-10-22)。随着磁共振技术的不断进步,扫描的时间不断缩短,今后 MR 检查在急腹症中的应用可能会进一步增加。

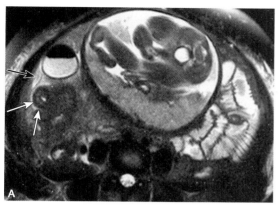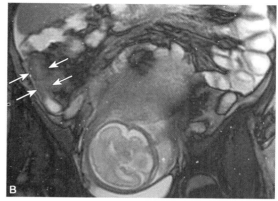

图 5-10-22　孕妇阑尾炎

五、介入放射学

介入放射学在急腹症诊断中应用较少,主要应用于部分急腹症的治疗中,随着介入技术的快速发展,介入放射学在急诊医疗中的应用越来越广泛,目前主要的应用包括胆道引流、胃肠道出血的介入治疗、产后出血的介入治疗、肿瘤出血的介入治疗、动脉瘤及夹层的急诊介入治疗、胃肠道肿瘤引起肠梗阻后的支架植入等(图 5-10-23)。

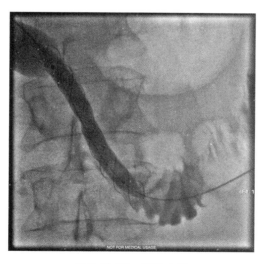

图 5-10-23　胆道支架

六、急腹症中影像学检查的综合应用

急腹症中影像学检查的应用提高了诊断的准确性,在急腹症诊疗中发挥了重大作用[1]。但影像学检查增加了患者的医疗支出、延长了患者在急诊滞留的时间、增加了患者接受辐射的风险,因此合理地选择有效的影像学检查方法至关重要。但急诊临床工作繁重、疾病情况复查,对每种疾病均做出影像学检查流程难以实践,因此需要简便的影像学检查原则以指导临床医师更好的选择急腹症的影像学检查方法,目前国内外尚无标准的急腹症影像检查流程及检查方法选择原则,Laméris 等[1]研究显示:首选超声、无法明确时再辅以 CT 的检查组合可显著降低急腹症人群的辐射剂量,且达到较高的诊断准确性。

目前,急腹症检查中 X 平片的应用价值有限,正逐渐被超声及 CT 检查取代;超声检查已成为大多数急腹症的首选检查方法,但对操作者经验要求高,且敏感度略低;CT 检查在急腹症诊断中敏感度及特异度最高,但存在一定辐射风险,对于儿童及孕妇应慎重选择;MR 检查无辐射且软组织分辨力高,在孕妇的急腹症检查中有重要意义。临床医师应充分考虑影像学检查带来的收益及可能存在的风险,慎重选择合理的影像学检查方法,以获得最大的临床收益。

（王振常　杨正汉　杜婧　谢苗荣）

参 考 文 献

1. Laméris W, Van R A, van Es H W, et al. Imaging strategies for detection of urgent conditions in patients with acute abdominal pain:diagnostic accuracy study. BMJ,2009,338(7711):b2431.

2. Sarah L Gans, Jaap Stoker, Marja A Boermeester. Plain abdominal radiography in acute abdominal pain:past, present, and future. International Journal of General Medicine,2012,5(5):525-533.

3. Chen S C, Yen Z S, Wang H P, et al. Ultrasonography is superior to plain radiography in the diagnosis of pneumoperitoneum. British Journal of Surgery,2002,89(3):351-354.

4. Maniatis V, Chryssikopoulos H, Roussakis A, et al. Perforation of the alimentary tract:evaluation with computed tomography. Abdominal Radiology,2000,25(4):373-379.

5. Maglinte D D, Reyes B L, Harmon B H, et al. Reliability and role of plain film radiography and CT in the diagnosis of small-bowel obstruction. Journal of Colloid & Interface Science,1996,113(3):596-597.

6. Frager D, Medwid S W, Baer J W, et al. CT of small-bowel obstruction:value in establishing the diagnosis and determining the degree and cause. Ajr American Journal of Roentgenology,1994,162(1):37-41.

7. Mutgi A, Williams J W, Nettleman M. Renal colic. Utility of the plain abdominal roentgenogram. Archives of Internal Medicine,1991,151(8):1589-1592.

8. Niewiarowski S, Gogbashian A, Afaq A, et al. Abdominal X-ray signs of intra-intestinal drug smuggling. Journal of Forensic & Legal Medicine,2010,17(4):198-202.

9. Ahn S H, Mayo-Smith W W, Murphy B L, et al. Acute nontraumatic abdominal pain in adult patients:abdominal radiography compared with CT evaluation. Radiology,2002,225(1):159-164.

10. Stoker J, Van R A, Laméris W, et al. Imaging patients with acute abdominal pain. Radiology,2009,253(253):31-46.

11. Randen A V, Laméris W, Es H W V. A comparison of the Accuracy of Ultrasound and Computed Tomography in common diagnoses causing acute abdominal pain. European Radiology,2011,21(7):1535-1545.

12. Hastings R S, Powers R D. Abdominal pain in the ED:a 35 year retrospective. American Journal of Emergency Medicine,2011,29(7):711-716.

13. Nazerian P, Tozzetti C, Vanni S. Accuracy of abdominal ultrasound for the diagnosis of pneumoperitoneum in patients with acute abdominal pain:a pilot study. Critical Ultrasound Journal,2015,7(1):15.

14. Maniatis V, Chryssikopoulos H, Roussakis A, et al. Perforation of the alimentary tract:evaluation with computed

tomography. Abdominal Radiology,2000,25(4):373-379.

15. Frager D,Medwid S W,Baer J W,et al. CT of small-bowel obstruction:value in establishing the diagnosis and determining the degree and cause. Ajr American Journal of Roentgenology,1994,162(1):37-41.

16. Levin D C,Rao V M,Parker L,et al. Ownership or leasing of CT scanners by nonradiologist physicians:a rapidly growing trend that raises concern about self-referral. Journal of the AmericanCollege of Radiology,2008,5(12): 1206-1209.

17. Perry H,Foley K,Witherspoon J,et al. Relative accuracy of emergency CT in adults with non-traumatic abdominal pain. Br J Radiol,2016,89(1059):20150416.

18. Jones J G A,Mills C N,Mogensen M A,et al. Radiation Dose from Medical Imaging:A Primer for Emergency Physicians. Western Journal of Emergency Medicine,2012,13(2):202-210.

19. Haller O,Karlsson L,Nyman R. Can low-dose abdominal CT replace abdominal plain film in evaluation of acute abdominal pain? Upsala Journal of Medical Sciences,2009,115(2):113-120.

20. Safety E P O M,Kanal E,Barkovich A J,et al. ACR guidance document on MR safe practices:2013. Journal of Magnetic Resonance Imaging,2013,37(3):501-530.

21. 中华医学会影像技术分会. MRI 检查技术专家共识. 中华放射学杂志,2016,50(10):724-739.

22. Heverhagen J T,Klose K J. MR imaging for acute lower abdominal and pelvic pain. Radiographics A Review Publication of the Radiological Society of North America Inc,2009,29(6):1781-1796.

23. Spalluto L B,Woodfield C A,Debenedectis C M,et al. MR imaging evaluation of abdominal pain during pregnancy:appendicitis and other nonobstetric causes. Radiographics A Review Publication of the Radiological Society of North America Inc,2012,32(2):317.

第十一章　抗栓治疗致消化道出血防治策略

　　动脉粥样硬化性疾病是国人致死和致残的首要病因,规范抗栓治疗是降低心血管病事件的重要措施。抗栓治疗包括抗血小板治疗和抗凝治疗两方面。循证医学证据提示抗血小板治疗对血栓栓塞性疾病一级和二级预防具有明显获益[1,2],目前小剂量阿司匹林(75 ~ 325mg)广泛用于冠状动脉粥样硬化性心脏病(冠心病)、脑血管疾病和外周动脉疾病的治疗[3],尤其对急性冠脉综合征(ACS)和植入药物洗脱支架(DES)的患者更加强调双重抗血小板治疗(阿司匹林+氯吡格雷)的重要性。但抗血小板药物是一柄"双刃剑",阿司匹林通过抑制环氧化酶(COX),一方面能抑制血小板活化和血栓形成,另一方面可损伤消化道黏膜,导致溃疡形成和出血,极严重时可致患者死亡;其他抗血小板药物如氯吡格雷也能加重消化道损伤,联合用药时损伤更为严重。对于心脏机械瓣置换术后患者、房颤患者、下肢静脉血栓患者等血栓栓塞高危人群需长期应用口服抗凝剂,该类药物也可加重消化道损伤,增加出血风险。因此,临床医生有必要掌握长期抗栓治疗的获益和风险。

　　无论抗血小板还是抗凝治疗不可避免地带来出血并发症,又以消化道出血最为重要和常见。出血是冠心病患者死亡的独立危险因素[4]。《中华内科杂志》于2009年发布《抗血小板药物消化道损伤的预防和治疗中国专家共识》[5],并于2012年进行了更新[6],2016年针对新型抗血小板和抗凝药物对共识进行了再次更新,为临床医生提供了非常实用的指导建议[7]。此外,国外BSG及ESGE指南[8,9]也对消化道出血患者的抗栓治疗提供临床实践指导建议。

一、　流　行　病　学

(一)　抗血小板治疗患者消化道出血风险

　　目前,美国约5000万患者服用阿司匹林,每年经皮冠状动脉介入治疗(PCI)后接受双联抗血小板治疗的患者120万。中国因PCI而需要双联抗血小板治疗的患者,2005年登记数为10万[10],2008年约为16万,2011年超过30万。2015欧洲非ST段抬高ACS指南[11]增加了新型P2Y12受体拮抗剂普拉格林和替格瑞洛的推荐,并首次对双联抗血小板治疗的疗程突破了12个月。

　　观察性数据显示,消化道是冠心病患者抗栓治疗并发出血最常见的部位。4184例稳定性冠心病患者随访2年,严重出血的年发生率为0.6%。半数以上BARC≥3型的主要出血事件发生在消化道(54.9%)[12,13]。来自欧洲的一项注册研究[14]显示,6212例PCI患者随访所有的出血事件,30天内消化道出血比例不到20%,而1年内消化道出血超过30%,长期出血不良反应发生率最常见的部位为胃肠道。

　　阿司匹林导致的消化道不良反应包括从轻微消化不良到致命性消化性溃疡出血和穿孔。研究表明,阿司匹林可使消化道损伤危险增加2 ~ 4倍[15]。14项安慰剂对照研究的荟萃分析显示,阿司匹林导致严重消化道出血的绝对危险为每年 0.12%,并与剂量相关[16]。荟萃分析提示,作为一级预防应用的阿司匹林使消化道出血的发生率增加 1.37 倍[17]。一项回顾性病例对照研究提示,氯吡格雷(75mg/d)与阿司匹林(100mg/d)导致消化道出血的危险相似,相对危险度分别为 2.7 和 2.8[17]。新型 ADP 受体拮抗剂,如普拉格雷和替格瑞洛与氯吡格雷比较的大规模研究提示可进一步降低心血管事件风险,但同时带来出血风险增加[18,19]。新型 P2Y12 受体拮抗剂普拉格雷和替格瑞洛均完成了在 ACS 领域的 3 期临床研究,与氯吡格雷比较,新型 P2Y12 受体拮抗剂疗效更优,但出血发生率也较高,普拉格雷和替格瑞洛总出血发生率均升高 32%,胃肠道出血发生率普拉格雷升高 46%,替格瑞洛升高 32%;致命性出血未见明显增加[20]。几项临床研究[21-23]均证实,当阿司匹林与氯吡格雷联合应用时,消化道出血发生率明显高于单用 1 种抗血小板药物,其风险增加 2～3 倍。在 VALLANT 研究中,14 703 例双联抗血小板治疗患者(心肌梗死后、左心功能不全和(或)心力衰竭)随访 6 个月时,上消化道出血发生率为 0.37%[24]。关于双联抗血小板治疗疗程的 DAPT 研究和 PEGASUS-TIMI 54 研究[25,26]结果均提示:与标准疗程比较,延长双联抗血小板治疗可增加严重出血发生率。荟萃分析显示,33 435 例伴有心肌梗死病史的患者,平均随访 31 个月显示,延长双联抗血小板治疗(DAPT)减少主要心血管病事件 22%,严重出血发生率增加 73%(1.85% 比 1.09%;$RR = 1.73$,95% CI 1.19～2.5;$P = 0.75$)[27]。

(二) 抗凝治疗患者消化道出血风险

华法林是长期抗凝治疗的重要措施,其主要问题是因剂量难以预测而出血不良反应较高。一项病例对照研究显示,应用华法林发生上消化道出血的风险比例为 1.8[28]。每年约有 4.5% 接受华法林治疗的患者发生消化道出血,并显著增加患者死亡风险[29]。

新型口服抗凝药(NOACs)主要针对因子 Ⅱ 和因子 Ⅹ,其特点是剂量的可预测性更优,以及无需常规监测。非瓣膜病心房颤动患者研究的荟萃分析显示[30],NOACs 预防血栓栓塞不劣于或优于华法林,总体出血发生率,尤其是颅内出血明显下降。且 NOACs 相关出血患者的预后较服用华法林出血的患者更好。但是,NOACs 相关的胃肠道出血发生率较华法林升高或未降低。43 项 RCT 研究 51 578 例患者的荟萃分析显示,NOACs 与包括华法林和肝素的标准治疗比较,胃肠道出血相对风险增加 50%。还需注意的是,达比加群相关的下消化道出血较上消化道出血稍多。NOACs 临床研究的胃肠道不良反应报告数据分析发现,NOACs 相关的胃肠道出血提示与胃肠道肿瘤相关,尤其是 1 个月内发生出血的患者[31]。

临床中更为棘手的情况是患者同时需要长期抗血小板和抗凝治疗,如冠心病患者伴有心房颤动。此时最佳的抗栓治疗策略尚缺乏证据,但是联合抗凝和抗血小板治疗将大大增加出血风险。研究显示,抗血小板药物联合应用或抗血小板药物与抗凝药物联合使用会使上消化道出血的风险增加 2～7 倍[28]。一项病例对照研究[28]显示,不同抗血小板药物发生上消化道出血的 OR 值分别为:低剂量阿司匹林 1.8,氯吡格雷 1.1,双密达莫 1.9,华法林 1.8;而氯吡格雷与阿司匹林联合时为 7.4,阿司匹林与华法林联合时为 5.3,阿司匹林与双嘧达莫联合时为 2.3。由于联合用药可显著增加消化道出血的危险性,应该慎重选择抗血小板治疗和抗凝治疗的药物及强度,尽量缩短联合治疗的时间,并预防性给予抑酸药物,保护胃肠道。

二、抗栓治疗的胃肠黏膜损伤机制

（一）阿司匹林

1. 局部作用 阿司匹林对消化道黏膜有直接刺激作用,可直接作用于胃黏膜的磷脂层,破坏胃黏膜的疏水保护屏障;在胃内崩解使白三烯等细胞毒性物质释放增多,进而刺激并损伤胃黏膜;也可损伤肠黏膜屏障。

2. 全身作用 抑制 COX 导致前列腺素（PG）生成减少。阿司匹林可使 COX 活性中心的丝氨酸乙酰化,抑制胃黏膜的 COX-1 和 COX-2 活性。小剂量阿司匹林主要抑制 COX-1 进而使 PG 合成减少。PG 可以增加胃黏膜血流量,并刺激黏液和碳酸氢盐的合成及分泌,促进上皮细胞增生,从而对胃黏膜起保护作用。

（二）ADP 受体拮抗剂

该类药物通过阻断血小板膜上的 ADP 受体发挥抗血小板作用。与阿司匹林不同,ADP 受体拮抗剂并不直接损伤消化道,但可抑制血小板衍生的生长因子和血小板释放的血管内皮生长因子,从而阻碍新生血管生成和影响溃疡愈合。ADP 受体拮抗剂可加重已存在的胃肠道黏膜损伤,包括阿司匹林、NSAIDs 以及幽门螺杆菌（Hp）感染导致的消化道损伤[32]。

（三）抗凝药物

抗凝治疗（华法林或肝素）不会直接导致消化道损伤,但会加重消化道出血的风险。

三、消化道出血及停用抗栓药物对缺血性事件预后的影响

消化道出血导致冠心病患者病死率增加:出血是冠心病患者死亡的独立危险因素,且非血管穿刺部位出血相关的死亡风险更高[33]。出血导致冠心病患者病死率增加的机制较为复杂,包括出血导致低血压和交感激活;心率增快和心律失常;因出血导致停用抗栓药物;输血相关的炎症激活和血栓形成倾向等。输注红细胞可增加血小板 P-选择素的表达和聚集活性。随机对照研究显示,921 例严重畸形消化道出血的患者,随机接受严格输血策略（血红蛋白<70g/L）或宽松输血策略（血红蛋白<90g/L）,结果 6 周患者的存活率在严格输血策略较高[34]。

停用抗血小板药的脑梗死患者再发卒中（HR 1.3,95% CI 0.8～1.9）或死亡（HR 1.8,95% CI 1.4～2.3）的风险明显升高[35]。有研究显示,停用抗血小板药是缺血性卒中的危险因素,4.49%的患者发生缺血性卒中事件,且事件通常发生在停药后的第 6～10 天（$P<$0.0001）[36]。来自一项针对预防二次卒中的大型随机研究的数据分析显示,与持续应用抗栓药物患者相比,停用阿司匹林+双嘧达莫组的 30 天再次卒中绝对风险增加0.77%,停用氯吡格雷组再次卒中的绝对风险增加0.4%。而针对卒中、心肌梗死、血管事件死亡的联合终点来看,停用阿司匹林+双嘧达莫的 30 天绝对风险增加2.02%,停用氯吡格雷的绝对风险增加1.83%[37]。一项回顾性病例对照研究[38]显示,与持续应用阿司匹林的患者相比,停用阿司匹林的患者非致死性心梗或冠心病死亡联合终点的风险明显升高（RR:1.43,95% CI:1.12～1.84）,非致死性心梗单一终点风险明显升高（RR:1.63,95% CI:1.23～2.14）。

一项回顾性队列研究显示[39]，长期应用华法林抗凝治疗的患者发生消化道出血停药后，恢复华法林抗凝组患者的血栓栓塞风险（HR，0.05；95% CI，0.01～0.58）和死亡风险（HR，0.31；95% CI，0.15～0.62）明显显低于未恢复组患者。

四、合并消化道出血的抗栓治疗策略

急性消化道出血总的治疗原则[40]，多学科合作共同商讨，平衡获益和风险以决定是否停用抗血小板药物；大剂量静脉应用 PPI；必要时输血或内镜下止血。急性、严重出血的患者需要暂时停用抗血小板药物，并严格掌握输血适应证，对血流动力学稳定、血细胞比容>25% 或 Hb>80g/L 的患者可暂不输血。经过积极治疗严重出血仍不能控制，必要时可输血小板。

发生消化道损伤时是否停用抗血小板药物，需根据消化道损伤的危险和心血管病的危险个体化评价。如果患者仅表现为消化不良症状，可不停用抗血小板药物而给予 PPI；如患者发生活动性出血，常需停用抗血小板药物直到出血情况稳定。但某些患者因停用抗血小板药物会增加血栓事件风险，尤其是 ACS、植入裸金属支架 1 个月内、药物涂层支架 6 个月内的患者，建议尽量避免完全停用抗血小板药物。患者联合使用多种抗血小板和抗凝药物时，如果发生出血，应考虑减少药物种类和剂量。当严重消化道出血威胁生命时，可能需要停用所有的抗凝和抗血小板药物，停药 3～5 天后，如出血情况稳定，可重新开始使用阿司匹林或氯吡格雷，尤其是心血管病高危风险的患者[41,42]。阿司匹林导致的消化道出血在经过 PPI 治疗和（或）内镜下止血后，在严密检测下至少观察 24h，如没有发生再出血，可重新开始抗血小板治疗，但需与 PPI 联合用药，同时密切检测患者出血复发的可能[43]。

ESGE[9]推荐在非食管胃底静脉曲张破裂消化道出血（NVUGIH）且有长期应用抗凝药指征的患者中重启抗凝治疗。恢复抗凝治疗的时机需要根据患者的实际情况进行评估。在出血事件后 7～15 天恢复华法林在大多数患者中预防血栓栓塞并发症是安全且有效的。而在 7 天内恢复华法林治疗，可应用于血栓栓塞高危患者（强烈推荐，中等证据级别）。回顾性、观察性数据显示在消化道出血患者中恢复抗凝治疗可降低血栓栓塞与死亡风险[39,44,45]。在出血事件后 7 天内重启华法林治疗可增加约 2 倍再出血风险[39,45]。然而，与 30 天后恢复华法林治疗相比，7～30 天恢复华法林不增加再出血风险，但可显著降低血栓栓塞风险并改善生存[45]。这些数据似乎支持在多数患者中，7 天后恢复抗凝预防血栓栓塞和死亡是安全且有效的。但是，在栓塞风险高危患者中（如既往有血栓事件的慢性房颤，CHADS2 评分 ≥ 3，机械瓣换瓣术后，近期 3 个月内深静脉血栓或肺栓塞，及血液高凝状态的患者），出血事件后 7 天内恢复抗凝治疗可能合适，过渡期可考虑应用低分子肝素[46]。目前还没有数据来指导 NVUGIH 之后的 NOACs 应用。但是需警惕早期恢复 NOACs 的风险，因为起效快且缺乏拮抗剂。

应用低剂量阿司匹林进行心血管一级预防的患者在消化道出血后，ESGE 推荐停用阿司匹林，咨询心脏科医师评估持续应用阿司匹林的风险-获益比，并在溃疡治愈后恢复阿司匹林，或者有临床指征提示需提前恢复阿司匹林（强推荐，低证据级别）。应用低剂量阿司匹林进行心血管二级预防的患者在消化道出血后，ESGE 推荐内镜治疗后再出血风险低危（FⅡc，FⅢ）的患者可立即恢复阿司匹林。如果是消化性溃疡高危患者（FⅠa，FⅠb，FⅡa，FⅡb），在内镜止血充分的前提下，推荐在内镜治疗后的第 3 天重启阿司匹林治疗。

应用双联抗血小板治疗的患者在消化道出血后，ESGE 推荐可持续低剂量阿司匹林抗栓治疗。并早期就恢复第二种抗血小板药的时机咨询心脏科医师(强推荐,低证据等级)。中断作为心血管疾病二级预防的低剂量阿司匹林治疗可明显增加心血管不良事件的风险,事件通常发生在停药后一周[36,38,47,48]。在一项回顾性队列研究中,在消化性溃疡出血后中断低剂量阿司匹林的心血管疾病患者的出院后6个月死亡或急性心血管事件的风险是未停药患者的2倍[49]。一项RCT研究在消化性溃疡和心血管均高危的患者中评估了持续或中断阿司匹林治疗对患者预后的影响,与中断阿司匹林治疗的患者相比,持续阿司匹林治疗的出血患者4周内的非致死性再出血的风险增加了2倍(10.3% vs. 5.4%;4.9%差异的95% CI-3.6% ~ 13.4%;HR 1.9,95% CI 0.6 ~ 6.0),但该队列8周内全因死亡风险降低了10倍(1.3% vs. 12.9%;11.6%差异的95% CI 3.7% ~ 19.5%;HR 0.2,95% CI 0.05 ~ 0.70)[50]。该研究排除了双联抗血小板治疗的患者。而阿司匹林的抗血小板效应大约持续5天(尽管新生活性血小板的数量日益增多),而在前3天的早期再出血风险较高[59]。所以,在内镜下确认消化性溃疡高危患者中,于第3天重启阿司匹林治疗是对再出血和血栓形成风险的合理权衡。而内镜下确认为非高危的消化性溃疡出血患者则允许立即恢复阿司匹林治疗。因为几项RCT研究显示,阿司匹林和氯吡格雷均不能阻碍PPI辅助下的溃疡愈合过程[50-52]。

暂时还没有高等级证据帮助指导NVUGIH后恢复P2Y12血小板受体抑制剂(如氯吡格雷)治疗的时机。但是,从其相似抗血小板活性角度来看,应用与阿司匹林重启相同的策略也显得合理。此外,也没有证据来帮助指导双联抗血小板患者NVUGIH后的抗血小板治疗策略。平衡出血和血栓栓塞事件风险的首要原则需要消化科医师和心脏科医师的通力合作。

应用双联抗血小板治疗并经历NVUGIH事件后,ESGE推荐应用一种PPI作为协同治疗(强推荐,中等证据级别)。低剂量阿司匹林联合一种P2Y12血小板受体抑制剂(如氯吡格雷)的双联抗血小板治疗是ACS以及冠脉支架术后患者的里程碑式治疗,却增加了消化道出血风险[52-54]。PPI可显著减少出血风险,尤其推荐应用于既往有消化道出血事件的患者[55-57]。药物动力学研究显示联合应用PPI和氯吡格雷可降低血小板抑制效应,但是这种药物相互作用的临床重要性也引发了广泛争论[58-62]。既往meta分析显示,伴随氯吡格雷的PPI应用可能与心血管事件和心肌梗死风险增加相关,但不影响死亡[63]。但是,所纳入的研究表现出的显著性差异表明该证据的矛盾之处及潜在的偏倚或混杂。近期一项meta分析中,限于RCT研究和倾向性评分匹配研究的亚分析评估了PPI和氯吡格雷的相互作用,该亚分析显示单用氯吡格雷的患者与联合氯吡格雷及PPI的患者相比,两组全因死亡率(OR 0.91,95% CI 0.58 ~ 1.40;P = 0.66)、急性冠脉综合征(OR 0.96,95% CI 0.88 ~ 1.05;P = 0.35)、心肌梗死(OR 1.05,95% CI 0.86 ~ 1.28;P = 0.65)、脑血管意外(OR 1.47,95% CI 0.660 ~ 3.25;P = 0.34)的发生率无显著差异[64]。而应用PPI的患者消化道出血的发生率可明显降低(OR 0.24,95% CI 0.09 ~ 0.62;P = 0.003)。目前证据尚不能支持PPI和氯吡格雷的药物相互作用与临床相关。

五、对评估重启抗栓治疗有价值的检测指标

长期应用抗栓药物治疗的患者,为血栓栓塞高风险人群,在抗栓药物的作用下,其系统性凝血功能长期维持一定的出血倾向。而此类患者发生消化道出血事件后,一方面机体自

身激活内源性与外源性凝血途径以启动止血过程,另一方面出血后的患者停用抗栓药物将解除对凝血系统的抑制,再加上患者自身为血栓栓塞高风险人群,这将共同增加患者机体血栓栓塞事件风险。因此,长期应用抗栓治疗的患者发生消化道出血且停用抗栓药物的过程中,其凝血功能是一个动态变化的过程,即由低凝转为高凝、或低凝转为高凝伴纤溶亢进的过程。但暂时还没有对该凝血功能障碍过程监测数据的报道。

目前临床上常用的传统凝血功能检测的指标包括:血小板计数、凝血酶原时间(PT,反映外源性凝血途径)、凝血酶原时间活动度、国际标准化比值、活化部分凝血活酶时间(APTT,反映内源性凝血途径)、抗凝血酶Ⅲ、纤维蛋白原、纤维蛋白降解产物(反映原发性纤溶过程)、D 二聚体(反映继发性纤溶过程)。传统凝血功能检测各指标在一定程度上反映了患者机体内某一种或几种凝血因子、纤维蛋白形成及纤溶产物的实时状态。而由于凝血过程非常复杂,且凝血、抗凝和纤溶系统可能同时被激活,根据以上分散的指标很难对患者的全面凝血状态做出精确判断。

血栓弹力图(thrombelastography,TEG)是近年逐渐发展起来的检测凝血全过程的技术。由 TEG 演变而来的旋转血栓弹性检测(rotational thromboelastometry,ROTEM)也开始在临床上使用。TEG 和 ROTEM 可对凝血全过程进行全面评估,从而对临床治疗进行个体化指导。TEG 目前被广泛应用于多种疾病过程中凝血和纤溶功能的监测[65]。

TEG 主要参数及临床意义:

(1) R:即血样开始检测到初始血凝块形成所需的时间,主要受凝血因子和抗凝剂影响。

(2) K:即从血凝块形成至血凝块达到一定程度(MA 振幅 20mm)所需时间。主要受纤维蛋白原功能和水平影响。

(3) α 角:纤维蛋白凝块形成及加固的速率,K 和 α 角反映纤维蛋白原水平和部分血小板功能,但 α 角比 K 值更加直观。

(4) MA:反映血凝块最大强度或硬度,主要取决于血小板数量和功能状态。

(5) CI:即以 R、K、α 角和 MA 值为基础来描述总体凝血状态,CI<-3 为低凝状态,CI>+3 为高凝状态。

(6) Ly30:MA 值出现后 30min 时的振幅占 MA 的百分数,反映纤溶状态。

与传统的凝血功能检测相比,TEG 是一种从血小板聚集、凝血、纤溶的整个动态过程来监测凝血过程的变化,检测方法简单、快速,可在床边进行,可以初步诊断凝血功能障碍的原因,及时指导治疗。TEG 具上述优点,仍有一定的局限性。如 TEG 无法检测血小板和血管内皮相互作用,低体温环境下 TEG 无法反映患者真实的凝血功能状态等。TEG 技术仍需不断完善。

凝血与纤溶异常在心血管疾病的发生发展中起着十分重要的作用。TEG 精确地反映血液是否存在高凝状态,有助于评估病情轻重和治疗效果。研究证实 TEG 参数与老年人血管阻塞事件具有相关性。此外,TEG 可用来反映不同抗血小板药的疗效。对于新的抗血小板药物,如阿哌沙班、利伐沙班的抗凝效果也可以应用 TEG 来评估。此外,TEG 亦广泛应用于指导外科手术围术期输血治疗、监测及早期纠正创伤患者的凝血障碍、识别严重脓毒症患者的凝血状态并预防 DIC、监测产后出血患者的凝血功能状态、监测 AECOPD 患者血液高凝状态、及慢性肾脏病和血液病患者的凝血状态等[65]。可见,TEG 能够完整、动态地监测凝血和纤溶过程,可全面提供凝血、纤维蛋白溶解和血小板功能等多方面的信息,在临床多种疾病及一些重大手术的凝血功能状态监测中具有非常重要的作用,具有协助诊断,判断病情程度,指导治疗等多重作用,值得临床推广。遗憾的是,目前暂时没有 TEG 监测消化道出血患者凝血功能的报道。

六、未　　来

长期应用抗栓药物治疗的患者发生消化道出血的风险高,且出血及停用抗栓药物可进一步增加血栓栓塞及死亡风险。合理中断及恢复抗栓治疗是减少再出血及血栓栓塞风险的保证。因此,应用临床上凝血功能检测所提示的凝血状态,与消化科、心脏科医师共同权衡此类患者的出血-栓塞风险,并决策如何进行抗栓治疗。传统的以及新兴的凝血功能检测理论上可为临床决策提供证据支持,然而针对消化道出血患者停用抗栓药后何时恢复抗栓治疗的时机,需要更进一步研究来界定具体的凝血功能指标阈值。

(王斯佳　王国兴　谢苗荣)

参 考 文 献

1. Antman EM, Hand M, Armstrong PW, et al. 2007 Focused Update of the ACC/AHA 2004 Guidelines for the Management of Patients With ST-Elevation Myocardial Infarction: a report of the American College of Cardiology/American Heart Association Task Force on Practice Guidelines: developed in collaboration With the Canadian Cardiovascular Society endorsed by the American Academy of Family Physicians: 2007 Writing Group to Review New Evidence and Update the ACC/AHA 2004 Guidelines for the Management of Patients With ST-Elevation Myocardial Infarction, Writing on Behalf of the 2004 Writing Committee. Circulation, 2008, 117 (2): 296-329.

2. Anderson JL, Adams CD, Antman EM, et al. ACC/AHA 2007 guidelines for the management of patients with unstable angina/non ST-elevation myocardial infarction: a report of the American College of Cardiology/American Heart Association Task Force on Practice Guidelines (Writing Committee to Revise the 2002 Guidelines for the Management of Patients With Unstable Angina/Non ST-Elevation Myocardial Infarction): developed in collaboration with the American College of Emergency Physicians, the Society for Cardiovascular Angiography and Interventions, and the Society of Thoracic Surgeons: endorsed by the American Association of Cardiovascular and Pulmonary Rehabilitation and the Society for Academic Emergency Medicine. Circulation, 2007, 116 (7): e148-304.

3. Antithrombotic Trialists C. Collaborative meta-analysis of randomised trials of antiplatelet therapy for prevention of death, myocardial infarction, and stroke in high risk patients. BMJ, 2002, 324 (7329): 71-86.

4. Genereux P, Giustino G, Witzenbichler B, et al. Incidence, Predictors, and Impact of Post-Discharge Bleeding After Percutaneous Coronary Intervention. J Am Coll Cardiol, 2015, 66 (9): 1036-1045.

5. 抗血小板药物消化道损伤的预防和治疗中国专家共识组. 抗血小板药物消化道损伤的预防和治疗中国专家共识. 中华内科杂志, 2009, 48 (7): 607-611.

6. 抗血小板药物消化道损伤的预防和治疗中国专家共识组. 抗血小板药物消化道损伤的预防和治疗中国专家共识(2012 更新版). 中华内科杂志, 2012, 52 (3): 264-270.

7. 抗栓治疗消化道损伤防治专家组.抗栓治疗消化道损伤防治中国专家建议(2016.北京).中华内科杂志, 2016,55(7):564-567.

8. Veitch AM,Vanbiervliet G,Gershlick AH,et al. Endoscopy in patients on antiplatelet or anticoagulant therapy, including direct oral anticoagulants:British Society of Gastroenterology (BSG) and European Society of Gastrointestinal Endoscopy (ESGE) guidelines. Gut,2016,65(3):374-389.

9. Gralnek IM,Dumonceau JM,Kuipers EJ,et al. Diagnosis and management of nonvariceal upper gastrointestinal hemorrhage:European Society of Gastrointestinal Endoscopy (ESGE) Guideline. Endoscopy,2015,47(10):a1-46.

10. 吕树铮,宋现涛,陈韵岱,代表中国经皮冠状动脉介入治疗登记调查研究协作组.中国大陆2005年度经皮冠状动脉介入治疗登记调查研究结果初步分析.中华心血管病杂志,2006,34(11):966-970.

11. Roffi M,Patrono C,Collet JP,et al. 2015 ESC Guidelines for the management of acute coronary syndromes in patients presenting without persistent ST-segment elevation:Task Force for the Management of Acute Coronary Syndromes in Patients Presenting without Persistent ST-Segment Elevation of the European Society of Cardiology (ESC). Eur Heart J,2016,37(3):267-315.

12. Hamon M,Lemesle G,Tricot O,et al. Incidence,source,determinants,and prognosticimpact of major bleeding in outpatients with stable coronary artery disease. J Am Coll Cardiol,2014,64(14):1430-1436.

13. Mehran R,Rao SV,Bhatt DL,et al. Standardized bleeding definitions for cardiovascular clinical trials:a consensus report from the Bleeding Academic Research Consortium. Circulation,2011,123(23):2736-2747.

14. Koskinas KC,Raber L,Zanchin T,et al. Clinical impact of gastrointestinal bleeding in patients undergoing percutaneous coronary interventions. Circ Cardiovasc Interv,2015,8(5).

15. Yeomans ND,Lanas AI,Talley NJ,et al. Prevalence and incidence of gastroduodenal ulcers during treatment with vascular protective doses of aspirin. Aliment Pharmacol Ther,2005,22(9):795-801.

16. McQuaid KR,Laine L. Systematic review and meta-analysis of adverse events of low-dose aspirin and clopidogrel in randomized controlled trials. Am J Med,2006,119(8):624-638.

17. Raju N,Sobieraj-Teague M,Hirsh J,O'Donnell M,Eikelboom J. Effect of aspirin on mortality in the primary prevention of cardiovascular disease. Am J Med,2011,124(7):621-629.

18. Wiviott SD,Braunwald E,McCabe CH,et al. Prasugrel versus clopidogrel in patients with acute coronary syndromes. N Engl J Med,2007,357(20):2001-2015.

19. Wallentin L,Becker RC,Budaj A,et al. Ticagrelor versus clopidogrel in patients with acute coronary syndromes. N Engl J Med,2009,361(11):1045-1057.

20. Di Minno A,Spadarella G,Prisco D,et al. Antithrombotic drugs,patient characteristics,and gastrointestinal bleeding:Clinical translation and areas of research. Blood Rev,2015,29(5):335-343.

21. Yusuf S,Zhao F,Mehta SR,et al. Effects of clopidogrel in addition to aspirin in patients with acute coronary syndromes without ST-segment elevation. N Engl J Med,2001,345(7):494-502.

22. Diener HC,Bogousslavsky J,Brass LM,et al. Aspirin and clopidogrel compared with clopidogrel alone after recent ischaemic stroke or transient ischaemic attack in high-risk patients (MATCH):randomised,double-blind, placebo-controlled trial. Lancet,2004,364(9431):331-7.

23. Bhatt DL,Fox KA,Hacke W,et al. Clopidogrel and aspirin versus aspirin alone for the prevention of atherothrombotic events. N Engl J Med,2006,354(16):1706-1717.

24. Moukarbel GV,Signorovitch JE,Pfeffer MA,et al. Gastrointestinal bleeding in high risk survivors of myocardial infarction:the VALIANT Trial. Eur Heart J,2009,30(18):2226-2232.

25. Mauri L,Kereiakes DJ,Yeh RW,et al. Twelve or 30 months of dual antiplatelet therapy after drug-eluting

stents. N Engl J Med,2014,371 (23):2155-2166.

26. Bonaca MP,Bhatt DL,Cohen M,et al. Long-term use of ticagrelor in patients with prior myocardial infarction. N Engl J Med,2015,372 (19):1791-800.

27. Udell JA,Bonaca MP,Collet JP,et al. Long-term dual antiplatelet therapy for secondary prevention of cardiovascular events in the subgroup of patients with previous myocardial infarction:a collaborative meta-analysis of randomized trials. Eur Heart J,2016,37 (4):390-399.

28. Hallas J,Dall M,Andries A,et al. Use of single and combined antithrombotic therapy and risk of serious upper gastrointestinal bleeding:population based case-control study. Bmj,2006,333 (7571):726.

29. Schelleman H,Brensinger CM,Bilker WB,et al. Antidepressant-Warfarin Interaction and Associated Gastrointestinal Bleeding Risk in a Case-Control Study. PLoS One,2011,6 (6).

30. Ruff CT,Giugliano RP,Braunwald E,et al. Comparison of the efficacy and safety of new oral anticoagulants with warfarin in patients with atrial fibrillation:a meta-analysis of randomised trials. Lancet,2014,383 (9921):955-962.

31. Clemens A,Strack A,Noack H,et al. Anticoagulant-related gastrointestinal bleeding—could this facilitate early detection of benign or malignant gastrointestinal lesions? Ann Med,2014,46 (8):672-678.

32. 姜宗丹,张振玉,汪志兵,等. 氯吡格雷对人胃黏膜上皮细胞损伤机制的研究. 中华消化杂志,2011,31 (11):724-728.

33. Kikkert WJ,Delewi R,Ouweneel DM,et al. Prognostic value of access site and nonaccess site bleeding after percutaneous coronary intervention:a cohort study in ST-segment elevation myocardial infarction and comprehensive meta-analysis. JACC Cardiovasc Interv,2014,7 (6):622-630.

34. Villanueva C,Colomo A,Bosch A,et al. Transfusion strategies for acute upper gastrointestinal bleeding. N Engl J Med,2013,368 (1):11-21.

35. Ostergaard K,Pottegard A,Hallas J,et al. Discontinuation of antiplatelet treatment and risk of recurrent stroke and all-cause death:a cohort study. Neuroepidemiology,2014,43 (1):57-64.

36. Sibon I,Orgogozo JM. Antiplatelet drug discontinuation is a risk factor for ischemic stroke. Neurology,2004,62 (7):1187-1189.

37. Weimar C,Cotton D,Sha N,et al. Discontinuation of antiplatelet study medication and risk of recurrent stroke and cardiovascular events:results from the PRoFESS study. Cerebrovasc Dis,2013,35 (6):538-543.

38. Rodriguez LA,Cea-Soriano L,Martin-Merino E,et al. Discontinuation of low dose aspirin and risk of myocardial infarction:case-control study in UK primary care. Bmj,2011,343:d4094.

39. Witt DM,Delate T,Garcia DA,et al. Risk of thromboembolism,recurrent hemorrhage,and death after warfarin therapy interruption for gastrointestinal tract bleeding. Arch Intern Med,2012,172 (19):1484-1491.

40. Lanas A,Scheiman J. Low-dose aspirin and upper gastrointestinal damage:epidemiology,prevention and treatment. Curr Med Res Opin,2007,23 (1):163-173.

41. Sung JJ,Chan FK,Chen M,et al. Asia-Pacific Working Group consensus on non-variceal upper gastrointestinal bleeding. Gut,2011,60 (9):1170-1177.

42. Barkun AN,Bardou M,Kuipers EJ,et al. International consensus recommendations on the management of patients with nonvariceal upper gastrointestinal bleeding. Ann Intern Med,2010,152 (2):101-113.

43. Kitchingman GK,Prichard PJ,Daneshmend TK,et al. Enhanced gastric mucosal bleeding with doses of aspirin used for prophylaxis and its reduction by ranitidine. Br J Clin Pharmacol,1989,28 (5):581-585.

44. Lee JK,Kang HW,Kim SG,et al. Risks related with withholding and resuming anticoagulation in patients with non-variceal upper gastrointestinal bleeding while on warfarin therapy. Int J Clin Pract,2012,66 (1):64-68.

45. Qureshi W, Mittal C, Patsias I, et al. Restarting anticoagulation and outcomes after major gastrointestinal bleeding in atrial fibrillation. Am J Cardiol,2014,113（4）:662-668.

46. Douketis JD, Spyropoulos AC, Spencer FA, et al. Perioperative management of antithrombotic therapy: Antithrombotic Therapy and Prevention of Thrombosis,9th ed: American College of Chest Physicians Evidence-Based Clinical Practice Guidelines. Chest,2012,141（2 Suppl）:e326S-50S.

47. Biondi-Zoccai GG, Lotrionte M, Agostoni P, et al. A systematic review and meta-analysis on the hazards of discontinuing or not adhering to aspirin among 50,279 patients at risk for coronary artery disease. Eur Heart J, 2006,27（22）:2667-2674.

48. Cea Soriano L, Bueno H, Lanas A, et al. Cardiovascular and upper gastrointestinal bleeding consequences of low-dose acetylsalicylic acid discontinuation. Thromb Haemost,2013,110（6）:1298-1304.

49. Derogar M, Sandblom G, Lundell L, et al. Discontinuation of low-dose aspirin therapy after peptic ulcer bleeding increases risk of death and acute cardiovascular events. Clin Gastroenterol Hepatol,2013,11（1）:38-42.

50. Sung JJ, Lau JY, Ching JY, et al. Continuation of low-dose aspirin therapy in peptic ulcer bleeding: a randomized trial. Ann Intern Med,2010,152（1）:1-9.

51. Liu CP, Chen WC, Lai KH, et al. Esomeprazole alone compared with esomeprazole plus aspirin for the treatment of aspirin-related peptic ulcers. Am J Gastroenterol,2012,107（7）:1022-1029.

52. Ng FH, Wong BC, Wong SY, et al. Clopidogrel plus omeprazole compared with aspirin plus omeprazole for aspirin-induced symptomatic peptic ulcers/erosions with low to moderate bleeding/re-bleeding risk—a single-blind, randomized controlled study. Aliment Pharmacol Ther,2004,19（3）:359-365.

53. Anderson JL, Adams CD, Antman EM, et al. 2012 ACCF/AHA focused update incorporated into the ACCF/AHA 2007 guidelines for the management of patients with unstable angina/non-ST-elevation myocardial infarction: a report of the American College of Cardiology Foundation/American Heart Association Task Force on Practice Guidelines. J Am Coll Cardiol,2013,61（23）:e179-347.

54. Garcia Rodriguez LA, Lin KJ, Hernandez-Diaz S, et al. Risk of upper gastrointestinal bleeding with low-dose acetylsalicylic acid alone and in combination with clopidogrel and other medications. Circulation,2011,123（10）: 1108-1115.

55. Lanas A, Garcia-Rodriguez LA, Arroyo MT, et al. Effect of antisecretory drugs and nitrates on the risk of ulcer bleeding associated with nonsteroidal anti-inflammatory drugs, antiplatelet agents, and anticoagulants. Am J Gastroenterol,2007,102（3）:507-515.

56. Bhatt DL, Scheiman J, Abraham NS, et al. ACCF/ACG/AHA 2008 expert consensus document on reducing the gastrointestinal risks of antiplatelet therapy and NSAID use: a report of the American College of Cardiology Foundation Task Force on Clinical Expert Consensus Documents. Circulation,2008,118（18）:1894-1909.

57. Kwok CS, Nijjar RS, Loke YK. Effects of proton pump inhibitors on adverse gastrointestinal events in patients receiving clopidogrel: systematic review and meta-analysis. Drug Saf,2011,34（1）:47-57.

58. Gilard M, Arnaud B, Cornily JC, et al. Influence of omeprazole on the antiplatelet action of clopidogrel associated with aspirin: the randomized, double-blind OCLA（Omeprazole CLopidogrel Aspirin）study. J Am Coll Cardiol, 2008,51（3）:256-260.

59. Cuisset T, Frere C, Quilici J, et al. Comparison of omeprazole and pantoprazole influence on a high 150-mg clopidogrel maintenance dose the PACA（Proton Pump Inhibitors And Clopidogrel Association）prospective randomized study. J Am Coll Cardiol,2009,54（13）:1149-1153.

60. Siller-Matula JM, Spiel AO, Lang IM, et al. Effects of pantoprazole and esomeprazole on platelet inhibition by clopidogrel. Am Heart J,2009,157（1）:148. e1-5.

61. O'Donoghue ML,Braunwald E,Antman EM,et al. Pharmacodynamic effect and clinical efficacy of clopidogrel and prasugrel with or without a proton-pump inhibitor:an analysis of two randomised trials. Lancet,2009,374（9694）:989-997.

62. Chen J,Chen SY,Lian JJ,et al. Pharmacodynamic impacts of proton pump inhibitors on the efficacy of clopidogrel in vivo—a systematic review. Clin Cardiol,2013,36（4）:184-189.

63. Kwok CS,Loke YK. Meta-analysis:the effects of proton pump inhibitors on cardiovascular events and mortality in patients receiving clopidogrel. Aliment Pharmacol Ther,2010,31（8）:810-823.

64. Cardoso RN,Benjo AM,DiNicolantonio JJ,et al. Incidence of cardiovascular events and gastrointestinal bleeding in patients receiving clopidogrel with and without proton pump inhibitors:an updated meta-analysis. Open Heart,2015,2（1）:e000248.

65. 孙寸杰,赵晖. 血栓弹力图的临床应用进展. 中华急诊医学杂志,2016,25（2）:245-250.

第六篇

急诊急救技术

第一章　体外肺氧合患者急性肾损伤及 CRRT 联合治疗

体外肺氧合(ECMO)是一种挽救生命的医学技术,主要被使用在那些临床病情危重但存在可逆病因的难治性心功能和(或)肺功能衰竭的患者中。特别值得注意的是,近些年来该技术被应用在急诊体外心肺复苏(ECPR)领域,取得长足进展。根据血液从患者体内引出和重新输入所涉及的血管种类不同,可分为静静脉(VV)、静动脉(VA)和动静脉(AV)ECMO模式。VV-ECMO 常选择股静脉插管引流腔静脉血,氧合后的血液再经颈内静脉或股静脉回到右心房。VA-ECMO 是氧合血经股动脉插管返回主动脉的模式。前两者均需要血泵先抽吸再推动血液在循环中运转。而 AV-ECMO 模式,分别在股动脉和静脉插管,和外部管路形成循环,通过患者本身动静脉压力梯度作为动力而不使用血泵。ECMO 循环包括了插管导管、血泵(离心泵或滚筒泵)(AV-ECMO 除外)、氧合器(带热交换功能)和连接管路。

尽管 ECMO 作为特定危重患者的最后一线治疗希望,已经成功的救治了大量病患。然而,这类患者的预后仍不理想。不良的临床结果并不是由 ECMO 这单一因素决定的,实践发现多种因素影响着 ECMO 治疗患者的最终临床转归,这其中包括了急性肾损伤(AKI)或急性肾衰竭(ARF)。

一、应用 ECMO 患者 AKI 的流行病学

在危重患者中 AKI 或急性肾衰竭(ARF)的发生常常与不良的临床预后相关。在应用 ECMO 的成人病患中,伴发 AKI(使用 RIFLE 标准)院内死亡率(57.1%)明显高于无 AKI 患者院内死亡率(20%),且随着 RIFLE 分级中严重程度的升高,院内死亡率升高($P <$ 0.001)[1]。通过单因素分析和多因素 logistics 回归分析也显示出,ARF 是应用 ECMO 的危重成人患者院内死亡率的独立危险因素之一[2]。近年来大量研究发现,不论应用何种 AKI 诊断标准(RIFLE 或 AKIN)进行评价,AKI 的发生率在应用 ECMO 成人患者中仍居高不下:呼吸衰竭病患 78%[1]、心脏术后病患 85%[3]、ECPR 病患 60%[4]。发生 AKI 的患者更常出现在那些病情更为危重的(更高 SOFA 评分、乳酸水平、正性肌力药物使用)和使用 VA-ECMO 模式的患者中[4]。

二、AKI 发生的病理生理机制

ECMO 治疗病患之所以发生 AKI,原因可能是多方面的,这包括来自患者所患疾病本身以及治疗所带来的负面反应。其一,需要 ECMO 治疗的危重病患,本身存在多种危险因素,可能导致 AKI 发生,如心力衰竭、呼吸衰竭、脓毒症、缺血、胸内压升高、液体过负荷、应用血管加压药物及肾毒性药物等。其二,在使用 ECMO 期间,血管活性药物/正性肌力药物调整

所引起的肾血流波动,可能造成缺血再灌注损伤相关 AKI[5]。血液暴露在 ECMO 管路的人造材料表面和循环中,所产生的炎症反应、血液高凝状态及溶血/血红蛋白尿也可能导致 AKI 的发生[5,6]。

三、联合 CRRT 治疗适应证

持续肾脏替代治疗(CRRT)由于存在相对简易的操作、有效的肾脏替代、液体管理及血流动力学影响小等优势,已成为急诊科危重症患者重要的支持治疗手段。在应用 ECMO 的危重患者中也不例外,研究显示需要肾脏替代治疗(RRT)者甚至高达 60% ~ 68.5%[7,8]。目前认为:严重的酸中毒、电解质紊乱、肺水肿、大剂量利尿剂无效的少尿/无尿、预防/治疗液体过负荷(FO)包括因药物或营养支持需要大量补液以及处于进展中的 AKI 是 ECMO 联合 CRRT 的主要适应证[6,9]。来自体外肺氧合肾干预组织(KIDMO)的横断面研究数据显示,在全球 65 个体外生命支持中心,ECMO 患者联合 RRT 主要应用在:FO 治疗(43%)、FO 预防(16%)、AKI(35%)、电解质紊乱(4%)及其他(2%)[10]。

四、CRRT 与 ECMO 的联合方式

CRRT 与 ECMO 是将两种体外医学支持治疗技术即 CRRT 与 ECMO 在同一时间段中的联合应用。目前存在三种常用的 CRRT 与 ECMO 的联合方式,包括独立的 CRRT 循环、血液滤器与 ECMO 循环结合以及 CRRT 机与 ECMO 循环结合。来自 KIDMO 组织的调查研究显示:21.5% 体外生命支持中心仅使用血液滤器与 ECMO 循环结合方式,50.8% 中心仅使用 CRRT 机与 ECMO 循环结合方式[10]。三种 CRRT 与 ECMO 结合方式优缺点对比见表 6-1-1。

表 6-1-1　三种 CRRT 与 ECMO 结合方式优缺点对比

	影响 ECMO 循环	占用 ECMO 备用血管通路	良好的超滤液控制程度	穿刺出血血肿风险增加	对滤器破膜和管路内血栓形成的及时发现	溶血、血栓形成风险	技术相对简单、价格经济
独立 CRRT 循环	-	+	+++	+	++	+	-
滤器与 ECMO 循环结合	+	-	+	-	+	++	+
CRRT 机与 EC-MO 循环结合	+	-	+++	-	++	++	-

注:CRRT 持续肾替代治疗;ECMO 体外肺氧合

(一)独立的 CRRT 循环

CRRT 的血管通路置管及循环建立均独立于 ECMO 循环,两者各不相通。因为独立,所以与 ECMO 循环并不产生直接的互相影响,也不干扰 CRRT 机的良好超滤功能。但 CRRT 血管通路建立时,因为 ECMO 已开始且使用了抗凝治疗,就增加了置管并发症如局部出血、血肿、感染等的发生风险,同时也必然占用了 ECMO 备用的血管通路(这在 ECMO 循环因血

流不足需要附加新的血管通路时尤为重要)以及危重患者多种监护测量参数所需要的血管空间。

(二) 血液滤器与ECMO循环结合

ECMO的体外循环管路可作为一个平台,为联合其他器官支持治疗创造条件,比如CRRT。血液滤过器如何加入到ECMO循环中?一方面是通过将ECMO泵后或氧合器后管路与血滤器的进血端相连,另一方面将血囊或其近心端管路与血滤器出血端相连来完成的。在完成超滤、透析液给予以及置换液补充时均需要额外加用输液泵来控制速度,见图6-1-1。虽然技术相对简单而且价格相对经济[11]。但由于输液泵并不是原本为这种功能所设计,所以导致了超滤液控制和计算的不准确(常常产生过多的超滤)。由于这种简易的血滤器局部管路缺乏各种监测(特别是压力监测、血流监测)装置,显著影响了该项技术的安全性(比如对滤器破膜和管路内血栓形成的及时发现)。

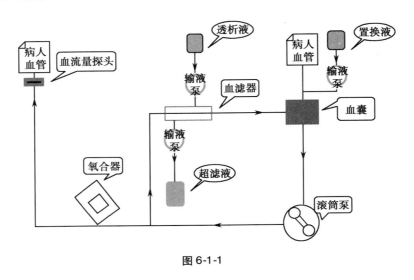

图 6-1-1

(三) CRRT机与ECMO循环结合

如果使用滚筒泵的ECMO机,则CRRT机"动脉管路"与ECMO的管路在血泵前相连。如果使用离心泵的ECMO机,CRRT机"动脉管路"与ECMO的管路在血泵后氧合器之前相连。而经过滤器净化的血液回到ECMO循环的近心端血泵前的负压管路部分,见图6-1-2和图6-1-3。另一种连接方式是使用氧合器自带的鲁尔接头,即CRRT机"动脉管路"与氧合器后鲁尔接头相连,CRRT机"静脉管路"与氧合器前鲁尔接头相连[12,13]。除此之外,还有多种结合连接方式比如CRRT机"动脉管路"在ECMO离心泵后不远处与ECMO循环相连,"静脉管路"在氧合器前不远处与ECMO循环相连等等[14]。良好的超滤液控制计算、各种监测装置的存在保证了运行过程中能及时发现安全隐患、不占用备用的血管通路是这种结合方式的主要优点所在。也是目前应用最多的CRRT与ECMO的结合方式。而由于ECMO血泵的高速运转,所产生的较大压力,使CRRT接入后所监测到的CRRT循环动脉压和静脉压过高或过低,同时所产生的压力报警可能使CRRT血泵停止,一定程度上增加了溶血和血栓形成的风险。

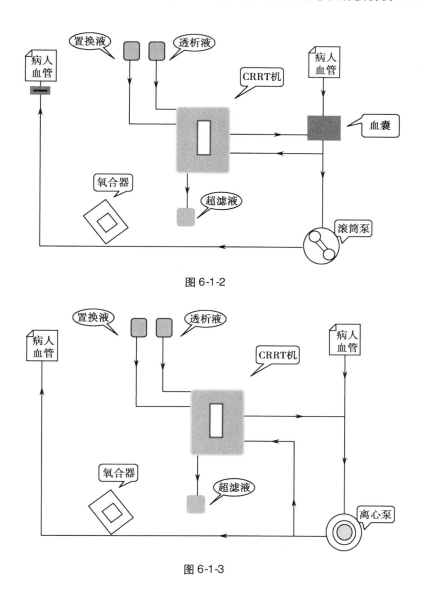

图 6-1-2

图 6-1-3

五、CRRT 模式选择

在与 ECMO 联合治疗时,可以选择的较常用 CRRT 模式包括:缓慢持续静脉超滤(SCUF)、持续静脉滤过(CVVH)、持续静脉透析(CVVHD)、持续静脉透析滤过(CVVHDF)。最常应用的模式为 CVVH 模式,其次是 SCUF(43.4 VS 18%)[10]。

六、总　结

近些年来,在具有可逆病因的棘手危重症患者救治中,ECMO 的抢救支持治疗作用日益受到医学界重视。在急诊,甚至院前急救领域利用 ECMO 的 ECPR 的概念也渐入人心。然而,人们也发现,ECMO 患者中 AKI 发病率居高不下,伴有 AKI 的 ECMO 治疗患者往往病情更加凶险,AKI 的发生往往预示着极其不良的临床预后。现有的临床实践,CRRT 无疑是治疗这类患者重要的支持治疗手段。如何在 ECMO 运行状态下,同时进行 CRRT 的治疗,目前有三种结合方式。CRRT 机与 ECMO 循环的结合方式可能是目前更为合适的选择。然而,针对现有结合方式的优缺点,临床需要集成 CRRT 机与 ECMO 机功能为一身的,更加智能化的体外支持治疗机。随着危重症患者 AKI 发生发展规律的进一步探究,治疗观念的更新,以及治疗方式和设备的升级,未来有可能改善伴有 AKI 的 ECMO 患者的临床预后。

(郭治国　郑亚安)

参 考 文 献

1. Lin CY,Chen YC,Tsai FC,et al. RIFLE classification is predictive of short-term prognosis in critically ill patients with acute renal failure supported by extracorporeal membrane oxygenation. Nephrol Dial Transplant,2006,21:2867-2873.

2. Hei F,Lou S,Li J,et al. Five-year results of 121 consecutive patients treated with extracorporeal membrane oxygenation at Fu Wai Hospital. Artif Organs,2011,35:572-578.

3. Yan X,Jia S,Meng X,et al. Acute kidney injury in adult postcardiotomy patients with extracorporeal membrane oxygenation:Evaluation of the RIFLE classification and the Acute Kidney Injury Network criteria. Eur J Cardiothorac Surg,2010,37:334-338.

4. Antonucci E,Lamanna I,Fagnoul D,et al. The Impact of Renal Failure and Renal Replacement Therapy on Outcome During Extracorporeal Membrane Oxygenation Therapy. Artif Organs,2016,40(8):746-754.

5. Askenazi DJ,Selewski DT,Paden ML,et al. Renal replacement therapy in critically ill patients receiving extracorporeal membrane oxygenation. Clin J Am Soc Nephrol,2012,7(8):1328-1336.

6. Chen YC,Tsai FC,Fang JT,et al. Acute kidney injury in adults receiving extracorporeal membrane oxygenation. J Formos Med Assoc,2014,113(11):778-785.

7. Schmidt M,Bailey M,Kelly J,et al. Impact of fluid balance on outcome of adult patients treated with extracorporeal membrane oxygenation. Intensive Care Med,2014,40:1256-1266.

8. Kielstein JT,Heiden AM,Beutel G,et al. Renal function and survival in 200 patients undergoing ECMO therapy. Nephrol Dial Transplant,2013,28:86-90.

9. Fülöp T,Pathak MB,Schmidt DW,et al. Volume-related weight gain and subsequent mortality in acute renal failure patients treated with continuous renal replacement therapy. ASAIO J,2010,56(4):333-337.

10. Fleming GM,Askenazi DJ,Bridges BC,et al. A multicenter international survey of renal supportive therapy during ECMO:the Kidney Intervention During Extracorporeal Membrane Oxygenation (KIDMO) group. ASAIO J,2012,58(4):407-414.

11. Chen H,Yu RG,Yin NN,et al. Combination of extracorporeal membrane oxygenation and continuous renal replacement therapy in critically ill patients:a systematic review. Crit Care,2014,18(6):675.

12. MacLaren G,Combes A,Bartlett RH. Contemporary extracorporeal membrane oxygenation for adult respiratory failure:life support in the new era. Intensive Care Med,2012,38(2):210-220.

13. Simons AP,Weerwind PW. Re:How to perform a haemodialysis using the arterial and venous lines of an extracorporeal life support. Eur J Cardiothorac Surg,2011,39:1084-1085.

14. Seczynska B,Królikowski W,Nowak I,et al. Continuous renal replacement therapy during extracorporeal membrane oxygenation in patients treated in medical intensive care unit:technical considerations. Ther Apher Dial,2014,18(6):523-534.

第二章 经胸超声在主动脉综合征的临床应用

急性主动脉综合征（Acute aortic syndrome，AAS）又称为急性胸痛综合征，它包括一组有相似临床症状的异质性疾病：急性主动脉夹层（AAD），壁内血肿（IMH），穿透性动脉粥样硬化性溃疡（PAU）。有研究表明在没有治疗的最初48小时内每小时的病死率高达1%，2周的病死率高达80%[1]。目前临床最常用的是CT血管成像（Computed tomography angiography，SCTA），磁共振成像（magnetic resonance imaging，MRI）和经食管超声心动（transesophageal echocardiography，TEE）等均具有较高的诊断价值，但其设备条件、专业技术和风险管控的限制，不能完全满足临床需求[2-5]。经胸心脏超声（transthoracic echocardiography，TTE），由于具有无创、快速、适时等优点[6]，已成为AAS的诊断初筛手段。

一、AAS 在 TTE 中的常见征象

TTE检查时患者取平卧位及左侧卧位，探测部位及切面分别为胸骨旁左室长轴、心尖区及肋下至脐上区。所有探查最好均在心脏舒张期进行。A型AAS超声探查下直接征象定义为：主动脉内膜分离呈带状或线状回声漂浮摆动（图6-2-1）或主动脉壁内血肿征象（主动脉壁呈环形或新月形增厚>5mm）。A型AAS超声探查下间接征象定义为：升主动脉根部增宽，直径>4mm（图6-2-2）或心包积液/心脏压塞征象（图6-2-3）或彩色多普勒提示主动脉瓣反流（图6-2-4，见文末彩插）。除此之外，如操作熟练TTE能够提供更多的信息，如主动脉瓣形态异常（二叶主动脉瓣、主动脉瓣钙化）、心室壁运动异常（累及冠状动脉继发的急性心肌梗死）、心脏射血功能严重受损等。这对于治疗方式尤其是手术治疗方式的选择非常重

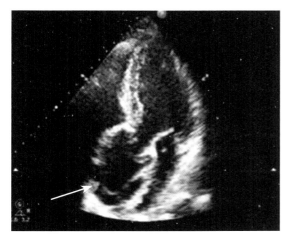

图 6-2-1 主动脉内可见箭所示的线状回声

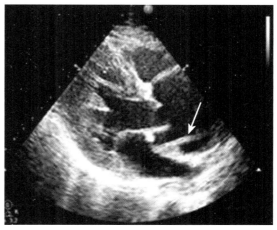

图 6-2-2 升主动脉根部增宽

要,同时还可以同其他的致命性胸痛进行鉴别,如急性心肌梗死、急性肺栓塞等。虽然 TTE 不能显示完整的主动脉,但由于绝大多数 A 型 AAS 尤其是 A 型主动脉夹层的原发内膜裂口起自:①升主动脉,多位于离主动脉瓣环几厘米以内;②在降主动脉,多紧挨左锁骨下动脉开口以远几厘米内[7];使得 TTE 在发现主动脉内膜漂浮方面具有较高的敏感性。新 TTE 检查超声影像质量更佳,且快速、无创、安全、无辐射、对血流动力学无影响恰好可以弥补重症患者转运风险、造影剂过敏及肾损伤风险这些不足,在疑诊 AAS 尤其是 A 型患者的急诊一线评估中扮演重要角色,已逐渐成为国内外急诊疑似患者的首选检查方法。

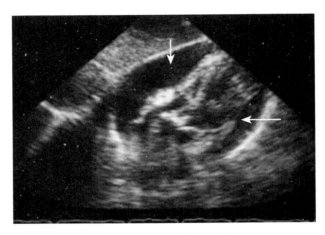

图 6-2-3　心包液性暗区(箭)

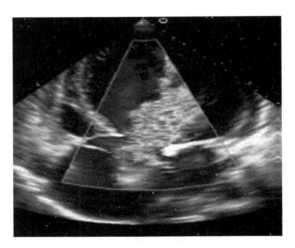

图 6-2-4　彩色多普勒提示主动脉瓣反流

二、TTE 对 AAS 的诊断价值

在以往的研究[8]中,TTE 被认为在 AAD 的诊断中的作用有限,2D-TTE 既不能完整的评估整条主动脉,也不能排除主动脉夹层,其对 A 型 AAD 的敏感性和特异性分别为 78% ~ 90% 和 87% ~ 96%。因此要求对疑诊 AAD 的患者应尽快行其他检查(如 CTA)以明确诊

断。随着超声成像技术的发展尤其是谐波成像技术的出现,TTE 的诊断准确性明显提高。

近期,Nazerian P 等[9] 的前瞻性研究中 TTE 均为急诊医师亲自完成,其操作经验和技能可能一定程度影响该检查的敏感性,但一旦有阳性表现,其特异性亦可达 94%。而 Sobczyk 等[10] 对 178 例急诊 A 型急性主动脉夹层患者的回顾性分析甚至得出结论:TTE 的准确性与 SCTA 差异无统计学意义,同时,TTE 还可以动态评估心室运动状态、主动脉瓣膜形态、功能及心包腔状态。

闫圣涛等医师[11] 回顾分析了 2013—2015 年中日友好医院确诊 A 型 AAD 的患者资料。并对进行 TTE 检查的 AAD 患者的超声心动特征进行总结,最常见的 TTE 表现为升主动脉增宽,其诊断敏感性为 66.67%,特异性 83.33%;其他的超声表现——主动脉瓣反流、主动脉内膜漂浮和/或主动脉壁内血肿、心包积液/压塞,其诊断敏感性分别为 52.08%、43.75%、35.42%。特异性分别为 61.11%、94.44%、94.44%。其中 46 例(95.83%)A 型 AAD 患者具有上述一项或以上超声特征,诊断特异性为 44.44%,在诊断 B 型 AAD 方面的敏感性分别为 16.67%、38.89%、5.56%、5.56%,特异性分别为 66.67%、52.08%、43.75%、35.42%。分析表明:对于 A 型 AAS 患者,当 TTE 的表现符合一项时,其敏感性可高达 95.83%,漏诊率低(4.17%),有助于早期发现 A 型 AAS 患者,减少漏诊所带来的风险。笔者近期正在进行一项前瞻性研究:以 2016 年以来就诊于我科的疑诊 A 型 AAS 的患者为研究对象(目前 76 例),纳入标准参照 2010 年美国心脏病协会/美国心脏病学院共同发布的胸主动脉疾病诊断治疗指南关于主动脉夹层风险(Aortic dissection detection,ADD)的定义(每项 1 分,共计 12 分),大于 2 分为疑诊患者纳入研究,初步结果显示:A 型 AAS 组出现直接征象(主动脉内膜分离呈带状或线状回声漂浮摆动或主动脉壁内血肿征象)的患者例数以及出现升主动脉根部增宽的患者例数均高于非 A 型 AAS 组。TTE 直接征象诊断 A 型 AAS 的敏感性为 58.7%,特异性为 98.5%;升主动脉根部增宽征象的敏感性为 28.3%,特异性为 94.1%;心包积液/心脏压塞征象的敏感性为 84.8%,特异性为 98.5%;主动脉瓣反流征象敏感性为 60.9%,特异性为 80%;超声直接征象对于表现为低血压/休克的重症疑诊患者的敏感性、特异性、阳性预测值、阴性预测值分别为 85%、100%、100%、70%。进一步提示 TTE 作为单独检查方法对 A 型急性主动脉夹层的早期诊断具有较高的初筛价值。但其敏感性受多因素影响,临床上尚需联合其他诊断指标,以进一步提高诊断的准确性。

目前已有多项临床研究评估了其在 A 型 AAD/AAS 早期诊断中的价值,但单个临床研究样本量较小,且各研究间采用了不同的截值、结果也不尽相同。通过对 9 篇相关文献资料进行 Meta 分析[12],系统评价有关 TTE 诊断 A 型 AAD 的临床价值,结果显示 TTE 诊断 A 型 AAD 的总体敏感性为 79%、特异性为 95%、SROC 曲线下面积为 0.9407,提示 TTE 对 A 型 AAD 具有较好的诊断价值。尤其是在特异性方面,床旁 TTE 有阳性表现后可在极短时间内建立初步临床诊断并为下一步处置策略提供有力依据,尤其对于生命体征不稳定的重症患者(低血压/休克),有研究显示 TTE 对这类患者的超声直接征象(主动脉内膜分离呈带状或线状回声漂浮摆动或主动脉壁内血肿征象)的特异性可达 100%,这表明对于重症疑诊患者床旁 TTE 一旦探及直接征象即可在短时间内得出初步诊断倾向并高度提示转运风险,因此对于血流动力学不稳定的患者如疑诊 AAS 而又具备 TTE 直接征象或 3 项间接征象应避免转运至 CT 室,可考虑直接急诊手术或床旁 TEE 检查,以最大程度减少干预等待时间、降低术前病死率[10] 及医疗风险。

三、TTE 诊断 AAS 的局限性

当然,作为一项快速、简便的床旁检查技术,TTE 也有其缺点,对 IMH、PAU、升主动脉上段以及破口的位置显影较差。同时由于患者体型、体位及肺内腹腔气体干扰等因素影响,再加上超声诊断结果受操作者的工作经验及主观判断性的影响,测量血管内径及内膜移位时会有一定误差。此外,读者们会发现目前关于 TTE 的多数研究仅局限于 A 型 AAS 中的 A 型 AAD,一方面是由于此类疾病最为凶险且进展迅速、不及时救治预后极差;另一方面,我科急诊医师在实际操作中发现 TTE 漏诊原因与患者体位受限、A 型 IMH/PAU 患者难以探查到漂浮内膜,而 IMH/PAU 征象难以在床旁超声下探及有关;此外,B 型 AAS 的 TTE 诊断敏感性也明显下降,主要原因与声窗的限制有关,降主动脉胸段位于后纵隔心脏的后方,位于远场,由于纵隔内结构和肺气的干扰,通常导致主动脉显示不清,熟练操作者能够部分显示降主动脉胸段长轴,但仍难以显示其短轴,更难显示其撕裂的内膜回声。而对于降主动脉腹腔段往往由于进食后或腹腔所产生的肠气而影响超声检查结果。

四、展　　望

目前,一些适用于急诊医生的超声标准流程已应用于临床中。如聚焦超声评估创伤(focused assessment with sonography in trauma,FAST)方案应用于创伤评估[13]、聚焦超声心动(focused echocardiography,FE)应用于急诊胸痛患者的鉴别诊断[14]、生命支持[15]、评价复苏效果[16]等,我们也于 2016 年发表了适合国内急诊专科特点的《床旁超声在急危重症临床应用的专家共识》[17],未来,通过越来越多急诊医师的临床实践,我们有望进一步建立 TTE 对疑诊 AAS 患者的规范检查流程,将这一便捷检查的"关口"前移,成为真正的快速初筛工具,以期达到更加满意的诊断效能。

（练睿　闫圣涛）

参 考 文 献

1. Hagan P,Nienaber CA,Isselbacher EM,et al. The international registry of acute aortic dissection:new insightsinto an old disease. JAMA,2000,283(7):897-903.

2. Evangelista A,Padilla F,Lopez-Ayerbe J,et al. Spanish acute aortic syndrome study:better diagnosis is not reflected inreduced mortality. Rev Esp Cardiol,2009,62(3):255-262.

3. Shiga T,Wajima Z,Apfel CC,et al. Diagnostic accuracy oftransesophageal echocardiography,helical computed tomography,and magnetic resonance imaging for suspected thoracicaortic dissection:systematic review and meta-analysis. Arch Intern Med,2006,166(13):1350-1356.

4. Kristensen S,lvarsen H,Egeblad H. Rupture of aortic dissection during attempted transesophageal echocardiograph. Echocardiography,1996,13(4):405-406.

5. Agricola E,Slavich M,Bertoglio L,et al. The role of contrast enhanced transesophageal eehocardiography in the diagnosis and in the morphological and functional characterization of acute aortic syndromes. Int J Cardiovasc lmaging,2014,30(1):31-38.

6. Millwerd DK, Robinson NJ, Craige E. Dissecting aortic aneurysm diagnosed by echocardiography in a patient with rupture of theaneurysm into the rightatrium. Am J Cardiol, 1972, 30(4): 427-431.

7. DeSanetis RW, Domghazi RM, Austen WG, et al. Aortic dissection. N Engl Med, 1987, 317(17): 1060-1067.

8. Evangelista A, Flachskamp FA, Erbel R, et al. Echocardiography in aortic diseases: EAE recommendations for clinicalpractice. Eur J Echocardiogr, 2010, 11(8): 645-658.

9. Nazefian P, Vanni S, Castelli M, et al. Diagnostic performanceof emergency transthoracic focus cardiac ultrasound in suspected acute type A aortic dissection. Intern Emerg Med, 2014, 9(6): 665-670.

10. Sobezyk D, Nycz K. Feasibility and accuracy of bedside transthoracic echocardiography in diagnosis of acute proximal aortic dissection. Cardiovascular Ultrasound, 2015, 13: 15.

11. 闫圣涛, 练睿, 孙力超. 经胸超声心动在急性主动脉夹层诊断中的价值. 中日友好医院学报, 2016, 30(3): 131-133.

12. 练睿, 闫圣涛, 张素巧. 急诊经胸心脏超声对 A 型急性主动脉综合征诊断价值的临床研究. 中华急诊医学杂志, 2016, 25(10): 1284-1290.

13. Chaudery M, Clark J, Wilson MH, et al. Traumatic intra-abdominal hemorrhage control: has current technology tippedthe balance toward a role for pre-hospital intervention. J Trauma Acute Care Surg, 2015, 78(1): 153-163.

14. Sobczyk D, Nyez K, Pawel AP. Validity of a 5-minute focused echocardiography with A-F mnemonic performed by non-echocardiographers in the management of patients with acute chest pain. Cardiovascular Ultrasound, 2015, 13(1): 16.

15. Breitkreutz R, Price S, Steiger HV, et al. Focused echocardiographice valuation in life support and peri-resuscitation of emergency patients: a prospective trial. Resuscitation, 2010, 81(11): 1527-1533.

16. Labovitz AJ, Noble VE, Bierig M, et al. Focused cardiac ultrasound in the emergent setting: a consensus statement of the American society of echocardiography and American college of emergency physicians. J Am Soc Echocardiog, 2010, 23(12): 1225-1230.

17. 床旁超声在急危重症临床应用专家共识组. 床旁超声在急危重症临床应用的专家共识. 中华急诊医学杂志, 2016, 25(1): 7-17.

第三章 降钙素原临床再评价

感染性疾病仍然是急危重症医生常常面对的难题,其所导致的患者死亡率一直居高不下,甚至住院患者中有 $1/3 \sim 1/2$ 死于脓毒症[1]。在实际工作中,需要快速准确的区分脓毒症和非感染性疾病并制定有效的治疗方案以及判断预后,因此,迫切需要一个强有力的临床工具来辅助医生的诊疗。经过 20 余年的研究和实践,降钙素原(procalcitonin,PCT)已经成为感染性疾病的诊断、病情评估、治疗检测和预后评估的一个有效工具,成为临床全身性细菌感染诊治过程中必不可少的检测项目之一。

一、在常见感染性疾病中的应用评价

感染性疾病是导致急危重症患者死亡的常见原因,快速、准确的病原学判断以及准确的病情评估、正确的治疗策略能够改善患者的预后。

(一)细菌感染

1. 呼吸系统感染　导致肺炎的病原微生物较多,包括细菌、病毒、真菌以及非典型病原菌。PCT 水平与病原体类型、肺炎的严重程度以及全身炎症反应的严重程度有关。

细菌性肺炎患者的 PCT 水平高于病毒、不典型病原体(军团菌除外)和结核导致的肺炎。在鉴别诊断病毒感染和病毒感染后继发细菌感染方面,其排除性诊断的价值更高[2,3]。

PCT 水平与肺炎严重程度成正相关,能够较好的预测肺炎患者的死亡率,但相比较于肺炎严重程度评分系统,并无明确的优势[4,5]。

基于 PCT 指导的治疗策略可能减少下呼吸道感染患者的抗生素暴露[6,7],监测 PCT 的变化趋势可以作为抗生素治疗效果的评估手段。

2. 感染性心内膜炎　感染性心内膜炎 1 年内死亡率高达 12% ~ 30%,早期临床表现不典型,使得其诊断具有一定的挑战性,但目前的证据并不支持常规应用 PCT 来诊断或排除诊断感染性心内膜炎[8]。

3. 细菌性腹膜炎　细菌性腹膜炎的血浆 PCT 水平明显升高,对于自发性细菌性腹膜炎患者,PCT 具有较高的诊断准确性,且血浆 PCT 测定要优于腹水 PCT[9-11]。而局限性腹膜炎(阑尾炎、胆囊炎)患者的血浆 PCT 水平仅中度升高或不升高。

4. 急性细菌性脑膜炎　急性细菌性脑膜炎常有生命危险,早期诊断和有效的抗生素治疗决定病情的进展和预后。细菌性脑膜炎的 PCT 通常高于 0.5ng/ml,如果临床疑为脑膜炎,尤其在伴随 PCT 水平升高时,在任何患者中都应使用抗生素。在鉴别诊断细菌性脑膜炎与非细菌性脑膜炎方面,无论血浆 PCT 还是脑脊液 PTC 均具有很高的准确性(ROC 曲线下面积分别为 0.98 和 0.90)[12,13]。

(二)病毒感染

在病毒感染性疾病中,PCT 一般不升高,或仅少量升高,一般浓度很少超过 $1 \sim 2ng/ml$。

PCT 鉴别诊断病毒感染性疾病与细菌性疾病的敏感性和特异性均高于传统标志物（C-反应蛋白细胞、红细胞沉降率等），也高于 IL-6 和 α-干扰素[14]。由于 PCT 在鉴别诊断病毒感染与细菌感染方面的高敏感性和低特异性，使得其具有更好的阴性预测值[1]。

（三）真菌感染

侵袭性的真菌感染可导致 PCT 值升高，而局灶性的真菌感染或不严重的疾病中 PCT 很少升高，但即使在严重的真菌感染中，PCT 亦有可能不升高[15]。因此 PCT 对真菌感染的诊断价值有限。但对于已经确诊真菌感染的患者，PCT 的变化趋势可以作为治疗监测的指标，若 PCT 水平上升，则是预后不良或者疾病晚期的标志[16]。

二、PCT 在脓毒症中的应用评价

（一）用于脓毒症的诊断和鉴别诊断

PCT 是用于脓毒症的临床常规诊断的最好的标志物之一，优于经典的感染标志物 CRP。脓毒症患者的 PCT 水平明显高于非脓毒症患者，这有助于对危重患者中的脓毒症病人早期作出诊断，尤其是内科治疗的患者，可作为脓毒症诊断的一个较好的生物标志物[17,18]。细菌性脓毒症患者的 PCT 水平明显高于非细菌性脓毒症患者，且在细菌性脓毒症患者中，革兰阴性菌感染患者的 PCT 水平显著高于革兰阳性菌感染患者，可根据 PCT 水平初步判断可能的致病菌[19-21]。

（二）评估脓毒症的严重程度和疾病进展情况

PCT 能够很好地反映局部感染或"单纯脓毒症"（没有器官功能障碍的脓毒症）发展到脓毒症休克的进程，一般以 PCT 明显升高为特征，与病情的严重程度成正相关。血浆 PCT 浓度从 0.5mg/ml 上升超过 2ng/ml 时，严重细菌感染或脓毒症的发生率增高；PCT 水平超过 2ng/ml 甚至大于 10ng/ml 时，脓毒症或脓毒症休克的可能性非常大[22]。

动态监测 PCT 水平变化趋势可以判断病情的进展情况。PCT 水平持续升高提示感染加重或治疗失败，PCT 水平下降可以视为感染好转和治疗成功[23]。

（三）判断脓毒症预后

PCT 有良好的预后指导特性。初始 PCT 水平的绝对值的预后意义有限，连续 PCT 水平监测可显示疾病的预后。治疗后 PCT 水平迅速下降通常提示预后良好，而 PCT 维持原水平或升高则通常提示该疾病将导致患者死亡[24]。

（四）指导抗生素治疗

现代的抗感染治疗的目标是治疗要适应患者的个体化要求，包括明确的适应证、个体化的疗程和效果不佳时的抗生素调整。由于 PCT 等免疫标志物能够提供更为可靠的信息（感染诊断、脓毒症诊断、器官功能障碍和死亡风险评估），因此，它们开辟了以患者和风险导向的治疗的新道路。PCT 结合临床信息能够进一步明确抗生素治疗的必要性和优化抗生素疗程。

PCT 水平变化趋势能够评判疾病的进展和治疗方案的疗效。如果 PCT 水平在治疗开始的 72 小时内每天较前一天下降 30% 以上,认为治疗有效,可继续使用原抗生素方案;如果在治疗的头几天内 PCT 水平不下降,提示改治疗方案效果不佳,应结合临床情况调整治疗方案。

虽然 PCT 指导的抗微生物治疗能够缩短抗生素治疗方案的持续时间,但是并未能够降低脓毒症患者的死亡率、机械通气率、临床严重程度、再感染率[25,26]。

三、在非感染性疾病中的应用评价

在某些情况下,非感染性因素也能诱导产生 PCT(表 6-3-1)。比如在严重创伤后初期(意外创伤、外科手术、烧伤),持续的循环性休克,多脏器功能不全,重症胰腺炎,或严重的肝脏或肾脏疾病。新生儿出生后的最初几天,PCT 水平也比较高。

表 6-3-1　可导致 PCT 升高的非感染性疾病

手术后
严重创伤后(多发伤)
严重烧伤后
持续的心源性休克(初期较低,随后在进展过程中升高)
严重的灌注不足,多器官功能衰竭,重症胰腺炎,可能为微小肠穿孔和细菌移位造成的紊乱
严重肾功能不全和肾移植后的患者
严重的肝硬化,或急/慢性的病毒性肝炎
新生儿出生的最初几天
使用抗淋巴细胞球蛋白、抗 CD3 或鸟氨酸-酮酸转氨酶抗体后(没有预防使用类固醇激素)
中暑
部分自身免疫性疾病
使用大剂量的促炎细胞因子后
非常罕见的副肿瘤性病例,髓样或甲状腺滤泡旁细胞癌(MCT)
严重肿瘤疾病的晚期
部分横纹肌溶解症患者
持续的心肺复苏后,尤其是预后不良的病例

(一) 外科手术和创伤之后的 PCT 诱导产生

在外科手术或创伤之后 PCT 可以升高,升高的程度取决于手术或创伤的类型和程度以及个体情况。大型腹部手术或腹膜后手术/创伤之后是最高的,可高达 2ng/ml,但持续时间相对较短,其产生与创伤的时间很接近,一般在术后第一天或第二天达峰值。相比较于术后 PCT 水平正常的患者,PCT 水平高的患者更容易发生术后并发症[27]。PCT 可作为诊断术后/创伤患者并发症的一个有用工具[28],且连续的 PCT 水平监测能够与脓毒症进行鉴别诊断。

(二) 肾功能不全的 PCT

在肾脏疾病中,PCT 清除率可不同程度的下降,但是不存在 PCT 累积。在严重的肾功能不全患者以及正在接受血透和腹膜透析的患者,PCT 水平可有轻微的上升,常在 0.5ng/ml

左右。

（三）自身免疫性疾病

自身免疫性疾病一般很少诱导 PCT 的产生,但在某些自身免疫性疾病中,也可能存在 PCT 的升高,这些疾病包括川崎病、少年型类风湿性关节炎、肺出血-肾炎综合征、魏格纳肉芽肿或 ANCA 相关血管炎患者[29-32]。

（四）肿瘤性疾病

除了甲状腺髓样细胞癌或甲状腺滤泡癌,肿瘤性疾病一般无 PCT 的诱导。但在肿瘤广泛转移的患者中,可出现 PCT 水平的轻微升高,全身转移的肿瘤患者的 PCT 值可超过 1ng/ml[33]。在一些血液系统肿瘤患者,如急性淋巴细胞白血病的儿童患者,急性髓样细胞样白血病儿童患者,β 细胞淋巴瘤和何杰金淋巴瘤,或正在接受化疗患者中发现 PCT 升高。在这些情况下,建议使用更高的界值(0.5 ~ 1.0ng/ml)诊断脓毒症[34-36]。

四、展　望

PCT 应用的发展来自于越来越多 PCT 连续监测的经验,以及由此获得的对预后的成功判断。除了作为感染和脓毒症的高度特异性指标外,将来 PCT 也可能成为评估其他风险预后的指标(如评价器官功能衰竭的风险)。用此方法,可以在可用资源的基础上,根据 PCT 作决定使为病人量身打造精确的治疗方案成为可能。

（闫圣涛　张国强）

参 考 文 献

1. Liu V,Escobar GJ,Greene GD,et al. Hospital deaths in patients with sepsis from 2 independent cohorts. JAMA,2014,312(1):90-92.

2. Wu MH,Lin CC,Huang SL,et al. Can procalcitonin tests aid in identifying bacterial infections associated with influenza pneumonia? A systematic review and meta-analysis. Influenza Other Respir Viruses,2013,7(3):349-355.

3. Pfister R,Kochanek M,Leygeber T,et al. Procalcitonin for diagnosis of bacterial pneumonia in critically ill patients during 2009 H1N1 influenza pandemic:a prospective cohort study,systematic review and individual patient datameta-analysis. Crit Care,2014,18(2):R44.

4. Viasus D,Del Rio-Pertuz G,Simonetti AF,et al. Biomarkers for predicting short-term mortality in community-acquired pneumonia:A systematic review and meta-analysis. J Infect,2016,72(3):273-282.

5. Liu D,Su LX,Guan W,et al. Prognostic value of procalcitonin in pneumonia:A systematic review and meta-analysis. Respirology,2016,21(2):280-288.

6. Zhang L,Huang J,Xu T,et al. Procalcitonin-guided algorithms of antibiotic therapy in community-acquired lower respiratory tract infections:a systematic review and meta-analysis of randomized controlled trials. Zhonghua Jie He He Hu Xi Za Zhi,2012,35(4):275-282.

7. Albrich WC,Dusemund F,Bucher B,et al. Effectiveness and safety of procalcitonin-guided antibiotic therapy in

lower respiratory tract infections in "real life": an international, multicenter poststudy survey (ProREAL). Arch Intern Med, 2012, 172(9): 715-722.

8. Yu CW, Juan LI, Hsu SC, et al. Role of procalcitonin in the diagnosis of infective endocarditis: a meta-analysis. Am J Emerg Med, 2013, 31(6): 935-941.

9. Su DH, Zhuo C, Liao K, et al. Value of serum procalcitonin levels in predicting spontaneous bacterial peritonitis. Hepatogastroenterology, 2013, 60(124): 641-646.

10. Yang Y, Li L, Qu C, et al. Diagnostic Accuracy of Serum Procalcitonin for Spontaneous Bacterial Peritonitis Due to End-stage Liver Disease: A Meta-analysis. Medicine (Baltimore), 2015, 94(49): e2077.

11. Yang SK, Xiao L, Zhang H, et al. Significance of serum procalcitonin as biomarker for detection of bacterial peritonitis: a systematic review and meta-analysis. BMC Infect Dis, 2014, 14: 452.

12. Wei TT, Hu ZD, Qin BD, et al. Diagnostic Accuracy of Procalcitonin in Bacterial Meningitis Versus Nonbacterial Meningitis: A Systematic Review and Meta-Analysis. Medicine (Baltimore), 2016, 95(11): e3079.

13. Vikse J, Henry BM, Roy J, et al. The role of serum procalcitonin in the diagnosis of bacterial meningitis in adults: a systematic review and meta-analysis. Int J Infect Dis, 2015, 38: 68-76.

14. Gendrel D, Raymond J, Coste J, et al. Comparison of procalcitonin with C-reactive protein, interleukin 6 and interferon-alpha for differentiation of bacterial vs. viral infections. Pediatr Infect Dis J, 1999, 18(10): 875-881.

15. Charles PE, Dalle F, Aho S, et al. Serum procalcitonin measurement contribution to the early diagnosis of candidemia in critically ill patients. Intensive Care Med, 2006, 32: 1577-1583.

16. Christofilopoulou S, Charvalos E, Petrikos G. Could procalcitonin be a predictive biological marker in systemic fungal infections? Eur J Intern Med, 2002, 13(8): 493-495.

17. Chengfen Y, Tong L, Xinjing G, et al. Accuracy of procalcitonin for diagnosis of sepsis in adults: a Meta-analysis. Zhonghua Wei Zhong Bing Ji Jiu Yi Xue, 2015, 27(9): 743-749.

18. Wacker C, Prkno A, Brunkhorst FM, et al. Procalcitonin as a diagnostic marker for sepsis: a systematic review and meta-analysis. Lancet Infect Dis, 2013, 13(5): 426-435.

19. Yan ST, Sun LC, Jia HB, et al. Procalcitonin levels in bloodstream infections caused by different sources and species of bacteria. Am J Emerg Med, 2017, 35(4): 579-583.

20. Leli C, Ferranti M, Moretti A, et al. Procalcitonin levels in Gram-positive, Gram-negative, and fungal bloodstream infections. Dis Markers, 2015: 701480.

21. Brodská H, Malíčková K, Adámková V, et al. Significantly higher procalcitonin levels could differentiate Gram-negative sepsis from Gram-positive and fungal sepsis. Clin Exp Med, 2013, 13: 165-170.

22. Müller B, Becker KL, Schächinger H, et al. Calcitonin precursors are reliable markers of sepsis in a medical intensive care unit. Crit Care Med, 2000, 28(4): 977-983.

23. Trásy D, Tánczos K, Németh M, et al. Early procalcitonin kinetics and appropriateness of empirical antimicrobial therapy in critically ill patients: A prospective observational study. J Crit Care, 2016, 34: 50-55.

24. Liu D, Su L, Han G, et al. Prognostic Value of Procalcitonin in Adult Patients with Sepsis: A Systematic Review and Meta-Analysis. PLoS One, 2015, 10(6): e0129450.

25. Andriolo BN, Andriolo RB, Salomão R, et al. Effectiveness and safety of procalcitonin evaluation for reducing mortality in adults with sepsis, severe sepsis or septic shock. Cochrane Database Syst Rev, 2017, 1: CD010959.

26. Prkno A, Wacker C, Brunkhorst FM, et al. Procalcitonin-guided therapy in intensive care unit patients with severe sepsis and septic shock—a systematic review and meta-analysis. Crit Care, 2013, 17(6): R291.

27. Jun KR, Lee JN, Song SA, et al. Serial changes in serum procalcitonin, interleukin 6, and C-reactive protein levels according to non-specific surgical stimulation. Clin Chem Lab Med, 2015, 53(4): 549-558.

28. Meyer ZC, Schreinemakers JM, de Waal RA, et al. Searching for predictors of surgical complications in critically ill surgery patients in the intensive care unit: a review. Surg Today, 2015, 45(9): 1091-1101.

29. Scire CA, Cavagna L, Perotti C, et al. Diagnostic value of procalcitonin measurement in febrile patients with systemic autoimmune diseases. Clin Exp Rheumatol, 2006, 24(2): 123-128.

30. Okada Y, Minakami H, Tomomasa H, et al. Serum procalcitonin concentrations in patients with Kawasaki disease. J Infect, 2003, 48(2): 199-205.

31. Morath C, Sis J, Haensch GM, et al. Procalcitonin as marker of infection in patients with Goodpature's syndrome is misleading. Nephrol Dial Transplant, 2007, 22(9): 2701-2704.

32. Moosig F, Csernok E, Reinhold-Keller E, et al. Elevated procalcitonin levels in active Wegners granulomatosis. J Rheumatol, 1998, 25: 1531-1533.

33. Matzaraki V, Alexandraki KI, Venetsanou K, et al. Evaluation of serum procalcitonin and interlukin-6 levels as markers of liver metastasis. Clin Biochem, 2007, 40: 336-342.

34. Ciaccio M, Fugardi G, Titone L, et al. Procalcitonin levels in plasma in oncohaematological patients with and without bacterial infections. Clin Chim Acta, 2004, 340(1-2): 149-152.

35. Fleischhack G, Kambeck I, Cipic D, et al. Procalcitonin in paediatric cancer patients: its diagnostic relevance is superior to that of C-reactive protein, interleukin 6, interleukin 8, soluble interleukin 2 receptor and soluble tumour necrosis factor receptor II. Br J Haematol, 2000, 111(4): 1093-1102.

36. Hatzistilianou M, Rekleity A, Athanassiadou F, et al. Serial procalcitonin responses in infection of children with secondary immunodeficiency. Clin Invest Med, 2007; 30(2): E75-85.

第四章　床旁超声在心肺复苏中的应用进展

2015 年 10 月 17 日,美国心脏协会(AHA)于 Circulation 杂志在线发布了"2015 心肺复苏及心血管急救指南更新"[1],指南根据 5 年中最新循证医学证据对 2010 年版指南进行了更新,并首次使用了建议级别和证据水平的全新定义。主要更新内容集中在:①确定救治体系,鼓励使用社会媒体资源进行旁观者 CPR,强调团队形式实施心肺复苏;②将成人生存链一分为二,院内救治更强调监测和预防心脏骤停;③强调最佳证据评估,使用新技术救治心脏骤停、ST 段抬高性心肌梗死和脑卒中等急危重症。

指南中明确推荐了超声检查技术在心肺复苏时的应用建议(2B 类推荐)。更新指南推荐:在心脏骤停时,施救者可采取特定的策略将超声引入到高级心血管生命支持流程中,用来帮助评判心肺复苏的实施、策略和时限。

一、床旁超声应用于心肺复苏的历史

其实早在 25 年前,人们就意识到床旁超声检查有助于心脏骤停的病因识别、临床治疗、预后评估。近来已有数个临床观察研究表明,床旁超声检查有助于临床医生快速判断心脏骤停的原因、改变治疗、预测预后。2010 年,Breitkreutz 等[2]在 204 名心脏骤停患者心肺复苏时实施 FOCUS 心脏超声检查,其 96% 的患者可获得符合诊断的可靠图像,其中 35% 患者心电图诊断为心脏停搏,58% 患者为无脉电活动;FOCUS 发现心肌活动协调提示预后良好,并且 FOCUS 检查改变了其中 89% 患者的治疗。Prosen 等[3]应用 FOCUS 检查修订 ACLS 的复苏流程,在 FOCUS 检查发现存在心肌活动的无脉患者中,他们延长了中止按压检查脉搏的时间到 15s,并推注 20IU 的血管加压素。在 16 例心脏骤停的患者,应用了此方法复苏,94% 的患者自主循环恢复,50% 存活无严重神经系统后遗病变。

二、床旁超声应用于心肺复苏的理论基础

理论上,超声是诊断心脏骤停的"金标准"。具体而言,首先,床旁超声可直观地观察到心脏的运动是否存在或消失,以此来判断患者是否心脏骤停。一直以来,临床上常通过无创血压和大动脉搏动来判断是否存在心脏骤停,但准确度较低,高达 45% 的医护人员在心脏骤停时并不能准确地评估大动脉的搏动,尤其是危重患者动脉搏动较弱时更容易被误判,导致不必要的胸外按压。此时床旁进行心脏超声检查就能明确患者是否存在心脏骤停,从而决定是否需要实施胸外按压。其次,超声能帮助施救者判断心脏骤停的类型,尤其是区分心室颤动和心搏停止。虽然较少发生,但有时细小的室颤可能因波幅过小而被施救者误判为心搏停止而耽误电除颤这一至关重要的救治措施[4]。最后,床旁超声能识别假性 PEA,这可能是将超声整合到心肺复苏流程中的最大益处[3,5]。

无脉电活动(pulseless electrical activity,PEA),指监护仪显示存在心电活动,但心肌无机

械收缩,无法触及动脉搏动,即所谓的电机械分离。PEA 通常见于室性逸搏、室性自主心律等,监护仪上显示为非常缓慢的心电信号(通常<30 次/分),此时的救治原则是持续高质量胸外按压和每隔 3~5 分钟静脉推注肾上腺素。

而假性 PEA 指无法触及大动脉搏动,但确实存在心肌收缩的情况。此时监护仪通常显示为快速的心电信号(通常>150 次/分),临床常见于严重低血容量、大面积心梗、肺栓塞、心脏压塞等。究其原因,或是因为心脏前负荷过低(严重低血容量)、左心收缩功能障碍(大面积心梗)、右心后负荷过高(肺栓塞)、心脏充盈受限(心脏压塞)等导致左心 CO 严重减低,进而导致血压严重降低,低于手指所能感知的阈值(假性无脉)。实际上,假性 PEA 时心脏仍有收缩甚至是增强的收缩,只不过人体手指无法感知脉搏,此时如用超声即能明确证实心脏收缩的存在。Paradis 等[5]报道 41% 的 PEA 患者其实是假性 PEA,其通常是可复性的,如能及时发现并正确处理,预后要明显优于真性 PEA。

因此,对于假性 PEA 的处理,最关键之处在于鉴别其原因(5H5T),再采取针对性救治措施(表 6-4-1)。心脏骤停的病因可用 5H5T 来概括,包括 hypovolemia(低血容量)、hypoxia(缺氧)、hydrogenion(酸中毒)、hypokalemia/hyperkalemia(低钾/高钾血症)、hypothermia(低体温)、tension-pneumothorax(张力性气胸)、tamponade、toxins(毒素)、thrombosis pulmonary(肺栓塞)、thrombosis coronary(冠脉血栓)。当我们面对一个假性 PEA 的重症患者时,重症超声可快速鉴别诊断出多种心脏骤停的原因,从而指导针对性的处理。这些能通过重症超声快速准确鉴别的病因包括:低血容量、心脏压塞、泵功能衰竭(冠心病等)、肺栓塞等,联合肺部超声还可进一步除外是否为张力性气胸。

表 6-4-1　假性 PEA 临床处理方案

超声诊断	临床诊断	临床处理(首选)	临床处理(次选)
严重左心功能障碍	心梗、心肌病	强心药物、PCI	IABP、ECMO
严重右心功能障碍	肺栓塞、ARDS、呼吸机设置不当	溶栓、减轻右心负荷、调节呼吸机参数	强心药物
极度低血容量	低容量性休克	快速容量复苏	去甲等血管活性药物
心包积液	心脏压塞	心包穿刺术	去甲等血管活性药物

1. 低血容量　床旁心脏超声检查可快速诊断极度低血容量所致的心脏骤停,即假性 PEA。形成假性 PEA 的原因是极度低血容量,即心脏前负荷过低,导致左心 CO 严重减低,进而导致血压严重降低,低于手指所能感知的阈值,即假性无脉。此时超声检查常见征象表现为:左心室高动力,收缩期左心室腔消失(乳头肌亲吻征);如果出现 IVC 直径非常小、自主呼吸患者 IVC 吸气相塌陷以及右心室腔也小,则可进一步确认极度低血容量。在心脏骤停的状态下,重症超声诊断低血容量的敏感性和特异性还存在一定的争议,但如果超声发现小的左心室和右心室以及塌陷的下腔静脉,往往提示需要大量的液体复苏,并同时寻找低血容量的潜在原因。

2. 心脏压塞　重症超声有助明确是否存在心包积液和心脏压塞,并分析导致心脏压塞的潜在因素。心脏压塞是由于心包腔内压力过高影响静脉回流和心室充盈,导致左心 CO 下降,血压严重降低,最后导致假性 PEA。提示心脏压塞的超声常见征象有:心脏"钟摆动"征、右心室舒张期塌陷、右心房收缩期塌陷、假 SAM 征、下腔静脉宽而固定等。需要强调的是心脏压塞为临床诊断,绝不能仅仅通过超声而诊断。在心脏骤停时,如考虑心脏压塞,应紧急做心包穿刺引流心包积液,降低心包腔内压力,改善静脉回流。目前推荐超声导引下进行心包积液穿刺引流,可提高成功率和降低并发症。

3. 严重心脏泵功能衰竭　严重的左心收缩功能障碍时,如急性心肌梗死、应激性心肌病、病毒性心肌炎、终末期心脏病等,将会导致左心 CO 减低,血压降低,甚至心脏骤停。此时重症超声可快速判断心脏整体功能,同时还能分析导致心脏收缩功能障碍的主要病因。此外,心室游离壁穿孔导致心脏压塞、室间隔穿孔、乳头肌腱索断裂导致二尖瓣反流等心肌梗死并发症也是导致心脏骤停的病因之一,重症超声有利快速诊断,指导治疗。

4. 肺栓塞　肺栓塞所致的心脏骤停多为大面积肺栓塞,往往超过 2/3 的肺血管床受到阻塞。目前肺栓塞指南推荐,当患者病情危重无法外出行 CTPA 检查时,可首选床旁超声检查[6]。此时,超声检查可发现急性肺动脉高压和右心功能不全的表现,如右心扩大,肺动脉增宽,室间隔矛盾运动,下腔静脉宽而固定等,甚至有时能直接在肺动脉或右心室中发现血栓。此时出现假性 PEA 的原因在于肺栓塞导致右心后负荷过高,右心射血减少,左心前负荷降低,从而导致血压降低,当血压严重降低并低于手指所能感知的阈值时,即假性无脉。

关于假性 PEA 患者是否需要继续胸外按压仍有争论。笔者认为,如果患者预先留有能够预测冠状动脉灌注压的相关监测,如有创动脉血压监测、呼吸末 CO_2 监测或中心静脉血氧饱和度($ScvO_2$)监测等,则可依据监测数值决定是否进行胸外按压。在心脏骤停时,这些监测可作为胸外按压是否有效的标准[1],同样原理,在假性 PEA 时,相关监测数值(有创动脉舒张压≥20mmHg、呼气末 CO_2 ≥10mmHg、$ScvO_2$ ≥30%)若提示已能够提供冠脉灌注,则无需继续胸外按压。

三、床旁超声应用于心肺复苏的方法

将床旁超声与心肺复苏流程进行整合,最重要的原则是尽量避免干扰心肺复苏过程[7,8]。这就需要超声检查人员预先设定好超声机器与探头、明确检查者的位置、规范操作的流程等,且整个检查过程不能影响正在进行的心肺复苏。基于此,Breitkreutz 等[9]制定的超声生命支持评估(focused echocardiographic evaluation in life support, FEEL)流程极大程度地满足了以上这些原则而被广泛采纳推广(图 6-4-1)。FEEL 流程中建议,超声检查者是一个单独的成员,不直接参与心肺复苏,应站在患者右髋旁,在复苏团队每 2 分钟检查动脉搏动的 10 秒钟内迅速完成超声检查,独立采集并分析超声影像,并及时将超声结果向抢救指挥者汇报(图 6-4-2)。

具体而言,在心脏骤停时实施心脏超声检查,一般首选剑突下心脏切面,此时甚至可以不中断胸外按压而能判断出心包积液。剑突下切面如不能得到适当的图像,可选心尖四腔切面或胸骨旁长轴切面。在心肺复苏时进行重症超声检查,要求超声机器有记忆存储动态图像的功能,存储心肺复苏 2 分钟后检查颈动脉搏动的 10 秒钟间隙的心脏活动视频,之后回放分析是否存在可逆性病因,并以二进制的形式(是或否)进行超声评估汇报,协助心肺复苏指挥者进行临床决策。

2015 年 AHA 更新指南[1]明确推荐,在高质量的心肺复苏 2 分钟或 5 轮按压通气 30:2 循环后,可中止胸外按压 10 秒,10 秒内同时进行超声检查(重症超声人员实施)和颈动脉搏动判断(心肺复苏施救人员实施)。当然,整个施救团队必须预先在床旁选择好合适的超声

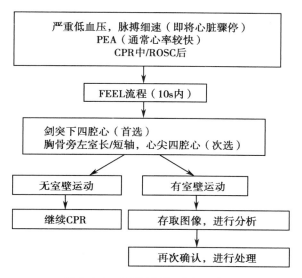

图 6-4-1　简要 FEEL 流程示意图

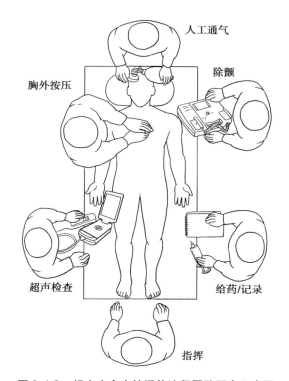

图 6-4-2　超声生命支持评估流程团队配合示意图

探头、简洁的操作流程、明确的信息传达、流畅的团队配合,并要求尽量避免对心肺复苏过程的干扰(图 6-4-3)。

　　在心肺复苏时进行心脏超声评估,Breitkreutz 等总结为 FEER(Focused Echocardiographic Evaluation in Resuscitation)方案[9],FEER 的具体操作十个步骤见表 6-4-2。

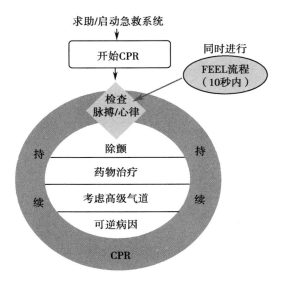

图 6-4-3　FEEL 流程与 CPR 整合示意图

表 6-4-2　FEER 方案十个具体操作步骤

执行阶段	操作步骤指令
准备阶段	（1）实施规范化的 CPR
高质量 CPR	（2）告知 CPR 小组：正在准备心脏超声
准备超声检查	（3）准备便携式超声并检测机器
	（4）检查前准备：合适的位置、暴露患者检查部位，准备检查
	（5）CPR 小组 10 秒倒计时，即将开始超声检查
	（6）指令"在这轮 30 次胸外按压周期结束后，暂停按压，判断动脉搏动，同时进行心脏超声检查"
执行阶段	（7）在最后一轮按压时，把超声探头轻放在剑突下区域
获取心脏超声图像	（8）尽快地找到剑突下切面，此次如未能找到心脏，下次可尝试胸骨旁或心尖切面
恢复 CPR	（9）在计时数到 9 秒时，指令"继续 CPR"
解读检查结果	（10）和 CPR 小组交流超声的发现并解释

注：在 ACLS 的流程中建议允许中断 CPR 最长时间为 10 秒，在实施超声检查时应给予清晰的指令。在充分的准备完成后，超声检查在第 8 个步骤才开始

　　临床医生独立掌握和操作重症超声 FEEL 流程其实并不困难[10]。Price 等[11] 的研究发现，经过 1 天的专项培训，无任何超声经验的初学者即可独立进行 FEEL 流程的操作：86% 的学员都能在 10 秒内获取超声影像，这些学员获取的剑突下四腔心切面 100% 合格，最难的心尖二腔心合格率也高达 76%。

四、床旁超声应用于心肺复苏的意义

　　超声 FEEL 流程临床使用频率可能较低，但对于那些特定原因所致的心脏骤停，尤其是当患者出现假性 PEA 时，只有床旁即时超声检查才能明确患者心脏骤停的原因，才能指导

临床医生采取针对性的关键措施,才能挽救患者生命。

（段军　丛鲁红）

参 考 文 献

1. Neumar RW, Shuster M, Callaway CW, et al. Part 1: Executive Summary: 2015 American Heart Association Guidelines Update for Cardiopulmonary Resuscitation and Emergency Cardiovascular Care. Circulation, 2015, 132 (18 Suppl 2): S315-367.

2. Breitkreutz R, Price S, Steiger HV, et al. Focused echocardiographic evaluation in life support and peri-resuscitation of emergency patients: a prospective trial. Resuscitation, 2010, 81: 1527-1533.

3. Prosen G, Krizmaric M, Zavrsnik J, et al. Impact of modified treatment in echocardiographically confirmed pseudo-pulseless electrical activity in out-of-hospital cardiac arrest patients with constant end-tidal carbon dioxide pressure during compression pauses. J Int Med Res, 2010, 38(4): 1458-1467.

4. Amaya SC, Langsam A. Ultrasound detection of ventricular fibrillation disguised as asystole. Ann Emerg Med, 1999, 33(3): 344-346.

5. Paradis NA, Martin GB, Goetting MG, et al. Aortic pressure during human cardiac arrest. Identification of pseudo-electromechanical dissociation. Chest, 1992, 101(1): 123-128.

6. Konstantinides SV, Torbicki A, Agnelli G, et al. 2014 ES CGuidelines on the diagnosis and management of acute pulmonary embolism. Eur Heart J, 2014, 35(43): 3033-3069.

7. Narasimhan M, Koenig SJ, Mayo PH. Advanced echocardiography for the critical care physician: part 1. Chest, 2014, 145: 129-134.

8. Chardoli M, Heidari F, Rabiee H, et al. Echocardiography integrated ACLS protocol versus conventional cardiopulmonary resuscitation in patients with pulseless electrical activity cardiac arrest. Chin J Traumatol, 2012, 15: 284-287.

9. Breitkreutz R, Walcher F, Seeger FH. Focused echocardiographic evaluation in resuscitation management: concept of an advanced life support-conformed algorithm. Crit Care Med, 2007, 35(5 suppl): S150-S161.

10. Breitkreutz R, Uddin S, Steiger H, et al. Focused echocardiography entrylevel: new concept of a 1-day training course. Minerva Anesthesiol, 2009, 75: 285-292.

11. Price S, Ilper H, Uddin S, et al. Peri-resuscitation echocardiography: training the novice practitioner. Resuscitation, 2010, 81(11): 1534-1539.

第五章　CT 胸痛三联检查研究进展

　　急性胸痛是急诊中较为常见的症状,约占全部急诊患者的5%~20%[1]。其中,急性冠脉综合征、急性肺动脉栓塞和急性主动脉夹层是除脑卒中外非外伤性急症的主要原因,合称胸痛三联征,临床均表现为胸痛,症状缺乏特异性,且起病急骤,死亡率高,如果不能得到迅速正确的诊断则十分危险[1]。以往应用多种常规检查方法相互结合对于胸痛病因进行筛查,漏诊及误诊率均较高。

　　CT 胸痛三联征检查,是指一次性注入造影剂,可以同时观察冠状动脉、肺动脉及主动脉,可以及时有效地对胸痛患者进行病因筛查[1]。因此,近年来,随着多排螺旋 CT 血管成像技术的日趋成熟,各级医院影像检查设备的完善,该技术在临床上得到广泛应用,对于胸痛三联 CT 检查的研究也成为目前影像医学、急诊医学、心血管病学等相关学科研究的热点。本文就胸痛三联检查目前在临床上的应用做一综述。

一、CT 胸痛三联检查对急诊胸痛患者的诊断价值

　　目前,胸痛三联检查在临床上已经用于各类不明原因胸痛患者的检查。对于胸痛三联检查在诊断中的特异性及敏感度也有多项研究报道。金龙哲利用 64-MDCT 三联合扫描对 108 例患者进行检查,一次检查均获得冠状动脉、肺动脉、胸主动脉三级以上分之的优质图像。[2]且对于冠状动脉狭窄、肺动脉栓塞、主动脉夹层患者通过 DSA、CTA 等检查验证后,诊断结果均一致[2]。同时可以检出心包积液、气胸、肺内结节、肋骨骨折、纵隔肿瘤、胸腔积液等疾病[2]。黄贤会等利用 128 层螺旋 CT 胸痛三联检查对 48 例胸痛患者进行扫描,并对患者原始数据行多平面重建、容积再现、曲面重建、最大密度投影等方法分别对冠状动脉、肺动脉、主动脉成像,其中 16 例患者行选择性冠状动脉造影检查,结果显示所有患者均可清晰显示肺动脉、冠状动脉主干及其主要分支、胸主动脉,并指出胸痛三联检查在急诊胸痛病因诊断中具有较高的临床应用价值,是一种无创、准确、快速的检查方法[3]。陈亚明等通过 128 层螺旋 CT 对 36 例急性胸痛患者进行血管成像检查,结果显示全部 36 例患者肺动脉、肺静脉、冠状动脉左右支、主动脉三维图像均能清晰显示病变情况[4]。龙邦媛等通过 128 层螺旋 CT 对 73 例以急性胸痛起病,临床高度怀疑急性冠脉综合征、肺动脉栓塞或主动脉夹层患者进行胸痛三联血管成像,并选择其中 26 例进行选择性冠脉造影,结果显示选择性冠脉造影对照符合率为 100%[5]。李鹏飞等通过 256 层螺旋 CT 胸痛三联检查,对 48 例急性胸痛患者进行扫描,结果显示对于冠状动脉狭窄诊断的准确性为 90%,敏感性为 96%,同时可以检查肺动脉栓塞及主动脉夹层,在急性胸痛的诊断与鉴别诊断中具有很高的临床应用价值[6]。韩翠萍等利用 320 排 640 层动态容积 CT 胸痛三联检查对 67 例急性胸痛患者进行扫描,同时选择性接受心电图、心脏超声、生化标志物及传统冠状动脉造影检查,结果显示总体冠状动脉质量优者占 84.7%,良占 13.2%,差占 2.1%,图像全部满足评价要求,320 排 640 层动态容积 CT 胸痛三联检查在病因诊断中具有极高的准确性[7]。盛敏等利用双源 CT 胸痛三

联检查联合腹部 CT 血管造影对 25 例疑似主动脉夹层患者进行检查,结果显示夹层组图像质量优为 83.3%,良为 16.7%,非夹层组图像质量优为 100%,均能满足诊断要求[8]。以上研究均证实胸痛三联检查在急诊胸痛患者的病因诊断及鉴别诊断中具有重要意义,是一种快速、准确的检查方法。

二、低剂量 CT 胸痛三联检查的应用

由于胸痛三联检查存在患者接受射线较多,需要注射造影剂等不足,目前,也有多项关于低射线剂量,低造影剂剂量胸痛三联检查的研究。李焯洪等通过对比前瞻性心电门控技术与回顾性心电门控技术两组间图像质量及接受射线剂量,结果显示第射线剂量组与高射线剂量组之间图像质量无统计学差异[9]。王泽峰等利用 64 排螺旋 CT 胸痛三联检查技术连续扫描 95 里胸痛患者,随机分为前门控轴扫与后门控螺旋扫描两组,以冠状动脉图像质量评分作为质量控制指标,结果显示两组间接受射线剂量存在统计学差异,评价受线剂量减少约 66.6%,而两组间图像质量评分无显著性差异[10]。马国军等通过 320 排 640 层动态容积 CT 胸痛三联检查对 38 例急性胸痛患者进行扫描,结果显示对于主动脉、肺动脉、冠状动脉均可获得高质量图像,同时可以检出肺部感染、胸腔积液、肺癌、心房黏液瘤等病变,并可减少患者对比剂用量及辐射剂量[11]。汤连志等通过对比双源大螺距前瞻扫描与 64 排回顾式螺旋扫描技术,对胸痛患者进行胸痛三联扫描,结果显示应用双源螺旋 CT 大螺距前瞻扫描对于心率<80 次/分且波动<5 次/分的患者成功率高,图像质量与回顾性扫描无显著差异,但辐射剂量减少[12]。以上研究均提示,通过减少辐射剂量及造影剂剂量后仍可以得到满意图像,不影响胸痛患者的病因诊断及鉴别诊断。

三、未来 CT 胸痛三联检查的研究方向

目前对于胸痛三联 CT 检查的研究主要集中在如何提高该检查的图像质量,降低患者接受射线量及造影剂用量等方面。而对于该项技术在临床中是否能够确实提高胸痛患者诊断的准确率,缩短确诊时间,使患者得到及时有效且正确的治疗,降低患者不良终点事件发生率,缩短住院日以及对于患者经济负担的影响等方面的研究报道尚较少。而该项检查技术确实存在价格昂贵,同时增加患者接受射线及造影剂,以至发生致癌、肾功能损害等不良影响的风险。因此,科学客观的评价胸痛三联 CT 检查技术在临床中应用时对于患者是否收益大于风险,以及评估不同分层患者进行该项检查后诊断的准确率是否提高,是否能够确实缩短确诊时间,使患者得到及时有效且正确的治疗,降低患者不良终点事件发生率,缩短评价住院日等,进一步指导患者的个体化诊断具有重要的临床意义。

（牛红霞）

参 考 文 献

1. 程祝忠,温志鹏,许国辉,等. 多层螺旋 CT 血管成像胸部三联检查在急性胸痛诊断中的临床应用. 西部医学,2013,25(12):1875-1878.

2. 金龙哲.64-MDCT 在急性胸痛三联征中的应用.中国老年学杂志,2013,33(5):1163-1164.

3. 黄贤会,张丽红.128 层螺旋 CT 三联检查在急性胸痛诊断中的应用.医学影像学杂志,2013,23(8):1216-1218.

4. 陈亚明,李猛,孙磊,等.128 层螺旋 CT 胸痛三联征扫描方案的临床应用价值.蚌埠医学院学报,2013,38(8):1042-1044.

5. 龙邦媛,卢晓军,李康.128 层螺旋 CT 在胸痛三联排查中的临床应用和价值.检验医学与临床,2015(z2):7-9.

6. 李鹏飞,龚金山,张彬.256 层螺旋 CT 在急性胸痛三联征中的应用.中国实验诊断学,2015(5):839-840.

7. 韩翠萍,张军,于淑靖.320 排 640 层动态容积 CT 胸痛三联检查在急性胸痛病因鉴别诊断中的价值.中国医药导刊,2012,14(3):413-414.

8. 盛敏,孔令燕,薛华丹,等.双源 CT 胸痛三联症联合腹部 CT 血管造影检查对主动脉夹层的诊断价值.中国医学科学院学报,2010,32(6):666-670.

9. 李焯洪,阮卫锋,郭月娥,等.64 层螺旋 CT 胸痛三联症低剂量成像的临床应用研究.中国 CT 和 MRI 杂志,2016,14(6):51-53.

10. 王泽锋,刘挨师,赵磊,等.64 排螺旋 CT 胸痛三联排查低剂量研究.实用放射学杂志,2011,27(3):437-440.

11. 马国军,于淑靖,何翔,等.320 排 640 层动态容积 CT 在急性胸痛检查中的初步探讨.中国医药导刊,2011,13(10):1663-1664.

12. 汤连志,姜洪,吴宝金,等.双源 CT 大螺距前瞻扫描在胸痛三联症成像中的应用.中国医学影像学杂志,2015(3):200-203,208.

第六章　被动抬腿试验评价

危重患者液体复苏治疗的核心是通过提高患者的心输出量,改善微循环,达到改善患者组织器官的灌注目的。危重患者临床表现往往有以下几种情况,第一类患者血压稳定,微循环良好,组织灌注良好,不需要液体复苏治疗。第二类患者,血压不稳定,微循环血流不足,组织灌注不良,需要立刻进行液体复苏。第三类患者,血压不稳定,但是微循环血流勉强可以维持组织灌注,此类患者可能对于液体复苏治疗无反应,过量的液体治疗反而会加重患者的病情,但是需要血管活性药物提高血压,同时动态监测患者的微循环灌注情况,给予滴定式治疗。第四类患者虽然表现为血压正常,但是其微循环血流受损,组织灌注已经出现了障碍,因此对于液体复苏治疗有反应,需要适度的液体治疗,以改善微循环,增加组织灌注。目前常用的监测微循环的方法为监测舌下毛细血管微循环情况,以此来反映全身微循环情况。但是,此方法并没有在临床被大规模应用,因此,大多数临床医师通过监测患者大循环的血流动力学状况来判断患者组织灌注状况。例如,肺动脉导管(pulmonary artery catheter,PAC),脉搏指示连续心输出量(pulse indicator continuous cardiac output,PICCO)等。虽然,很多方法得到了临床试验的验证,可以反映患者血流动力学状况,但是,大多数的监测方法需要患者在完全机械通气下,而且不能出现心律失常。因此对于有自主呼吸或心律失常的患者,观察患者血压、每搏输出量或者心输出量的变异率,通过判断患者液体反应,往往可以快速而相对准确的判断患者是否需要液体治疗。目前常用的方法有容量负荷试验(fluid challenge)和被动抬腿试验(Passive Leg-Raising,PLR)。本文将介绍被动抬腿试验。

一、实施被动抬腿试验

被动抬腿试验与容量负荷试验类似,但是只调动体内的液体重新分布,而不改变液体总量,所以相对安全。尤其是可能容量负荷过度的患者,下肢抬高可以瞬间增加右心前负荷 300ml[1],而后增加左心室前负荷,增加患者心输出量。如何实施被动抬腿试验?首先,患者采用半卧位,躯体抬高 45 度,测量患者基础值,第二步,降低躯干同时抬高双下肢,下肢抬高至 45 度,躯干与下肢间角度为 135 度保持不变,测量患者变化值[2]。第三步回到半卧位,测量第三组数据,观察患者是否可以恢复基础状态。一般检测患者心输出量的变化,以此来判断患者是否存在前负荷不足,其阳性结果范围≥10±2%[3]。目前的研究认为,无论患者是否机械通气和自主呼吸,或者存在心律失常都可以通过试验来判断患者前负荷状况[4]。需要注意的是,抬高患者下肢产生的血流动力学变化持续时间只有 1 分钟,而后迅速消失,尤其是脓毒症和毛细血管渗漏的患者其变化可能持续时间更短[5]。

二、被动抬腿试验需要注意的问题

(一)心输出量作为观察指标

被动抬腿试验在理论上增加了左心室的前负荷,根据 Frank-Starling 定律,如果患者存在前负荷不足,那么增加左心室容量,可以提高心输出量和左心室每搏输出量,因此最好的指标应该是心输出量和左心室每搏输出量。但是,由于心输出量不容易监测,因此,很多试验以外周动脉压力变化作为观察指标。虽然外周动脉压力变化与心脏每搏输出量有正相关,但是其结果并不理想。在 Cavallaro[6] 的荟萃分析中发现,以心输出量的变化作为观察指标其敏感性为 89.4%,特异性为 91.4%,阳性界定值变化率设定为 8%~15%。观察外周动脉压力变化其敏感性为 59.5%,特异性为 86.2%。因此,心输出量的变化作为观察指标优于外周动脉压力变化,而且不受患者机械通气的影响。在 Monnet[3] 的荟萃分析中也得出了类似的结果,其得的阳性界定值为心输出量的变化率 ≥10±2%。两个荟萃分析中均发现,自主呼吸和心律失常不会影响试验的结果。目前,有些研究以呼气末二氧化碳分压的变化作为被动抬腿试验的监测指标,取得了很好的效果[7]。与心输出量变化比较无明显差异,但是,其基本条件为机械通气患者,而且在完全控制通气的情况下。因此对于机械通气的患者,也许可以通过监测呼气末二氧化碳来替代心输出量的监测。

（二）时间影响

由于被动抬腿试验血流动力学改变时间较短,因此心输出量的测量需要在短时间内获得。所以不能连续实时测量的温度稀释法可能影响测量,不被推荐[5]。因此,能够连续测量心输出量和左心室每搏输出量的方法被用在临床被动抬腿实验中。目前的文献中脉搏指示连续心输出量测量,动脉波形分析法,经食道多普勒,经胸超声技术经过临床验证可以作为监测手段用于被动抬腿试验。另外一些无创血流动力学监测技术如血管多普勒、生物电阻抗技术等在被动抬腿试验中应用还需要更多的临床研究来证实[8]。目前的研究认为,经食道多普勒测量降主动脉血流速度,可以非常好的反映左心室每搏输出量[9];同时,以降主动脉流速增加 8% 作为被动抬腿试验阳性的界定值,其敏感性为 90%,特异性为 83%[10],也有非常好的临床指导价值,可以很好地反映患者左心室前负荷的状态。

（三）体位影响

被动抬腿试验的起始体位应该为半卧位而非平卧位。很多的临床研究采用的体位为半卧位,半卧位时,心脏的前负荷和心指数比平卧位明显增加。半卧位时的被动抬腿实验的界定值,并不一定适合平卧位[11]。半卧位放大了被动抬腿试验的自体容量负荷试验的效果,提高了结果的准确度[12]。

（四）腹腔压力对试验结果的影响

被动抬腿实验时下肢血流和部分腹腔内储存的血流经过腹部血管,下腔静脉后流入心脏,因此腹腔内压力可能对血液的回流产生影响。有的研究认为,腹内压增高并不影响静脉系统阻力,因此不会影响试验结果[4]。也有的研究认为,腹腔高压可以造成假阴性结果增加[13]。因此,对于腹内压对被动抬腿试验结果的影响,目前存在争议。

（五）其他影响

有些学者建议,虽然被动抬腿实验不受患者心律影响,但是,在进行试验时尽量减少刺激患者,避免患者因产生疼痛咳嗽等不适感,而刺激交感神经,使心率增加或产生变化,影响结果的判断。因此,试验时应该尽量避免给患者进行穿刺,吸痰等操作。试验中改变患者体位尽量通过抬高病床的方法,以减少对患者的接触和刺激[14]。

有的学者认为,被动抬腿试验时,只有中心静脉压升高大于 2mmHg,才可以更好地反映患者的前负荷,其阳性结果才有意义[15]。目前的荟萃分析研究没有发现中心静脉压与被动抬腿试验的关系,因此,临床实践中不用考虑中心静脉压是否改变。

三、被动抬腿试验在临床的应用

很多临床研究证实,被动抬腿试验在临床应用中,对患者左心室前负荷的判断其准确性非常高,尤其是在以心输出量的变化作为判断标准时。几个荟萃分析都得出相似的结果。在今年发表的一个临床研究中,以血液透析患者作为试验对象,通过多普勒测量颈动脉血流速度,通过透析前后患者容量负荷的变化来验证被动抬腿试验,结果发现它可以非常准确的反映患者的容量状态[16]。因此,被动抬腿实验可以被认为是容量负荷试验的替代,由于不增加患者液体量,尤其是对于可能液体负荷较大的患者,避免了容量负荷过度对患者造成的更大损害。被动抬腿试验可以反复进行,不会对患者造成附加的损害。在急性呼吸窘迫综合征患者肺顺应性明显下降,或者应用小潮气量的肺保护策略情况下都可以应用。不会因为患者胸腔压力的变化而影响试验的结果。目前,有研究将被动抬腿实验应用在指导透析患者液体清除,取得了很好的效果,被动抬腿实验阳性,可以非常好的预测透析中由于容量下降造成的低血压的发生[17]。目前,也有学者大胆提出将被动抬腿实验在院外心肺复苏时使用,在胸外按压时可以快速给心脏和大脑提供 300ml 左右的血流量,也许可以增加复苏成功的机会,同时改善患者神经功能[18]。目前此项研究还没有公布结论。

总之,被动抬腿实验作为判断患者前负荷的临床试验,已经被接受和验证。在欧洲危重症协会——休克和血流动力学监测共识中。拯救脓毒症运动——2015 年更新的共识中。被动抬腿试验都被推荐作为判断患者前负荷的方法。但是,被动抬腿试验作为一种诊断工具,目前的研究发现它并没有改善患者的预后。当被动抬腿试验阳性,也不意味着可以放心大胆的补液增加患者心输出量,必须结合患者的病情综合考虑,尤其是对于心功能不全、透析和急性呼吸窘迫综合征的患者,过高的容量负荷可能并不利于患者康复。

(李杰 赵丽)

参 考 文 献

1. Jabot J, Teboul JL, Richard C, et al. Passive leg raising for predicting fluid responsiveness:importance of the postural change. Intensive Care Med,2009,35(1):85-90.

2. Monnet X, Rienzo M, Osman D, et al. Passive leg raising predicts fluid responsiveness in the critically ill. Crit Care Med,2006,34(5):1402-1407.

3. Monnet X, Marik P, Teboul JL. Passive leg raising for predicting fluid responsiveness:a systematic review and meta-analysis. Intensive Care Med,2016,42(12):1935-1947.

4. Guerin L, Teboul JL, Persichini R, et al. Effects ofpassive leg raising and volume expansion on mean systemic pressure and venous return in shock in humans. Crit Care,2015,19:411.

5. Monnet X, Teboul JL. Passive leg raising. Intensive Care Med,2008,34(4):659-663.

6. Cavallaro F, Sandroni C, Marano C, et al. Diagnostic accuracy of passive leg raising for prediction of fluid respon-

siveness in adults: systematic review and meta-analysis of clinical studies. Intensive Care Med,2010,36（9）: 1475-1483.

7. Monge García MI, Gil Cano A, Gracia Romero M, et al. Noninvasive assessment of fluid responsiveness by changes in partial end-tidal CO2 pressure during a passive leg-raising maneuver. Ann Intensive Care,2012,2:9.

8. Monnet X, Bataille A, Magalhaes E, et al. End-tidal carbon dioxide is better than arterial pressure for predicting volume responsiveness by the passive leg raising test. Intensive Care Med,2013,39（1）:93-100.

9. Mesquida J, Gruartmoner G, Ferrer R. Passive leg raising for assessment of volume responsiveness: a review. Curr Opin Crit Care,2017,23（3）:237-243.

10. Roeck M, Jakob SM, Boehlen T, et al. Change in stroke volume in response to fluid challenge: assessment using esophageal Doppler. Intensive Care Med,2003,29（10）:1729-1735.

11. Lafanechère A, Pène F, Goulenok C, et al. Changes in aortic blood flow induced by passive leg raising predict fluid responsiveness in critically ill patients. Crit Care,2006;10（5）:R132.

12. Jabot J, Teboul JL, Richard C, et al. Passive leg raising for predicting fluid responsiveness: importance of the postural change. Intensive Care Med,2009,35（1）:85-90.

13. Malbrain ML, Reuter DA. Assessing fluid responsiveness with the passive leg raising maneuver in patients with increased intra-abdominal pressure: be aware that not all blood returns! Crit Care Med, 2010, 38（9）: 1912-1915.

14. Monnet X, Teboul JL. Passive leg raising: five rules, not a drop of fluid! Crit Care,2015,19:18.

15. Lakhal K, Ehrmann S, Runge I, et al. Central venous pressure measurements improve the accuracy of leg raising-induced change in pulse pressure to predict fluid responsiveness. Intensive Care Med,2010,36（6）:940-948.

16. Antiperovitch P, Iliescu E, Chan B. Carotid systolic flow time with passive leg raise correlates with fluidstatus changes in patients undergoing dialysis. J Crit Care,2017,39:83-86.

17. Monnet X, Cipriani F, Camous L, et al. The passive leg raising test to guide fluid removal in critically ill patients. Intensive Care,2016,6（1）:46.

18. Jiménez-Herrera MF, Azeli Y, Valero-Mora E, et al. Passive leg raise (PLR) during cardiopulmonary (CPR) - a method article on a randomised study of survival in out-of-hospital cardiac arrest (OHCA). BMC Emergency Medicine,2014,14:15.

第七篇

综　合

第一章　损伤控制外科研究进展

一、损伤控制外科（Damage Control Surgery，DCS）

传统的创伤外科手术都是将止血、探查、清创、脏器血管修复一次性完成，由于严重失血或休克病人难以耐受长时间手术，围术期死亡率居高不下。尽管在战争年代或灾难现场，伤员通常都是先在现场简单处理伤口，然后转运到后方进行手术，这类分期进行的手术，是由于环境和现场医疗资源所限而采取的不得已的手段，并非有意为之。直到20世纪80年代，Harlan Stone在实践中发现，严重创伤患者在初期先施行简单、有效的止血清创手术，之后进行积极的生命支持，待患者情况稳定后，再完成最终的修复手术，这种分阶段的手术方式，可以改善严重创伤患者的预后[1]。确切的DCS定义在十年以后才被提出。1993年，Rotondo等提出了损伤控制外科概念，在他的一项回顾性研究中，观察了22例大血管或多器官受损的腹部贯通伤患者，其中13例采用先行开腹填塞止血，随后在ICU给予生命支持，择期再行探查修复手术。与采用传统一次性手术方法的对照组比较，生存率显著提高（77% vs 11%）[2]。这一模式的核心是有计划地将创伤手术分阶段进行，初始的创伤处理是急诊简单手术，目的是终止活动性出血和清创，防止伤口污染，将手术打击减少到最低，随后在ICU给予积极的生命支持，恢复生理机能储备，6~48小时后，当患者状态可以耐受二次手术时，再完成精确的探查修复。

损伤控制（Damage control）源于美国海军的专业术语，意为海上舰船受损时，控制危害，继续完成任务的综合技能。DCS的理论基础是严重创伤通常是多发伤、多脏器、组织或大血管损伤患者，由于大量失血，导致机体储备的损耗或丧失，损伤的探查和修复耗时很长，如果一次性完成，长时间的麻醉和手术的二次打击，以及组织的低灌注和缺氧，将使重要器官功能储备耗竭，造成不可逆的伤害。精确的修复手术虽然完美，但是不能阻止患者最终死亡。

这一策略的效果在此后20多年里得到了不断验证[3-7]，尽管到目前为止，尚缺乏大规模随机对照研究证据。2000年，Shapiro等总结了1000例DCS病人资料，死亡率为50%（503/1001），生存病人中致残率为40%（193/503）[8]。相对于未采用DCS方法的危重创伤患者近乎100%的死亡率，这样的结果已经是相当大的进步。

急诊简易手术重点是控制活动性出血，动脉出血必须及时处理，非动脉性出血可采用填塞压迫止血，对破损的肠腔进行修复吻合，然后临时关腹，以封闭腹腔脏器和维持填塞区域压力[9]。

随着对创伤病理生理学基础认识的深入，DCS形式和方法也在不断的修正和完善。现在的DCS主要分为5个步骤完成：第一，判定伤情和病理生理状态；第二，急诊外科简单处理，止血、清创和固定；第三，术中的病理生理学指标的再次评估；第四，ICU持续强化的重要脏器功能支持和生理机能恢复；最后是精确的探查修复手术[10]。为防止腹腔间隔室综合征的出现，腹部创伤在修复手术后，关腹也可延迟进行[11]。

尽管DCS是在腹部创伤外科首先提出并应用于临床，这一理念同样适用于其他外科领域,比如血管外科[12]、骨科[13-14]、甚至于普通外科的感染性手术[15]。只是在具体的完成步骤上,不同的专科病人具有差异[10]。

二、致死三联征

1992 年 Burch 首次描述严重创伤患者易出现低体温、代谢性酸中毒和凝血功能障碍,这三种代谢紊乱互为因果,相互促进,并最终导致死亡,因而称其为"致死三联征"[16]。

大量失血致使组织灌注降低,损害机体产热机能,随后的液体复苏也使热量损耗,因而易出现低体温。低体温可诱发心律失常,降低心排量,增加血管阻力,抑制免疫系统和凝血因子活性及血小板功能。组织低灌注时无氧代谢增加,同时,因肾脏功能受损,排泄受阻,使得酸性代谢产物堆积,产生代谢性酸中毒,酸性环境也抑制凝血因子功能。创伤患者由于凝血物质的消耗和稀释,本已存在的出凝血功能障碍,在低体温和酸中毒的影响下,进一步恶化,导致出血加重,反过来又促进低体温和代谢性酸中毒的发展,并最终造成机体崩溃。研究发现体温低于 36℃,持续超过 4 小时的多发伤患者,预后不良,体温低于 32℃ 时,死亡率可达 100%[17]。

三、DCS 适应证

DCS 是一种创伤处理策略,而非技术或理论创新。不是所有的创伤患者都可从 DCS 中获益,仅适用于不能耐受长时间手术的有死亡风险的危重患者,这类患者约占重症创伤病人的 3%~8%。然而,随着 DCS 在创伤外科的推广,也出现了过度应用现象。部分没有致命性生理机能损耗的患者,也进入 DCS 流程,这部分患者在 DCS 中长时间的暴露开放的伤口,面临着不必要的潜在风险[18]。在 Rotondo 等的研究中,只有多脏器和大血管损伤的亚组,DCS 患者生存率有显著的改善,在全部观察病例中(共 46 例,22 例常规治疗组,24 例 DC组),生存率并无差异(55% vs 58%)[2]。证据表明,低危患者采用 DCS 可导致预后恶化[19]。一项有 600 个病例的回顾性研究显示,采用 DCS 的低危患者(简易创伤评分<3),感染、器官功能障碍、呼吸和消化道的相关并发症发生率显著高于常规手术组[20]。因此,哪一类病人需要进入 DCS,应有严格的界定。

Asenio 首次描述了纳入 DCS 创伤患者的生理学参数,在连续的 548 个病例中,平均 pH 为 7. 15,术中体温 34. 3℃,平均输入晶体液和血液制品 14 165ml[21]。

是否启动 DCS,取决于对创伤患者能否耐受修复手术的判断。主要观察三类指标:①关键生理学参数;②复合伤类型;③其他指标(表 7-1-1)[5]。

致死三联征是启动 DCS 的关键指标;低血压和大量补液提示组织灌注不足且难以纠正;复合伤、多发伤等预计手术损伤大,耗时长的重伤患者,需做 DCS 准备;有微创手术适应证的患者,应优先选择微创;此外,高龄和伴有多种慢性疾病并发症的患者的代偿能力差,不能耐受长时间手术,而健壮的年轻患者,生理储备耗竭的过程易被掩盖,一旦出现临床表现,可能会快速进展到系统崩溃。

没有哪项指标可以准确预测患者是否从 DCS 中获益,但是临床决策必须迅速完成,延迟的越久,成功的可能性就越小[22],如一时无法确定,拟实施一次性修复手术,也需要严密监测,如术中出现耗竭迹象,应立即启动 DCS。

表 7-1-1 DCS 适应证

1. 关键生理学参数
   a. 低体温(<35℃)
   b. 酸中毒(pH<7.2 或碱缺失>8)
   c. 凝血障碍
      a)非机械性出血
      b)PT 延长
      c)血小板减少
      d)纤维蛋白原减少
      e)大量补液(血液制品输入>10 单位或总补液量>10 000ml)
   d. 预计手术时间>90 分钟
   e. 血流动力学不稳定或存在组织低灌注
2. 复合伤类型
   a. 高能躯干钝器伤
   b. 多发躯干穿透伤
   c. 伴有大血管、内脏损伤
   d. 多体腔复合伤(闭合性颅脑损伤,大血管损伤,骨盆损伤)
3. 其他
   a. 有无微创手术适应证(如肝脏或盆腔导管栓塞止血)
   b. 身体状态(高龄,多种慢性疾病并发症,健壮成年人)

四、损伤控制复苏（damage control resuscitation，DCR）

创伤大出血导致的死亡占到创伤死亡率的 40-50%,仅次于颅脑损伤[23-24]。创伤大出血的定义是 24 小时内出血量超过全身血量或 3 小时内出血量超过全身血量的 50%[25]。DCR 是 DCS 的概念的延伸,随着 DCS 的推广和基础研究的深入而逐渐完善。DCR 强调对伴有大出血的创伤患者凝血功能障碍的早期干预和纠正,包括三种主要策略:允许性低血压;止血和液体复苏以及 DCS。

创伤病人允许性低血压治疗策略是基于这样的推理,在保证重要器官灌注的前提下,未控制的活动性出血患者,血压维持在较低水平可以避免出血恶化。这并非新的观点,早在 1918 年 Cannon 等就有过描述[26],此后 Beecher 等提出对战伤大出血病人,术前收缩压应维持在 80~85mmHg[27]。但是他们的成果并没有引起广泛的关注,直到 1994 年,Bickell 等的一项随机对照研究发现,躯干贯通伤患者,延迟的液体复苏(延迟到外科止血手术后),较即刻进行液体复苏,有更高的存活率,更少的并发症和更短的住院时间[28]。此后 Burris 等也证实,创伤病人维持短时间的低血压状态有益[29]。然而,一些类似的临床研究和动物试验没有重复出相同的结果[30,31]。一项系统回顾性研究也没有找到支持延迟和限制性复苏的有力证据[32]。

允许性低血压策略是否适用于钝器伤、多发伤和高龄创伤病人以及原有高血压的患者尚有争论,血压的安全极限及可维持的时间极限也没有形成共识[33]。需要强调的是,对于颅脑创伤的病人,由于脑组织肿胀以及自主调节功能丧失,不适当的低血压可明显减少脑灌注和氧输送,加速病情恶化[34]。

尽管现有的证据尚不足以支持指南的更新,根据已有的经验和试验结果,对存在活动性出血的创伤患者,应限制血压的升高,将收缩压维持在 90mmHg 或平均动脉压控制在 60mmHg 是可行的,直到止血手术完成。对特殊人群,如高龄、基础高血压患者,在采用允许性低血压策略时,血压控制的程度,应权衡减少出血量和造成组织低灌注以及随后的再灌注损伤之间的利弊,做出个体化的选择。

创伤患者早期即存在凝血功能障碍,组织损伤、休克、血液稀释、低体温、酸中毒和炎症反应都是凝血障碍的触发因素。最近研究表明,创伤病人都存在明显的继发性纤溶亢进[35],这为抗纤溶药物的应用提供了依据。Shakur 等证实,严重失血的创伤病人使用氨甲环酸可以减少死亡率(14.5% vs 16% ,$P=0.0035$)[36],在创伤后 3 小时内早期应用效果更好[37]。

大量输入等渗晶体液曾经是治疗创伤性休克的主要手段,现在已被证明有害[38]。Rhee的研究显示,创伤性休克病人采用生理盐水复苏,使血浆细胞损伤标记物升高,恶化酸中毒和凝血异常[39]。晶体液虽然可以扩充循环血量,但不增加血液的携氧能力,并稀释凝血物质,降低血浆胶体渗透压,增加毛细血管渗漏,恶化组织缺氧[38],促进 ARDS、腹腔间隔室综合征和 MODS 的发生[39-41]。近来高渗盐水似乎受到更多的关注,研究显示,高渗盐水扩容效率更高,并可以修复内皮细胞损伤,增加微循环血流[42],抑制炎性介质释放[43],临床应用的疗效和安全性也得到证实[44]。但是高渗盐水并非没有风险,主要的副作用有出血、高氯性酸中毒,尽管尚无资料证实,理论上也存在渗透性脑病的可能[45]。自 2012 年后,指南已不推荐胶体液的使用,目前仅用于低血容量性休克的初始复苏,且规定了最大剂量[46],在创伤性休克的治疗中,没有更新的报道。

大量输血是指在 24 小时内输注红细胞超过 10 个单位。输血可以补充凝血物质,纠正失血患者的凝血障碍。资料证实,大量输血方案(massive transfusion protocols,MTPs),改善多发伤患者的预后[47]。输血成分是冻鲜血浆、红细胞和血小板,比例大致为 1∶1∶1[48],构成与全血成分相似。证据显示,这一比例,具有最佳生存偏差(survival bias)[49]。早期启动MTP 可以减少晶体液用量,避免大量输入晶体液导致的并发症。MTP 的启动基于对失血造成的体能耗竭的快速准确判断,同时也是进入损伤控制流程的标志。对严重创伤病人,MTP快速恢复体能,使之能更早接受精确探查修复手术,缩短 DCS 过程[50]。

五、总　　结

损伤控制是基于对创伤基础病理生理学认识,在临床实践中逐渐形成并完善的理念和治疗方案。强调对病人整体的判断和评估,准确把握适时的干预时机和方式,从而提高患者的生存率。DCS 适用于严重创伤病人,低危患者不能从中获益,因此需要严格把握适应证。早期复苏目的是快速纠正“致死三联征”,恢复机体储备,使之能够耐受精确探查手术过程。纤溶亢进存在于所有大量失血的创伤患者,应早期使用抗纤溶止血药物。现在的观点认为,适当的低血压状态,避免大量晶体液的输入和尽早采用 MTP 对严重创伤病人的预后和减少并发症有益。对不同类型创伤使用的 DCS 方案,MTP 的最佳成分比例,以及允许性低血压的安全和时间极限尚存争议,标准化的指南制定,仍有待于更多的循证依据。

(郭立志　蒋那彬　于东明)

参 考 文 献

1. Stone HH, Strom PR, Mullins RJ. Management of the major coagulopathy with onset during laparotomy. Ann Surg, 1983, 197:532-535.

2. Rotondo MF, Schwab CW, McGonigal MD, et al. Damage control an approach for improved survival in exsanguinating penetrating abdominal injury. J Trauma, 1993, 35:375-382; discussion 382-383.

3. Waibel BH, Rotondo MF. Damage control for intra-abdominal sepsis. Surg Clin N Am, 2012, 92:243-257.

4. Chovanes J, Cannon JW, Nunez TC. The evolution of damage control surgery. Surg Clin N Am, 2012, 92:859-875.

5. Waibel BH, Rotondo MM. Damage control surgery: its evolution over the last 20 years. Rev Col Bras Cir, 2012, 39. 314-321.

6. Rotondo MF, Zonies DH. The damage control sequence and underlying logic. Surg Clin N Am, 1997, 77:761-777.

7. Moore EE. Thomas G. Orr Memorial Lecture. Staged laparotomy for the hypothermia, acidosis, and coagulopathy syndrome. Am J Surg, 1996, 172:405-410.

8. Shapiro MB, Jenkins DH, Schwab CW, et al. Damage control: Collective review. J Trauma, 2000, 49:969-978.

9. Kushimoto S, Miyauchi M, Yokota H, et al. damage control surgery and open abdominal management: Recent advances and our approach. J Nippon Med Sch, 2009, 76(6):280-290.

10. Weber DG. Bendinelli C. Balogh ZJ. Damage control surgery for abdominal emergencies. B J S, 2014, 101:109-111.

11. Qian Huang, Jieshou Li, Wan-yee Lau. Techniques for Abdominal Wall Closure after Damage Control Laparotomy: From Temporary Abdominal Closure to Early/Delayed Fascial Closure-A Review. Gastroenterology Research and Practice, 2016, 2016. 1.

12. Porter JM, Ivatury RR, Nassoura ZE. Extending the horizons of damage control in unstable trauma patients beyond the abdomen and gastrointestinal tract. J Trauma, 1997, 42:559-561.

13. Pape HC, Giannoudis P, Krettek C. The timing of fracture treatment in polytrauma patients: relevance of damage control orthopedic surgery. Am J Surg, 2002, 183:622-629.

14. Bates P, Parker P, McFadyen I, et al. damage control in musculoskeletal trauma. Ann R Coll Surg Engl, 2016, 98:291-294.

15. Schecter WP, Ivatury RR, Rotondo MF, et al. Open abdomen after trauma and abdominal sepsis: a strategy for management. J Am Coll Surg, 2006, 203:390-396.

16. Burch JM, Ortiz VB, Richardson RJ, et al. Abbre-viated laparotomy and planned reoperation for critically injured patients. Ann Surg, 1992, 215(5):476-483.

17. Jurkovich G, Greiser W, Luterman A, et al. Hypothermia in trauma victim: an ominous predictor of survival. J Trauma, 1987, 27:1019C24.

18. Chad G. Damage control resuscitation: history, theory and technique. Can J Surg, 2014, 7(1):57-60.

19. Hatch QM, Osterhout LM, Podbielski J, et al. Impact of closure at the first take back: complication burden and potential over utilization of damage control laparotomy. J Trauma, 2011, 71:1503-1511.

20. Martin MJ, Hatch Q, Cotton B, et al. The use of temporary abdominal closure in low-risk trauma patients: Helpful or harmful? J Trauma Acute Care Surg, 2012, 72:601-606.

21. Asenio JA, McDuffie L, Petrone P, et al. reliable variables in the exsanguinated patient which indicate damage control and predict outcome. Am J Surg, 2001, 182:743-751.

22. Lamb C, MacGoey P, Navarro A, et al. Damage control surgery in the era of damage congrol resuscitation. B J A, 2014, 113(2):242-249.

23. Duchesne JC, McSwain NE, Cotton BA, et al. Damage control resuscitation: the new face of damage control. J Trauma, 2010, 69 (4): 976-990.

24. Fraga GP, Bansal V, Coimbra R. Transfusion of blood products in trauma: an update. J Emerg Med, 2010, 39 (2): 253-260.

25. Akaraborworn O. Damage control resuscitation for massive hemorrhage. Chin J Traumatol, 2014, 17 (2): 108-111.

26. Cannon WB, Fraser J, Cowell EM. The preventive treatment of wound shock. JAMA, 1918, 70: 618.

27. Beecher HK: Surgery in World War II, general surgery. In: Edited by Office of the Surgeon General Dot A. Washington, D. C: U. S. Government Printing Office; 1952; 6.

28. Bickell WH, Wall MJ, Pepe PE et al. Immediate versus delayed fluid resuscitation for hypotensive patients with penetrating torso injuries. N Engl J Med, 1994, 331: 1105-1109.

29. Burris D, Rhee P, Kaufmann C et al. Controlled resuscitation for uncontrolled haemorrhagic shock. J Trauma, 1999, 46: 216-223.

30. Dutton RP, Mackenzie CF, Scalea TM. Hypotensive resuscitation during active haemorrhage: impact on in-hospital mortality. J Trauma, 2002, 52: 1141-1146.

31. Bruscagin V, de Figueiredo LF, Rasslan S, et al. Fluid resuscitation improves hemodynamics without increased bleeding in a model of uncontrolled haemorrhage induced by an iliac artery tear in dogs. J Trauma, 2002, 52: 1147-1152.

32. Kwan I, Bunn F, Roberts I. Timing and volume of fluid administration for patients with bleeding [DB/OL]. [2012-12-21]. http://onlinelibrary. wiley. com/doi/10. 1002/14651858. CD002245/abstract.

33. Juan C, Lewis J, Zsolt J, et al. Role of permissive hypotension, hypertonic resuscitation and global increased permeability syndrome in patients with severe haemorrhage: adjuncts to damage control resuscitation to prevent intra-abdominal hypertension. Anaesthesiol intensive ther, 2015, 47: 143-155.

34. Soreide E, Deakin CD. Pre-hospital fluid therapy in the critically injured patient-a clinical update. Injury, 2005, 36: 1001-1010.

35. Frith D, Davenport R, Brohi K. Acute traumatic coagulopathy. Curr Opin Anaesthesiol, 2012, 25 (2): 229-234.

36. Shakur H, Roberts I, Bautista R, et al. Effects of tranexamic acid on death, vascular occlusive events, and blood transfusion in trauma patients with significant haemorrhage (CRASH-2): a randomised, placebo-controlled trial. Lancet, 2010, 376 (9734): 23-32.

37. Roberts I, Shakur H, Afolabi A, et al. The importance of early treatment with tranexamic acid in bleeding trauma patients: an exploratory analysis of the CRASH-2 randomised controlled trial. Lancet, 2011, 377 (9771): 1096-1101.

38. Cotton BA, Guy JS, Morris JA, et al. The cellular, metabolic, and systemic consequences of aggressive fluid resuscitation strategies. Shock, 2006, 26: 115-121.

39. Rhee P, Koustova E, Alam HB. Searching for the optimal resuscitation method: recommendations for the initial luid resuscitation of combat casualties. J Trauma, 2003, 54 (5 Suppl): S52-62.

40. Shoemaker WC, Hauser CJ. Critique of crystalloid versus colloid therapy n shock and shock lung. Crit Care Med, 1979, 7: 117-124.

41. Balogh Z, McKinley BA, Cocanour CS, et al. Supranormal trauma resuscitation causes more cases of abdominal compartment syndrome. Arch Surg, 2003, 138: 637-642; discussion 642-643.

42. Mazzoni MC, Borgstrom P, Arfors KE, Intaglietta M: Dynamic luid redistribution in hyperosmotic resuscitation of hypovolemic haemorrhage. Am J Physiol, 1988, 255 (3 Pt 2): H629-637.

43. Rizoli SB, Rhind SG, Shek PN et al.: The immunomodulatory effects of hypertonic saline resuscitation in patients sustaining traumatic haemorrhagic shock: a randomized, controlled, double-blinded trial. Ann Surg,

2006,243:47-57.

44. Wade CE, Kramer GC, Grady JJ, et al. Efficacy of hypertonic 7.5% saline and 6% dextran-70 in treating trauma: a meta-analysis of controlled clinical studies. Surg, 1997, 122:609-616.

45. Dubick MA, Bruttig SP, Wade CE: Issues of concern regarding the use of hypertonic/hyperoncotic fluid resuscitation of haemorrhagic hypotension. Shock, 2006, 25:321-328.

46. Meybohm P, Aken HV, Gasperi AD, et al. Re-evaluating currently available data and suggestions for planning randomized controlled studies regarding the use of hydroxyethyl starch in critically ill patients! a multidisciplinary statement. Crit Care, 2013, 17:R166.

47. Dente CJ, Shaz BH, Nicholas JM, et al. Improvements in early mortality and coagulopathy are sustained better in patients with blunt trauma after institution of massive trsfusion protocol in a civilian level I trauma center. J Trauma, 2009, 66:1616-1624.

48. Hess JR, Brohi K, Dutton RP, et al. The coagulopathy of trauma: a review of mechanisms. J Trauma, 2008, 65:748-754.

49. Snyder CW, Weinberg JA, McGwin G, et al. The relationship of blood product ratio to morality: Survival benefit or survival bias? J Traoma, 2009, 66:358-362.

50. Ball CG. Damage control resuscitation: history, theory and technique. Can J Surg, 2014, 57:55-60.

第二章　创伤后应激障碍的研究进展

创伤后应激障碍(posttraumatic stress disorder,PTSD)是指个体遭受严重创伤后出现的长期反复的精神障碍,其临床特征为对创伤性事件的恐惧记忆增强和创伤再体验、创伤相关线索的回避及警觉性增高[1]。随着人们遭受自然灾害、交通事故、战争、社会暴力等创伤事件的增多,PTSD 发生率也越来越高,严重损害了患者的身心健康,给家庭及社会带来沉重负担。然而,目前尚无有效的方法防治 PTSD,其主要原因与 PTSD 的发病机制极为复杂有关。现就近来的有关 PTSD 的研究进展做一简要综述。

一、PTSD 的流行病学研究现状

流行病学调查结果显示经历严重创伤性事件人群 PTSD 的发病率为 7% ~ 12%,且三分之一以上的 PTSD 患者症状持续数年甚至终身[2,3]。然而,目前对 PTSD 的发病机制及患者对创伤性恐惧事件病理性记忆增强的神经生物学机制尚不完全清楚,临床上也缺乏有效地治疗手段,其药物治疗多采用抗抑郁药和抗焦虑药,如:选择性 5-羟色胺再吸收抑制剂、抗肾上腺素能药物、单胺氧化酶抑制剂、三环类抗抑郁药、苯二氮䓬类、抗惊厥药及抗精神病药物,但这些药物无法治疗 PTSD 后恐惧记忆所致失眠,梦魇等症状[1,2,4,5]。

二、PTSD 的中枢调控机制

PTSD 严重影响患者的身心健康,其中枢调控机制的研究多集中在边缘系统的主要脑区,如海马、杏仁体、前额叶等。边缘系统与感觉、情绪、行为、学习和记忆等心理活动密切相关。边缘系统的主要部分环绕大脑两半球内侧形成一个闭合的环,内部互相连接与神经系统其他部分也有广泛的联系。近来对于杏仁核在 PTSD 中的作用逐渐成为研究热点。

杏仁核属边缘系统是与学习、恐惧记忆、情绪和行为功能密切相关的重要部位,在条件性恐惧的获得、表达和消退中具有关键作用。在 PTSD 中,负性记忆严重影响患者生活质量,且目前尚无有效治疗方法。记忆过程包括学习、巩固、提取或表达、消退等过程,PTSD 的典型症状之一是负性事件关联的负性或恐惧性记忆异常表达且不易消退。记忆和恐惧反应是人和动物重要的本能生存活动,它可以帮助机体躲避危险[6,7],然而 PTSD 患者的恐惧记忆表现为恐惧反应泛化,不易消退,从而触发了一系列症状,如过度警觉和记忆侵入(闪回),表现为创伤性事件不断自发性重现,或被特定的诱因如声音、视觉、嗅觉、触觉等所触发,具有不期而至,无法拒绝的侵入性特点[8-10]。

条件性恐惧实验可以模拟后天性创伤,诱导小鼠 PTSD 样表现,出现声音恐惧记忆和场景恐惧记忆的改变。参与恐惧记忆的脑区包括杏仁核(amygdala complex,AC)、内侧颞叶、海马与前额叶皮层等。目前研究发现机体遭遇严重创伤或应激后,杏仁核被激活,并通过海马与脑干调控场景信息,机体则出现自主神经及内分泌反应及相应的行为和情绪反应,如交感神经肾上腺素系统兴奋、HPA 轴活化,以及逃避、焦虑、恐惧等,杏仁核是调控恐惧记忆环路中的关键结构[11,12]。

三、PTSD 形成的解剖基础

杏仁核是负性或恐惧记忆形成、表达和消退的关键中枢,是恐惧学习和记忆中重要的外界感觉输入和中枢运动输出的中间结构。杏仁核分为四部分:基底外侧复核(the basolateral complex,BLA)、中央杏仁核(the central amygdaloid nucleus,CeA)、内侧核(the medial nucleus,MeA)和间质细胞(the intercalated cells,ITC)。BLA 又分为基底外侧(basolateral,BL)和基底内侧(basomedial,BM)。其中 BLA 和 CeA 被认为是参与恐惧学习和记忆的重要中枢,BLA 负责感觉信息输入和处理,而 CeA 负责恐惧行为的表达。早期研究即表明损毁杏仁核会损害条件性恐惧记忆的获得和表达[13];在杏仁核中给予蛋白质合成抑制剂或 RNA 转录抑制剂后,均可阻断长期的恐惧条件记忆,而对短期记忆则无影响[14]。最近 Ciocchi 等采用光遗传技术及药理学方法激活 CeA 的神经元后,可以引起恐惧行为表达,即小鼠的僵立时间延长[15]。恐惧条件记忆可以引起杏仁核突触可塑性的变化,阻断杏仁核的神经活动和突触可塑性,条件性恐惧记忆不能形成[16]。

临床研究发现,PTSD 患者的脑成像显示参与恐惧记忆形成的几个脑区如前额叶皮层、海马、杏仁核等结构与功能均发生改变[17],其中杏仁核的反应性在不同研究中结论并不一致,但不论反应性增强还是降低,研究者均认为这可能与脑结构改变造成调节功能紊乱有关[18,19]。因此,目前认为 PTSD 患者杏仁核神经元损伤和功能改变,可导致对负性或恐惧记忆的提取、表达和消退异常,使患者出现负性或恐惧记忆增强、闯入性记忆等表现。然而,严重创伤引起杏仁核神经元功能异常的分子机制尚不清楚。

四、PTSD 形成与神经内分泌功能改变

PTSD 的发生还与患者自身的一些潜在变化有关,目前研究较多的包括神经内分泌和免疫系统变化[20-22]。心理应激中,应激反应刺激下丘脑-垂体-肾上腺轴(hypothalamic-pituitary-adrenal,HPA)和交感神经系统,导致下游糖皮质激素(GC_S)和儿茶酚胺的释放。皮质醇是人类重要的内源性 GC,在应激反应中调节中枢神经系统、代谢及免疫系统。GC_S通过结合靶组织细胞内 GC 受体(GR)影响机体生理和行为,导致免疫抑制、能量代谢增加,抑制 HPA 轴的负反馈,是免疫系统的神经内分泌调节的中枢。

研究表明,PTSD 患者同时存在 HPA 轴调节功能紊乱与 GC 信号损伤,进而发展为促炎性状态,并常伴有多种疾病,如心血管、呼吸、胃肠道炎症和自身免疫性疾病[23-25]。最近一项以参加伊拉克战争的退伍军人为对象的研究发现,自身免疫性疾病的发病率是无精神疾患的两倍,较其他精神疾患增加了 51%[26]。神经内分泌和免疫系统间存在复杂的相互作用,因而目前认为 PTSD 可能通过神经内分泌紊乱加重了自身免疫/炎性疾病的病情。

通常慢性应激的生理反应特征是皮质醇和儿茶酚胺浓度的同时升高[22],然而在 PTSD 患者中则发现与此相反,清晨血浆皮质醇水平降低伴去甲肾上腺素水平升高。这可能与严重创伤后 HPA 轴过度激活和促肾上腺皮质激素释放因子(CRF)的持续增长有关,使垂体 CRF 受体活性下调导致 GC 信号减少,进而减少皮质醇分泌,并增加靶细胞对 GC 的敏感

性[27]。与此同时,交感神经活动增强可促使 β-肾上腺素受体对免疫细胞的激活,致使细胞因子产生增加,因此,高炎症反应状态常与 PTSD 同时存在。

另有观点认为,血浆低皮质醇降低是导致发生 PTSD 的原因,而不是 PTSD 后的结果[20]。据报道,创伤之后的唾液腺和尿皮质醇降低预测 PTSD 的发生,表明血浆低皮质醇浓度可能实际上是患者发生 PTSD 的易感因素,而非 PTSD 的后果[28]。不过,在与类风湿性关节炎相关的慢性炎症中也存在皮质醇分泌不足现象,表明皮质醇不能适应性分泌可能参与了自身免疫性疾病的发生和(或)进展[29,30]。因此,血浆皮质醇降低导致精神和躯体疾病和功能紊乱的机制可能存在重叠。

然而,由于 GR 受多方面因素的调节和影响,因此以 GCs 作为预测发生 PTSD 的作用依据尚不充分。GR_s 的作用在不同靶组织中并不完全相同,多个 GR 基因启动子通过影响基因的表达从而使不同组织中的 GR 功能具有多样性。研究表明,PTSD 患者中一些启动子的表观遗传调控改变了 GR 基因的表达和功能[31]。GR 基因的 NR3C1 与 FKBP5(hsp90 的分子伴侣调节 GR 敏感性)基因的单核苷酸多态性与 HPA 轴的敏感性改变有关(GR 超敏或 GR 抵抗)[32]。因此,包括 GR 表达水平,GR 亲和性、异质性和靶组织中 GR 密度变化等因素的共同作用,影响 GC 信号,可能参与了 PTSD 相关的炎症机制。综上,PTSD 患者的神经内分泌改变可能会导致免疫功能紊乱。

五、PTSD 形成与机体免疫功能改变

(一) 慢性炎症反应

研究发现,PTSD 与高细胞因子血症有关,PTSD 患者血浆中促炎细胞因子 TNF-α、IL-1β、IL-6 水平明显升高[33]。此外,还发现血浆 CRP 浓度与 PTSD 的发生有关[34]。在遭受严重创伤的患者中,PTSD 症状的加重也与存在较高有丝分裂原诱导细胞因子的产生有关。因此,慢性炎症反应可能会促使伤者易患 PTSD,并且炎症反应可能是构成应激敏感的生化基础,促成创伤后 PTSD 的发生[35]。

HPA 轴与细胞因子之间的作用关系呈双向性。HPA 轴影响细胞因子的分泌,细胞因子同样可影响 HPA 轴信号,并通过氧化应激损害细胞过程。细胞因子诱导的 HPA 轴和中枢神经系统变化导致了 PTSD 的发生[36]。与临床研究结果一致,在 PTSD 动物模型的研究中,大脑(海马、杏仁核、前额叶皮层)和外周中促炎细胞因子和活性氧自由基水平明显升高[37]。相反,在啮齿动物模型中,给予抗炎药物米诺环素,则可以有效防止应激暴露后发生 PTSD 样行为表现[38]。

临床研究还发现,PTSD 常伴随着多种慢性炎症性疾病,包括心血管疾病、类风湿性关节炎、哮喘、牛皮癣、代谢综合征、纤维肌痛、慢性疼痛综合征、甲状腺功能减退症等。细胞因子促进了 PTSD 和其他疾病的炎症反应,因此,可以针对慢性炎症反应,作为治疗 PTSD 的用药靶点。

(二) 固有免疫与适应性免疫的变化

近来,机体固有免疫和适应性免疫功能的变化在 PTSD 发生发展中的作用已逐渐引起学者的关注。最近的一项研究中,研究者采用加权基因共表达网络分析 PTSD 前、后的 RNA 序列及外周血白细胞的基因表达变化,研究发现 PTSD 风险组和 PTSD 发病组均与干扰素信号

介导的固有免疫反应相关基因差异表达增强有关,同时参与抗病毒反应的干扰素基因差异表达与发生 PTSD 风险相关[39],表明固有免疫调节上调可能既是 PTSD 的危险因素,也是 PTSD 的结果。

由于细胞因子驱动 T 细胞亚群的分化,而 PTSD 患者血液中细胞因子明显升高,因此目前认为 PTSD 与适应性免疫之间也存在一定关系。最近研究表明,PTSD 患者中 T 细胞表型之间的相关性与 T 细胞分化增加一致[40]。PTSD 患者中 CD4+T 细胞向 Th1 细胞偏移、明显多于 Th2 型细胞,并与 PTSD 中血浆 IFN-γ 增加相一致[41]。Marpe Bam 等人发现[42],在 PTSD 患者中外周血单个核细胞的表观遗传修饰和 miRNA 与促炎细胞因子 IL-12 基因的表达升高相关。尽管到目前为止适应性免疫参与 PTSD 的确切机制尚未阐明,但仍有学者提出,T 细胞的变化可能会为早期发现精神疾病易感人群提供一窗口期,如在军事行动前检测 T 细胞反应与 GCs 变化情况,以预测参战人员发生 PTSD 和抑郁症的可能性[43]。除了 PTSD,多种自身免疫性疾病包括类风湿性关节炎、多发性硬化、I 型糖尿病和自身免疫性甲状腺疾病与 Th1 与 Th2 型细胞因子平衡改变有关。在以上疾病中,平衡向 Th1 偏移,IL-12 和 TNF-α 产生过多,而 Th2 型抗炎细胞因子 IL-10 产生相对缺乏[29]。

除了 Th 细胞的变化,Jergovic 等人发现[44],调节性 T 细胞(Treg)的数量在 PTSD 患者中减少约 50%。Treg 通过抑制 T 细胞的自身活化,在控制免疫反应和维持自身耐受中起重要作用。因此,外周血中 Treg 数量和功能下降应参与了 PTSD 的发生发展[45],但其确切机制仍需进一步研究。

(三) 端粒缩短和早衰免疫衰老

除了的 T 细胞水平升高和 Th1/Th2 平衡改变外,PTSD 还与端粒缩短的衰老现象相关。慢性炎症加速端粒缩短可导致细胞过早衰老,以致机体免疫功能紊乱[46]。衰老的免疫细胞属于终末分化且功能不全,它不同于细胞死亡,它们存在于"僵尸状态"—即细胞的环境中有大量细胞因子[20]。与许多自身免疫性疾病中发现端粒缩短一样[47],研究发现 PTSD 患者中白细胞端粒缩短与炎症反应标志物增加,进一步证实 PTSD 患者中存在早期免疫衰老,因此外周血白细胞/单核细胞端粒缩短可作为 PTSD 的生物标志物[40]。此外,PTSD 与端粒缩短相关疾病的早期发病及死亡率的增加有关[48]。因此如何防止创伤后免疫细胞衰老将有可能成为今后防治 PTSD 发生发展的重点之一。

六、展 望

大脑是人体免疫赦免器官,但大脑和外周的联系呈现双向。人们也逐渐认识到,神经精神障碍也是一种特殊类型的躯体疾病,PTSD 的发生不仅存在中枢调控机制的参与,同时还有一定的解剖学基础改变。在 PTSD 的情况下,神经免疫内分泌系统也发生改变,并且神经内分泌与免疫系统的联系表现为多层次与双向性。因此,深入研究 PTSD 的发生机制将有利于防治 PTSD 的发生发展。此外,鉴于 PTSD 和免疫系统功能之间的双向性关系,对 PTSD 的早期识别和积极治疗,可能有助于改善原发性免疫系统疾病的预后。

(花 蝶)

参 考 文 献

1. Sareen J. Posttraumatic stress disorder in adults: impact, comorbidity, risk factors, and treatment. Canadian journal of psychiatry Revue canadienne de psychiatrie, 2014, 59(9): 460-467.

2. Bisson JI, Cosgrove S, Lewis C, et al. Post-traumatic stress disorder. BMJ, 2015, 26(11); 351: 6161.

3. Kessler RC. Posttraumatic stress disorder: the burden to the individual and to society. The Journal of clinical psychiatry, 2000, 61 Suppl 5: 4-12; discussion 13-14.

4. Ostrowski SA, Delahanty DL. Prospects for the pharmacological prevention of post-traumatic stress in vulnerable individuals. CNS drugs, 2014, 28(3): 195-203.

5. Kessler RC, Rose S, Koenen KC, et al. How well can post-traumatic stress disorder be predicted from pre-trauma risk factors? An exploratory study in the WHO World Mental Health Surveys. World psychiatry: official journal of the World Psychiatric Association, 2014, 13(3): 265-274.

6. Penzo MA, Robert V, Tucciarone J, et al. The paraventricular thalamus controls a central amygdala fear circuit. Nature, 2015, 519(7544): 455-459.

7. Do-Monte FH, Quinones-Laracuente K, Quirk GJ. A temporal shift in the circuits mediating retrieval of fear memory. Nature, 2015, 519(7544): 460-463.

8. Debiec J, Bush DE, LeDoux JE. Noradrenergic enhancement of reconsolidation in the amygdala impairs extinction of conditioned fear in rats--a possible mechanism for the persistence of traumatic memories in PTSD. Depression and anxiety, 2011, 28(3): 186-193.

9. van Rooij SJ, Geuze E, Kennis M, et al. Neural correlates of inhibition and contextual cue processing related to treatment response in PTSD. Neuropsychopharmacology: official publication of the American College of Neuropsychopharmacology, 2015, 40(3): 667-675.

10. Kaouane N, Porte Y, Vallee M, et al. Glucocorticoids can induce PTSD-like memory impairments in mice. Science, 2012, 335(6075): 1510-1513.

11. McGaugh JL. Consolidating memories. Annual review of psychology, 2015, 66: 1-24.

12. Siegmund A, Wotjak CT. A mouse model of posttraumatic stress disorder that distinguishes between conditioned and sensitised fear. Journal of psychiatric research, 2007, 41(10): 848-860.

13. Fanselow MS, LeDoux JE. Why we think plasticity underlying Pavlovian fear conditioning occurs in the basolateral amygdala. Neuron, 1999, 23(2): 229-232.

14. Keifer OP, Jr., Hurt RC, Ressler KJ, et al. The Physiology of Fear: Reconceptualizing the Role of the Central Amygdala in Fear Learning. Physiology, 2015, 30(5): 389-401.

15. Ciocchi S, Herry C, Grenier F, et al. Encoding of conditioned fear in central amygdala inhibitory circuits. Nature, 2010, 468(7321): 277-282.

16. Rogan MT, Staubli UV, LeDoux JE. Fear conditioning induces associative long-term potentiation in the amygdala. Nature, 1997, 390(6660): 604-607.

17. Im JJ, Namgung E, Choi Y, et al. Molecular Neuroimaging in Posttraumatic Stress Disorder. Exp Neurobiol, 2016, 25(6): 277-295.

18. Careaga MB, Girardi CE, Suchecki D. Understanding posttraumatic stress disorder through fear conditioning, extinction and reconsolidation. Neurosci Biobehav Rev, 2016, 71: 48-57.

19. Thomaes K, Engelhard IM, Sijbrandij M, et al. Degrading traumatic memories with eye movements: a pilot functional MRI study in PTSD. Eur J Psychotraumatol, 2016, 29(7): 31371.

20. Neigh GN, Ali FF. Co-morbidity of PTSD and immune system dysfunction: opportunities for treatment. Curr Opin Pharmacol, 2016, 29: 104-110.

21. Heim C, NemeroffCB. Neurobiology of posttraumatic stress disorder. CNS Spectr,2009,14:13-24.

22. Pace TWW, Heim CM. A short review on the psychoneuroimmunology of posttraumatic stress disorder:from risk factors to medical comorbidities. BrainBehavImmun,2011,25:6-13.

23. BoscarinoJA. Posttraumatic stress disorder and physical illness:results from clinical and epidemiologic studies. Ann N Y AcadSci,2004,1032:141-153.

24. Kubzansky LD, Koenen KC. Is posttraumatic stress disorder related to development of heart disease? An update. Cleve Clin J Med,2009,76(Suppl. 2):S60-S65.

25. Cavalcanti-Ribeiro P, Andrade-Nascimento M, Morais-de-Jesus M, et al. Post-traumatic stress disorder as a co-morbidity:impact on disease outcomes. Expert Rev Neurother,2012,12:1023-1037.

26. O'Donovan A, Cohen BE, Seal KH, et al. Elevated risk for autoimmune disorders in iraq and afghanistan veterans with posttraumatic stress disorder. Biol Psychiatry,2015,77:365-374.

27. Wieck A, Grassi-Oliveira R, Hartmann Do Prado C, et al. Neuroimmunoendocrine interactions in post-traumatic stress disorder:focus on long-term implications of childhood maltreatment. Neuroimmunomodulation,2014,21:145-151.

28. vanZuiden M, Kavelaars A, Geuze E, et al. Predicting PTSD:pre-existing vulnerabilities in glucocorticoid-signaling and implications for preventive interventions. Brain BehavImmun,2013,30:12-21.

29. ElenkovIJ. Neurohormonal-cytokine interactions:implications for inflammation, common human diseases and well-being. NeurochemInt,2008,52:40-51.

30. Spies CM, Straub RH, Cutolo M, et al. Circadian rhythms in rheumatology — a glucocorticoid perspective. Arthritis Res Ther,2014,16(Suppl. 2):S3.

31. Labonte' B, Azoulay N, Yerko V, et al. Epigenetic modulation of glucocorticoid receptors in posttraumatic stress disorder. Transl Psychiatry,2014,4:e368.

32. Castro-Vale I, van Rossum EFC, Machado JC, et al. Genetics of glucocorticoid regulation andposttraumatic stress disorder-what do we know? Neurosci Biobehav Rev,2016,63:143-157.

33. Passos IC, Vasconcelos-Moreno MP, Costa LG, et al. Inflammatory markers in post-traumatic stress disorder:a systematic review, meta-analysis, and meta-regression. Lancet Psychiatry,2015,2:1002-1012.

34. Eraly SA, Nievergelt CM, Maihofer AX, et al. Assessment of plasma C-reactive protein as a biomarker of posttraumatic stress disorder risk. JAMA Psychiatry,2014,71:423-431.

35. Smid GE, van Zuiden M, Geuze E, et al. Cytokine production as a putative biological mechanism underlying stress sensitization in high combat exposed soldiers. Psychoneuroendocrinology,2015,51:534-546.

36. Furtado M, KatzmanMA. Neuroinflammatory pathways in anxiety, posttraumatic stress, and obsessive compulsive disorders. Psychiatry Res,2015,229:37-48.

37. Wilson CB, McLaughlin LD, Nair A, et al. Inflammation and oxidative stress are elevated in the brain, blood, and adrenal glands during the progression of post-traumatic stress disorder in a predator exposure animal model. PLOS ONE,2013,8:e76146.

38. Levkovitz Y, Fenchel D, Kaplan Z, et al. Early post-stressor intervention with minocycline, a second-generation tetracycline, attenuates post-traumatic stress response in an animal model of PTSD. Eur Neuropsycho Pharmacol,2015,25:124-132.

39. Breen MS, Maihofer AX, Glatt SJ, et al. Gene networks specific for innate immunity define post-traumatic stress disorder. Mol Psychiatry,2015,20:1538-1545.

40. Aiello AE, Dowd JB, JayabalasinghamB, et al. PTSD is associated with an increase in aged T cell phenotypes in adults living in Detroit. Psychoneuroendocrinology,2016,67:133-141.

41. Zhou J, Nagarkatti P, Zhong Y, et al. Dysregulation in microRNA expression is associated with alterations in immune functions in combat veterans with post-traumatic stress disorder. PLOSONE,2014,9:e94075.

42. Bam M, Yang X, Zhou J, et al. Evidence for epigenetic regulation of pro-inflammatory cytokines, interleukin-12 and interferon gamma, in peripheral blood mononuclear cells from PTSD patients. J Neuroimmune Pharmacol, 2015,11:168-181.

43. van Zuiden M, Kavelaars A, Vermetten E, et al. Pre-deployment differences in glucocorticoid sensitivity of leukocytes in soldiers developing symptoms of PTSD, depression or fatigue persist after return from military deployment. Psychoneuroendocrinology,2015,51:513-524.

44. Jergovic' M, Bendelja K, Vidovic' A, et al. Patients with posttraumatic stress disorder exhibit an altered phenotype of regulatory T cells. Allergy Asthma ClinImmunol,2014,10:43.

45. Grant CR, Liberal R, Mieli-Vergani G, et al. RegulatoryT-cells in autoimmune diseases: challenges, controversies and yet unanswered questions. Autoimmun Rev,2015,14:105-116.

46. Zhang J, Rane G, Dai X, et al. Ageing and the telomere connection: an intimate relationship with inflammation. Ageing Res Rev,2016,25:55-69.

47. Georgin-Lavialle S, Aouba A, Mouthon L, et al. The telomere/telomerase system in autoimmune and systemic immune-mediated diseases. Autoimmun Rev,2010,9:646-651.

48. Lohr JB, Palmer BW, Eidt CA, et al. Is post-traumatic stress disorder associated with premature senescence? A review of the literature. Am J Geriatr Psychiatry,2015,23:709-725.

第三章　肿瘤相关性静脉血栓栓塞症的临床进展

　　静脉血栓栓塞症（venous thromboembolism，VTE）是遗传性和获得性等多种危险因素共同作用的全身性疾病，包括深静脉血栓形成（deep venous thrombosis，DVT）和肺血栓栓塞症（pulmonary thromboembolism，PTE），是同一疾病病程的两个不同阶段，在深部的静脉形成血凝块（通常发生在下肢），称为深静脉血栓形成，当静脉内血凝块脱落并随血流移行到肺部，就会形成肺血栓栓塞症。DVT 和 PTE 统称为 VTE，是一种风险极高、潜在的致死因素，是严重影响广大人民身体健康的常见疾病之一。

　　VTE 患病率在各主要临床科室均占有一定比重。临床研究显示，VTE 患病率在 ICU 患者为 27%[1]，在脑卒中患者为 12.4% ~21.7%[2]，在呼吸衰竭患者为 16.4%[3]，在肺癌患者为 13.2%[4]，在老年内科患者为 9.7%[5]，鉴于 VTE 很大程度降低了肿瘤患者的生存率，本文就此作以讨论，希望有益于改善肿瘤患者预后[6]。

一、肿瘤与静脉血栓栓塞症

　　静脉血栓栓塞症是肿瘤患者的主要并发症之一，整体发生率约为 4% ~20%[7]，并且为导致肿瘤患者除肿瘤之外的第二大死亡原因。基于人群的临床研究发现，肿瘤患者血栓形成的风险较正常人增加 4.1 倍，接受化疗的患者发生风险增加 6.5 倍[8]。在所有 VTE 患者中，肿瘤患者占 20%，其中接受化疗的患者约占所有 VTE 患者的 13%[9]。

　　恶性肿瘤本身即为 VTE 的重要高危因素。肿瘤患者血液抗凝血酶原、蛋白 C、蛋白 S 水平下降或缺乏，使抗凝活性降低，导致患者血液呈高凝状态，易形成血栓，肿瘤细胞膜上还可以产生少量的凝血酶，引起血小板黏附与聚集或沉积于血管内膜，使其功能受损，加之内皮细胞、血小板和肿瘤细胞之间存在复杂的相互作用而发生静脉血栓。此外，肿瘤患者化疗期间，化疗药物对血管内皮有一定的损伤性，可引起血管纤维化和血管内皮损伤，更容易出现血栓，化疗后患者常有恶心、呕吐、腹泻等消化道不适反应，不愿进食、饮水，加重血液的高凝状态；肿瘤占位压迫血管腔、患者易卧床也促使血栓形成[10-12]。VTE 可影响肿瘤患者的整体生存率，通过抗凝治疗可以降低患者的死亡率，但是抗凝治疗的同时，出血风险也在增加，因此对肿瘤患者采取科学精准、个体化的 VTE 预防和治疗，可以在一定程度上改善患者预后，提高生活质量。

二、肿瘤静脉血栓栓塞症的评估

　　2012 年美国胸科医师学院（American College of Chest Physicians，ACCP）更新发行了第 9 版《基于循证医学的抗栓治疗与血栓预防临床实践指南》，补充了预防血栓栓塞性疾病临床试验新的循证医学证据,推荐 Caprini 评分表、预防建议表用于 VTE 风危评估,其中恶性肿瘤、肿瘤手术为中度以上风险。

　　鉴于肿瘤相关性 VTE 危险因素较多,我国多位专家参考美国国立综合癌症网络(National Comprehensive Cancer Network, NCCN)、美国临床肿瘤学会(American Society of Clinical Oncology, ASCO)、欧洲肿瘤内科学会(European Society for Medical Oncology, ESMO)等相关指南设计了符合中国临床特点的肿瘤 VTE 风险因素表,供临床实践参考(表 7-3-1)[13]。

表 7-3-1　肿瘤患者静脉血栓栓塞症风险因素

一般性风险因素	肿瘤进展期
治疗相关性风险因素	晚期癌症
	风险更高的肿瘤类型:胰腺癌、胃癌、膀胱癌、前列腺癌、脑瘤、妇科癌症(宫颈癌、卵巢癌)、肺癌、恶性淋巴瘤、骨髓增殖性疾病、睾丸癌、食管癌、肝癌
	局部大面积淋巴结病变伴外部血管压迫
	家族性和(或)获得性高凝状态(包括妊娠)
	内科合并症:感染、肾病、肺病、充血性心力衰竭、动脉血栓栓塞症
	体力状态差
	高龄
	大型手术
	中心静脉插管/外周静脉插管
	化疗,特别是使用贝伐单抗;沙利度胺和(或)来那度胺加高剂量地塞米松
	外源性雌激素复合物:激素替代治疗;避孕药;他莫昔芬/雷洛昔芬;己烯雌酚;抗血管生成抑制剂
	恩度
可调整的风险因素	吸烟;肥胖;活动水平和(或)运动量
门诊化疗高风险患者包含因素	活动性癌症:胃癌、胰腺癌、肺癌、淋巴瘤、妇科癌症、膀胱癌和睾丸癌
多发性骨髓瘤因素	化疗前血小板计数>300×10^9/L
	化疗前白细胞计数>10×10^9/L
	血红蛋白<100g/L
	使用促红细胞生成素
	体重指数≥35
	曾患 VTE
	M 蛋白>16g/L;进展性;高黏状态

　　VTE 是肿瘤患者死亡的第二大病因,发生 VTE 的肿瘤患者总体病死率增高,肿瘤相关 VTE 的发生在特定类型实体瘤和血液肿瘤患者中更高,放化疗、手术以及转移性疾病等因素亦增高 VTE 发生风险[14]。

　　可见,肿瘤 VTE 的诊治日益受到重视。2008 年美国卫生相关部门已号召预防 DVT 和 PE,迄今已有多个评估项目启动运行,美国医疗保健研究与质量管理署认为:提供 VTE 的预防性治疗是最重要的措施[14]。

三、肿瘤静脉血栓栓塞症的诊断

DVT 典型临床症状为疼痛、静脉血栓形成的同侧下肢远端水肿、沉重或锁骨上区水肿，由于肿瘤患者 D-Dimer 均升高，用于肿瘤并发 DVT 诊断有限，应考虑应用蛋白 C，蛋白 C 水平下降应该考虑高凝的可能[15]。

多普勒静脉超声检查是初步诊断 DVT 的首选影像学方法。如果超声检查阴性或不确定，而临床上高度怀疑 DVT，建议其他影像方法：①增强计算机断层扫描，需要浓度相对较高的造影剂；②磁共振成像，磁共振血管造影无需使用造影剂；③静脉造影是 DVT 诊断的金标准。

PE 典型临床症状为不明原因的呼吸急促、胸痛、心动过速、情绪不安、晕厥、血氧饱和度下降，同样也不推荐 D-Dimer 检验用于肿瘤患者的 PE 鉴别，可进行蛋白 C 的监测。

建议计算机断层扫描血管造影（computed tomographic angiography，CTA）作为诊断 PE 的首选成像方法，它能够间接评价肺血管。X 线胸片或心电图都不足以敏感或特异地诊断 PE。其他替代方法包括：①肺通气/灌注扫描，结果正常可基本排除 PE；②肺血管造影，曾作为诊断的金标准现已不常用，少数情况用于联合血栓提取或溶栓治疗[16]。

四、肿瘤静脉血栓栓塞症的防治

（一）预防

Caprini 评分、风险分析及我国肿瘤 VTE 风险因素表是个体化评估 VTE 的发生风险，并提出切合实际、有针对性的抗凝建议[17]。

机械性预防对肿瘤患者在没有禁忌证情况下（如外周动脉疾病、开放性伤口、充血性心力衰竭、急性浅表静脉或 DVT 等）考虑采用分级加压弹力袜或静脉加压装置（Venous compression device，VCD）进行机械性预防；药物预防鼓励对所有肿瘤住院患者进行 VTE 风险评估后使用，其中，接受沙力度胺或来那度胺化疗药物或糖皮质激素的患者 VTE 的发生风险较高，应给予积极抗凝预防。对高危患者联合应用机械方法与药物更有效，当患者存在活动性出血等抗凝禁忌证时才单独使用机械手段。

（二）治疗

肿瘤患者如不合并抗凝禁忌证，一旦确诊存在 VTE，应立即开始治疗，可以使用低分子肝素、普通肝素、磺达肝葵钠，急性期更多使用低分子肝素，长期疗效更好。如计划使用华法林作为长期用药，需要 5~7 天的过渡期，联合抗凝药物和华法林至 INR 不低于 2；对于活动性肿瘤或持续高危患者，可考虑长期抗凝治疗；需要注意，接受肾毒性化疗药物或有基础肾脏疾病的患者，肌酐清除率下降会导致低分子肝素蓄积，用普通肝素代替低分子肝素；对颅内肿瘤患者，可先用普通肝素至症状稳定后再换为低分子肝素[18]。

目前新型口服抗凝药（Novel oral anticoagulant，NOAC），如凝血酶抑制剂达比加群、Ⅹa 因子抑制剂利伐沙班，具有潜在优势：经口服途径给药、相对固定给药剂量和可预测疗效，很少受到食物或其他药物影响，与华法林相比，老年患者（≥75 岁）使用 NOAC 后 VTE 复发、大出血风险显著降低，另外利伐沙班不需要初始肝素治疗，可用作肿瘤急性 VTE 的单药治疗[19-20]。

五、结　语

最后,我们再次强调:由于肿瘤相关 VTE 的发生系极其复杂的病理生理过程,防治 VTE 必须进行个体化评估,权衡抗凝与出血的利弊,未雨绸缪,标本兼治,做到早诊早治,尽力避免致死性事件的发生,挽救患者生命,提高患者生存质量。

（穆洪　郭伟）

参 考 文 献

1. 徐晓峰,杨媛华,翟振国,等.内科重症监护病房中深静脉血栓的发病情况及危险因素分析.中华流行病学杂志,2008,29(10):1034-1037.

2. Liu LP,Zheng HG,Wang DZ,et al. Risk assessment of deep vein thrombosis after acute stroke:a prospective study using clinical factors. CNS Neurosci Ther,2014,20(5):403-410.

3. Duan SC,Yang YH,Li XY,et al. Prevalence of deep venous thrombosis in patients with acute exacerbation of chronic obstructive pulmonary disease. Chin Med J(Engl),2010,123(12):1510-1514.

4. Zhang YH,Yang YH,Chen WH,et al. Prevalence and associations of VTE in patients with newly diagnosed lung cancer. Chest,2014,146(3):650-658.

5. 张啸飞,程显声,何建国,等.心力衰竭、脑卒中、肿瘤及骨伤病下肢深静脉血栓形成及肺栓塞发生率的临床流行病学调查.中国慢性病预防与控制,2001,9(5):206-208.

6. Mandald M,Falanga A,Roila F,et al. Management of venous thromboembolism(VTE) in cancer patients:ESMO Clinical Practice Guidelines. Ann Oncol,2011,22(S6):85-92.

7. Agnelli G,Verso M. Management of venous thromboembolism in patients with cancer. J ThrombHaemost,2011,9(S1):316-324.

8. Cronin-Fenton DP,Sondergaard F,Pedersen LA,et al. Hospitalisation for venous throboembolism in cancer patients and the general population:a population-based cohort study in Denmark,1997-2006. Br J Cancer,2010,103(7):947-953.

9. 陈爱武,李卉,陈琴,等.静脉血栓栓塞症 201 例临床分析.西部医学,2009,21(3):412-414.

10. 蔡柏蔷,徐凌,郭淑静,等.北京协和医院肺栓塞基础病因的变迁.中华结核和呼吸杂志,2001,24(12):715-717.

11. Stein PD,Beemath A,Meyers FA,et al. Incidence of venous thromboembolism in patients hospitalized with cancer. Am J Med,2006,119(1):60-68.

12. Khorana AA,Francis CW,Culakova E,et al. Risk factors for chemotherapy-associated venous thromboembolism in a prospective observational study. Cancer,2005,104(12):2822-2829.

13. 马军,吴一龙,秦叔逵,等.中国肿瘤相关静脉血栓栓塞症预防与治疗专家指南.中国实用内科杂志,2015(11):907-920.

14. Connors JM. Prophylaxis against venous thromboembolism in ambulatory patients with cancer. N Engl J Med,2014,370(26):2515-2519.

15. Segal JB,Eng J,Jenckes MW,et al. Diagnosis and treatment of deep venous thrombosis and pulmonary embolism. Evid Rep Technol Assess(Summ),2003,68:1-6.

16. Kanne JP,Lalani TA. Role of computed tomography and magnetic resonance imaging for deep venous thrombosis and pulmonary embolism. Circulation. 2004,109(12Suppl1):I15-21.

17. Prandoni P. How I treat venous thromboembolism in patients with cancer. Blood,2005,106(13):4027-4033.

18. Gerber DE,Grossman SA,Streiff MB. Management of venous thromboembolism in patients with primary and metastatic brain tumors. J ClinOncol,2006,24(8):1310-1318.

19. Yhim HY,Bang SM. Direct oral anticoagulants in the treatment of cancer-associated venous thromboembolism. Blood Res,2014,49(2):77-79.

20. Becattini C,Agnelli G. Treatment of Venous Thromboembolism With New Anticoagulant Agents. J Am CollCardiol. 2016,67(16):1941-1955.

第四章　恶性综合征诊治进展

一、定　　义

恶性综合征(Neuroleptic malignant syndrome,NMS)是以高热、意识障碍、肌强直、自主神经功能紊乱为主要表现的罕见但致命的临床综合征,通常由服用精神类药物所致。

二、流 行 病 学

恶性综合征于1960年首次由Delay等人描述,并被认为是由精神类药物导致的一种副作用[1]。由于该综合征比较少见,且诊断缺乏特异性,临床诊断比较困难,其发病率的相关报道差异较大,波动于0.167~32.6例/千人应用精神类药物患者,男性多于女性。国内有报道恶性综合征发病率为0.12%[2]。恶性综合征死亡率较高,有关报道其死亡率为12%左右。

可导致恶性综合征的传统精神类药物有氟哌啶醇、三氯噻嗪、三氟拉嗪等;非传统精神类药物有氯氮平,奥氮平,利培酮等。二者所导致的恶性综合征患者在年龄、性别构成、初始服药至发病的时间以及死亡率方面存在些许差异,具体为:年龄45.1vs 47.2;男性占比88%vs 63%;初始服药至发病时间23天vs 6天;死亡率12% vs 11%。恶性综合征最常见于精神分裂症和情感分裂症患者[3]。

导致恶性综合征的药物并不限于精神类药物,还可见于应用多巴胺受体拮抗剂的帕金森症患者,应用锂剂、卡马西平的患者;帕罗西汀等抗抑郁药以及甲氧氯普胺等止吐药所致的恶性综合征亦有报道。

三、高 危 因 素

具备如下因素的患者发病率较高:

1. 初始应用精神类药物,或换用新药,或骤然停药的患者。
2. 应用2种或以上精神类药物的患者。
3. 静脉或肌注精神类药物的患者。
4. 近期由各种原因导致的高热,脱水状态。
5. 行物理约束治疗的患者。
6. 高龄。
7. 既往有恶性综合征病史,或有恶性综合征家族史[3]。

四、发 病 机 制

恶性综合征的发病机制尚不明确,目前有两种较受关注的推论。第一种推论认为恶性综合征是由于中枢系统多巴胺受体受到拮抗所致。这种拮抗作用导致一系列后果,如导致自主神经功能紊乱、意识障碍;影响体温调节中枢导致高热,影响椎体外系导致肌强直等,主要依据在于精神类药物或多或少都有多巴胺受体阻滞作用,在恶性综合征患者中试用多巴胺受体激动剂,部分患者可缓解症状。第二种推论认为恶性综合征的一系列临床症状是由于精神类药物对骨骼肌纤维的直接毒性作用所致。具体为某些药物影响细胞膜钙离子通道及胞浆网,导致钙离子内流超载,使得骨骼肌持续痉挛,继而引起高热等症状。主要依据为:恶性综合征患者的一大特征为肌酸激酶(CK)升高明显,可合并横纹肌溶解;且有动物实验表明精神类药物可导致细胞内钙离子超载。其余如多巴胺与血清素不平衡理论,基因缺陷理论,NO系统受抑理论等亦有报道[4]。

五、临 床 表 现

恶性综合征患者近期多有应用精神类药物史,其主要临床表现为:高热、意识障碍、肌强直、自主神经功能紊乱[5]。详述如下:

(一) 高热
常为首发表现,体温多高于38℃,呈稽留热,不合并畏寒寒战,对退热药物治疗反应较差。

(二) 肌强直
恶性综合征又一特征性表现,为全身性、对称性病变。可表现为肌紧张、肌强直,甚至角弓反张。多伴有反射亢进。

(三) 意识障碍
可表现为谵妄、躁动、定向障碍以及昏迷等,

(四) 自主神经功能紊乱
可表现为大汗、呼吸急促、心率快及血压不稳定,可有口腔分泌物增多及小便失禁表现。

六、辅 助 检 查

恶性综合征无特异性实验室诊断金标准,常见异常为肌酸激酶(CK)升高及白细胞(WBC)升高;CRP及血沉可增快,但多不特异[4]。

(一) CK升高
为恶性综合征特征性表现,CK升高常>4倍正常上限,部分患者可进展至横纹肌溶解综

合征。CK 水平及动态变化可反映病情严重程度,并与预后相关。

（二）WBC 升高

较常出现,部分患者可有 WBC 显著升高,可能与脱水及合并感染相关。

（三）肾功能不全及电解质紊乱

出现横纹肌溶解时,部分患者可出现肾功能异常,高钾血症,由脱水导致的高钠血症也较常见。

（四）尿常规

可见脱水导致的尿比重升高、酮症,可出现肌红蛋白尿。

（五）凝血功能异常

脱水导致的高凝状态较为常见,部分重症患者可出现 DIC 表现。

（六）头 CT 及脑脊液检查

在高热合并意识障碍的患者,头 CT 及脑脊液通常需要进行检查以鉴别中枢神经系统感染及脑血管意外等,在恶性综合征患者,这两项检查通常无明显异常。

（七）脑电图

约 50% 的患者可有慢波异常,但缺乏特异性。通常用于鉴别癫痫。

七、诊　断　标　准

恶性综合征病生理机制未明,目前尚无确诊的金标准,诊断标准也并不统一。某些诊断标准主要是依据患者的临床表现来进行诊断,应用较多的是 1985 年 Levenson 标准[6]（表 7-4-1）和 2013 年 DSM-5[3]标准：

表 7-4-1　Levenson 标准

主要标准	次要标准
1. 高热	1. 意识障碍
2. 肌强直	2. 心动过速
3. CK 升高	3. 血压不稳定
	4. 呼吸急促
	5. 大汗
	6. WBC 升高

满足 3 条主要标准,或 2 条主要标准和 4 条次要标准可诊断恶性综合征。

DSM-5 标准

1. 高热　至少 2 次测量口腔温度>38℃。
2. 肌强直。

3. CK 升高>4 倍正常上限。

4. 意识障碍。

5. 自主神经功能紊乱(包括:心动过速>25% 基础值;大汗;血压升高收缩压或舒张压>25% 基础值;血压波动收缩压>20mmHg,舒张压>25mmHg;尿失禁;呼吸增快>50% 基础值)。

Levenson 标准的优点在于简洁,敏感性较高;DSM-5 的优点在于更为具体,更注重细节,可操作性高,特异性更好。需要注意的是这两项诊断标准中都不包括近期使用精神类药物。随着对恶性综合征发病机制的阐明,随着病例积累和研究进展,未来该病的诊断标准亦可能随之进行修正。

八、鉴 别 诊 断

常见的鉴别诊断包括:

(一) 感染性疾病

由于存在高热、意识障碍及 WBC 升高,对某些感染性疾病,如脓毒症,中枢神经系统感染等,尤其需要进行鉴别。临床上通常需要完善尿培养、血培养、脑脊液等检查,胸片及头 CT 等,积极寻找感染依据,并在确诊前就开始经验性使用抗生素。

(二) 锂中毒

可出现肌紧张及意识障碍,但多不伴高热及 CK 升高。

(三) 热休克

可有高热及意识障碍,可有 CK 升高表现,但多不伴大汗等自主神经紊乱,无肌强直,且有暴露于热源病史。

(四) 恶性高热

多合并麻醉药物应用史。

(五) 致命性紧张症

临床症状与恶性综合征极为类似,临床上鉴别较困难,但该类患者通常无精神类药物应用史。通常需要电休克(ECT)治疗。

(六) 血清素综合征

可有反射亢进,肌阵挛等表现,但多不伴 CK 及 WBC 升高。

九、治 　 疗

目前尚无特效药物治疗方法,临床以对症支持治疗为主。

(一) 停用可疑药物

一旦考虑恶性综合征,在确诊前就需要即刻停用所有可疑药物。这对于改善预后及缩短病程尤为重要[7]。

（二）退热

由于常用退热药效果较差,可应用冰毯,冰盐水洗胃及输入冰盐水等方法进行快速降温。

（三）一般治疗

吸氧,补液,营养支持,纠正酸碱失衡及电解质紊乱。

（四）降压

如患者合并血压显著升高,降压药物首选钙通道阻滞剂(CCB),因为根据可能的发病机制,CCB可能有助于减少钙离子内流,缓解肌强直及骨骼肌损害。

（五）预防血栓

因为高热、脱水及意识障碍导致的卧床,患者多处于高凝状态,可应用低分子肝素来预防血栓。对于有心脑血管合并症的患者来说,这一点尤为必要。

（六）肌松剂

如丹曲林,可通过抑制钙离子内流缓解肌强直,从而改善症状。但其是否优于单纯对症支持治疗,尚缺乏临床依据[8]。

（七）多巴胺受体激动剂

如溴隐亭,从发病机制来说,溴隐亭可拮抗精神类药物对多巴胺受体的抑制作用,有助于改善病情,但目前尚缺乏大规模临床实验依据。临床可试用。

（八）激素

对于高热不退、循环衰竭、可疑脑水肿以及可疑肾上腺皮质功能不全的患者,可试用激素,但其不作为常规治疗。

（九）电休克(ECT)治疗

可适用于不能除外致命性紧张症患者和其他治疗疗效欠佳的患者,亦可用于反复发作的患者。一般不作为首选治疗[6]。

（十）防治并发症

常见的并发症包括:吸入性肺炎,横纹肌溶解所致的肾功能不全和高钾血症,较少见的并发症包括DIC,褥疮,QT间期延长等[3]。

1. 吸入性肺炎　因为患者存在意识障碍,且口腔分泌物增多,吞咽功能下降,极易导致吸入性肺炎。防治措施包括:抬高床位(45°半卧位),加强口腔护理,胃肠外营养或行鼻饲治疗,必要时可积极行气管插管以保护气道,防治误吸。出现吸入性肺炎时,需要及时应用广谱抗生素抗感染治疗。

2. 横纹肌溶解 恶性综合征多伴有骨骼肌损害,以 CK 明显升高为标志。严重者可进展至横纹肌溶解,并出现肾功能不全及致命性高钾血症。有一项对 1346 例恶性综合征的研究表明,横纹肌溶解的发生率为 30.1%。防治措施包括:大量补液,碱化尿液,酌情利尿并尽量避免使用肾毒性药物。如出现肾功能进行性升高及高钾血症,可积极行肾脏替代治疗。

十、预 防

既往发生过恶性综合征的患者,都是恶性综合征发病的高危人群,但此类人群通常又需要终身服用精神类药物。因此,在恶性综合征病情缓解后,调整患者的用药策略对于防止复发十分重要。常用措施包括:选择多巴胺受体抑制剂低效价比的药物,从最小剂量开始缓慢加量并维持最低治疗剂量,尽量避免静脉或肌肉注射用药,减少不必要的联合用药,尤其是避免使用锂剂,避免骤然停药等[4]。

(刘肖 关岚)

参 考 文 献

1. 林细康,季晓琳. 神经阻滞剂恶性综合征的早期诊断和救治福建医药杂志,2008,30(2):51-53.
2. 李甦. 抗精神病药物致恶性综合征 36 例分析. 药学与临床,2013,7(7):57.
3. 梁颖杰,王永军. 中国大陆恶性综合征病例报告的调查分析. 临床精神医学杂志,2014,24(2):137-138.
4. Delay J,Pichot P,Lempiere T,et al. Un neuroleptiquemajeur non phenothiazinique et non reserpinique,I'haldol, dans le traitement des psychoses. Ann Med Psychol,1960,18:145-152.
5. LurdesTse. Neuroleptic Malignant Syndrome:A Review from a Clinically Oriented Perspective. Current Neuropharmacology,2015,13,395-406.
6. RamadhanOruch. Neuroleptic malignant syndrome:an easily overlooked neurologic emergency. Neuropsychiatric Disease and Treatment,2017,13:161-175.
7. M. Nagel. The Neuroleptic Malignant Syndrome. Fortschr NeurolPsychiatr,2015,83:373-380.
8. Alfredo Gragnani. Neuroleptic malignant syndrome in trauma patient 2015 Elsevier Ltd and ISBI,JBUR-4572; No. of Pages 5.

第五章　重症患者微量元素补充
的研究进展

微量元素(trace element,TE)对许多生理过程至关重要,多种微量元素如硒、铜、锌和维生素 B、C、E 等参与多种代谢过程,也可作为催化剂发挥多种酶促作用。近年来,针对各种症状,包括血糖控制、伤口愈合、抗氧化作用和贫血等进行了很多补充研究。严重疾病往往存在炎症、氧化应激和免疫功能障碍,特别是烧伤、创伤和脓毒症休克等疾病,与炎症、氧化应激、免疫功能障碍和营养不良等有关。炎症导致肠黏膜完整性受损,从而减少必需营养素的吸收。炎症反应状态下,微量元素(TE)从系统循环中再分配后,参与了蛋白质合成和免疫细胞增殖[1]。此外,营养不良在危重病人中也很常见,并且与通气功能受损、免疫功能降低、感染并发症增加等相关[2]。TE 对身体各种功能至关重要。

近年来的一些证据表明,通过肠内营养(EN)或肠外营养(PN)或药物补充 TE 可能在某些重症监护病房(ICU)患者获益,但另一些证据似乎并没有得出想象中的结果。

一、重症患者补充微量元素的病理生理基础

(一) 氧化应激
越来越多的人认为氧化应激是疾病潜在的病理生理学的核心关键,尤其是对器官衰竭的发展的影响。临床疾病与氧自由基的生成相关,内源性抗氧化能力低是导致氧化应激的一个条件。活性氧(ROS)和活性氮氧物种(RNOS)能攻击蛋白质、多糖、核酸和多不饱和脂肪酸而导致细胞损伤和组织功能障碍[3]。机体的循环抗氧化水平在应激、创伤或手术情况下迅速下降,几天甚至几个星期仍低于正常水平[4]。而研究表明,微量元素和维生素可以维持抗氧化功能。

(二) 防御屏障减弱
在人体系统中有一个复杂的内源性防御系统,旨在保护组织免受活性氧(ROS)和活性氮氧物种(RNOS)诱导的细胞损伤。一些特殊的酶如超氧化物歧化酶、过氧化氢酶、谷胱甘肽过氧化物酶(包括它们的辅酶如硒、锌、锰、铁)、含巯基的酶(如谷胱甘肽)和维生素(如维生素 E,C,β-胡萝卜素)形成一个功能重叠的防御机制。危重患者抗氧化剂的储存减少,而且一些解毒 ROS 的酶系统的激活减少[5],因此需及时给予重症患者微量元素的补充。

(三) 能量需要
危重患者机体遭受严重打击后在神经内分泌及炎症介质的作用下,特别是反调节激素(儿茶酚胺、皮质激素)的分泌增加,破坏了生理状态下的内稳态平衡,表现为以分解代谢为突出的应激代谢特点,出现一系列代谢紊乱,机体营养状态迅速下降并发生营养不良,严重影响预后。欧洲危重病人监测显示患者入院前微量元素均处于不理想的状态,受影响最明

455

显的微量元素则是硒、铁、锌。一些临床调查研究显示,给危重患者无论是补充抗氧化剂,还是微量元素和维生素,都可以改善他们的生存率。

二、重症患者微量元素补充

(一) 铁

缺乏是造成贫血的主要原因。危重病人中,多达75%的危重病人出现缺铁[7],入住重症监护病房数月后可能持续性贫血。铁缺乏和炎症都能导致贫血,摄入量不足、失血、抑制胃酸的药物和干扰吸收是铁缺乏的常见原因[6]。因此,需要补铁纠正由于缺铁引起的贫血。在危重病人中不推荐使用红细胞刺激剂(ESAs)[8]。

现在有多种口服铁剂可选,硫酸亚铁或葡萄糖酸亚铁是首选,因为它们具有较高的生物利用度。但是,由于红细胞生命周期长,口服铁补充需要数周的时间才能提高血红蛋白浓度。重症患者是否可给予静脉铁剂? 静脉铁可引起过敏反应,特别是葡聚糖铁,其他影响还有肌痛和发烧。目前,蔗糖铁和葡萄糖酸铁钠具有较低的不良反应发生率,可以在临床上尝试。静脉注射铁剂是否会有其他反应? 已经证实,在贫血患者中,静脉注射铁剂不会诱导产生更多的非转铁蛋白结合铁、脂质或蛋白氧化。相反,与志愿者的氧化应激相比,静脉铁能诱导贫血患者的抗氧化剂明显降低,与危重病人相似[9]。

(二) 铬

在生理中的葡萄糖控制和胰岛素抵抗中起主要作用。铬直接与胰岛素结合,稳定激素结构并增强胰岛素的作用。有人认为铬能降低胰岛素抵抗[10],这种机制尚不清楚。代谢应激、包括创伤,烧伤和感染的患者的铬血清浓度降低[11]。已经证实,接受长期无铬 PN 的患者中铬缺乏[12]。铬缺乏临床表现为:周围神经病变、体重减轻、高血糖、脂肪酸浓度升高,并增加胰岛素需求。补充铬后可逆转这些症状。

口服营养铬补充剂是吡啶甲酸铬。PN 常规补充包括铬在内的多重 TE 配方[13]。在 PN 产品中通常会发现铬污染物,这可能会提供比每天推荐量更多的铬。ASPEN(美国肠内肠外营养协会)曾建议不含铬的 TE 补充剂应上市。仍需要更多的研究来确定污染对补充要求的影响。

铬毒性因化合价而异。在灰尘中发现的六价铬是致癌的,过分暴露与肺癌和皮炎有关。已经证实,长达 64 个月的高达 $1000\mu g/d$ 的三价铬没有导致毒性[14]。在食物和口服补充剂中这种形式铬的吸收性差,不利影响少见。

(三) 铜

是人类生理中必不可少的营养物质,是许多酶体系的组成部分。含铜铁氧化酶催化亚铁的氧化,有助于将铁从肝脏和脾脏中的存储位点转移到骨髓中进行血红蛋白合成。除了预防贫血外,铜在结缔组织形成和骨骼调节中至关重要。铜也是铜/锌超氧化物歧化酶的组成部分,后者常作为自由基清除剂。人类铜缺乏少见,往往是由长期无铜补充、铅中毒、血色素沉着、软饮料过量摄入和减肥手术导致[15]。铜缺乏症可表现为贫血、白细胞减少症、血小板减少症、骨质减退、结缔组织及血管形成[16],类似于维生素 B12 缺乏症(恶性贫血)引起的神经异常也可能发生。

铜从胃和小肠吸收,它主要通过胆汁消除,通过尿液、汗液和月经血液辅助排泄。它被白蛋白或精蛋白转运到肝脏,在那里被储存。接受 PN 的患者的最佳每日铜补充剂为 0.3 ~ 0.5mg/d。胆汁淤积症患者铜消除量减少,而腹泻者可能会增加铜损失。

在铜容器或受污染的水中很少引起铜中毒,但是在接受长期 PN 的患者中已有报道铜中毒。铜积累可提高肝脏、脑部和肾脏中的毒性,产生与威尔逊病类似的特征。

(四)硒

是具有抗氧化、免疫和抗炎特性的必需 TE。所以,近年关于 TE 的研究主要集中在具有"抗氧化作用"的硒和锌上。硒具有多种机制,可能使危重病人受益。首先,作为硒依赖性抗氧化剂的谷胱甘肽过氧化物酶,能预防自由基诱导的细胞、内皮组织损伤。硒血清浓度的大部分是硒蛋白,它在肝脏中产生,然后转运至整个身体的组织,包括肾脏、甲状腺、睾丸、胰腺、脑和肌肉。在炎症状态下,它与内皮结合,可能具有高抗氧化潜力。而且,在脓毒症或创伤等炎症状态下,硒表现出双相作用[17]。一方面,它产生促氧化作用,导致吞噬作用。然而,一旦纳入硒酶,它又能起抗氧化作用,抑制白细胞介素和 TNF-α[18]。硒缺乏会降低抗氧化作用,从而损伤机体对自由基的中和反应。

硒的主要膳食来源是谷物、乳制品、蛋类、鱼类、肉类和坚果。硒补充剂存在于许多制剂中。大多数硒补充剂是硒酵母、硒代蛋氨酸、亚硒酸盐和硒酸盐。亚硒酸盐和硒酸盐都是硒的无机形式,吸收率约为 50%。有机形式的硒酵母或硒代蛋氨酸,更安全、更多容易吸收。在硒补充剂中,硒代甲硫氨酸具有最佳的生物利用度,吸收率 90%。它也可肠胃外给药[19]。

硒可单独使用或与其他 TE 组合使用。肠胃外,它可以作为注射剂或连续输注。ICU 中的大多数干预试验都是使用肠胃外硒进行的。然而,近年关于硒的研究结果相互矛盾。如 2014 年涉及 9 个 RCT 的 Meta 分析认为高剂量硒的使用可能与危重病人 28 天死亡率的有益影响有关[20]。而 2016 年涉及 21 个 RCT 的 Meta 分析认为静脉注射硒治疗对 ICU 病人、肾功能或应用呼吸机时没有积极或消极的影响[21]。SCCM/ASPEN 2016 年营养指南提到"由于研究矛盾,我们目前无法就脓毒症中硒、锌和抗氧化剂的补充提出建议"[22]。

如果以推荐剂量服用,口服硒补充剂通常与副作用无关。已经临床应用的短期肠胃外亚硒酸盐作为高剂量弹丸注射,连续输注后耐受性好。

硒毒症是由环境暴露、口服补充过多、食物或饮用水中高浓度硒继发的急性或慢性中毒。症状包括胃肠不适、指甲和头发变化、疲劳、烦躁和喘气。还观察到更严重的表现,如神经毒性、贫血和肝功能障碍[23]。

(五)锌

同样是一种重要的 TE,在保持正常生长、免疫功能、DNA 修复、蛋白质合成、葡萄糖控制和伤口愈合方面具有许多生物学作用[24]。其抗氧化性是通过与有害金属的结合竞争来保护正常的细胞功能。锌还是胶原酶、基质溶胶蛋白和明胶酶的辅助因子,它通过清创和上皮细胞再生而形成伤口愈合所需的蛋白质。最后,锌是胰腺胰岛素合成中的重要辅助因子。在胰岛细胞内,它有助于胰岛素的分泌和储存,并且与胰岛素共同分泌。由于在高血糖期间胰岛素和锌分泌增加,锌的排泄物也增加,导致其损失。理论上,用较少的锌可以保护胰岛细胞免受氧化应激、细胞损伤和胰岛素合成受损。

危重病患者的锌含量很低,特别是脓毒性休克[25]。脓毒症患者血清锌显著低于创伤患者[26]。在炎症状态如烧伤、败血症和创伤中,锌从血清中重新分配到组织,以满足高代谢需求,使身体试图修复自己。全身感染后炎症反应的程度与血浆锌水平呈负相关,锌水平越低,器官损伤和死亡的可能性越大。低浓度是否反映出急性期反应,相对缺乏或身体减少的可用性和螯合作用,这是有争议的。虽然最佳剂量尚不清楚,但脓毒症患者的补锌可能有助于预防先天免疫抑制和继发感染的风险[27,28]。

锌可以从肠胃外或口服给药。硫酸锌和氯化锌是用于补充 PN 的最常用配方。生物利用度范围为 20% ~40% 。一旦被吸收,锌主要分布到肝脏,胰脏,肾脏,骨骼和肌肉,并排泄在粪便中。补锌的剂量取决于疾病的类型和严重程度。瘘管形成、烧伤或严重腹泻的患者群体可能需要较高的剂量。

当使用推荐的日剂量时,锌补充很少表现出可发现的副作用。短期口服较大剂量可导致胃肠副作用,如上腹部腹痛、恶心、呕吐和腹泻。在极端情况下,超生理锌剂量会引起铜缺乏,这可能导致心脏异常(心肌梗死,心动过速,低血压,心律失常)。

(六)锰

在平均人体中存在大约 10 ~ 12mg 的锰,它主要存在于线粒体中发现的几种金属酶中[29]。这些酶用作多重反应的催化辅因子,例如胆固醇合成和蛋白质代谢。临床上锰缺乏的证据有限。在一项小型观察性研究中,健康志愿者喂养含有极少量锰的饮食。5 周后,缺乏症状包括皮炎、胆固醇降低、血清钙和磷酸盐升高。其他几项观察性研究指出,癫痫、多发性硬化和肌萎缩性侧索硬化等疾病的血清锰水平较低[30-32]。

锰的吸收和清除在患者之间变化很大。评估健康受试者锰吸收的研究已经确定了影响口服生物利用度的几个因素。例如,口服锰的摄取量与吸收的锰量呈负相关[26]。铁摄入量较低时,血清锰水平升高[30]。如果患者出现或发展为肝功能不全或胆汁郁积,则锰可能积聚,很快导致毒性。这些患者应该减少或不补充锰。

另一个需要考虑的是:锰被认为污染物。在对 PN 制剂进行的研究发现,没有标记锰含量的产品含有 5 ~38μg/升的含量[29]。锰毒性可导致肝功能障碍和几种神经系统并发症。它通常不与口服剂型相关,因为身体能够调节吸收和排泄。但是,伴有肝功能异常,毒性可能还会发生。锰对于锥体外系统具有亲和力,并且已经显示在尾状核、四面体板和全球苍白球中积累。锰累积还可导致类似帕金森病症状。肝损伤的机制尚不清楚,但已显示患者发生胆汁排泄障碍。导致毒性症状所需的精确锰量尚不清楚,病例报告显示不同摄入量。然而,成人患者的肠胃外摄入高于 0.3mg 时发生毒性[29]。

三、结 语

微量元素生理作用积极复杂、流行病学资料也不完整、如何补充也明确。但是其对人体发育代谢、疾病进展与恢复至关重要,而且这些元素人体无法合成,必须依靠外界摄入。但是,目前针对危重病人微量元素补充的研究结果无法提供令人信服的指导,诸如剂量、疾病发病前的缺乏状态和危重疾病的类型等因素可能影响了干预治疗的结果。未来,对微量元素的研究还需进一步加强和深入。

(张海燕 张晓东)

<h1 align="center">参 考 文 献</h1>

1. Hayes GL, McKinzie BP, Bullington WM, et al. Nutritional supplements in critical illness. AACN AdvCrit Care, 2011, 22:301-316.

2. Heyland DK, Dhaliwal R, Drover JW, et al. Canadian clinical practice guidelines for nutrition support in mechanically ventilated, critically ill adult patients. JPEN J Parenter Enteral Nutr, 2003, 27:355-373.

3. Lovat R, PreiserJC. Antioxidant therapy in intensive care. CurrOpinCrit Care, 2003, 9:266-270.

4. Metnitz PGH, Bartens C, Fischer M, et al. Antioxidant status in patients with acute respiratory distress syndrome. Intensive Care Med, 1999, 25:180-185.

5. Therond P, Bonnefont-RousselotD, Davit-SpraulA. Conti M, Legrand A. Biomarkers of oxidative stress: an analytical approach. CurrOpinClin. NutrMetab Care, 2000, 3:373-384.

6. Clark SF. Iron deficiency anemia: diagnosis and management. CurrOpinGastroenterol, 2009, 25:122-128.

7. Zarychanski R, Turgeon AF, McIntyre L, et al. Erythropoietin-receptor agonists in critically ill patients: a meta-analysis of randomized controlled trials. CMAJ, 2007, 177:725-734.

8. Bateman AP, McArdle F, Walsh TS. Time course of anemia during six months follow up following intensive care discharge and factors associated with impaired recovery of erythropoiesis. Crit Care Med, 2009, 37:1906-1912.

9. Lasocki, Sigismond, Piednoir, Pascale, et al. Dodeiviron induce plasma oxidative stress in critically ill patients? a comparison withhealthy volunteers. Crit Care Med, 2016, 44:521-530.

10. Singer GM, Geohas J. The effect of chromium picolinate and biotin supplementation on glycemic control in poorly controlled patients with type 2 diabetes mellitus: a placebo-controlled, double-blinded, randomized trial. Diabetes TechnolTher, 2006, 8:636-643.

11. Malecki EA, Devenyi AG, Barron TF, et al. Iron and manganese homeostasis in chronic liver disease: relationship to pallidal T1-weighted magnetic resonance signal hyperintensity. Neurotoxicology, 1999, 20:647-652.

12. Freund H, Atamian S, Fischer JE. Chromium deficiency during total parenteral nutrition. JAMA, 1979, 241:496-498.

13. Moukarzel A. Chromium in parenteral nutrition: too little or too much? Gastroenterology, 2009, 137:S18-S28.

14. Jeejeebhoy KN. The role of chromium in nutrition and therapeutics and as a potential toxin. Nutr Rev, 1999, 57:329-335.

15. Collins JF, Klevay LM. Copper. AdvNutr, 2011, 2:520-522.

16. Fuhrman MP, Herrmann V, Masidonski P, et al. Pancytopenia after removal of copper from total parenteral nutrition. JPEN J Parenter Enteral Nutr, 2000, 24:361-366.

17. Vincent JL, Forceville X. Critically elucidating the role of selenium. CurrOpinAnaesthesiol, 2008, 21:148-154.

18. Steinbrenner H, Sies H. Protection against reactive oxygen species by selenoproteins. BiochimBiophysActa, 2009, 1790:1478-1485.

19. Fairweather-Tait SJ, Collings R, Hurst R. Selenium bioavailability: current knowledge and future research requirements. Am J ClinNutr, 2010, 91:1484S-1491S.

20. Francesco Landucci, Paola Mancinelli. Selenium supplementation in critically ill patients: A systematic review and meta-analysis. Critical Care, 2014, 29:150-156.

21. William Manzanares, Margot Lemieux, Gunnar Elke, et al. High-dose intravenous selenium does not improve clinical outcomes in the critically ill: a systematic review and meta-analysis. Critical Care, 2016, 20:356.

22. Beth E. Taylor, DCN, 1 Stephen A. McClave, et al. Guidelines for the Provision and Assessment of Nutrition Support Therapy in the Adult Critically Ill Patient: Society of Critical Care Medicine (SCCM) and American Society for Parenteral and Enteral Nutrition (ASPEN), J Parenter Enteral Nutr, 2016, 40:390-438.

23. Hardy G, Hardy I, Manzanares W. Selenium supplementation in the critically ill. Nutr Clin Pract, 2012, 27: 21-33.

24. Heyland DK, Jones N, Cvijanovich NZ, et al. Zinc supplementation in critically ill patients: a key pharmaconutrient? JPEN J Parenter Enteral Nutr, 2008, 32: 509-519.

25. Besecker BY, Exline MC, Hollyfield J, et al. A comparison of zinc metabolism, inflammation, and disease severity in critically ill infected and noninfected adults early after intensive care unit admission. Am J ClinNutr, 2011, 93: 1356-1364.

26. Jang JY, Shim H, Lee SH, Lee JG. Serum selenium and zinc levels in critically ill surgical patients. Crit Care, 2014, 2: 317: e5-8.

27. Besecker BY, Exline MC, Hollyfield J, et al. A comparison of zinc metabolism, inflammation, and disease severity in critically ill infected and noninfected adults early after intensive care unit admission. Am J ClinNutr, 2011, 93: 1356-1364.

28. Wong HR, Shanley TP, Sakthivel B, et al. Genomics of Pediatric SIRS/Septic Shock Investigators: Genome-level expression profiles in pediatric septic shock indicate a role for altered zinc homeostasis in poor outcome. Physiol Genomics, 2007, 30: 146-155.

29. Hardy G. Manganese in parenteral nutrition: who, when, and why should we supplement? Gastroenterology, 2009, 137: S29-S35.

30. Freeland-Graves JH, Turnlund JR. Deliberations and evaluations of the approaches, endpoints and paradigms for manganese and molybdenum dietary recommendations. J Nutr, 1996, 126: 2435S-2440S.

31. Nagata H, Miyata S, Nakamura S, et al. Heavy metal concentrations in blood cells in patients with amyotrophic lateral sclerosis. J NeurolSci, 1985, 67: 173-178.

32. Ryan DE, Holzbecher J, Stuart DC. Trace elements in scalp-hair of persons with multiple sclerosis and of normal individuals. Clin Chem, 1978, 24: 1996-2000.

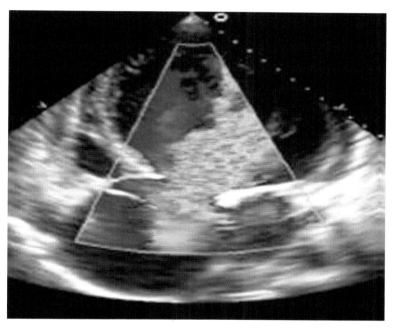

图 6-2-4　彩色多普勒提示主动脉瓣反流